护理礼仪与人际沟通

主审　唐四元
主编　任小红　黄伶智　许景灿

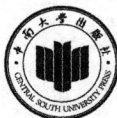

中南大学出版社
www.csupress.com.cn
·长沙·

《护理礼仪与人际沟通》编写委员会

前言 ······

　　《护理礼仪与人际沟通》是把礼仪与人际关系的基本知识与护理实践相结合的应用指导教材。随着素质教育的进一步深入，在护理教育中加强护士的职业礼仪教育，训练护士的行为规范；改善护士的人文修养，提高护士的沟通技巧，以处理好不同的人际关系，做好这几点对于提高护理工作质量来说是十分必要的。只有将社会主义道德品质教育与护理道德教育相结合，把普通礼仪教育与护士职业礼仪教育相结合；把护士内在美与外在美的教育相联系，才能培养出举止优雅、外形美观、行为规范且具有护理的职业素养和奉献精神的新一代"白衣天使"，适应时代发展的需要。

　　全书共分为人文与护理、社会学基础、文化学基础、美学基础、人际关系、人际沟通、护理礼仪七章。较系统和全面地介绍了护理工作中的护理文化、护理礼仪和护士人际沟通的理论与实践内容。其特点之一是具有实用性，紧密结合护理工作的实践活动；其特点之二是普通性与专业性结合；其特点之三是图文结合，具有良好的可阅读性和欣赏性。本书可作为护理专业的大学生和研究生学习用教材；也可以作为医院护理人员素质教育的教材；还可以给人文学爱好者作为提高个人素质的学习资料。

　　本书是在唐四元教授的指导下编写的，感谢他为该书的编写提出的宝贵意见。此书也受到中南大学继续教育学院吴斌院长和任雷副院长、鲁劲主任的指导和支持，在此一并表示衷心的感谢。

　　由于编者的水平有限，书中难免存在错误、缺点和不足，恳请各位读者批评指正。

任小红

2018 年 8 月 22 日

目　录

第一章　人文与护理

一、学习目的与要求

通过本章的学习，熟悉并理解"人文""人文修养"的有关概念和内涵，能够分析当今医疗中人文忧患现状，探究医学人文缺失的原因，明确医学人文与医学科学的关系，探讨护理人文关怀及护士人文修养的内涵，树立正确的护理价值观和态度。

二、考核知识点与考核目标

(一)人文关怀：护理专业的终极追求(重点)

识记： 护理的定义(我国于 2005 年提出的定义)；

护理学的本源(关爱生命)；

护理学的目的(守护健康)；

护理学的未来(人文精神引航)；

护理人文关怀的提出；

护理人文关怀的概念。

理解： 护理学的人文属性；

护理人文关怀的主要内容；

护士人文修养的内涵。

应用： 学会如何培养与提升护士人文修养

(二)人文概述：走进人文世界(次重点)

识记： "人文"一词最早的起源；

修养和人文修养的概念；

人文修养的组成；

人文关怀的定义；

理解： 人文修养的层次和人文关怀的内涵。

(三)人文忧患：痛定思痛的沉重话题

人文回归：前进路上的必要修正(一般)

识记： 科学与人文分野的现状。

理解： 医学的人文本质；

科学与人文分野的历史背景；

医学人文精神流失的原因；

科学与人文的关系。

第一节　护理的基本概念

护理学创始人南丁格尔早在 100 多年前就曾说过："要使千差万别的人，都达到治疗和健康所需要的最佳身心状态，本身就是一项最精细的艺术"。这其中就包含有人文的思想在里面。现今知识经济时代对人才的要求是人文素质与科学素质的有机结合。护理既是高科学、高技术含量的知识密集型行业，又是一项最具人性、最富人情的工作，它必须是科技性和人文性的完美结合和统一。护理工作从治疗扩大到预防，从生理扩大到心理，从个体扩大到社会。这就要求护理人员的综合素质必须提高，在掌握医护专业知识的同时，还必须掌握心理学、伦理学、社会学等人文学科知识。

一、护理的基本概念

护理（nursing）一词是由拉丁文"nutricius"演绎而来的，意为抚育、扶助、保护、照顾幼小、病患及伤残等含义。从事护理工作的人称为护士"nurse"。"护士"这一职业称谓是 1914 年在上海召开第一次全国护士代表大会上新当选的钟茂芳副理事长提议的，将"nurse"译为"护"，即具有保护、养育、爱护之意，并指出从事护理职业的人应具有专门的学问，应称为"士"，故将"nurse"完整地译为"护士"且在会上一致通过，一直沿用至今。护校学生称为护生。

（一）护理的定义

1980 年美国护理学会将护理定义为："护理是诊断和处理人类对现存的或潜在的健康问题的反应。"从这一定义引申出：现代护理学是研究如何诊断和处理人类对存在的或潜在的健康问题反应的一门科学。强调"人的行为反应"，表现在人们对一件事从生理、心理、社会、文化和精神诸方面的行为反应。

（二）护理的定义涵盖的内容

1. 护理是科学与艺术的有机结合

护士在向病人提供护理之前，必须掌握丰富的基础医学、预防医学、康复医学、药学以及相关的社会科学、人文科学知识等，根据病人的身心状况，严格遵循科学知识和规律提供科学的护理，而不能盲干或不讲科学。同时，护理工作又是一门艺术。护理的对象千差万别，病情各不相同，要求护士们针对每个不同的服务对象提供恰当的护理服务。护理对象包括病人及健康人。正如护理的创始人南丁格尔 1859 年指出的那样，护理使千差万别的人都能达到治疗和康复需要的最佳身心状态，这本身就是一项最精细的艺术。

2. 护理是一种助人的活动

护理的目标是帮助服务对象达到最佳的健康状态。护理是以人的整体健康为出发点，贯穿于人的整个生命过程，无论是患病或健康的个体，均根据生理、心理、社会等不同的需求，帮助人维持生存，协助人达到独立和自立，教育人和增强人的应变和适应能力，帮助人寻求健康的行为，以达到完美的健康状态，为个体家庭、社区和社会提供健康服务。

3. 护理是一个过程

护理是护士和服务对象之间互动的过程。护士在制定护理计划的过程中，要把服务对象作为一个自主的个体，他们有权对自身的健康作出决策，同时家属也应参与护理活动。

4.护理是一门专业

随着护理学的发展,护理学已成为一门独立的学科,护理亦由一门单纯的操作技术逐渐发展成为一个独立的专业。它已充分具备了作为一个专业的特点:

(1)有明确的服务目的:专业是一种以服务他人为主要动机、致力于提高人类生活质量的行业,而护理专业有明确的服务宗旨,即以防病治病为手段,恢复、促进、维持人们的身心健康。同时制定了护理道德规范,作为护理人员的行为准则及评价标准。护士遵照其道德规范要求,运用护理知识和技术为人们提供预防、治疗、康复、保健等各种服务,护士已成为健康服务系统中的一支主力军。

(2)有严格和正规的教育培训制度:护理已形成较完整的多层次、多规格教育体系,有中专、大专、本科、硕士、博士护理教育。护士必须经过正规的专业学校教育和培训,并在工作中仍需接受不同形式的继续教育,根据接受的不同教育程度安排其岗位。

(3)具有本学科的理论体系和专门技术:一个学科必须具有本学科的理论体系和专门技术,否则就不能称其为学科,也不能称其为专业。护理学以自然科学、社会科学、人文科学等为基础构成其知识体系;以护理学基础、各专科护理学、护理心理学、护理伦理学、护理管理学、护理教育学等组成其理论体系,同时还具有本专业规范的护理操作技术。护士的知识获得除了需正式的护理教育培训以外,更需不断在护理实践中积累、研究与探讨等途径,以寻求专业知识的成长,并能应用批判性及独立创造性的思考。

(4)在制定本专业政策和控制本专业行为活动方面有一定的自主性和独立性。

1)专业的从业人员,其执业资格的取得与职称是被社会认可与尊重的,同时也受法律的保护,否则,未取得护理专业人员资格的人执行专业行为要受罚。

2)从业人员有本专业独特的执业标准,人员具有自信,且能自我负责。

3)在护理管理体制方面已自成系统,有明确的领导、指挥、组织、计划、控制等权力和职责。有护理人员培养、任用、考核、奖惩的自主权。

4)在护理管理上制定建立有独立的护理质量评价标准和管理指标体系,作为检验和评价护理工作质量的依据,致力于专业质量的提高和专业的发展。

5.有一支热爱本专业乐于奉献的护理队伍

护理作为一门助人的专业,已吸引了无数把护理工作视为终生工作、并愿意通过为他人服务而对社会有所贡献的专业人员,组成了一支庞大的护理队伍,工作中表现出很强的团队精神。

6.有活跃和团结的专业组织

国际上有国际护士会。我国建立了中华护理学会,它以团结和动员广大护理科技工作者,遵纪守法,弘扬"尊重知识,尊重人才"的风尚,加强护理合格人才的培训,提高护理专业水平。同时,学会维护护理人员的合法权益和福利,在新时期倡导"献身、创新、求实、协作"的精神。学会中有一支学识渊博、德高望重的学科带头人,成员彼此有共识。并拥有该专业特有的文化,为繁荣护理事业、发展护理学科努力奋斗。

7.有社会公认的社会价值和贡献

护理服务于人,无论是患病的人还是健康的人,不管是炮火纷飞的战争年代还是和平安定时期,救死扶伤,防病治病,为保障人民的身体健康作出了不朽的贡献,得到了国家和人们的认可。

（三）现代护理的四个基本概念

现代护理的框架概念由人、环境或社会、健康以及护理四个基本概念组成。

1. 关于人

护理学是研究人的健康、为人类健康服务的学科。"人"是护理学最关心的主体，对人的认识直接影响着护理学研究领域、工作内容和范畴。

（1）人是一个整体：人和一般动物一样是一个生物机体，具有受自然的生物规律所控制的器官、系统等。但他（她）又不同于一般动物，而是一个有意识、思维、情感、富有创造力和人际交往能力的社会人。因此，人是一个包含了生理、心理、社会、精神等方面的有机统一体，任何一个方面的失调都会对整体造成影响。

（2）人是一个开放的系统：人作为一个生物机体，其内部各个器官、系统之间互相联系，不停地进行着各种物质和能量的交换；同时又作为一个整体，不断地与周围环境（自然和社会环境）进行着能量、物质和信息的交换。因此人与环境可以互相作用和影响。

（3）人有其基本的需要：生长发育作为生物机体的必然过程，从出生到衰老以至死亡的不同生长发育阶段都有不同的需求，包括生理、心理、精神的需要。从维持生存出发，首先必须满足生理的需要，如吃饭、饮水、呼吸、排泄、休息与活动等，其次，人作为一个高级生物体，还需要人际交往与情感交流等心理与精神的需要。

（4）人拥有健康的良好愿望：每个人都希望有一个健康的身体和健全的心理状态，努力实现自己的个人价值。同时，每个人都有维护和促进自身健康的责任，在患病后积极寻求帮助或自我努力恢复健康。

2. 关于健康

人们对健康的认识与个人的年龄、教育程度、生理状况、自我照顾能力、社会背景、风俗文化、价值观及科技发展等因素有关。在中世纪时代，医学与宗教不分，疾病被视为鬼神作祟或犯罪不贞的结果，随着近代文明的进步，细菌被发现，为疾病找到了生物因素致病的证据，医学才逐渐与宗教分离。春秋战国时代，健康被认为是人与自然间以及人体内阴阳五行的平衡，如果阴阳平衡失调，人便会生病，这一理论现仍存在于中医的理论体系中，影响着许多中国人的健康观念。在西方，认为人体内有四种液体，即胆汁、血液、痰、黑胆汁，希波克拉底（Hippocrates）就认为健康是上述四种液体的平衡状态，当人体体液不足、过多或混合不匀时，机体就会生病或出现痛苦状态。这种观点仍影响后来对人们健康的认识。

当今最具权威也最常被引用的健康的定义是世界卫生组织（World Health Organization，WHO）1948 年所制定且在宪章中提出的："健康不但是没有疾病和身体缺陷，还要有完整的心理状态和良好的社会适应能力。"此定义将健康的领域拓展到生理、心理及社会三个层面，标志着理想的健康状况不仅仅是免于疾病的困扰，而且要有充沛的精神活力、良好的人际关系和心理状态。由此，健康是指个人在某一特定的条件下，生理、心理、社会、精神等符合其性别、成长与发育的需要，且适应良好，能发挥个人最佳状态。

最佳的健康状态：每个人由于生理状态、心理和社会适应能力等的不同，健康标准并非绝对一致，但每个人都可根据自身条件努力达到一个最佳的状态，若能发挥其最大功能，扮演好自己的角色，他就是健康。例如教师与飞行员的健康标准不同，糖尿病病人在控制血糖的状态下尽可能地坚持正常工作和参与社会活动。

整体性的健全状态：人是一个具有生理、心理、社会等需要的整合体，这几个部分应视为不可分割的整体，健康是这几个方面整体表现的结果。例如对一位截瘫病人，我们应当了解由于生理的残疾而给他心理、精神情绪、社会等带来的影响，但他能正确地面对现实，保持积极乐观的态度，用轮椅代替双腿积极主动地融入社会生活之中，潜心写作，贡献个人才能，成就自己同时也能服务于社会。他虽然是一个生理有残疾的人，但他是一个心理、精神、社会健康的人，创造了个人的最佳健康状态。

一般来说，一个人健康与否可用下列健康指标来衡量：

①健全的自我照顾能力：无论个体生理是否有病痛或残缺，若能把自己照顾得很好，享受人生并愉快地生活，即视为健康。②不会时刻关切自己身体的健康状况或某个特定的器官部位：通常人只有在身体某个器官或部位不舒服时才会意识到，如胃痛时才会想到胃，若没有特殊原因，时刻担心和怀疑身体哪里有病是不健康的。③感觉轻松、乐观。④精力充沛，体能的协调与效率良好。⑤享受人生，觉得生活过得愉悦、踏实。⑥面对问题时能平静松弛：适时放松心情，思考解决问题的合适方法。⑦不偏食，食欲佳。⑧维持恒定的体重：若体重在短时间内波动幅度大，说明存在健康问题。⑨休息和睡眠规则而充足。⑩日常生活有目的，有计划。⑪情绪平稳：遇到极端兴奋或挫折的情境时，能很快地适应且恢复情绪。⑫良好而充分的社交生活：通常一个自信、人格健全、有能力和成就的人，会有好的社会调适与人际关系。

3. 关于环境

(1) 环境和人相互依存：人是不可能离开环境而生存的，这个环境包括人的内环境和外环境。内环境是指人体内的生物、化学、物理环境，如肠道菌群、体液的酸碱度、血压等。外环境主要包括自然环境和社会环境，自然环境又分为生物环境和物理环境，如空气、阳光、水被人们称为生物生存的三大要素等；社会环境指社会经济、文化、道德、风俗习惯、政治制度、法律等。另外，与医疗护理专业有关的环境即治疗性环境，是指健康保障人员在以治疗为目标的前提下创造出一个适合病人恢复身心健康的环境。

(2) 环境与人的健康密切相关：人的内外环境变化将影响人的健康。随着社会的发展、人的平均寿命的延长和疾病谱的改变，环境对人的健康影响日益受到人们的广泛关注。如保护自然资源和生态平衡、控制环境污染、整顿社会治安、减少社会暴力、改善生活和工作条件、降低工作压力、开展全民健身运动等，都是为了改善环境，提高人的健康水平。

二、护理学的基本概念

护理学(nursing science)是医学科学的一个重要组成部分，是以基础医学、预防医学、康复医学以及相关的社会科学、人文科学等为理论基础的一门综合性应用学科。它与人的健康密切相关。它又是一门年轻的学科，距今仅有100多年的历史，是随着西方医学的发展逐步形成的，其历史虽短暂，但发展却十分迅速，护理已逐渐发展成为一门独立的学科和专业，并创立了本专业自身的理论体系，具有很强的科学性、技术性、社会性和服务性。护理学蕴藏了以下含义：

1. 护理学是一门综合性应用科学

护理学是综合了自然科学、社会科学和人文科学等知识、为人类健康服务的一门综合性应用科学。护理的定义提出护理是诊断和处理人类对"健康问题"的反应，充分体现了护理学是一门为人类健康服务的科学。而人类对健康问题的"反应"则是多方面的，可以有生理的反应(如发热、腹泻)，需要用生物医学或其他自然科学知识和方法来解决，也可以有心理和精神方面的反应(如害怕、焦虑)，需要用心理学等社会人文科学知识和方法来处理。护理学的根本目的是守护人的健康。

2. 护理学研究的是整体的人

护理学把人作为一个既有生物属性又有社会属性的人。它认为护理学不仅研究"现存的健康问题",还包括"潜在的健康问题",服务的对象既有患病的人,也包括未患病但有"潜在健康问题"的人。

3. 护理工作的基本方法是护理程序

护理是应用"诊断"和"处理"的工作方法来解决人类的健康问题,强调护理工作的基本方法是护理程序。护理学提出应用护理程序的工作方法解决人类的健康问题,要求从事护理工作的人员必须具备识别(评估、诊断)反应的能力、制定解决健康问题的护理方案的能力(计划)、实施护理计划的能力(实施)和评价护理效果的能力(评价)。

4. 护理学把解决人的健康问题作为根本目的

护理学的本源是关爱生命。护理的任务是"诊断和处理人类对现存的和潜在的健康问题的反应。"它根据人的不同健康状况采取不同的护理方式。对于尚未生病和健康状况良好的人,护理的任务是促进其更加健康或保持健康;对尚未生病或尚未有健康问题但处在危险因素中有可能出现健康问题的人,护理的任务是预防疾病;对已经患病或出现健康问题的人,护理的任务是协助康复;而对于病情危重或生命垂危的人,护理的任务是尽量减轻痛苦或使之平静、安宁和有尊严地死去。

我国护理学的进展与发达国家尽管有一些差距,但对护理学的认识是基本一致的。1986年卫生部顾英奇副部长在南京召开的全国首届护理工作会议工作报告中提到:"护理工作除配合医疗执行医嘱外,更多更主要的是对病人的全面照顾,促进身心健康……"护理学就是研究社会条件、环境变化、情绪影响与疾病发生、发展的关系,对每个病人的具体情况进行具体分析,寻求正确的护理方式,消除各种不利的社会、家庭、环境、心理等因素,以促进病人康复。随着科学技术的进步、社会的发展、人民生活水平的提高,护士将逐步由医院走向社会,更多地参与防病保健。随着社会性的发展和科学技术的进步,护理学已逐步由"以疾病为中心"转变为"以病人为中心",从而向"以人的整体健康为中心"的方向发展,研究自然、社会、文化、教育和心理等因素对人健康的影响,不断对人的生命过程提供全面、系统、整体的护理。

三、护理学的基本任务

在护理学发展过程中,护理学的任务在逐渐扩大与变化。1973年国际护理协会通过修订的"护理人员伦理规范"明确制定了护理人员的基本责任为:"促进健康、预防疾病、恢复健康并减轻痛苦"。护理学的本源是关爱生命;护理学的目的是守护健康。

1986年我国著名护理专家王秀瑛提出护理学的主要任务是"研究维护人的身心健康,预防疾病,在生老病死的各个阶段中配合医疗,进行护理,指导康复,慰藉垂危的病人"。为此,护理的范围涵盖了从人出生到死亡的一切与健康促进、疾病预防、健康恢复和减轻痛苦等有关的护理活动。护理学的任务是研究维护人类身心健康及预防疾病和治疗疾病的护理理论与实践,以满足人类各生命阶段的护理需要,主要研究护理理论、预防保健、康复护理、临床护理、护理教育、护理科研及护理管理等内容。

四、护理学的人文属性

护理是极具人文特征的专业。护理学的本源:关爱生命;护理学的性质:自然科学与人文科学的耦合,护理是科学与人文精神的结合,护理学的未来需要人文精神引航,二者相辅相成才能最好地体现护理学的本质属性,体现"医乃仁术"的精诚大义。南丁格尔曾说过:"人是各种各样的,由于社会,职业,地位,民族,信仰,生活习惯,文化程度的不同,所得疾病的病情轻重也不相同,要使千万的人都能达到治疗和康复所需要的最佳心态,本身就是一项最精细的艺术。"而人文护理就是这项艺术的精髓。南丁格尔誓言是南丁格尔为护士所立的誓约,体现了护理人文精神的本源。南丁格尔为护士所立的誓约如下:

> 余谨以至诚,
> 于上帝及会众面前宣誓:
> 终身纯洁,忠贞职守。
> 勿为有损之事,
> 勿取服或故用有害之药。
> 尽力提高护理之标准,
> 慎守病人家务及秘密。
> 竭诚协助医生之诊治,
> 务谋病者之福利。
> 谨誓!

人文关怀是护理的基础。护理不是纯粹冰冷的技术操作,护理是科学、技术和爱心的结合产物。护理学人文基因的表达与彰现是:人道、帮助、博爱、奉献。选择了护理就选择了奉献,选择了愿意终生做一名"提灯者"——守护百姓的健康。护理人员要给予护理对象美的感受,这种美不仅是举止端庄,更是心灵的秀美。中华护理学会名誉理事长认为首先要充分认识到"立业先立人"。林菊英曾经说:"比较而言,我国医学院校的人文社会科学类课程比例显然偏低了,已不适应社会发展的需要。只有将人文、社会、心理科学与医学科学统一起来,重视学生人文精神的培养,我国才能培养出更多的高素质护理人才。"把人文学科的教育纳入护理教学核心范围,结合专业特点,增加心理学、人类发展与哲学、沟通交流、生命伦理与法规、美学、社会医学等内容。培养人才、服务社会、传承核心价值观。同时人文精神不只是人文课程的责任,还要体现在基础课与专业课的教学中,让学生在临床学习中感受病人需要,培养关爱生命的情感。人文护理基本理念是:弘扬南丁格尔精神;尊重、理解护理对象;高水平完成护理工作;拒绝冰冷的技术操作。护士首先应是一个合格的公民,完整的"人";护士要观察人、理解人、关心人、帮助人。

第二节　人文的基本概念

一、人文的概念

人文(human culture),是一个动态的概念。《辞海》中这样写道:"人文是指人类社会的各种文化现象"。各种文化现象包括:心性、道德、语言、文字、情操、信念、审美、学问、修养等。语言、文学、艺术、逻辑、历史、哲学总是被看成是人文学科的基本学科。文化是人类或者一个民族、一个人群共同具有的符号、价值观及其规范。符号是文化的基础,价值观是文化的核心,而规范,包括习惯规范、道德规范和法律规范是文化的主要内容。人文,本质上是研究如何做人的一门学问,提供给人的是"道",即做人的方法和途径。

人文从汉字来讲是两个字，第一个讲的是人，是关于理想的"人"、理想的"人性"的观念；第二个是文。"文"通"纹"路，就是划道道，就是留点什么东西。文就是人表达自己人性的方式。是为了培养这种理想的人(性)所设置的学科和课程。前一方面的意思往往与"人性"(humanity)等同，后一方面的意思往往与"人文学科"(humanities)等同。

值得注意的是，这两方面的意思总是结合在一起的，有着内在的关联：学科意义上的人文总是服务于理想人性意义上的人文，或相辅相成。教养和文化、智慧和德性、理解力和批判力这些一般认同的理想人性，总是与语言的理解和运用、古老文化传统的认同、以及审美能力和理性反思能力的培养联系在一起。可见，人文的内涵是很宽泛的，人文的各种文化都是涵盖其内，这点绝不是思想性、情感性所能包容的。"人文"本质上是一种以人为中心，对人的生存意义、人的价值及人的自由和发展珍视和关注的思想。

人文是人类文化的简称。是人站在自身或者其他的角度，用自己或别人提出的方法对世界中已知或未知存在的客观事物或现象进行理性的思考而总结出来的符合世界发展规律的又能被大众接受的属于个人主观的知识点。是指人类文化中的先进的，科学的，优秀的，健康的部分。其核心是指先进的价值观；其主要内容则是指先进的规范；对于社会而言，尤其是先进的法律和制度规范；对于社会成员而言是指先进的道德和习惯规范，对于青少年来说，首先体现在养成良好的习惯规范。可以这样认为，人文就是人类文化中的先进部分和核心部分，即先进的价值观及其规范。其集中体现是：重视人，尊重人，关心人和爱护人。传统人文学科则包括：哲学、美学、文艺学、语言、逻辑、修辞，甚至还有自然科学。

二、人文精神

一个人的精神世界有三大支柱：科学、艺术、人文。科学追求的是真，给人以理性，科学使人理智；艺术追求的是美，给人以感性，艺术让人富有激情；人文追求的是善，给人以悟性，人文中的信仰使人虔诚。人文既有深刻的理性思考，又有深厚的情感魅力。一个人的精神世界，不能没有科学，也不能没有艺术，更不能没有人文。所以，我们也可以把人的综合素养概括为科学素养、艺术素养和人文素养。

人文精神的内涵

在人与自然、人与金钱、人与技术等关系面前，人文精神强调的都是关心人、把人当作人。

人文精神的内涵包括：

(1)尊重生命及个人的独特价值。

(2)认同人的整体性。

(3)宽容对待具有合理性的各种观念。

(4)注重人的文化品格和精神意义。

人文精神既是对人的价值、人的生存意义和生存质量的关注，对他人、社会和人类进步事业的投入与奉献；又是对人类未来命运与追求的思考和探索，是对个人发展和人类走势的终极关怀；也是人对其生存的自然环境的关心和改善的态度。总之，人文精神就是关心"人之所以为人"的精神。

三、人文科学与人文学科

人文科学(the human sciences)是指以人的社会存在为研究对象，以揭示人的本质和人类社会发展规律为目的的科学。

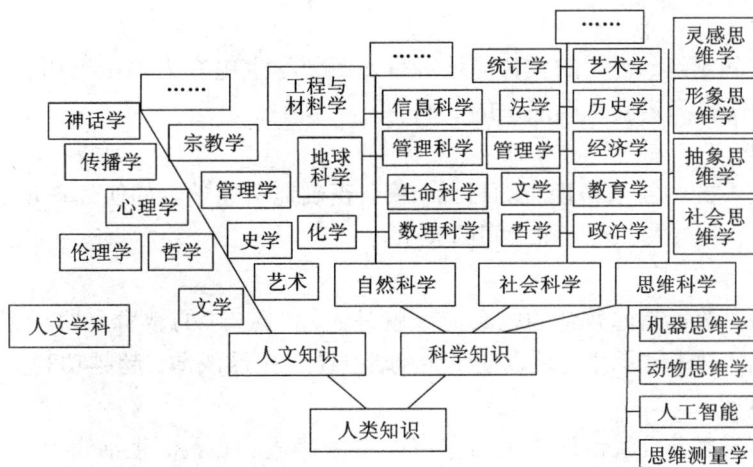

图 1-1 人类知识体系

　　人文科学的基本任务概括起来有三：①探讨人的本质；②建立价值体系；③塑造精神家园。正是在这些基本任务上，人文科学显示出自身的特质。这一特质，如用中国哲人的话说，就是"为己之学"；用西方哲人的话说，就是"认识你自己！"人文学科是以观察、分析及批判来探讨人类情感、道德和理智的各门学科的总称。

　　人文学科的主干可以用人们常说的"文（文学）、史（历史）、哲（哲学）"来指称，或者再加上艺术。广义的"人文学科"还包括诸如现代语言和古典语言、语言学、考古学，乃至含有人道主义内容和方法的社会科学。人文学科不等同于人文科学，人文学科归属教育学教学科目分类，人文科学要依托人文学科的教育形态。

四、人文素质与人文修养

（一）人文素质

　　人文素质是指一个人通过人文学学科知识的学习和积累或环境的熏陶使之内化为人格、气质、修养，成为人的相对稳定的内在品质。人文素质高低与人的修养密切相关，所谓修养原是指道家的修炼养性。唐吕岩《忆江南》词："学道客，修养莫迟迟，光景斯须如梦里。"宋赵与时《宾退录》卷二："柳公权书如深山道士，修养已成，神气清健，无一点尘俗。"清富察敦崇《燕京岁时记·白云观》："虽非神仙，而年过百龄者时所恒有，亦修养之明徵也。"修养是指培养高尚的品质和正确的待人处世的态度，或求取学识品德之充实完美。古代儒家多指按照其学说的要求培养完善的人格，使言行合乎规矩。

（二）人文修养

　　修养是一种智慧，修养是一门学问，修养最终还是表现在一个人的行为风度上。一个修养好的人，总是一个有智慧、有学问、有风度的人。修犹切磋琢磨；养犹涵养熏陶。修养不是天生的，它取决于后天的学习。青年们要加强人文修养，提升自己的人生境界和价值。人文修养（humanity cultivation）是指一个人在人文思想、人文知识、人文技能和人文精神等方面的综合水平，是一个人成其为人和发展为人才的内在品质。如果说生理机制是一个生命体成其为人的物质条件，那么人文修养则是决定这个生命体是人还是非人。

（三）人文知识的基本组成

1. 历史知识

现实是历史的延续，现实的教育应该考量如何使学生更有力地推动历史，如何接续人类文明成果，进而使自身走向更高层次的文明。

2. 哲学知识

教育如果把人的解放当作理想的目标，就会正确地引导学生如何处理现实生活中的人与自然、人与社会、人与人、人与物之间的关系。

3. 宗教知识

可以这样说，学生品德教育的核心应该就是人性"向善"的教育。"向善"的力量足以使学生做人讲诚信、做事守承诺，足以使学生胸怀扩大，拒斥浅薄、超越功利。

4. 美学知识

教育中的审美教育，就是让学生与世俗人生保持适度距离，生活得有情致、有韵味、有活力、有光彩、有价值。

（四）人文修养的组成

1. 人文思想

人文，首先是一种思想，一种观念。人文思想是相对于宗教神学、君权思想的学术范畴，特指人文科学领域中所内含的思想精髓，主要以人对于生命意义与人生方向的看法为核心。现代人文思想的核心是"人"，强调以人为本，关心人，爱护人，尊重人，对于人性、人伦、人道、人格、人之文化及其价值充分尊重。

2. 人文知识

是与自然知识和社会知识相对应的一类知识。人文知识可分为两类：①感性的人文知识：主要是通过人们的日常生活获得，是零碎的、肤浅的、不系统的，主要表现为社会生活习俗的人文知识。②理性的人文知识：主要通过学习、实践和反思而获得，是系统化的、理论化的人文知识，是一种高水平、高层次的人文知识。

3. 人文技能

是指与人共事的一种能力，是在综合掌握人文知识的基础上，学会用人文的方法思考和解决问题。如人际交往技能、心理支持技能等。

4. 人文精神

是在历史中形成和发展的由人类优秀文化积淀凝聚而成的精神，一种内在于主体的精神品格。这种精神品格在宏观方面汇聚于作为民族脊梁的民族精神之中；在微观方面体现在人们的气质和价值取向之中。如有崇高的理想和坚定的信念、崇尚优秀道德情操等，都是人文精神的体现。

（五）人文修养的层次

人文修养是指一个人在人文知识、人文方法和人文精神等方面的综合水平。人文知识是基础；人文方法是能力；人文精神是核心。三者兼备，才具有人文修养。不一定与年龄，学历成正比。也不一定绝对均衡发展。

1. 基本层的人文修养

表现为珍惜生命，有同情心，做事较认真；起码做到己所不欲，勿施于人；能顺利运用母语，思维顺畅清楚，言行基本得体；懂得一些文史哲基本知识等。

2.发展层的人文修养

表现为积极乐观，热情助人，有明确的奋斗目标和较强的自制力；能准确、流畅地运用母语，思维清晰、灵活，有独到见解；有一定文史哲知识或文艺特长，会品评艺术等。

3.高端层的人文修养

表现为关爱所有生命和自然，厚德载物，百折不挠；能生动自如地运用母语和熟练应用一门外语，思维敏捷，善于创新，有魅力，对文史哲艺有较高的造诣等。

五、中国传统人文精神的特点

中国传统文化的人文精神内容包罗万象，非常丰富，主要有以下几个方面的特点：

(一)自强不息

这种精神深深地浸染在中华民族的灵魂深处，是中国传统文化最基本的人文精神。《周易·乾·象传》说："天行健，君子以自强不息。"意思是：道德高尚的人应像天体那样努力向上，决不停止。"天地之大德曰生"，它表现了天地刚健有为的精神。"自强不息"和"刚健有为"是分不开的，这种精神，正是中国传统文化的主导精神，并以此激励着数以千万计的志士仁人为坚持自己的理想和事业而终身奋斗。孔子"发愤忘食，乐以忘忧，不知老之将至"(《论语·述而》)，孟子的"苦其心志，劳其筋骨，饿其体肤，空乏其身，行拂乱其所为"(《孟子·告子下》)，都体现了这种精神。司马迁也正是以这种精神不断激励自己，才有了不朽的历史篇章《史记》。近代民主思想的先驱者梁启超、李大钊，他们都不仅以自己的作品更以他们的人生践行自强不息、刚健有为的精神。

自强不息、刚健有为的精神，一直是鼓励中华儿女敬业进取、百折不挠、不断向前的奋进精神，也正是这种精神，增强了中华民族的凝聚力和向心力，培育了中华民族的自立精神和在民族压迫面前的不屈精神。近代以来，中国人民为了救亡图存和民族自强而进行了艰苦卓绝的斗争。中国共产党人领导全国人民取得了新民主主义革命的胜利，建国后，又以坚韧不拔的毅力，进行建设中国特色社会主义的伟大事业，使中国屹立于世界强国之林，这都是对中国传统文化中"自强不息、刚健有为"精神的发扬光大。

(二)任侠之气

关于什么是"侠"，古往今来界定的有许多，但学术界似乎到目前为止并没有被普遍认可的一种界定。在现存的资料里最先提出"侠"的是《韩非子》篇："儒以文乱法，侠以武犯禁""其带剑者，聚徒属，立节操，以显其名，而犯武官之禁"。其后便是司马迁给"侠"加的定义："救人于厄，振人不瞻，仁者有采；不既信，不倍言，义者有取焉。"(《太史公自序》)"今游侠，其行虽不轨于正义，然其言必信，其行必果，己诺必诚，不爱其躯，赴士之厄困。既已存之此生矣，而不矜其能，羞伐其德"(《游侠列传》)。给"侠"以积极的评价、肯定。所谓的"侠"是指：以兼济天下为己任，品德高尚，个性突出，积极入世而又游离于统治秩序之外的社会个体。中国传统文化中的任侠由先秦时带有贬义的"蠹侠"到司马迁的"布衣之侠"，再经过东汉、魏晋的政局动荡、民族纷争，侠意识由起初的个体行为发展到被民众普遍接受的时候，就形成侠文化。

何为任侠？是"道之所在，虽千万人吾往矣；义之所当，千金散尽不后悔；情之所钟，世俗礼法如粪土；兴之所在，与君痛饮三百杯"；是"十步杀一人，千里不留行。事了拂衣去，深藏身与名。三杯吐然诺，五岳倒为轻。纵死侠骨香，不惭世上英。"(李白《侠客行》)是荆轲、是聂政、是专诸、是李白、是一饭之恩的漂母、是救过伍子胥的渔女。任侠，又称为"尚义任侠""为气任侠""使气任侠",是指凭借权威、勇力或财力等手段扶助弱小,帮助他人。任侠之士指能见义勇为的人。任侠的三大特点:重承诺、讲义气、轻生死。

侠文化是深深扎根于中国传统文化土壤中的平民文化,源远流长。虽然新中国诞生以来国体发生了根本变化,使得现代侠文化不再像古代那样以侠客的替天行道为主要的表现形式出现,而是以武侠小说、影视及网络游戏的形式呈现在大众面前,但是,侠文化的精神内涵却一脉相承。侠文化中一般分为三类:私剑之侠、道义之侠、江湖之侠。这三侠中有的带有我们所说的任侠之气,而有的带有不能融入现在法制社会所用的"人治"思想。因此,我们应该分清侠文化中的精华与糟粕,加以扬弃。在建设社会主义法治国家的进程中,我们应取侠文化之精华,进行侠文化的制度重构,积极发挥现代社会合法私力救济、见义勇为的作用,弘扬任侠之气;同时,为了维护法律至上的法治理念,我们也必须去除侠文化之糟粕,将其"人治"本质扼杀在摇篮之中。

(三)匹夫有责

明末清初著名的哲学家、伦理学家顾炎武先生提出"保天下者,匹夫之贱,与有责焉耳矣。"(《日知录·正始》),告知国民要勇于担当的责任感和使命感,更是志于把勇于担当的责任意识传递到千家万户,古往今来无数贤达的仁人志士,禀承这一民族传统,形成了中华民族特有的文化形态。后来经麦孟华的"天下兴亡,匹夫有责"一语很快传播开来了,特别是经过梁启超、孙中山等人的先后引用,它的影响越来越大,以至家喻户晓。"天下兴亡,匹夫有责"一语提出了作为国家主人的国民对国家应该履行的神圣义务和道德责任。它出现在国家危机与灾难深重的年代,反映了救亡图存、复兴中华的时代精神追求,是那个时代开始觉悟的中国人对灾难深重的祖国的庄严承诺,更是中国人民自觉承担自己对国家的义务与责任的表现。

"天下兴亡,匹夫有责"精神告诉我们,不仅仅是国难当头,民族面临深重危机的时候,更多的是很多责任感、责任意识,在中国的古人那里有对家庭负责、对族人负责、对国家和民族负责、为看不见摸不着的社会风气负责……任何事情不应该仅仅为自己着想,仅仅为自己安身立命打小算盘,每个人都有道德责任,都应该主动地站出来,为他人、为集体、为社会、为国家做点有益的事情,为民族振兴承担一份责任。这与冯友兰先生的人生境界学说是有着紧密关联的,"自然境界"和"功利境界"中的人,不懂得为社会为国家为天下繁荣昌盛付出自己的努力。因此,借助于"天下兴亡,匹夫有责"精神的激励与引导,国民可以实现由"自然境界"和"功利境界"转向与提升到"道德境界"和"天地境界",从而提升整体国民的精神风貌,提升整体的国民的精神境界,推动社会的良性发展。

(四)以和为贵

中国传统文化精神注重整体的和谐统一,"以和为贵"的价值取向协调着人与人、人与社会的和谐发展。《论语》中记载,有子说:"礼之用和为贵,先王之道斯为美。"认为礼的运用贵在和谐,先王的治国之道,认为这是最好的,着重强调和谐的境界是人们追求的目标。孔子继承周末思想家对和"同"问题进行的思考,提出"君子和而不同,小人同而不和。"(《论语·子路》)认为君子重视和谐但不盲从,小人只知道盲从却不懂真正的和谐。其中所指的"和"承认事物存在的多样性,以及在其发展过程中所能够营造出来的和谐状态能够产生的积极影响。孟子也强调"天时不如地利,地利不如人和。"(《孟子公孙丑下》)老子的"道生一,一生二,二生三,三生万物;万物负阴以抱阳,冲气以为和。"(《道德经》)等都认为和谐的状态是事物发展的基本条件。因而古人欣赏阴阳调和之美,喜好"和五音得美乐,和六律得美音"的最佳状态。

中国传统文化注重"以和为贵"的人文精神，"和"不是无原则的简单地使事物保持僵化状态，而是承认事物的多样性，寻找不同事物在共同发展过程中将达到的一种动态的平衡与协调，只有如此才能衍生出新的事物。反对"同而不和"的消极状态，反对对事物做简单的分析或重复地做同一件事，需要懂得从不同事物中抽象出同一的发展规律，保持事物动态和谐。

在现代化建设过程中，中国传统文化的"以和为贵"的人文精神在社会主义建设过程中起着积极的作用。这种寻求事务在发展过程中保持动态的、平衡的和谐要求，在思想上为建构和谐社会做了充分的准备，在行动中激励人们为社会主义社会经济、政治、文化等各方面寻找和谐的切入点，以调动全社会的"人和"资源，实现社会的和谐发展。

中国传统文化中的人文主义精神，是中国人民的宝贵财富，它对于增强中华民族的凝聚力、促进人民间友好和睦相处、构建社会主义和谐社会具有十分重要意义，我们应更好地加以继承这些优秀的传统文化精神，它必将在中国走向现代化的进程中发挥重大作用。近代以来，人类社会发生了一系列的深刻变化，首先是人文革命——文艺复兴；科学革命——近代科学诞生。并诞生两大观念：人文观念——尊重人；科学观念——尊重规律。紧接着是工业革命，工业革命又经历了蒸汽机时代、电气时代和电子时代等三个阶段。人类社会发生了天翻地覆的变化。

遗憾的是，在这几次伟大的变革中，中华民族始终处在封闭自守的社会中，错过了人文发展与进步的时机。更糟糕的是，在现代社会变革中，我们又往往把世界的一系列伟大变革，人类的许多共同文明成果，特别是人文思想、人文精神的伟大成果，误认为是资产阶级的，或资本主义的，长期加以否定、拒绝和抵制，极大地增加了我国人文思想转变和进步过程中的阻力，也给我们民族的历史进程留下了许多空白和断层。更遗憾的是，这些误解、空白和断层长期内化在我们的教育之中，使我们的教育常常处于尴尬的地步，进而增加了我们理解现代社会文明进程的难度。20世纪，又发生一场新的革命：信息化、知识化、民主化、全球化。人在社会中的地位以及社会本身都在发生根本的改变。人从过去的工具人，经济人，发展到现代的社会人，文化人。因此，加强人文教育，改善国人的人文素养，人的价值得到充分承认，人与人的相互交流与认同得到更好的实现，自信、平等和价值感等现代国民素质得到更广泛的提升，显得十分重要和迫切。

第三节　科学与人文

一、科学

对科学的理解大体上分为两种：一是英美的科学概念，认为科学应是具有高度的逻辑严密性的实证知识体系，它必须同时满足如下两个条件：①具有尽可能的严密的逻辑性，最好是能公理化，其次是能运用数学模型，至少也要有一个能自圆其说的理论体系；②能够直接接受观察和实验的检验。二是德国的科学概念，认为科学就是指一切体系化的知识。人们对事物进行系统的研究后形成了比较完整的知识体系，不管它是否体现出像自然科学那样的规律性，都应该属于科学的范畴。按照英美的理解，只有自然科学属于严格意义上的科学，社会科学勉强可以算科学，而人文方面则不能看成是科学。因此，英美等国把所有的学科分成为三类：自然科学、社会科学和人文学。人文学只能是学问，是一门学科，不能称之为科学。但按照德国的理解，则人文科学也应当属于科学。德国人把所有科学只分为两类：自然科学和精神科学（或文化科学）。显然，这里的精神科学或文化科学包括我们现在所说的社会科学和人文科学。

自然界包括无生命、无意识的物理世界、化学世界以及有生命、低意识的生命世界。相对于人类社会来说，属于简单的，低级的运动形态。人类社会是由有生命、有意识、有感情的不同类型的人组成的。相对于自然界来说，属于复杂的，高级的运动形态。

人文社会现象比自然现象更为复杂表现在许多方面，其中因果关系的多元性就是重要的一个方面。科学研究的一个重要任务就是寻找事物之间的因果关系。在自然界，事物的因果关系比较简单，而在人文世界，事物的因果关系相当复杂。一种事物，一般情况下由多种因素所决定及影响，而且，常常变化不定。因此，人文社会科学的理论不像自然科学理论那样精确、准确，预见性较差。

自然科学反映的是自然界运动的客观规律性。这些规律性是不以人的意志或意识转移的。除了在特定的历史时期，自然科学的研究，一般不受集团（或阶级）利益的影响。人文社会科学的研究对象是由不同类型人群组成的社会。这种研究对象本身就包括个人的或阶级的或国家的利益、欲望、观念、信仰……同时，又受研究者本人的观念，信仰及所处社会环境之影响，因此，人文社会科学不像自然科学那样客观，因而比较强烈地受到个人的、阶级的、国家的意志或意识的影响。因此，人文社会科学经常出现"公说公有理，婆说婆有理"的情况。一般来说，侧重研究个体活动的人文科学客观性大一些，而侧重研究群体活动的社会科学主观性强一些。

哈佛大学的校训中强调对"真理"追求，体现了科学的求实精神。但是，在哈佛的校园有一座铜像，上面刻有三本书，其中有两本是翻开的，一本则没有打开，这种设计是具有独特寓意的：它象征着在人类的知识领域中，有一些真理是不能靠理智获得的，没有办法用一般科学实证掌握，但是这些真理却是非常重要——这就是人文领域的真理。人是什么？人生的意义是什么？我们为什么在这里？这样的课题虽然不在实证科学探讨范围之内，但是并不意味着这种知识没有价值。

（一）人文学科

人文的"人"是指人的理念、人的价值、人的理想，而不仅仅是一般生理和社会意义上的人，"文"指的是通过社会的教育和训练，通过个人的学习和研究，来达到和接近人的理想。人文的主体是人，就是以人为本，包括关心人、爱护人、尊重人、承认人的价值，尊重人的利益。人文精神，简单地说，就是尊重人的价值。

人文学科是与自然科学、社会科学并列的一个学科群体。人文科学（humanities）是研究人类的信仰、情感、道德和美感等的各门科学的总称。包括了文学、历史、哲学、艺术、语言、宗教、考古等，是涉及人本身及人类文化的知识体系，是关于美好人性的理想和思考，其终极目标是人类的自由和科学发展。人文科学是一门最古老的学科，从某种意义上说，人类最早的学问就是人文科学。古人把人类的各种学问都统一称之为"智能之学"，或曰"哲学"，其实就是人文之学。从人类科学史来看，人文科学早于社会科学，并曾经包容过社会科学，这种状况至少延续了几百年。人文科学起源于 M. T. 西塞罗提出的一种理想化教育思想。人文科学一词来源于拉丁文 humanitas，是人性与教养之意。它作为一门综合性学科名称，是12、13 世纪意大利出现世俗性的学校时开始确立的。14—16 世纪欧洲文艺复兴时期，人文研究与神学研究相对立，提出了人是宇宙的主宰，是万物之本，是一切文化科学的中心的世界观。19 世纪，人文科学成为英美学院和欧洲大陆大学预科的基础教育学科，其基本目标是训练人的知识技能，并使人"更富于人道精神"。20 世纪以后，西方已把人文科学作为人类社会三大类型科学（自然科学、社会科学、人文科学）之一的综合性科学。

（二）社会科学

社会科学是一种以人类社会为研究对象的科学。通常它包括经济学、社会学、政治学、法学等等。社会科学的形成远远迟于自然科学和人文科学，从具体时间来看，社会科学中的经济学、社会学、政治学等以经验的方法对社会进行实证研究的学科都是从 18 世纪中后期才开始独立出来，到 19 世纪才逐渐建立起自己的系统的理论结构。社会科学的出现是欧洲社会大变革的产物，是工业化、城市化的产物，是近代以来西方自然科学与技术变革兴起与迅速发展的产物。

（三）自然科学

自然科学（natural science）是研究无机自然界和包括人的生物属性在内的有机自然界的各门科学的总称。认识的对象是整个自然界，即自然界物质的各种类型、状态、属性及运动形式。认识的任务在于揭示自然界发生的现象和过程的实质，进而把握这些现象和过程的规律性，以便控制它们，并预见新的现象和过程，为在社会实践中合理而有目的地利用自然界的规律开辟各种可能的途径。

自然科学可分有机自然科学和无机自然科学两类。一切生物科学，其中包括人的生理学和人类学以及高级神经活动生理学和心理学的一部分属于第一类；宏观和微观力学、物理学、化学、地质学和天文学属于第二类。随着越来越多的各种物质运动形式的相互联系、相互转化方式的发现，各门自然科学之间的渗透越来越甚，而且两大类自然科学的界限逐渐被突破，产生了越来越多的边缘学科。由于人类改造自然的实践活动不断发展，自然界（包括人工自然）的新的极其广泛的联系和规律不断被揭示，从而不但出现了像控制论、信息论、系统论这样的横断学科，而且还从基础自然学科中发展出了一系列应用学科。现代自然科学是一个具有十分复杂的科学分类结构的完整的知识体系。

自然科学的发展与数学是紧密相关的。数学广泛应用于一切自然科学领域，而自然科学的需要，又促进了数学的发展。

自然科学的根本目的在于寻找自然现象的来因。自然科学认为超自然的、随意的和自相矛盾的实验是不存在的。自然科学的最重要的两个支柱是观察和逻辑推理。由对自然的观察和逻辑推理自然科学可以引导出大自然中的规律。假如观察的现象与规律的预言不同，那么要么是因为观察中有错误，要么是因为至此为止被认为是正确的规律是错误的。一个超自然因素是不存在的。

二、科学精神与人文精神相辅相成

人文学科与自然科学、社会科学的最大区别在于，它是对人性、对苦难、对生命意义的追问和洞悉，在一般情况下并不具有太多的所谓实用性。这也是许多人感到人文学科离我们的生活较远并且容易被忽视的原因。控制论之父维纳曾经说过：科技是把双刃剑、可造福于人、也可毁灭人类。人文是导向、引领，也是调节、制约。诺贝尔物理奖得主费因曼说：科技既可开启天堂之门，也可开启地狱之门，究竟打开哪扇门，则有赖于人文指导。科学反映客观事物和现象本质与规律的知识体系，回答"是什么"的问题，是求真；人文是研究人自身以及人与人之间关系的学问，回答是"应怎样"的问题，是求善；科学是做事的学问，逻辑思维，与科技活动有关，与人的左脑活动有关。人文是做人的学问，形象思维，与人文活动有关，与人的右脑活动有关。实证科学家不会把灵魂、灵觉、心灵当作自己的研究对象，而且不能够量化。科学是"立世之基"而人文是"为人之本"。历史的脚步，发展的必然是科学与人文良好的融合。科学需要人文导向，人文需要科学奠基；科学教人做事，人文教人做人。只有两者融合才能培养出全面和谐发展的人。

（一）人文科学与社会科学之间的关系

人文科学与社会科学之间的关系是相当复杂的，它们之间既有区别又有联系。

1. 它们的区别主要表现在两个方面

一是研究对象的不同。人文科学研究的是人的观念、精神、情感和价值，是"人"的精神世界及其所积淀下来的文化。人文科学的价值不在于提供物质财富或实用的技术，而在于为人类提供一个有意义的世界，守护一个精神的家园，使人类的心灵有所安顿、有所依归。而社会科学研究的是"社会"，如果说人文科学是研究人的主观世界和人类的精神文化的话，那么社会科学关注的中心则是客观的人类社会，它是外在于具体个人的。经济学、政治学、法律学、社会学等社会科学，从各自不同的角度对人类社会进行研究，它们对经济、政治、法律、社会进行分门别类的或整体的考察，对人类社会的结构、功能、机制、变迁、动因等等进行深入研究，目的在于获得关于人类社会运行与发展的系统知识和理论，使人类能够更好地、更有效率地管理社会。二是研究方法的不同。人文科学的研究方法主要是意义分析的方法，是一种解释的方法，而社会科学则较多地引进了自然科学的方法，实证的方法。

2. 人文科学与社会科学联系

人文科学与社会科学的密切联系大大超过了它们之间的区别，而其根本原因在于它们的研究对象虽然能够作某种程度的区分，但本质上却是密切联系在一起的。因为社会归根到底是由人构成的，任何社会现象终究是通过人的社会行为或社会活动来表现的，离开了人，就谈不上什么社会，也不可能有什么社会现象。人是一种特殊的自然物，它既不是简单的生物体，也不是没有生命的物理实体，人不仅具有自己的目的和意志，是一个不断追求自己理想和价值的个体，而且在他身上承载着悠久的历史文化传统，承载着人类全部的价值与意义。因此，由这样的"人"所组成的"社会"，以及由这样的人所开展的各种社会活动，我们实际上是无法分清什么是"人文"，什么是"社会"的。正如著名学者让·皮亚杰所说："在人们通常所称的'社会科学'与'人文科学'之间不可能做出任何本质上的区别，因为显而易见，社会现象取决于人的一切特征，其中包括心理生理过程。反过来说，人文科学在这方面或那方面也都是社会性的。只有当人们能够在人的身上分辨出哪些是属于他生活的特定社会的东西，哪些是构成普遍人性的东西时，这种区分才有意义。"因此，尽管把人文社会科学区分为人文科学与社会科学，在理论上是必需的，但在实际操作中却相当困难。因为人文科学与社会科学之间的界限在具体问题上往往是模糊不清的，很多人文社会科学中的界限在具体学科到底于人文科学还是属于社会科学，历来存在着相当大的争议。著名的《大不列颠百科全书》在"社会科学"条目中列举了8个学科，即经济学、社会学、政治学、人类学（指社会及文化人类学）、心理学（指社会心理学）、地理学（指社会及经济地理学）、教育学（指学习与社会的关系、学校与社会制度的关系的研究领域）、历史学（介于社会科学与人文科学之间的学科）。而在联合国教科文组织出版的《社会及人文科学研究中的主流》中则列举了11个学科：社会学、政治学、心理学、经济学、人口学、语言学、人类学、史学、艺术及艺术科学、法学、哲学。并认为前 5 种学科属于社会科学，后 6 种属于人文科学。这说明，人文科学与社会科学之间确实有某种难以割裂的内在联系。例如，历史学就是一门兼有人文科学与社会科学双重属性的学科，从研究对象看，历史学无疑属于社会科学，但从研究的主旨和研究方法看，历史学更属于人文科学。再如法律学属于人文科学还是社会科学也长期存在着很大的争议，从研究对象看法学同样属于社会科学，但从方法看它更接近人文科学。再如哲学是否属于人文科学，心理学是人文科学还是社会科学或者是自然科学等等，都是长期争论不休的问题。正因为人文科学与社会科学之间关系如此难以区分，所以人们更经常地是把两者合在一起，称之为人文社会科学。

（二）人文科学与自然科学之间的关系

自然科学是工业技术和农业技术的理论基础，同时也是人文社会科学的理论基础。现代自然科学与技术的紧密联系、互相渗透，使自然科学越来越变为直接的社会生产力。人文社会科学研究中的实证研究方法主要来自自然科学。由于自然科学研究方法的确定性，使人们长期以来一直希望在人文社会科学研究中也能运用自然科学的研究方法。

20 世纪以来，自然科学的方法在社会科学中的运用越来越广泛。数学方法被大量应用于经济学，统计学被运用于经济学、社会学、政治学；系统论、信息论等新兴学科的方法也被大量运用于社会科学领域。使用数学方法进行定量研究被认为是一门科学具有更为完备形态的重要标志。因为客观世界既包括自然现象，也包括人类社会，它们都有量的规定性。人类社会生活中存在着大量的资料，它们反映了社会现象中复杂的数量关系和结构，只有掌握了这些资料并运用数学工具加以分析，才可能对社会现象进行深入的研究。人文社会科学研究只有以大量数量资料为依据，才能真正从传统的定性研究转向定量研究，使定性研究与定量研究相结合，从而使这门科学获得更加完备的科学形态，使人们对社会现象的认识能够更加精确。

20 世纪的人文社会科学研究成果表明，在人文社会科学研究中使用定量研究的方法越来越多。大量使用定量研究方法已经成为一种普遍的趋势与潮流。人文社会科学在收集、整理资料以及分析资料工作方面，之所以能够摆脱传统的手工作业方式，转而大量使用数学方法，得力于现代电子计算机的出现和普及运用。计算机使人们从大量简单的重复劳动中解放出来，为人文社会科学研究中大量应用数学方法创造了条件。

数学模型在近年来也引起了社会科学家的极大兴趣。人们希望通过对社会有关实际问题的资料进行分析，找出一些社会现象在资料上的关系，建立合适的数学模型，然后求解并对这种数学解作出理论上的解释与评价。数学模型方法应用最多的是经济学，例如经济学中的投入—产出模型、最优化模型、经济预测模型等等。这种数学模型方法在社会学、心理学、政治学中也有相当的应用。甚至在人文科学中，这种数学模型方法也可以在一定程度上进行应用。例如，在史学中，由于史料记载的缺漏、不连贯和真伪混杂难辨，给运用一般的数学方法带来了很大困难，于是，史学工作者引入灰色系统方法，利用分布在历史不同时点上的白色资料，建立起时间连续的动态模型。即使是在文学研究中，这种自然科学的实证研究方法的渗透也是不可忽视的。任何科学研究都离不开逻辑思维，自然科学与人文社会科学都是如此。只有掌握了逻辑分析的基本方法，才能有效地进行理论研究。人文社会科学研究的逻辑包括形式逻辑和辩证逻辑。

樊代明在《医学和科学》中指出：医学不是纯粹的科学，远比科学复杂；医学不是单纯的哲学，还涵盖有社会学、人类学、艺术、心理学等；可用科学理论帮扶医学，但不能用之束缚医学;可用科学方法研究医学,但不能用之误解医学;可用科学数据或科学技术助诊疾病,但不能用之取代医生;可用科学的共识形成指南,但不能用之以偏概全。

三、学科的分化与综合

(一)学科分化

学科分化是指某门学科发展成若干相互联系而又相互独立的分支学科,它既是人类科学认识运动由粗略到细致、由浅入深的体现,又是新分支学科产生的重要形式。学科分化有两种方式:一是"深层局部对象研究的分化",即对原学科研究对象进行深入一个层次的研究,建立若干分支学科,分别研究深层的不同研究对象;二是"同层侧面研究的分化",即在同一层次的领域内,各个方面内容分别开来作为不同的独立研究对象,对各个方面进行深入细致的研究而形成若干新的分支学科。人文社会科学之所以出现学科分化,主要是由于人文社会世界的层次和运动具有无限的多样性。每一层次和每一运动形式都各有其独特的性质,这种特殊性为学科分化提供了客观依据。

(二)学科综合

学科综合是指两门或两门以上独立的学科,通过相互影响、相互渗透而形成一门具有新的规范的新兴学科。学科综合是从若干方面的局部性认识发展成为某一特定的新的、整体性的认识,是对研究对象的不同特性、不同功能、不同关系进行整体的综合的研究。因此,它不是各专门学科知识的简单的机械的累积和叠加,而是多种学科知识结合的结果,是新的科学规范的创生。现代学科的综合,主要表现为包括边缘学科、横断学科、综合学科在内的交叉学科的不断涌现,它具有多种形式:有相邻学科之间的交叉,也有远缘学科之间的交叉;在同一层次学科之间的交叉,也有数门学科之间的交叉;有传统学科之间的交叉,也有传统学科与交叉学科之间的交叉;有人文社会科学内部学科之间的交叉,也有人文社会科学与自然科学之间的交叉等。学科交叉的方法主要包括移植法、杂交法、提升法、横断法、综合法。移植法是把某一门学科的范畴、原理、方法移植到另一门学科,如将哲学中的矛盾分析法移植到社会学、政治学、军事学等学科;杂交法是由两门学科的研究领域互相融合而产生独立于母学科的学科,如经济学与伦理学的杂交形成经济伦理学;提升法是用高一层次的学科理论研究某一学科而产生的新学科,如用哲学研究科学,产生科学哲学;横断法是通过概括不同领域中一类现象的规律,而产生横跨几个领域的横断学科,如系统论、控制论、信息论等;综合法是运用多种学科的理论和方法研究某一特定对象或领域而产生的综合学科,如环境科学、生态科学等。

学科分化与综合是互为前提、互为基础、相互促进的。在现代,各具体科学愈益呈现出汇流之势,不仅存在着从自然科学奔向人文社会科学的潮流,而且也存在着人文社会科学奔向自然科学的潮流,这两股潮流已经汇合成一股势不可挡的强大潮流。这不仅表现在上文所述及的自然科学与人文社会科学的范畴、原理、方法的相互渗透,而且表现在自然科学与人文社会科学之间涌现出一系列综合学科,已出现的环境科学、能源科学、材料科学、海洋科学、生态科学、空间科学、思维科学、行为科学等都是体现了这种综合的高度综合性的学科。它们以自然界和人文社会世界中一定的客体为对象,利用多种学科的范畴、理论和方法,从各种不同侧面研究某些复杂的课题或某类现象。如环境科学就是以研究如何保护和改善人类环境质量为目的的综合性学科。由于环境本身是一个极为复杂的客体,因此,研究环境不仅涉及物理学、化学、生物学、地质学、医学的知识以及各种工程技术方法,同时,还涉及哲学、经济学、社会学、法学、管理学、人口学、教育学等许多人文社会科学的知识。此外，这种汇流还表现为：技术、生产与管理成为自然科学与人文社会科学汇流的结合点，系统科学成为沟通自然科学与人文社会科学的桥梁等。自然科学与人文社会科学汇流发展的趋势，是具有必然性的：一方面，客观世界运动形式的可微分性，使人们有可能按照研究对象的性质、特征进行分门别类的研究；另一方面，客观世界本身的普遍联系和物质统一性构成了科学知识整体统一的牢固基础。自然现象与人文社会现象虽有差异，但毕竟又具有共同的基础和规律。随着人类认识能力的提高，人们对这种统一性的认识程度将不断加深，人文社会科学与自然科学的关系也将更为密切。我们认为，科学汇流的过程，同时也是学科沟通和科学范式转换的过程；科学的统一性与各门具体科学的愈益显著的汇流趋势，为人们加强学科际沟通、促进范式转换提供了一条可资借鉴而且必须加以重视的合理思路。

人文社会科学与自然科学的综合化、一体化，并不是说两者可以直接等同和差别消失，更不是说各门人文社会科学与自然科学都向某一门具体科学看齐、靠拢乃至归并，而是指人文社会科学和自然科学的整体系统性的增强、互通融合性的递进和协调有序性的提高，在其实质上是一种丰富差异性的协同和复杂多样性的统一。

人文社会科学与自然科学的相互交融和渗透，绝不是某些人的主观臆断，而是物质运动规律、社会发展需要和科学研究能力综合作用的必然结果，其发生发展的最为深刻的根源、基础和本体论前提，就在于现实的多样性和世界物质的统一性。所谓自然科学、人文社会科学，其研究对象，一为自然，一为人类社会，它们作为一种精神形态的知识体系，不过是对自然与社会客体的本质及其规律的正确反映。

在古代，自然科学与人文社会科学是统一的，那是在一种很低的水平上的直接同一，那时的哲学包含了所有的科学知识，科学家集自然科学与人文社会科学于一身。亚里斯多德既研究哲学以及政治、历史、伦理、逻辑等人文社会科学，也研究物理、天文、气象、生物等自然科学。到了 15 世纪下半叶，随着生产的发展，自然科学也逐渐发达起来。于是，一个又一个独立的学科诞生了，自然科学和人文社会科学也逐渐分离，成了两大门类。到了 19 世纪中叶，自然科学和人文社会科学又出现了相互结合的趋势。而在今天，不仅存在着从自然科学奔向人文社会科学的潮流，同时也存在着从人文社会科学奔向自然科学的潮流，这两股潮流已经汇合成一股势不可挡的强大潮流了。

四、科学与人文分野

科学和人文都是人类文化的重要组成部分。它们之间应是相互影响、彼此依存的关系。然而，目前两者分裂的趋势日趋明显。1959 年英国剑桥大学的斯诺爵士（CharlesPercy Snow）发表了题为"两种文化及科学革命"（The Two Cultures and the Scientific Revolution）的演讲，简明有力地描绘了当今学术知识界中存在的一种不良现状：即人文与科学两种文化的分离。人文学者与科学家之间仿佛存在着不可逾越的鸿沟。斯诺爵士还提出了几个深刻的相关问题：两种文化的分离对社会、国家及整个世界会产生什么负面影响？我们孜孜以求的教育体系究竟是什么？人文与科学的两种文化需要达到怎样的平衡才能造就一个理想的社会？如何才能使科学革命给全人类带来益处？在此方面人文学者应如何发挥作用？这次演讲在西方学术界掀起了轩然大波，围绕两种文化的研究和争论从此络绎不绝，他的几个发问成为备受各国教育界关注的热点问题。

(一)科学与人文分野的历史背景

1. 揉合人文教育与科学教育为一体的博雅教育

"人文教育"通常也被称为人文社会科学育，它是指向人文精神和人文知识的教育，广义地说，也包括社会科学教育、美学艺术教育；"科学教育"则是指向自然科学和技术科学的教育。考察大学教育的发端，可发现早期的大学教育是揉合人文教育与科学教育为一体的博雅教育，也称通识教育。欧洲中世纪的大学教育以"自由七艺"（liberal arts）为核心课程，"七艺"由"三科""四艺"组成。"三科"（trivium）是文法、修辞、辩证法，"四艺"（quardrivium）是几何、算术、天文、音乐。学生修完这七科之后，才可选择法律、医学或神学等专业继续钻研。"七艺"对当时的人类知识做了统一和系统的概括，并将此作为学生素质训练的基础，希望这种训练可使学生的心灵获得解放，并能明智地选择日后钻研的方向。总之，在最初的大学里，人文教育和科学教育是相互融合的，共同致力于使学生获得心智的自由。文艺复兴对整个欧洲的各个层面都产生了深远的影响，这个时期的大学也经历了巨大的转变，大学教育逐步摆脱神学的束缚，淡化了中世纪大学的宗教性质，强调通过对希腊和罗马的古典典籍重新学习来探索人的学问，人的个体意义和价值受到空前的重视。从具体的科目设置上来看，文艺复兴时期的大学教育继承了中古大学博雅教育文理兼备的传统，并对"自由七艺"做了发展，新增了历史、是人性与神性斗争的结果，也是早期大学博雅教育发展的必然结果。正是大学教育对宗教权威的挑战和对个人的价值的尊重为西方近代科学的创立扫清了思想障碍。

2. 科学与人文的分野

始于15世纪后期的第一次科学革命把人类认知领域扩大到一个全新的层次，现代科学在研究自然科学方面也有了新突破，自然科学与人文科学的区别也日益明显。由于研究对象的特殊性，要求研究结果的精确性和严密性，自然科学发展出独特的研究方法，有了自成一体的独立学术领域。具体说来，在研究对象方面，自然科学的研究对象是客观的、物质的世界，人文学科则是以人本身和人的文化为研究对象；在研究方法方面，自然科学以定量分析为主，目标是对自然界的不同现象寻求共同的解释和普遍的定律。人文学科则着重对人类的思想、价值等问题，或人类精神的独有的表达方式发展出欣赏、分析和批判的学问。这些区分的出现是人类思想文化的一大进步，然而也带来了新的问题。随着科学技术的不断发展，人类社会经济突飞猛进，物质生产力空前增长，特别是伴随西方国家工业化进程的深化，科学在近现代社会发展中的巨大作用日益明显，社会各行各业对科技知识的依赖日重，科学教育也就逐渐在教育领域占据了核心位置，大学变为"知识工业"重镇，而大学的人文教育则被边缘化，逐渐处于旁落的地位；在哲学思想方面，更出现了所谓"科学主义"，以为科学真理是唯一的真理，从而将知识分成层级，物理科学最高，生物科学次之，社会科学再次之，而伦理学、美学等人文学科则甚至不能进入知识的殿堂，人文学者受到前所未有的压力。至此，人文教育与科学教育从融合走向疏离，这种现象一直延续到今天。

(二)科学与人文分野的历史原因

1. "专注自然"到"专注人事"的中心转移开创了古代两种分裂的萌芽

在文明时代到来以前，由于人类对自然或人本身认识尚处于模糊状态，也缺少驾驭自然和解释自身疑惑的能力，最早产生的是原始宗教和巫术。当人们认识到撇开人专注自然的不足之处时，便采用了一种更极端的方法专注于人。雅典学派兴起以后，希腊人对于人心灵作用的潜能入了迷，于是就不再去研究自然，把目光转向自身。其实苏格拉底以前的哲学家都是以研究自然为主的，他们关注的焦点是"世界本源"问题。著名的"水本源说""气本源说"

等，都是对人之外的事物进行探究，运用理性把握事物某种规律和必然性构筑了世界井井有条的图景。当时的哲学虽谈不上真正的科学认识，但所包含的科学态度是最贴近它的前身和萌芽。早期的哲学家们，只是轻描淡写地谈到人，并没把人从自然界中区分开来，并当作一种特殊的与自然界对立开来的存在物看待，他们唯一的任务就是说明万事万物的原因。从智者学派的领袖普罗泰戈拉起，以"人事"为对象的哲学开始出现，取代了自然为对象的哲学，形成了以人文认识方式为哲学重心的转移。在普罗泰戈拉看来，人高于自然万物，所以人必须支配和安排万物，由此人是人自己最应该看重和研究的对象，即使对万物的探究，也必须将人自身的存在考虑进去。比如，普罗泰戈拉认为，我们对万物之"存在"和"不存在"之类问题的探究都离不开作为人的我们自己。对人的问题的解决决定着其他问题的解决，应该从研究人的角度看自然和世界。苏格拉底把这种原则作为普遍贯彻，建立起他那个时代研究和认识人类作为哲学的中心主题。苏格拉底认为心灵是唯一值得研究的对象，并认为真正的自我不是肉体，而是灵魂和内心生活。这样，由于他的影响，人们的注意力由对自然界的考察开始转移到对人的考察。与其说普罗泰格拉和苏格拉底实现了哲学的转移，不如说他们开创了哲学在科学传统与人文传统的分野，也构成了文明时代以来科学和人文两种文化传统对峙的最早源头。

2. 两种文化对峙的真正形成

科学和人文在漫长的发展过程中，很早就出现了分化的源头。在文艺复兴时期，我们还可以看到"联姻"的趋势。文艺复兴时期的近代科学，其目的是通过对事实与逻辑的把握来验证人的主体地位，它是人脱离宗教的控制，获得独立和尊严的武器。这里科学所体现的完全是人文追求。以人权取代神权，恢复人的地位成为文艺复兴时期最激动人心的口号。科学与人文有一个共同信念：人是自己的主人，人应该追求此世的幸福。近代科学和人文是最亲密的战友。

15世纪下半叶，近代自然科学发展起来，哥白尼"太阳中心说"的提出标志着近代自然科学逐渐摆脱中世纪神学的控制走上了独立发展的道路。近代科学之父培根为科学文化弘扬起了开创性作用。他尖锐地批判经验哲学，强调人的力量和科学知识的作用；突出科学对人文的独立性。使得广义的科学与神学相区分。为近代科学文化的兴起开辟了道路，也为科学和人文的对立埋下伏笔。

科学主义的倾向理所当然遭到了人文主义学者的反对，他们决不甘心人文主义被科学主义视为毫无价值，而强调人文的重要性，并在此基础上走向一个极端。这也无形中加剧了两种文化的对立。18世纪意大利的维科看来，知识真正的目标不是自然知识，而是人类自身的知识。知识只能从精神世界获得，不能从自然界中获得。卡西尔对他生活的那个时代的科学主义持批判态度，认为尽管科学研究在上述每一领域都取得了很大进展，然而它的内在统一性却越来越值得怀疑。自然科学的统一标准似乎对人类的知识并不是那么普遍适用。首先，自然科学的知识并不是人类的最高知识；其次，自然科学不能取代人文科学，它们之间有明显区别。卡西尔不无忧虑地看到了人类文化中科学与人文分裂的可怕现象，认为19世纪的哲学非但没有消除这一现象，还拓宽了这一裂痕。在哲学上同科学主义对抗，产生了人本主义哲学。现代人本主义哲学强烈攻击科学和理性的作用，主张以人的生命为本，把人归为非理性意志情感欲望与科学主义和理性主义对立。有的人文主义哲学家则认为人文知识的方法和道路较之科学更为优越。

（三）科学和人文对立的现实原因

1.机械唯物主义盛行导致两种文化分裂

斯诺在《两种文化》中说："两种文化的分裂，最主要原因是我们对专业教育过分推崇和把社会模式固定下来的倾向。"其实，两种文化的分裂有深刻的哲学和社会历史背景，它与现代科学技术的工具理性是分不开的，是机械唯物主义盛行的结果。科学在反对封建神学、争取人的独立的过程中产生，又在发展过程中继承了理性主义的二元对立的方法论。人作为主体，可以操纵和统治个体、自然界、运动粒子与原子。每一个物理效应都由自然法则控制，所有的自然现象都是有规律的，所有这些规律都可以用数字进行精确表述。自然科学的发展趋势，其特点是把整体分成部分、复杂变简单、低级变高级。实证主义哲学家则认为，科学知识是最具有真理性的认识，科学知识是解决一般知识问题的最好途径，哲学要想有所成就就必须对科学进行研究。科学主义主张"自然科学的方法是知识探究唯一有效的方法，应当被应用于所有领域，包括哲学、人文科学和社会科学。"正是在这种机械唯物世界观支配下，理性在科学中的作用被过分强调，一切非理性因素都归属于人文，于是科学和人文成了两个相互对立的领域。换言之，人作为认识的主体，丝毫不能按照主观意愿解释科学所反映的客观事物，而只能按照世界的本来面目来认识它。这种纯粹客观化的科学观念，导致了其片面性。其中最主要的是，它看不到科学本来就是人的一种实践活动，是一种社会活动。正是这种客观要求，使得科学真理与价值相分离。

2.科学与人文两种文化视野的冲突

科学和人文分野的历史起点和逻辑起点是人性，在于人性深处分裂的两种需要，以及意识外化的两种不同的生产：物质资料生产和人类自身生产，并由两者交互作用形成的人的观念世界的两种不同的文化视野。马克思主义告诉我们，物质资料生产是人类得以生存和发展的决定性因素。人在摆脱动物世界的过程中，也逐渐摆脱自然界的束缚，是一部与其他物种作斗争，不断争取生存环境的斗争史，与此同时也是伴随着人己关系、人群关系不断发展的历史。而对这两种不同认识对象的关注，必然产生科学世界与人文世界的分野。

科学以物为对象和尺度，以如实地认识和理解客观事物及其内在规律为目的。人文则是以人为中心和出发点，要求揭示生命的本能、情感、意志、理性的存在和意义，追求人的终极价值。科学与人文之间存在着一种互斥互盲的关系。这种关系表现为"是"与"应当"的关系。休谟早已明确指出：理性的作用在于发现真和伪。科学理性的使命仅仅在于对突然作出某种判断，这种判断的性质只能是对与错、真与伪。正如爱因斯坦所指出："科学作为实际知识，只能解决"是什么"的问题，它并不能打开直接通向'应当是什么'的大门"。"然而，长期以来，人们对科学的崇拜，导致了对人文的忽视。

五、科学与人文的弥合

现在越来越多的人意识到人文教育和人文精神的时代价值，失落已久的人文教育回归到人们的视野。人文教育在经历了漫长的古老人文教育、独领风骚的现代科学教育之后，必将进入更加成熟的现代人文教育与科学教育整合并重的新时代。这点对处于社会转型时期的中国社会尤为重要。怀特海指出："没有纯粹的技术教育，也没有纯粹的人文教育，二者缺一不可。"联合国教科文组织报告《教育——财富蕴藏其中》（Learning：The Treasure Within）提出：教育必须围绕四种基本学习能力来培养学生，即学会学习（learning to know）、学会做事（learning to do）、学会生存（learning to be）、学会与人共处（learning to live together）。就其内容而言，可分为"学会做事"和"学会做人"两个部分。"学会做事"就必须接受科学教育，养成科学精神；"学会做人"就必须接受人文教育，养成人文精神。呼唤人文精神的回归之声越来越强烈了。

（一）世界离不开科学与人文

科学所追求的目标是研究、认识客观世界及其规律，所要解决的就是"是什么"的问题，所以它是求真的。人探索自身，逐步形成了人恰当把握人自己以及人与人之间关系的学问，这就产生了人文。人文所追求的目标是满足个人与社会需要的终极关怀，所要解决的就是"应怎样"的问题。所以它是求善的。

对于人类社会而言，没有科学的世界是无法想象的，但是科学技术的飞速发展，使人类在通向幸福之路的同时，也带来了日益尖锐的社会问题，同时科技的发展诱发了一系列精神危机。可见，科学求真，但不能保证其本身方向正确，科学需要人文导向。另一方面，人文要解决"应该是什么"的问题，"应该"一定要合乎"真"，人文需要科学奠基。

（二）人生离不开科学与人文

对个人发展而言，科学与人文同样重要。研究表明，人的左脑主要从事严密的逻辑思维，同科技活动有关；右脑主要从事开放的形象思维，直觉、顿悟、灵感在其中，同文艺活动有关。单纯的科学或人文教育都不可能使人脑得到协调发展。

第四节　医学人文关怀和护理人文关怀

护理服务的对象是人，它是研究并最终服务于人的科学，是自然科学与人文社会科学高度综合的复合体，护理学本质属性就包含人文性。现代研究表明，病人在患病期间，除了对生理需要更强烈外，当然也存在不同程度的刺激需要、安全需要、爱与归属的需要、自尊和自我实现的需要。人文文化的渗入将使医学科技形成某种协调，从而完善科学技术，完成人文与科技的互补。人文关怀也必然是护理专业的必有内容，要了解护理人文关怀，我们首先必须了解人文关怀的基础理论，了解医学人文的基本概念，指导护理人文理论与实践活动。

一、人文关怀

世界上最宝贵的是人的生命。人文关怀的本质就是对人的尊严的尊重，我们常说"以人为本"，人的生命的价值不仅在于有健康的体魄和活力，还要懂得热爱生命，享受生命。这种热爱和享受不仅是物质层面上的，同时也应是精神层面上的。

（一）人文关怀的定义

人文关怀（Humane Care）：一般认为发端于西方的人文主义传统，其核心在于肯定人性和人的价值，要求人的个性解放和自由平等，尊重人的理性思考，关怀人的精神生活等。人文关怀是对人的生存状况的关怀、对人的尊严与符合人性的生活条件的肯定，对人类的解放与自由的追求。一句话，人文关怀就是关注人的生存与发展。就是关心人、爱护人、尊重人。是社会文明进步的标志，是人类自觉意识提高的反映。

（二）人文关怀的内涵

在理顺人与其他种种对象的关系中，确立人的主体性，从而确立一种赋予人生以意义和价值的人生价值关怀，实现人的自由而全面的发展。

具体来说，包括层层递进又密切相关的几层涵义：①承认人不仅作为一种物质生命的存在，更是一种精神、文化的存在。②承认人无论是在推动社会发展还是实现自身发展方面都居于核心地位或支配地位。③承认人的价值，追求人的社会价值和个体价值的统一、作为手段和目的的统一。④尊重人的主体性。人不仅是物质生活的主体，也是政治生活、精神生活乃至整个社会生活的主体，因而也是改善人的生活、提高人的生活品质的主体。⑤⑥关心人的多方面、多层次的需要。不仅关心人物质层面的需要，更关心人精神文化层面的需要；不仅创造条件满足人的生存需要、享受需要，更着力于人的自我发展、自我完善需要的满足。⑥促进人的自由全面发展。人的全面发展应当是自由、积极、主动的发展，而不是由外力强制的发展；是各方面素质都得到较好的发展或达到一定水平的发展；是在承认人的差异性、特殊性基础上的全面发展，是与个性发展相辅相成的全面发展。

（三）人文关怀的起源与发展

人文关怀概念的起源：人文关怀，一般认为发端于西方的人文主义传统，其核心在于肯定人性和人的价值。伴随着人类的生存与发展，人文关怀的概念与内容也在不断地深化、扩展和完善，特别是医学活动的发展和医学模式的转变对人文关怀的影响十分密切，可以说，医学活动丰富了人文关怀的内容，人文关怀促进了医学科学的进步与完美。

1. 原始社会时期

人类在物质生产过程中，为了自身的生存与发展，必须救治外伤防治内疾，这就开始了原始的医疗活动。在实际观察和实际经验积累的基础上产生了原始的经验疗法。同时对于大自然的某些现象的愚昧无知，也产生了把疾病归之于鬼神以及驱鬼祈神的方法。在这个时期，人们把向病人提供治疗经验看作是一种义务。

2. 奴隶社会时期

古希腊文化与医学充分发展起来，古希腊医学成为西医的基础。随着社会制度和为奴隶主剥削、压迫辩护的宗教的影响，给古代西方医学带来浓厚的僧侣医学及寺院医学的色彩。而医学人文关怀也受到了影响，使迷信于巫医盛行。而公元前九世纪的盲诗人荷马的《荷马史诗》中则反映古希腊对健康十分重视，提倡医生是"大众的公仆"。

西方医德传统最早最著名的代表首推古希腊的希波克拉底。公元前460—前377年，"西方医学之父"希波克拉底是西方医德与人文关怀的奠基人，为古希腊人民的健康和医学事业的发展贡献了毕生的精力。他认为医生医治的不仅是病而且是病人，用一切可能的方法去保持个体的能力是希波克拉底的最终目的。他的人文关怀理念也是值得赞誉的。他对每位濒死的病人的描述，被称为"希波克拉底面容"。在他的《希波克拉底集》中《誓言》《原则》《操行论》等可谓奠定了医学伦理学的基础。也给后世的医学树立了楷模。希波克拉底誓言：仰赖医神阿波罗埃斯克雷皮亚及天地诸神为证，鄙人谨宣誓……我愿尽余之能力与判断力所及遵守为病人谋福利之信条并检束一切郁落及害人行为……。"生命短暂医术永恒"，希波克拉底誓言中所包含的人文关怀的情怀，随着岁月的流逝将更显其光辉的色彩。其后的罗马医学的主要代表人物盖伦（公元130—200年），创立了医学和生物学的知识体系，对西方医学的发展起了很大的作用。在他的《最好的医生也是哲学家》一书中，在医德方面认为"作为医生不可能一方面赚钱一方面从事伟大的事业——医学"。

3. 封建社会时期

公元476年罗马帝国灭亡，欧洲奴隶制瓦解，从此开始到15世纪中期，是欧洲的封建社会时期。由于封建统治者勾结教会，经历起野蛮愚昧的宗教统治，致使文化科学受到了严重摧残。因此，这一时期是科学的"黑暗时期"。而这一时期，阿拉伯医学及医学伦理道德有很大的发展。代表人物是迈恩尼斯提(公元 1135—1208 年)，在他著名的"麦尼斯提尼祷文"中表现出高尚的医德思想，他提出要有爱护医道之心"无分爱与憎，不问贫与富，凡诸疾病者，一视如同仁"。

4. 文艺复兴时期

14 世纪到 16 世纪，提倡关心人，尊重人。比利时医生维萨里(公元 1514—1564 年)坚持真理，反对宗教，而被活活烧死，对医学科学和医学道德摆脱中世纪宗教束缚起了重要作用。

5. 第二次世界大战以后

第二次世界大战以后以医学道德与人文关怀为主题的医学伦理学所面临的问题随着各种社会问题而更加严重。1946 年德国纽伦堡审判战犯的法庭鉴于德国法西斯以医学的名义杀人的问题，制定了著名的"纽伦堡法典"。1948 年世界医学会全体大会以《希波克拉底誓言》为基础，制定并发布了第一个"日内瓦宣言"。将其作为医务工作者的共同守则。1949 年世界医学会在伦敦通过了"世界医学会国际医德守则"。1965 年国际护士学会通过了"国际护士守则"。1964 年第 18 届世界医学大会在芬兰的赫尔辛基通过了"赫尔辛基宣言"，提出以人作为实验对象的道德守则。1968 年世界医学大会在澳大利亚的悉尼召开，通过了"悉尼宣言"，规定了器官移植的死亡标准。1975 年世界医学大会在日本的东京召开，通过了"东京宣言"，规定了对拘留犯施以非人道的对待时医师的行为准则。以上这些会议从不同的方面提出了医生所要遵守的国际性道德准则。从传统的医学道德原则到当代的条约，尽管内容不同但宗旨相同。

掌握医疗技术的医师都应具备良好的医学道德都是对医生的行为约束。随着医疗水平的进步和医学技术的发展，许多过去不曾解决的医学难题现在可以迎刃而解，如试管婴儿、器官移植、干细胞技术为许多绝望的病人带来希望同时也带来新时期医学所面临的伦理、法律问题。

6. 20 世纪 50 年代以后

安乐死问题、试管婴儿的血缘认定问题、堕胎的人道问题、器官移植的合法性问题相继出现，这些问题涉及生命伦理学的诸多方面，并对传统的伦理观念提出挑战。辅助生殖中的人工授精、胚胎移植以及带孕母亲等医学事件，都产生了形形色色的伦理道德难题。特别是 70 年代以后，随着 DNA 重组和基因工程技术、单克隆抗体技术、PCR 等生物技术的发展和应用，传统伦理学在操作层面上发生了危机。1978 年世界上第一个试管婴儿的诞生，1997 年克隆羊"多莉"的出现等，引起了伦理学界和社会的普遍关注。人类基因组计划的开展、辅助生殖、克隆技术和胚胎干细胞研究等，已日益成为人们关注的道德问题。遗传基因的研究以及其在辅助生殖技术中的运用，不仅涉及个人、家庭基因的隐私和权利，还关系到民族的生存和安全问题。这些都是生命伦理学兴起的根本原因。生命伦理学的出现反映了人类对新的生命科学技术在应用过程中进行社会化控制的要求。

再从另一个角度看看人文关怀的发展，现今"临终关怀"这个名词已不再陌生。是指由社会各个层面组成的机构为癌症等晚期病人及其家属所提供的生理心理和社会的全面支持与照护。它不以延长临终者生存时间为重，而以提高病人临终阶段的生命质量为宗旨。在西方古代的临终关怀可追溯到中世纪的西欧修道院为重病濒临死亡的朝圣者、旅游者提供的照护。在当下，对医学而言最需要的、最缺乏的便是"以人为本"，于生命神圣意义上的"敬畏生命"之生命哲学信仰。医学人文关怀才可走出符号化、轰轰烈烈的形式主义的流弊，走进润物细无声的神圣历程。

（四）人文关怀理论基础

复旦大学哲学系俞吾金教授在 2001 年 2 月 6 日《光明日报》学术版上发表了《人文关怀：马克思哲学的另一个维度》一文。这篇论文的基本观点是：马克思哲学批判地继承了西方人文主义的伟大传统；人文关怀是马克思哲学的一个基本维度。人文关怀是对人的生存状况的关注、对人的尊严与符合人性的生活条件的肯定和对人类的解放与自由的追求等等。马克思早期写的《青年在选择职业时的考虑》《博士论文》《巴黎手稿》，及后来的《资本论》《人类学笔记》，充满着对人的尊严、自由和权利的追求，字里行间洋溢着深厚的人文关怀。

1. 马克思主义人的全面发展理论

人文关怀是马克思主义哲学的基本维度之一，马克思主义人的全面发展理论是从哲学上对人所做的最高层次的思考。马克思主义哲学人文关怀始终保持着对人的自由尊严的解蔽，对人的价值、人的精神的追求。人文关怀贯穿着马克思主义的始终，是马克思主义哲学唯物史观所表现的对人类生存处境和命运发展的深切眷恋和关注。第一，马克思主义人的全面发展理论的形成和发展。中学时代，马克思在《青年在选择职业时的考虑》中就非常重视职业选择、职业发展对于人的发展的重要作用和影响，产生了关于人的发展理论的萌芽。在《1844年经济学哲学手稿》中，马克思批判了资本主义异化劳动造成人的片面畸形发展，提出了新型的人的理想，指出劳动是人的全面发展的基础。以此为标志，马克思人的全面发展思想雏形出现。从《神圣家族》到《共产党宣言》的发表，是马克思主义唯物史观的形成时期，也是马克思主义人的全面发展理论的形成时期，马克思恩格斯开始从"抽象的人"转向"现实的人"，在《关于费尔巴哈的提纲》中明确提出人的本质并不是单个人所固有的抽象物，在其现实性上是一切社会关系的总和。随着《政治经济学批判大纲》和《资本论》两篇巨著的问世，标志着马克思主义人的全面发展理论成熟和最终正式确立。马克思、恩格斯全面揭示了人的全面发展的科学内涵、历史性和必然性，论证了人的全面发展的途径和条件，确立了人的全面发展学说的科学体系。从马克思人的全面发展理论的发展过程来看，这一理论思想经历了一个由不成熟到成熟，由探讨抽象的人、个性的人与人的全面发展到分析考察现实的人、实践的人与人的全面发展这样一个从雏形，到发展至成熟的过程。第二，马克思主义人的全面发展理论的科学内涵。马克思主义人的全面发展思想是一个具有丰富内涵和辩证观的理论范畴，主要包括人的能力和人的社会关系、人的个性和个体需要等方面自由而充分的发展。能力的发展在人的全面发展中具有重要的地位，人的能力全面发展包括人的体力、智力、社会交往、社会适应和驾驭社会关系的能力等各方面才能的协调发展，它是人的全面发展的核心。人的社会关系的全面发展是实现人全面发展的客观基础，因为人总是在一定社会关系中生存和发展的，社会关系实际上决定着一个人能够发展到什么程度。人的个性的发展程度表现为人的独立自主性、自觉能动性和独特创造性的发展程度，人的个性的充分发展是人全面发展的必然载体。人的个体需要的满足是人的全面发展的前提。需要是人类一切活动的源泉和动力，人正是为了满足自己的生存、享受和发展需要，才进行物质生产和社会活动的。马克思主义深刻分析了历史上人文主义思想的不足，突破了前人历史性、社会性、阶级性的局限，在"现实的人"的基础上，深入地探讨了人的本质、人的价值、人的解放、人的发展等问题，为人类找到了根本的价值目标和努力的方向，即实现人的自由而全面的发展。马克思主义人文关怀是现实关怀与终极关怀的统一。人的全面发展思想贯穿于马克思主义三大组成部分之中，在马克思主义思想体系中占有重要的地位，是马克思和恩格斯一生追求的理想目标。

2. 西方文化中的人本主义思想

西方人文主义思潮中的人文关怀思想是一个博大精深的思想体系。在西方思想史上，一般认为人本主义思想发源于西方文明的摇篮——古希腊。西方人本主义的始祖苏格拉底宣称的"认识你自己"，就将人作为研究的对象。他认为，人是一个理性的存在者，人就是在追求真理的过程中，认识自己的本质，所以人要注意智慧、真理和心灵的最大程度的改善。作为其继承者的柏拉图认为人的本质规定是理性，并提出了灵魂结构说。他主张人应该"当自己的主人"。古希腊智者、著名代表人物普罗泰戈拉讲过一句名言："人是万物的尺度。"这个命题虽然带有一定的盲目性和不成熟性，但它却在西方思想史上最早对人的自身给予了肯定，强调以人为中心，万事万物应从人的观点出发来进行衡量，突出了人的作用和地位。这在当时无疑是一个非常重大的进步，注重人的作用和人的精神生活的西方人文主义传统已逐步形成。这些古希腊先哲思想家对人的认识，蕴含着丰富的人文内涵，为青年人本思想的植入奠定了基础。在经历中世纪的神学统治之后，人文主义者发现和鼓吹人的价值，如人的尊严、才能、自由等。19世纪德国著名哲学家费尔巴哈强调"存在决定思维"，认为人的本质绝不是虚幻的抽象的"精神"，而是感性的自然本质，以自然主义作为人本主义的基础。马克思在继承费尔巴哈的基础上指出"人是一切社会关系的总和"。20世纪中期，人本主义心理学家马斯洛提出人的需要分为：生理需要、安全需要、归属需要、尊重需要和自我实现需要，由低级向高级发展的五个层次，指出教育要遵循人的内部需要，循序渐进。20世纪60年代，著名心理学家、教育家罗杰斯位，要"以学生为中心"，强调教育者与受教育者之间应该是平等、真诚的关系，应该互相尊重和无条件地接纳。

3. 中国传统文化中的人文精神

中国传统文化源远流长，博大精深，中国几千年传统文化历来注重人的素养、人的精神和品行修养，这里的人是一个类概念，是社会的人，而非西方文化中强调的单个个体的人。其中，儒家文化的发展及演变是贯穿于中国传统文化的主线。中国传统文化包含强烈的人文精神，中国典籍中对传统文化的人文精神很早就有记载。如《尚书》说"民之所欲，天必从之"，可以看出将人至于中心地位。《易传》称天、地、人为"三才"，认为，人在宇宙间同天地一样重要，强调以人为本，要礼待人。儒家文化认为个人的最高道德准则是"仁"，强调"推己及人"的仁爱之心和"天人合一"的思想，强调人与自然的和谐相处。由此可见，中国传统文化强调个体要通过社会教化和自我修养，可以说，中国传统文化自始至终都洋溢着鲜明的人文精神，尤其闪烁着人格理想的光芒。

二、医学人文精神

人文精神一词源自西方。在西文中，"人文精神"一词应该是humanism，通常译作人文主义、人本主义、人道主义。狭义上是指文艺复兴时期的一种社会思潮，其核心思想为：一是关心人，以人为本，重视人的价值，反对神学对人性的压抑；二是张扬人的理性，反对神学对理性的贬低；三是主张灵肉和谐、立足于尘世生活的超越性精神追求，反对神学的灵肉对立、用天国生活否定尘世生活。人文精神的基本内涵确定为三个层次：一、人性，对人的幸福和尊严的追求，是广义的人道主义精神；二、理性，对真理的追求，是广义的科学精神；三、超越性，对生活意义的追求。简单地说，就是关心人，尤其是关心人的精神生活；尊重人的价值，尤其是尊重人作为精神存在的价值。

人文精神，是在历史中形成和发展的由人类优秀文化积淀凝聚而成的精神，一种内在于主体的精神品格。这种精神品格在宏观方面汇聚于作为民族精神脊梁的民族精神之中；在微观方面体现在人们的气质和价值取向之中。如追求崇高的理想，崇尚优秀道德情操，向往和塑造健全完美的人格，热爱和追求真理，养成和采取科学的思维方式等，都是人文精神的体现。人文精神是人文修养的核心，学习了人文知识、人文方法并不等于拥有了人文精神，前者是知，后者是行，要将人文知识"内化""发展"为人的生活方式、生活态度、生活习惯，才能真正体现人文修养。

（一）人文精神是医学的归宿和方向

人类科学发展的实践告诉我们，现代科技是一把双刃剑，科技的发展既能给人类带来福音，又能埋下祸患的种子，这一点在医学领域尤其突出。现代医学的发展更加凸显着医学人文的重要性。一位叫罗伊波特的学者在《剑桥医学史》当中指出，如果不坚持正确的医学目的，医学的成功可能正导致一个自己创造但又无法控制的怪物。人文精神为医学发展提供价值理性和正确方向，医学人文精神应以人类的身心健康及其可持续发展为价值理想，一切医学活动实践都应是这种价值理想的体现。在我们的医疗实践当中，大家应理解，医学科学精神实际上就是医学人文精神的具体化、专业化、外在化的体现，离开了医学人文精神的总纲，医学科学精神的存在就失去了归宿和方向。

医学的使命决定了我们从步入医学殿堂开始，人文精神就要同我们相伴一生，医务工作者应具备良好的人文修养。首先人文精神在医护人员身上最重要的体现就是"善良"二字，善良，实际上是社会上每一个有良知的人都应该具有的品质，但在医务工作者的身上应该体现得更为突出，更为强烈。人文精神在医务工作者的身上体现的第二点就是精神上的高贵，什么叫高贵，就是不仅要尊重自己做人的尊严，还要尊重别人的尊严；不能只是顾及自己的自尊而忘记了别人的感受。诺贝尔奖得主吉卜林写给儿子诗中有两句，"孩子，如果你和农夫的交谈不变谦恭之态，和王侯散步不露谄媚之颜，那你就是一个真正的男子汉了，我的儿子"。很多老前辈，老教授，医术精湛，有了不起的成就，但他们非常谦恭和蔼。如：一代宗师、中国科学院院士裘法祖曾说："一个医生要理解病人，就应该知道病人在想什么。"人文精神在医务人员身上体现的第三点，是应该懂得艺术的服务。在与病人的接触过程中用心沟通，在日常诊疗工作中透过细节展示你的关爱和尊重。一位患梗阻性黄疸病住院的病人只有小学文化程度，手术前，医生为了让他搞明白手术方案，特地画了一张草图，告诉他是胆管堵了，胆汁倒流，所以身体发黄，这次手术就是让胆汁改道，并画出了术中可选择的途径。病人听完感动的哭了，他说，过去从来没有一个医生和他这样交流过，这一下子他听懂了。

一名高素质医生，不但要有高超的医术，也要有很强的责任感，善良正直，富于爱心。更进一步来说，医学人文的目的，就是医务人员更好地了解医学的内涵、思想和观念，看到现代医学面临的挑战，更深入地理解医学人文精神。应彻底改变单纯"治病"的观念。

作为一名医务工作者，要善于观察你的每一位病人，了解病人的心理。由于疾病的困扰，不同病人的心理状态或情绪是不一样的，有的可能因病情而焦虑、紧张、忧郁急躁，有的因医院环境陌生产生不安、恐惧、猜疑，而这些都与疾病治疗有关，需要医务人员通过沟通去化解。发现他们的优点，给予恰如其分的赞美和肯定。

医务人员与病人沟通也是非常必要，这时的一声问候，或者拉拉家常、聊聊时事，会拉近医患间的感情距离，融洽关系。就是把病人当亲人，使病人相信你，喜欢你，这样你就有了病人群。医学之父希波克拉底说医学三大宝：语言、药物、手术刀。语言特别重要，良言一句暖三冬，恶语伤人六月寒。

（二）中医的人文精神

中国的医学并不缺乏人文精神。

中国的医学可以说是人文精神独特的汇聚和升华。尊重生命、善待病人的人文精神，是我国传统医学最重要的思想基础和最突出的特征。

《黄帝内经》指出："天覆地载，万物悉备，莫贵于人。"南北朝的萧纲在著名的《劝医论》中写到："天地之中，唯人最灵，人之所重，莫过於命。"古代名医大家们首先将医学定义为"仁术"，就是仁慈的医术，赋予医学以仁慈至善的精神内容，同时也强化了医生职业的神圣与高尚。

大家非常熟悉的明代李时珍，在《本草纲目》的序中就说到："夫医之为道，君子用之以卫生，而推之以济世，故称仁术。""悬壶济世"。

明代的裴一中在著名的《言医》一书中也指出："医何以仁术称？仁，即天之理、生之源，通物我于无间也。医以活人之心，视人之病，犹己之病。"也就是说，要把别人的病痛看成自己的病痛。

唐代药王孙思邈在《大医精诚》当中，从职业的角度论述了有关医德的两个问题：第一是精，即要求医者要有精湛的医术，认为医道是"至精至微之事"，习医之人必须"博极医源，精勤不倦"；第二是诚，即要求医者要有高尚的品德修养，以"见彼苦恼，若己有之"感同身受的心，策发"大慈恻隐之心"。

我国现代著名医学家和医学教育家张孝骞教授说过："救死扶伤，解除病人痛苦，维护病人健康是诸位医务工作者的神圣职责，医务工作者除了要有过硬的业务技术外，更要有一颗全心全意为人民服务的心，这是基本的、必备的条件。"

（三）人文精神也是西方医学的精神内核

在经典的西方医学中，"希波克拉底誓言""日内瓦宣言"等都明确规定了医生的道德规范。希波克拉底认为医术是一切技术中最美和最高尚的，并由此指出，医生应当具有优秀哲学家的一切品质——利他主义、热心、谦虚、冷静的判断。在他的医学誓言中，继续阐述了医生仁爱的观念——"吾将竭尽吾之能力与智慧，以己之才帮助病患，戒用医术对任何人等以毒害与妄为"，"吾将以纯洁与神圣为情，终身不渝，无论何时登堂入室，吾都将以病人安危为念，远避不善之举"。这个誓词应该说已经成为一代又一代医生的行为之本。希波克拉底作为西方的"医圣"，还规定了医生行医的"无害原则"，要求医务工作者即使限于医术和条件不能治愈病人，也要给予他们足够的关爱、照顾，而绝不能为了一己之利增加病人的痛苦和负担。

到了当代，医学界又将"无害原则"提升至循证医学原则——医生的临床诊疗决策不仅要考虑疗效确切，医疗措施有充足的医学证据，还要尽量具有成本效果，要尽量用较少的医疗资源，获得更好的治疗康复结果。

三、医学人文关怀

医学人文科学（medical humanities）的定义：是一个探讨医学源流、医学价值、医学规范以及与医学有关的其他社会文化现象的学科群，包括医学史学、医学哲学、医学伦理学、卫生法学、卫生经济学、医学社会学等。无论作为有共性的科学技术还是作为有特殊性的医学，无论是古代哲人的论述还是当今人们的期望，都把"科学技术与人文精神的结合"作为医学的理想模式。

人文社会科学与医学理论结合，形成了许多新的学科分支，如医学社会学、医学伦理学、医学经济学、医学人类学、医学哲学、医学心理学、医学管理学。这些分支学科的发展，对完善医生的知识结构、改善医患关系、提高医疗保健水平都具有重要的价值。

（一）医学的人文本质

1. 从医学对象的本质属性看医学的人文社会属性

医学的直接对象是人，人具有三种属性，即自然属性、社会属性和精神（心理）属性。所谓自然属性即人的生物肉体性；所谓社会属性，是指人的社会性、群体性，离开人类社会，人将不复为人；人的精神属性，是指人的思想性和思维能力，人具有精神能力和精神需求。

2. 从医学的职责功能看医学的人文社会属性

医学的功能是治病救人、维护人的生命和健康。何谓健康？世界卫生组织关于健康的定义是"健康是一种身体上、精神上（心理上）的完满状态以及良好的适应力，而不仅仅是没有疾病和衰弱的状态。"这说明健康的内涵包括了精神上的饱满愉悦、社会关系的和谐以及较强的社会适应性。因此从医学的职责讲，要维护人的健康，只有自然科学知识是不够的，还必须有丰富的人文社会知识。

3. 从现代医学模式看医学的人文社会属性

20世纪70年代，以恩格尔为代表的学者提出了"生物－心理－社会医学模式"，这种崭新的医学模式，是对原有的生物医学模式的否定，当然这种否定不是全盘否定，而是一种扬弃。

综上所述，医学本来就包含着人文社会属性，是自然科学和人文社会科学的统一体。因为医学的端口连接着人的生命，所以医学是自然科学中最人文性的，也是人文科学中最科学性的。轻视医学的人文性就是无视生命的神圣。

（二）医学人文的特点

1. 医学作为直接面对人的科学比其他科学更强调人文关怀

"科技以人为本"，这是科学技术发展的终极目的。科学技术的价值最终要通过人们的生产生活状况体现出来，要以人类社会的文明程度来衡量，故应强调科学技术的社会属性，突出科学技术的人文价值，防止科学技术的"失范"或"异化"。中国科学院院士、原华中理工大学校长杨叔子教授曾指出的：科学是求真，要回答的问题是"是什么？为什么？"人文是务善，要回答的问题是"应该是什么？应该如何做？"科学活动本身并不能保证其发展和应用有利于人类的进步，人文活动也并不能保证其本身是建立在客观规律基础上的。因此，人文必须以科学为基础，科学必须以人文为导向。没有人文导向的科学技术，要么对人类毫无价值，要么只能给人类带来灾难。

2. 医学是一门直接面对人的科学

医学除具有科学技术的一般属性以外，还有其特殊性。其特殊性在于医学是一门直接面对人的科学，即以人为研究客体，又直接服务于人的科学。医学比其他任何科学都更强调人文关怀，要求医学工作者具有完善的人性修养。西方医学之父希波克拉底认为"医术是一切技术中最美和最高尚的""医生应当具有优秀哲学家的一切品质：利他主义，热心、谦虚、冷静的判断……"中国古代南齐阳泉在《物理论·论医》中指出："夫医者，非仁爱之士，不可托也；非聪明理达，不可任也；非廉洁淳良，不可信也。是以古之用医，必选名姓之后，其德能仁恕博爱"。这表明"仁爱""达理"是"医者"的必备条件，"医者"正是科学技术与人文精神相结合的典范。中国素有"人文学术之邦"的美称，人文关怀一直是中国传统医学的重要内涵。中医十分重视医疗实践的伦理价值，医疗活动是以病人而不是以疾病为中心，把病人视为一个整体的人而不是损伤的机器,在诊断治疗过程中贯穿着对病人的尊重、关怀,主张与病人进行情感的沟通,充分体现了"医乃仁术"的基本原则。

古今中外的历史表明,大凡思想圣洁,德高望重之医学家,无不具有丰富的医学人文修养。这是他们在长期的医疗实践中对医学所持的基本观点的反映。他们的行为就是医学的文化价值——真、善、美的反映,体现着至爱至深的大医精诚的品格。病人从他们的言谈举止中处处感受着医学的人道主义精神的沐浴。他们接诊病人时,从顶至踵都散发着慈善家和艺术家的品格心,使医学的作用和意义充分发挥尽致。所以,我们说,现代医学人文精神,是广大医学工作者以其职业群体的文明之道普及天下众生的友善良行,是医学工作者从事医学技术事业的精神支柱。

3. 面对的是饱受病痛折磨、病情复杂多变的病人

医生面对的病人,大多是承受病痛折磨的病人,更需要医生的理解和支持。生命属于每个人,且只有一次。我们要敬畏生命,因为病人把生命交给你,医生要遵守有利和不伤害原则。医学面临许多未知的世界,新技术不断开发和应用,医生也需要终生学习,面对不能解决的问题也有压力,医生要敬畏医学。病情的复杂多变,需要医生谨慎细致,因为医学是一个未知数最多的"瀚海"。医生们还需要进行科学研究,探讨医疗过程中发现的问题;顺应医学模式的转变,开展疾病的预防,治已病同时治未病。这些都需要医生有良好的医疗道德和人文精神。

医学道德,是一种特殊的职业道德,是医务人员在长期的医疗实践中逐渐形成的比较稳定的职业心理素质、职业习惯和传统。(摘自《医学伦理学》曹开宾主编)而人文关怀是源于生命本体上的"爱"。"爱"不仅是一切生命诞生的缘起,更是因生命过程中的痛苦、脆弱、不幸、死亡而生成的;是悲悯的释放、痛苦的接受和精神的超越。(摘自《敬畏生命》赵美娟)而此两者有着千丝万缕的联系。

医学生誓言:"健康所系、性命相托。当我步入神圣医学学府的时刻,谨庄严宣誓:我志愿献身医学,热爱祖国,忠于人民,恪守医德,尊师守纪,刻苦钻研,孜孜不倦,精益求精,全面发展。我决心竭尽全力除人类之病痛,助健康之完美,维护医术的圣洁和荣誉。救死扶伤,不辞艰辛,执着追求,为祖国医药卫生事业的发展和人类身心健康奋斗终生!"古人说:"医者,是乃仁术也。"百姓也常说:"医者父母心。""西方医学之父"希波克拉底的著作《希波克拉底文集》中字里行间蕴含的有关生命的启迪。这些无一不向我们透露着人文关怀不仅是中国医学崇尚的精髓,也是西方医学的核心精神,是医学价值取向的终极体现,选择了学医,便是选择了人文关怀。

没有一个职业像医生这样神圣和责任重大。为什么神圣?是因为我们面对的是每个人只有一次的生命;同时,还要看到我们所救治的病人,还关乎到他们身后一个个家庭的幸福。医务工作者首先需要冷静的头脑和理性的思维,但另一面,他们更应该有一颗炽烈的、善良的心,应该比任何行业的工作者更懂得人的情感、人的需要。医学模式发生了很大的变化,医生要将科学和人文交融起来,"要有完备的知识基础、优秀的思维品质、有效的工作方法、和谐的相互关系、健康的身心状态。"

美国一位名叫特鲁多的医生去世了,留在萨拉纳克湖畔他的墓碑上的医学名言流传全球医学界:"有时是治愈,常常是帮助,却总是抚慰"。一个医生要体现自己的美德和价值,大概表现在这么几个方面:克己,暂时撇开单纯的个人利益;利人,维护和促进病人的利益;同情,要体察病人的痛苦,并减轻或解除痛苦;正直,要一视同仁,要终身献身于医学事业。

（三）医学人文精神流失的原因

自古以来，我国就强调"医乃仁术"，传统的中华医学讲究的是悬壶济世、救死扶伤、尊重生命。这种注重以人为本、重视生命的人文精神，为医务人员建立了一种崇高的形象，培育了深厚的医患感情，使公众形成了对医生的高度认可和信任感。但是，随着社会经济和医学科学的迅速发展，现代化的诊断治疗将医生的注意力从关注病人，转移到致病原因。为了更有效地诊症，建立起不同的专科，病人简化为"一部需要修理的生命机器"。医学中的人文精神失去了往日的光彩，医患关系遇到了前所未有的医学技术范畴之外的事情。在当前的医疗护理实践中，人文精神严重缺失，有些护理人员缺乏对生命的敬畏，缺乏对病人自主权的尊重和对病人痛苦的体察。医学这样一种偏重于应用型的学科，失去了人文社会医学的指导、规范，一味骑着技术的骏马向前冲，势必脱缰。

1. 人文教育弱化的影响

有关研究表明，我国医学院校的人文社会科学课程学时大约占总学时的8%左右，而国外医学院校医学课程基本上是由自然科学、社会人文科学、医学三大类组成，其中人文医学类课程占总学时的比例，以美国、德国为多，达20%～25%，英国、日本约为10%～15%。对比来看我国医学院校的人文社科类课程比例偏低，这对培养医学生的健全人格十分不利。

医学人文与医学科学不是两极对立，而是，医学人文是医学科学、医学教育的重要组成部分。因此，医学院校要将人文社科课程贯穿于医学教育的全过程之中。在课程设置上，增设人文类选修课，如社会学、行为学、史学等，增加与医学交叉形式的边缘学科课程，如医学哲学、行为医学、医学逻辑学等，定期举办文理交叉渗透的专业讲座，逐步建立起系统的具有医学特色的人文社科课程体系。

2. 科学技术高速发展对医学的影响

近年来，由于大量高科技成果被引入临床，使医生对医学的人文特性逐渐忽视。产生了"高科技离临床医学愈来愈近，医务人员（在感情上）离病人愈来愈远"的现象。医学的发展离不开技术进步，但医学绝不仅仅就是技术。"技术医疗时代在诊疗水平飞速提高的同时也导致了对人对生命的可怕的冷漠"。据媒体报道，芬兰一名心脏病医生和他的团队不是依赖什么尖端技术，而是通过与当地政府、企业合作，用了35年时间倡导民众改变生活方式，终使人们的期望寿命延长了十几年，冠心病病人减少了80%。技术没能创造的神话，这名芬兰医生通过持之以恒的努力和多方合作做到了。前不久，我国著名心血管病专家胡大一指出，目前医患双方都对技术过度崇拜，很多医生忽视了最基本的东西——问诊、沟通，而过度依赖尖端技术来解决常见病，把疑难病留给精密仪器。他说，我国心脏支架使用量连续3年每年增加6万个，老百姓的心血管疾病病死率却在逐年上升。而调查显示，做心脏支架、血管旁路移植手术对病死率下降的贡献仅为3%～5%。当下，我们面临的情况是，医患双方都对技术寄望过高。然而，现有统计资料显示，医疗纠纷并没有因高科技的应用而减少，且80%的医疗纠纷也不是因为技术差错引起，而是由于医护人员缺乏人文精神和社会关怀。

随着医学技术的飞速发展而形成的"技术至善论"将人们锁定在医学"能做，必须做"的雄心勃勃的幻想中：人类可以消除一切病痛、人的所有器官都像机器的零件一样损坏后可以更换。新技术对医生的行为和医患关系产生了深刻的影响。不断更新的诊疗技术导致了医生花费更多的时间在实验室，而不是在病人床边聆听病人的陈述和与病人交谈。医生更加关注病人的躯体问题而忽视病人的情感，因为躯体问题能被测量，情感问题则不能，而且医生们相信如果躯体问题解决了其他问题都将迎刃而解。简而言之，现代医学试图以技术去消解医学的非技术维度。

3.就医模式转变导致医患关系的不稳定性影响

传统的医患关系具有直接性、单一性、稳定性等特点：首先，传统医学模式中医生从诊断到治疗均是以与病人建立有效沟通为前提的。例如，中医的望、闻、问、切都需要同病人直接接触。其次，传统的医学分科不细，通常是一个病人面对一个医生，任何一个医生对其所诊治的病人的疾病都是全面负责的。而现代大量传统的体格检查已由更精准的医疗设备所替代，医疗专业的分工也越来越细，疾病的诊断和治疗往往涉及多个医生、护士及各种医技人员，病人面对的是一个群体的医者。而经济和交通的发展使病人可以多处就诊，亦加深了医患关系的不稳定性。这些变化决定了现代医患关系之间的多元性、不稳定性。

20世纪以前的医学，在疾病诊治方面的能力十分有限，即便是在医院，也只不过是一种规范化的照顾程序。在20世纪，医学发生了巨大的变化。现代化医院里装备了各种诊断仪器和设备：从X射线、心电图、电镜、内镜、示踪仪、超声诊断仪，到自动生化分析仪、CT扫描、正电子摄影（PET）、磁共振成像（MRI）。医生们凭借这些仪器设备能准确、动态、自动地诊断、分析疾病原因和机体的功能变化。肾透析机、心肺机、起搏器、人工脏器等在临床治疗中发挥着重要作用，化学药物、器官移植、生殖技术、介入性治疗等提供了多种有效治疗手段。不断涌现的现代化诊断、治疗技术将医生的注意力从关注病人吸引到寻找致病原因、分析偏离正常值的数据、发现细胞或分子的结构和功能变化上。为了更准确、有效地诊治疾病，按疾病的不同位置或类型分类的临床专科和亚专科纷纷建立，在此病人被简化为因机体的某一部位损伤或功能失常需要修理和更换零件的生命机器。为了便于现代化医院的管理，病人的姓名也被半军事化的番号所取代，病人的个性化被疾病分类的统一化所溶解。医学专业化的发展导致了医疗保健程序的分解，在现代医学的词汇中病人一词被分解为病因、病原、症状、体征等单个的词素，病人的痛苦被转化为检验单上的数值和各类影像图片。于是，作为一个整体的病人就这样逐渐地在现代医学诊疗过程中被逐渐消解了。尽管对病人的关照依然被提及，但那已是现代医学技术范畴之外的事情了。医学中的人文精神在现代科学技术洪流的冲刷下失去了往日的光彩。

4.医患心态改变的影响

面对高速发展的医学科学及由此产生的高额的医疗费用，病人就医的期待值也大大提高，甚至超出了当前的医疗技术水平，同时公众对健康的要求也日益提高。许多病人将医院看成"保险箱"，对医生的诊治只重结果不看过程，缺乏承担风险的意识。此外，公众文化水平有了整体上升，发达的资讯使病人能够更方便地了解到国内外与疾病相关的讯息，病人要求更多地了解自己的治疗方案、用药及预后，对医疗过程的知情选择要求和参与意识不断加强。这些转变对医务人员的业务水平、沟通技巧、心理素质都提出了非常高的要求。而现实中越来越多的医疗纠纷使得医生在进行医学决策时，首先考虑的是自己会不会被病人告上法庭。医疗事故举证倒置的原则也导致了医务人员的自我保护意识加强，出现过度检查、甚至过度医疗等行为，搜集更为全面的医学证据以降低误诊的危险；对非常必要但要承担很大风险的诊治往往采取姑息性的治疗方式。这些做法，不但直接导致了医疗水平的倒退，也使人文精神失去了存在的现实根基。同时，长期超负荷的工作状态和紧张的医患关系所导致的医生职业的高压力状态，更使人文精神的发展举步维艰。

5.医疗行为商业化的影响

20世纪80年代中后期，我国医患关系开始经历急剧的变化。发生在医疗卫生服务机构的市场经济改革，将其推上追求经济利益的不归之途。医务人员因为与医疗服务机构的依附关系而被迫与其单位的经济核算等制度和要求保持一致。在市场经济浪潮的推动下，部分医疗手段不可避免地转化为经济行为，而病人则由一个"人"转变为消费的主体、甚至是医务人员获利的对象。在国家推行新的医疗体制改革之前，大多数群众缺乏基本的医疗保障，其中多数人尚处于并不富裕的阶层。这样，一方面是不断增加的医疗服务成本，另一方面是大量的几乎没有任何医疗保障的社会群体，贫富差异的急剧拉大和医疗卫生体制的不完善导致了医疗资源的分配不均，医患之间的直接利益冲突急剧恶化了当代中国的医患关系。不可否认的是，经济的高速发展、生活水平的提高也对医务人员的道德底线产生了巨大的冲击。在当前医疗行为商业化日益凸显的情形下，对医务人员的人文精神提出了更高的要求。因此，飞速发展的中国市场经济，使得医学发展过程中经济价值取向上的"求利"驱动与医学人文精神中的"求善"要求产生了深层次的矛盾，由此造成的医患关系紧张的根源在于医疗制度改革的滞后，而非人文精神的绝对缺失。

6. 医疗行业服务化的影响

在传统的医疗关系中，病人只是要求治好疾病或者减轻痛楚就会感到满意，而现在的病人则更加注重就医感受，希望能够在轻松愉快的环境和心境下进行治疗并获得痊愈。公众将医疗行业等同于服务行业，对医护人员的服务态度提出了超出现实的要求。"顾客是上帝"这句商业活动中的口号，被简单地套用到医疗行为中，要求医护人员做到"病人是上帝"。事实上，将医疗行为等同于服务行为，无疑将医生、也将人文精神推向一种尴尬的境地。中国古代医学就有关于医者自我保护的描述，扁鹊"六不治"原则中为首的就是："骄恣不论于理，一不治也。"即不讲道理的病人不予医治。在医患关系单一且稳定的古代，医生尚且可以为了维护个人名誉而选择病人，在医患关系高度紧张的当下，医生却毫无选择的余地。同时，医院的配置也无法满足现代医疗模式的要求，许多医院的医生在超负荷的工作状态下难以满足病人的服务要求，导致医患关系的日趋紧张。

7. 法律认知不协调的影响

随着权利意识的觉醒和法制的不断健全，病人越来越重视自身的权益，包括保护隐私权、知情同意权、基本医疗权、疾病认知权、免除一定社会责任权以及要求赔偿权等，使得医生在医患双方角色中的绝对权威受到强烈的震撼。在病人越来越了解自己享有权利且维权意识日益增强的同时，许多医护人员仍然缺乏法制意识，不能及时转变观念，适应市场需要，对医患双方的权利认识不清，一旦引发纠纷往往处于被动境地。同时，我国的保险业相对滞后于法律的发展，保险公司拒绝受理风险较大的医疗行业，使医护人员处于法律、保险双真空的处境。围绕着经济问题产生的医患纠纷愈演愈烈，在这种状态下，医学人文精神失去了赖以生存的根基，许多医务人员只求在不利的社会舆论中自保，很难要求他们再坚守医学人文精神，从而形成了一种恶性循环。

（四）医学人文精神的回归

回顾 20 世纪的得失，物质淹没了人性，科技代替了人文。我们明确了 21 世纪的责任：回归人文，找回人性。当然，这并不是要求我们摒弃科学技术，拒绝科技进步带来的物质财富，而是要求在科学技术中注入人文精神，在物质追求时注重人性修养，实现科技与人文、物质与人性的完美结合。

1. 将人文精神注入医学教育之中

孔子曾说："质胜文则野，文胜质则史。文质彬彬，然后君子。"只有文医渗透、文医融合，注重医学教育与人文教育的整合，培育医学人文精神，提高医学生的人文素质，才能使其在医疗实践中关注人的生存质量、生活理念和生活方式，关心人的生活环境，自觉地尊重病人的人格和自尊，才能发自内心地关心和爱护病人。

教育的过程是人文精神培育的过程。教育的使命就是培育人文素质，培育合理的人文精神。忽视人文精神的培育，必然导致学生片面发展。一个好的医生不但要具备丰富的医学知识和本领，同时也要接受良好的人文精神培育，具备较高的人文素质；要上知天文，下知地理，中知人事，也就是天文地理、风土人情无所不晓。文史哲知识的教育"能够帮助医学生在多种文化的学习中，获得人文精神力量的支撑，最后内化为献身医学事业的高尚道德情操，构建与人为善、助人为乐的优秀品质"。从而逐渐达到淡泊明志、宁静致远的人生境界。因此，融人文精神于医学教育之中是培育医学生的人文精神、提高他们的人文素质，从而使他们成长为复合型人才的重要途径。

2. 构建良好的人文环境

医学界和社会上的有识之士急切地呼唤医学需要新的转向，需要重新定义医学的目的，需要人文精神的关注。20世纪70年代在西方国家出现的病人权利运动、自我保健运动、自然疗法运动、整体医学运动，生命伦理学的诞生和发展，以及70年代后期生物-心理-社会医学模式的提出，都充分地显示出医学已开始出现新的转向，即从在生物学因素方面探寻疾病的原因和治疗的倾向，向立体化、网络化、多维度地审视健康和疾病问题转向。与此同时，随着生命科学研究的深入，人们更加清楚地认识到生物机械论的局限性和人的整体有机联系。医学界涌动着回归人、回归社会、回归人文的思潮。强调医学的目的是以人为本，医学不仅只是对疾病的治疗(cure)，而且更需要对病人的关怀和照料(care)。然而，要扭转长期以来生物医学模式所形成的思维定势并非易事。

在"生物—心理—社会"医学模式下，应当对传统的人文精神进行新的诠释。我们所理解的医学人文精神的核心是尊重一切和医疗有关的人的价值。不仅包括尊重病人的生命及价值、尊重病人的人格与尊严以及平等的医疗与健康权利，注重对社会利益及人类健康利益的维护，注重对病人利益及价值的尊重，也包括尊重医院及医务人员的人格和专业水平，肯定医务人员的自我价值，维护医务人员的合法权益。医学人文精神的内容应当贯穿于医学的整体，包括在医患双方的认识、行为和结果之中。

3. 法制化和规范化

目前，新医疗体制改革政策已经出台，政府加强基层医疗卫生服务体制建设，引导病人小病在基层、大病上医院，将会有效地缓解我国现存的"看病难、看病贵"及大医院医生高负荷运转等状态。也会在一定程度上缓解紧张的医患关系。当前推行的全民医疗保险和农村合作医疗制度都是从经济层面上降低病人的医疗费用，同时逐步解决医疗资源的分配不均问题。正如胡适先生所言："一个肮脏的国家，如果人人讲规则而不是谈道德，最终会变成一个有人味儿的正常国家，道德自然逐渐回归；一个干净的国家，如果人人都不讲规则而大谈道德、高尚，天天没事儿就谈道德规范，人人大公无私，最终会堕落成为一个伪君子遍布的肮脏国家。"人文精神的重塑仅靠改革人文科学教育体制、加大人文学科师资培训等措施是远远不够的。只有逐步建立规范的法律、法规，切实保护病人和医护人员的权益，才能重建医患之间的信任。

（五）全面评估医生

如何全面评估医生：六维雷达图：6个纬度、45条标准，每个标准1～5分，通过打分绘制雷达图,从而全方位评估医生能力。

1.病人服务:3个方面,9个标准;

1.1.是否认同"以病人为中心"的服务理念;

1.2.是否能够遵循"安全""及时""有效""公平""高效"的服务原则;

1.3.是否符合"生理 – 心理 – 社会"的医学模式;

2.专业知识与临床技能:专业和技能测试

2.1.理论知识:基础知识、临床知识

2.2.专科知识:继续教育、临床技能

3.基于实践的学习提升能力:4个方面,9个标准

2.1.同行交流:院内、院外(学会、协会)

3.2.团队协作:多专业协作、创新能力

3.3.学习能力:循证医学最新进展、最佳实践应用能力

3.4.病历记录:准确、及时、完整

4.人际交往与沟通能力:4个方面,9条标准

4.1.倾听能力:耐心、引导

4.2.换位思考:理解、尊重

4.3.病人沟通:时间、内容、形式

4.4.专业沟通:方法、内容

5.基于系统的临床实践:4个方面,9个标准

5.1.遵循医院管理制度、服务流程

5.2.遵循临床诊疗指南、技术规范和临床路径

5.3.遵循系统规则,开展多科室合作

5.4.医疗质量、持续改进

6.职业精神和道德,4个方面,9个标准

6.1.尊重他人、知情同意、保护隐私

6.2.正直诚实、勇于承担责任

6.3.开放心态、具有团队精神

6.4.尊重事实、承认不足

(六)关于好医生的15条标准

1.一个好医生不仅要看教科书,更要定期查阅文献,寻找一切机会了解最新进展和实践,持之以恒,终生学习。

2.一个好医生不是生搬硬套诊疗规范,而是基于深刻理解疾病发生规律和机体病生理机制,寻找解决临床问题的最佳路径和手段,永远好奇,永不满足。

3.一个好医生不仅拥有过硬的临床技术,更注重人际交往和沟通技巧,耐心地解答病人或家属的问题和疑虑,不断地给予鼓励和支持。

4.一个好医生不仅倾听病人的抱怨,更要关注其中的偶然事件,而这些偶然事件可能是砸在牛顿头上的"苹果"。对于未明确诊断或者鉴别诊断不明确的病例,永远积极寻找新证据。

5.一个好医生不仅是一个耐心的倾听者,更是一个引路人,能够巧妙地引导病人说出自己的感受及与病情相关的信息。在诊疗过程中既注重微观细节问题,刨根问底,也具有宏观

思路和全局视野，尽量搜集病人的所有信息作出综合评估，并且会清晰、如实、准确、及时地记录诊疗过程。

6.一个好医生不仅具备出众的个人能力，更懂得自身的局限，知道何时、何地、以何种方式向其他医生或专家咨询以获得更多的帮助、指导或建议。

7.一个好医生不满足于现阶段的诊疗方案，他会进一步寻找发生并发症的证据、评估意外的可能性、或高危因素并积极干预，同时持续追踪和随访病人状况。

8.一个好医生，对于身患多种疾病的病人，不仅关注自己专业领域的诊断，同时也积极评估病人其他合并症的影响因素，及时与其他专科医生沟通，寻找最佳解决方案。

9.一个好医生是一个好的教育者，让病人和家属知道问题所在（what）、问题根源（why）以及问题严重性（howbadly）。

10.一个好医生不仅要清楚治疗方案的好处，同时也要清楚其风险和不良反应，同时要为病人和家属分析利弊、轻重、缓急，协助他们作出选择和决策最合适的方案。

11.一个好医生不一定能够随时解答病人的所有问题，但一定是一个即使当时不知道也会在第一时间给予病人反馈的医生。

12.一个好医生不是一个盲目乐观、妄下断言的人，而是给人以成熟、稳重、又不乏热情和积极向上的印象。

13.一个好医生清楚地知道各种治疗方案的利弊，包括积极性、保守性、预防性、诊断性、辅助性或姑息性，并告知病人及家属，同时也告诉他们自己的建议和理由，但最终的决策尊重病人的选择。

14.一个好医生不论多忙，每天都会抽出时间看病人，和病人讨论病情，面对面沟通。

15.一个好医生是一个勇于承担责任，面对错误的人，而不是一味的寻求证据证明自己的想法、价值和能力，却忽略病人的利益和选择。

四、护理人文关怀

（一）护理的相关概念

1.护理的定义

护理是综合应用人文、社会和自然科学知识，以个人家庭及社会群体为服务对象，了解和评估他们的健康状况和需求，对人的整个生命过程提供照顾，以实现减轻痛苦、提高生活质量和健康的目的。

2.护理学的本源

护理学的本源是关爱生命。护理贯穿于人的生老病死全过程。重视专业技术与人文知识、人文精神的融合贯通，是护理学的本源本色。

3.护理学的性质

护理学是自然科学与人文科学的耦合，是一门关于人的学科，它研究的是护士如何关怀和照顾病人。护理学不仅要在个体、器官、组织等微观层面上，更要从家庭、社会、宇宙等宏观环境上，去揭示和把握生命、健康、疾病、衰老、死亡等基本现象的本质和相互联系。

4.护理学的目的

护理学的目的是守护健康，满足人对健康的需求。

5.护理学的未来

护理学的未来是人文精神领航。近年来，中国的护理事业快速发展，在"以人为本"理念指引下开展的整体护理及优质护理服务取得显效。如果说整体护理、优质护理服务是棵大树，那么人文精神则是其赖以生存的土壤，人文精神是护理内在发展的动力和灵魂。由此可见，护理既是高科技、高技术含量的知识密集型行业，又是一项最具人性、最富人情的工作，它必须是科技性和人文性的完美结合和统一。

（二）护理人文关怀的定义

人文关怀又称人性关怀或关怀照护。人文关怀是对人的生命与生存质量的关注，对人应有的人格、尊严和需求的肯定，它集中表现为对人文精神价值的弘扬和对人性的根本关怀。

护理人文关怀，是指在护理过程中医护人员以人道主义的精神对病人的生命与健康、权力与需求、人格与尊严的真诚关怀和照护。即除了为病人提供必需的诊疗技术服务之外，还要为病人提供精神的、文化的、情感的服务，以满足病人的身心健康需求，体现对人的生命与身心健康的关爱，是一种实践人类人文精神信仰的具体过程。

（三）护理人文关怀的提出

护理人文关怀这一概念是在20世纪70—80年代西方社会物质文明高度发达的后现代时期正式提出来的。受当时哲学存在主义与现象学思想的影响，美国精神病学家和内科学教授Engel于1977年首次提出了生物－心理－社会医学模式。在此影响下，护理学者开始反思自身的专业价值、地位及研究领域等内容，美国护理理论家Madeleine Leininger与Jean Wat－son鉴于她们丰富的人类文化学与精神心理学知识背景和专业价值观，分别于1975年和1979年提出"人文关怀是护理学的本质"的观点，并将护理学拓展到以"关怀整体人的生命健康"为本的人性关怀的发展阶段。

（四）护理人文关怀的特征

Watson在她的第一部著作《护理：关怀的哲学和科学》（Nursing：ThePhilosophyandScienceofCaring）中首次应用了人文关怀（humanistic concern）这一词语。她将哲学以"人自身的生命价值"为本的人文关怀理念引入到护理学"关怀弱势人群的生命健康"的内涵之中，揭示了护理学人文关怀的精神内核，以"关怀整体人的生命价值"为本的人文关怀理念，包含着对自身生命价值的关怀。她阐述道：人文关怀是一种主动关怀人的意愿、意识或责任，并在具体行动中体现出来的价值观和态度。她还将护理人文关怀的特征概括为情境性、关系性与专业性三个基本方面。可见，护理人文关怀的本质属性就在于以"整体人的生命价值"为本的人文关怀理念。理论家Leininger则以人的文化特征为出发点，提出了跨文化的护理理论，为实现护理人文关怀的终极目标搭建了坚实的系统框架。

护理人文关怀的鉴别特征：护理人文关怀（human caring）与哲学人文关怀（humanistic concern）是共性与个性，普遍与特殊的关系。护理人文关怀既具有人文关怀的共性，体现出以"整体人的生命价值"为本的人文关怀理念，也具有自身的独特性。就英文语义来讲，主要区别在于"concern"与"caring"两个词语的不同意义。它们虽然都源于对他人的担忧与责任，但它们所关怀的对象不同、两者之间关系的密切程度不同、关怀者所具备的品质特征也不同。哲学人文关怀是把全人类的生存与福利状况放在首位，不带有个人的情感色彩，是自愿地关心处于某种不公正情境下的弱势群体的高尚行为；而护理人文关怀则将具体人所忧虑之事放在心上，与护理对象之间关系密切且经常接触，是一种没有血缘关系却胜似家人的超越关系，是自愿地关心处于某种弱势状态下的个体需要，主动交流并伴随富有同情心的专业性行为。

护理人文关怀与普通伦理关怀（ethical caring）相比，有着共同的特点，都是讲个体与个体之间的关怀关系。不同的是普通伦理关怀的关系双方是一种保持着社会距离的平等关系，而护理人文关怀则是一种超越距离的专业关系，护患之间虽是陌生人，却由于护理对象的相对弱势而必须依据职业道德规范建立起具有责任意识的超越性关怀精神。另外，普通伦理关怀可以单独解决个体所面临的具体问题，而护理人文关怀则必须从整体人的角度全面思考病人所处某种问题的根源，协调各种关系，如医患关系、家庭关系等，共同达到个体希望的健康水平。因此，从这个意义上说，护士与医生的关系已不是单纯的附属，而是相互监督共同维护病人整体健康利益的合作者。第三，护理人文关怀又具有自己独特的专业性，护士必须是经过训练认识到人文关怀的价值，具备一定的沟通、理解与帮助人的人文关怀知识、技能与修养的专业人士。护理人文关怀也不同于以往护理内涵中的生命关怀（caring），主要区别在于人（human）的特殊性：指护士能够用普通人这个比较中性的概念来看待护理对象，既具有超越性的社会特征，又具有生物学的本性特征，尤其是人在生病时更多地表现出人性的弱点，护士应该具有一种职业特质，能够宽容并耐心地关怀他们，体现出护理职业最具人情味的内涵；其次，护士能够用整体人这个社会性的概念来看待护理对象，从多个角度思考病人的处境及影响治疗的因素，最终效果要落实到以"整体人的生命价值"为本的目标上，以及改善、促进与提高病人的生命质量上。综上所述，护理人文关怀既具有与哲学人文关怀共同的研究对象，即弱势群体，又具有与普通伦理相似的特征，即关怀个体需要；既具有护理学起源时护患关系的超越特性、又具有医护关系的合作特性，同时又必须具有职业本身的专业特征。

（五）护理人文关怀的主要内容

自护理理论家 Madeleine Leininger 与 Jean Watson 提出人文关怀是护理学的本质以来，引起了其他学科人士及护理学者的争论，也引起了后继学者的研究兴趣，她们从不同的角度与侧面探讨与完善了护理人文关怀的概念构成，可归纳为以下 5 个方面。

1. 理解病人的文化背景

Leininger 是第一位研究关怀的护理理论家，在她的跨文化理论中集中体现了对护理对象多元文化背景的重视。她在对日常行为的观察中发现，不同文化背景的儿童在有别于己的群体里生活会反复表现出行为上的差异，而护士却对影响儿童行为的文化因素缺乏认识与理解，她因而产生忧虑并开始探索关怀与文化的关系。结果得出不同文化背景的人有不同的关怀体验，需要不同的关怀表达方式；护士关怀病人要有文化敏感性，掌握不同病人的文化价值观与活动方式，才能为其提供合乎文化背景所需要的对病人和家庭都有益处的关怀表达方式、解释方式与处理方式，才能协助、支持与帮助其他个人或群体改善生活方式、生存状态以及健康状况，达到整体人的健康。总之，对文化因素的理解是护士为病人提供人文关怀帮助的基础，也是护士具备专业素质的基本条件。

2. 尊重病人的生命价值

这一观点是理论家 Watson 鉴于自身的价值观、信仰以及对生命健康与康复（healing）的感悟而提出的核心观点，是存在主义现象学思想具体运用于护理人文关怀实践中的体现。她认为每个人都具有独立的尊严，都希望自身独特的价值与潜能被认可。那么，护士作为人文关怀者的目的和责任就是在特定的情景中，通过与病人的互动，帮助人在遭遇疾病痛苦而心情沮丧时认识到他的生命存在价值，使其获得精神上的愉悦与整体上的和谐，从而提高他的生存质量。实现这一理念，重要的就是护士具有职业道德体验：正如我国护理专家李小妹所言，"人文关怀是在特定的时间与情境中，人与人之间精神体验的一种道德法则，进入彼此的内心世界，人格得以升华。"拥有这一理念对护士的专业素质提出了更高的要求：不仅要具有专业的知识与技能，更要具有：人道主义－利他的价值观念或职业道德观念；能鼓起病人生命的信心与希望；能协助病人恢复健康并获得自护能力；能促进病人生成"坚信自身生命具有存在价值"的精神力量。可见，尊重病人的生命价值是病人从失望走向希望的力量源泉，也是护士专业素质的核心体现，更是护理人文关怀行动的灵魂所在。

3. 表达护士的关爱情感

加拿大护理理论家 Roach S 认为人文关怀是人的基本需要，是人类的一种存在模式，是一种自然情感的表达方式。当人遇到某种特定的痛苦境况时，就会自觉意识到自己与他人之间存在着某种无形的联结，牵动着内心而主动自觉地关心他人，这种情感超过了关心自己。这一观点与我国古代思想家孟子所言"孺子入井而生恻隐之心"的事例不谋而合，人有天赋的同情弱者的善性。我国护理学者刘玉馥也深有体会地讲"护理人文关怀是护士将获得的知识内化后，自觉给予病人的情感付出"；人的本性中这种同情情感的表达也是护理人文关怀者必备的素质特征。Roach 认为护士应具备 5C 素质，即同情（compassion）、良心（conscience）、责任（commitment）、信心（confidence）与胜任（competence），胜任中包括专业的知识、能力与经验；英国护理理论家 Brown 还特别提出护士要分别具备个人与职业两种情感素质，并将职业素质进行了具体描述，体现在观察病情、展示知识、提供信息与实际帮助上；我国学者苏菊芬总结经验概括出护士的五心特征：即爱心、关心、耐心、细心与责任心。由此，自然情感的表达是护理人文关怀行动产生的内在动力，是护士体现专业素质的充分且必要条件。另外，Roach 强调这种自然情感的本质还是来源于一个人对另一个人价值观的尊重。

4. 协调病人的人际关系

这一观点的代表是美国护理理论家 Benner 和 Wrubel，她们于 1982 年提出了人际关系应对理论，核心思想体现在帮助病人提高人际应对能力，护患双方共同努力达到人际协调。关于这一点，也是 Watson 理论的重要组成部分之一，她特别强调人是一个相互联结的整体，每个人都是其中的能量场，只有在人际互动中才能产生能量，当人际关系达到协调一致时，能量才能释放出来，双方价值才有实现的可能。达到这种协调关系需要双方思想、行为及感情的融洽，尤其是作为人文关怀者的护士必须具备注意、关心与尊重的个性特征；Watson 还着重说明护士要具有人际沟通的艺术：对自己及他人要有关怀敏感性；要能建立一种帮助信赖的关系；能促进与接受病人正性与负性情绪的表达；能创造性地解决问题；能为病人营造一个维护、改善与支持其健康的环境。由此可见，人际关系的协调是人文关怀的本质，是护理人文关怀实践的基础，是护士体现专业素质的前提条件。

5. 满足病人的个性需要

美国护理理论家 Boykin 和 Schoenhofer 于 1993 年在她们的人文关怀理论中表述了这一中心思想，她们认为护士在实施关怀行动之前首先要努力了解病人的需要，根据病人所需要的东西给予有目的的真诚帮助，让每个具有独特个性的病人在他需要某种帮助的时候恰到好处地得到应有的支持、鼓励与肯定。究其原因，每个人对关怀的认识不同、需要不同，不理解他人需要的给予是达不到关怀效果的，有时会给人带来烦恼。所以，给予一定是他所需要而又缺少的东西，才能达到人文关怀的终极目的。另外，人是一个整体，不能只考虑某一段时间的需要，要了解整体人的经历与体验，因此，关怀无时无处不在，所有人都在关怀。这就要求护士能在任何时刻都保持与护理对象的互动，尊重他们，主动交流；只有满足个体需要的对称帮助，护理人文关怀才具有现实意义，护士专业素质才赋有了艺术性，才能得到病人的认同，进而证实护士的职业价值。

（六）护士人文修养的主要内容

护理学是一门关于人的学科，护理强调的就是关怀和照顾。这是护理学不同于其他专业和学科的根本所在，护理专业就是以关怀他人为目的，是关心他人，发扬人道的专业。护理，不仅关注疾病，更关心人。护士不单纯只致力于疾病和病症护理，而要转向从整体的人的角度出发，使护理涵盖人的生理、心理、社会、精神、环境等诸方面的健康需求，护士的角色也相应地从护理的实施者，拓展为教育者、咨询者、健康生活方式的倡导者等等。护理，既是一门科学，又是一门艺术。由此可见，护理既是高科技、高技术含量的知识密集型行业，又是一项最具人性最富人情的工作；它必须是科技性和人文性的完美结合和统一；它不仅是一门科学，更是一门艺术。

护士首先是一个普通的社会成员，要成为一个合格的公民，完整的"人"，必须接受科学和人文教育。人文课程的学习会加深对人生、社会的认识，可提升自己的人格，开阔自己的视野，培养自己的人文素质。护士所从事的最富人情味的护理工作，决定了她们应该具有更高水平的人文修养，否则，作为专业工作者她们如何做得到观察人、认识人、理解人和尊重人，关怀人和照顾人更无从谈起。但是与国外的护理相比，我们在人文关爱上还有很大的差距。我们的护士却不会体会病人的感情，当然也就缺乏与病人的情感交流。

1. 伦理道德修养

道德修养、道德信念及道德品质影响并决定着护士对待护理工作及病人的根本态度；影响和制约护士的行为和工作质量。

2. 文化传统修养

包括历史、地理、民俗民风、民族的传统等方面的知识积累和修养。

3. 美学艺术修养

它是通过审美活动逐步培养的。文学艺术修养提高，有助于学生学会观察人、认识人和理解人，有助于学生学会欣赏美和创造美，有助于陶冶学生的情操，成为美的化身和美的使者。

4. 人际关系修养

护士要与各种各样的服务对象交往，要与团队合作，人际关系修养就决定了她的工作质量和工作效率。良好的人际关系有利于提高人的健康水平和群体的凝聚力，利于提高工作效率和完成工作目标。

5. 语言文字修养

文字是信息传递的工具，是人际交往的工具，也是人类思维的工具，因此语言文字修养是我们生存的重要工具，也是最基本的修养。语言文字修养集中体现在读、写、听、说四种语言能力。

6. 理性思维修养

这是人文修养中最高层次的修养。主要包括哲学、逻辑学以及创新性思维等方面的知识修养。

（七）提高护士人文修养的途径和方法

1. 加强人文教育

人的行为习惯首先源于其丰富的知识底蕴，然后通过反复思考，慢慢地感受和体会其中的内涵和意义。

（1）人文知识的教育是提高学生人文修养的首要途径。

（2）除人文课程外，所有专业基础和专业课程教学的课堂和实验室，都是进行人文教育的场所，所有的课程内容都渗透着人文教育。

（3）人文教育的另外一个重要途径就是选修课程和课外活动。

2. 投身护理实践

护理实践是提高护士人文修养的重要途径。在护理过程中，护士可以观察到职业道德、人际关系、理性思维等抽象概念的具体表现；可以体验到人的社会性、文化与健康、护理的关系；可以感悟到美和丑的真谛；可以找到自我完善努力的方向；可以检验自我提高的效果。

3. 加强护士的道德修养

道德修养主要是指行为者的自我分析、自我教育、自我陶冶以及由此而达到的道德水平和道德境界。道德修养是道德品质形成和道德人格塑造的重要途径。道德修养是道德实践活动的重要形式之一，是提高自我道德素养，铸造理想的道德人格，培养优秀的道德个性的必由之路。道德修养包含两个含义：一是修养的活动，二是行为后达到的境界，是护士自觉遵守护理道德规范，将社会道德规范要求转换为自己内在的护理道德品质的活动。

（1）爱岗敬业，自尊自强：爱岗是要求护理人员热爱护理事业，具有献身护理事业的信念，树立在护理岗位上全心全意为人民服务的理想。这是护理人员首要的规范要求。

（2）尊重病人，一视同仁：以病人的利益作为出发点，这是护理人员最根本的道德规范和道德品质。也是建立良好护患关系的基础和前提。尊重病人，首先要尊重病人的人格和权利；尊重病人的正当需要和愿望；尊重病人的生命价值。

（3）刻苦钻研，履行责任：只有治病救人的愿望，没有治病救人的本事，是不能完成护理工作任务的。熟练掌握业务知识和各项护理技术，做到精益求精，不仅是护理工作本职所必需，也是护理道德的要求。

（4）言语谨慎，举止端庄：因为治疗和护理，护理人员常常掌握病人的发病史、生活方式、生理缺陷等隐私，应注意尊重病人的隐私权，为病人保守秘密。避免因护理人员言语上的失误造成对病人的伤害。

（5）互相尊重，团结协作：各类护理人员之间应有主动协作精神。正确处理工作中的矛盾。要助人为乐，与人为善；要学会宽容。

（6）廉洁奉公，遵纪守法：廉洁奉公是要求护理人员以人民利益和国家利益为重，奉公守法，不徇私情，不能以医谋私，不能乘病人求医心切，利用工作之便向病人提出个人的要求。自觉遵守各项护理法规的物价政策，遵守劳动纪律和各种法律法规。

案例分析：

某日，一产妇在医院生下一唇裂男婴，经检查新生儿其他方面发育良好。为了避免对产妇的心理刺激，医护人员没有马上让产妇看孩子，而是告诉产妇孩子平安，并让其听到孩子洪亮的哭声，随后将孩子抱离产房。产妇的丈夫一下难以接受这个事实，欲加罪于医院，找医院麻烦。医护人员决定先找比较通情达理的产妇父母谈话，说明情况，请他们给女儿女婿做工作，平息了这起纠纷。过后，医务人员又请儿科、口腔科医生会诊，指导产妇科学喂养，并择期给孩子手术。产妇全家对医护人员十分感激，愉快出院。

请分析：本案例中医护人员的成功之处？（启发引导：医护人员用了哪些方法对本案当事人实施人文关怀？）

角色扮演：

在学生中招募志愿者扮演不同情况的病人：双眼外伤、下肢骨折，在教室来回行走 2 分钟。角色扮演后，各角色扮演者谈扮演中的情感体验，观察员(其他同学)发表感想。

(启发引导：护士应充分认识，我们的服务对象是一个非常需要理解和帮助的群体。)

练习题：

一、选择题(A1 型题)

1."人文"一词最早出现在(D)

A.《诗经》

B.《论语》

C.《离骚》

D.《易经》

E.《左传》

2.《辞海》中对"人文"的解释是(A)

A.人文指人类社会的各种文化现象

B.人文是指以人为中心

C.人文指的是诗书礼乐等人类文明和文化

D.人文指的是各种研究人类的人文学科

E.人文是指人道或仁慈、人性、人类

3. 对"人文修养"理解正确的是(E)

A.人文修养是指一个人的人文知识水平

B.学历越高，人文修养就越高

C.有了人文精神就等于有了人文修养

D.人文修养的核心是掌握人文方法

E.掌握人文知识并不等于拥有了人文精神

4. 对"科学与人文"之关系的认识下述哪项错误(E)

A.科学需要人文导向

B.人文需要科学奠基

C.个人要发展，科学与人文同样重要

D.科学与人文是相互协同、相互支撑的

E.科学求善，人文求真，两者缺一不可

5. 护理人文关怀基本要素包括的两个层面是(B)

A.护理技术操作的方法手段层和护理人文关怀的主体实践层

B.护理人文精神的观念意识层和护理人文关怀的主体实践层

C.护理人文精神的观念意识层和护理人文知识的理论理念层

D.护理人文关怀的主体实践层和护理人文知识的理论理念层

E.护理人文精神的观念意识层和护理人文思想的核心理念层

二、简答题

1.护士应具备哪些人文修养？

答：护士要适应护理事业发展的需要，有效地实施人文关怀，具备的人文修养至少应包括以下几个方面：①伦理道德修养；②文化传统修养；③学艺术修养；④人际关系修养；⑤语言文字修养；⑥理性思维修养。

2. 护理人文关怀包括哪些主要内容？

答：护理人文关怀的主要内容包括：①尊重病人的生命价值；②理解病人的文化背景；③表达护士的关爱情感；④满足病人的个性需要；⑤协调护患的人际关系。

三、论述题

你对提高自身的人文修养有哪些思考？

答：1. 加强人文教育。

(1) 人文知识的教育是提高学生人文修养的首要途径。

(2) 除人文课程外，所有专业基础和专业课程教学的课堂和实验室，都是进行人文教育的场所，所有的课程内容都渗透着人文教育。

(3) 人文教育的另外一个重要途径就是选修课程和课外活动。

2. 投身护理实践

3. 加强护士的道德修养

(1) 爱岗敬业；

(2) 尊重病人，一视同仁；

(3) 刻苦钻研，履行责任；

(4) 言语谨慎，举止端庄；

(5) 互相尊重，团结协作；

(6) 廉洁奉公，遵纪守法。

第二章　社会学基础

一、学习目的与要求

通过本章的学习，熟悉和理解"社会""组织""阶层""社会化""护士社会工作"的概念和内涵，分析社会因素对健康及护理工作的影响，体会护士学习社会学相关理论的意义，以及护士社会工作的有效方法。

二、考核知识点与考核目标

（一）社会工作：白衣天使的另一对翅膀（重点）

识记：社会工作的概念。

理解：社会工作的功能和价值；

护士与社会工作的关系、对象、内容、方法。

应用：运用所学的护理社会工作的方法为护理对象提供高质量的服务。

（二）社会群体与社会组织：情感与心灵的归宿

人的社会化：人生之路的起跑线

社会分层与流动：推动对社会前进的原动力（次重点）

识记：社会群体的概念；

社会群体的类型；

初级社会群体的概念；

社会组织的概念；

社会化的概念；

阶层的概念和类型；

社会流动的概念。

理解：社会群体的特征；

初级社会群体的特征；

社会群体与健康生活方式；

社会组织的构成；

社会组织的特征；

社会化的内容、意义、方法、过程、途径；

社会流动产生的影响和后果；

社会流动的原因、方式、途径。

（三）社会学概述：护理工作的广阔空间（一般）

识记：社会的概念；

社会学的概念。

理解：社会的基本构成要素；

社会的特征；

社会的功能；

社会学产生的历史背景；

社会学主要代表人物；

社会学的学科特点；

社会学研究对象和方法；

社会学与临床护理工作；

护士学习社会学的意义。

第一节　社会学概述

一、社会

社会是人类生活的共同体，是社会成员活动的场所，是社会学研究的对象和基本范畴，学习社会学，首先应对社会有一个整体的认识，了解社会各要素之间的关系、特征与功能，达到全面认识社会的目的。

（一）社会的概念

1. 社会一词的来源

社会（society）一词的古汉语与现代汉语的涵义不同。在古代"社会"曾经一度分开使用。"社"有三种解释，其一，"社"专指土地之神或祭神的场所；其二，"社"是指地方基层行政组织，相当于里，在《左传》中就有"二十五家为社"的记述。其二，在古代和近现代生活中用"社"指志同道合者的集会之所，如"文社"和"诗社"等。会主要有两种解释：一是指聚集和集会，隐含人群聚集之意，如"诗社""茶社"等。二是指民间团体。"社会"一词连用最早出现在唐代的典籍中，《旧唐书·玄宗本纪》中记载："十几年闰六月辛卯，礼部奏请千秋节休假三日，及村间社会。"此处"社会"指人们聚集在某地一起祭神。

自唐代以后在一定程度上泛化了社会的含义，社会不再专指祭神活动，社会被定义为人们为了共同目标聚集到一起进行的某项活动。在西方，英语 society 和法语 societe 均源自拉丁语 socius 一词，原意为伙伴。日本学者在明治时期最先将英文 society 一词译为汉字"社会"。近代中国学者在翻译日文社会学著作时袭用"社会"一词，"社会"逐渐成为现代汉语中的词汇。正是由于中西文化交流成就了今天汉语里"社会"一词的涵义。

2. 西方社会学著作中对社会概念的界定

不同的学术流派对社会有不同的解释，除了帕森斯和默顿的结构功能主义对社会的解释以外，社会唯实论和社会唯名论等两大流派对社会的解释也得到学术界的广泛认可。社会唯实论认为社会不仅是人的集合，还是客观存在的真实实体，其代表人物有德国的乔治·齐美尔（George Simmel）和法国的迪尔凯姆（Emile Durkheim）。齐美尔将社会看成是人们心理上相互作用而形成的社会化形式，以此构建的社会学被称为形式社会学；迪尔凯姆则认为社会是集体意识，是一种对人加以约束的文化，是一种建立在个人意识上的独立实体，以此构建的社会学被称为文化社会学。社会唯名论认为社会是具有共同特征人群的代名词，社会只是一个非实体的空名，个体才是社会中的真实存在。其代表人物是美国的吉登斯（Anthony

Giddens)和法国的塔尔德(Gabriel Tarde)。塔尔德认为社会是由人与人之间心理相互作用构成的，是具有共同心理的人们的集合，由此建构了心理社会学。

3. 马克思关于社会的论述

对人类社会及其历史的研究构成了马克思理论生涯的基本内容，其中包含了马克思从不同角度对社会的阐述，其主要内容有以下三个方面：

(1)从社会起源上对社会的论述：马克思对社会的研究主要体现在两个方面：①人类社会起源于动物群体，恩格斯在《自然辩证法》一书中详尽阐述了劳动在猿变成人的过程中所起的推动作用，证明了人类社会的产生在自然界中可以找到物质基础；②社会是人们交互作用的产物，马克思认为社会是人们交互作用的产物。马克思的"人们交互作用"指在社会中任何个体都不是孤立存在的，而是相互联系彼此相互作用。个体间交往的根本动因是劳动的需要。为了有效地改造自然，个体必须通过交往与他人结合起来，于是就产生了共同劳动和将不同个体结合在一起的生产关系。社会是个体间彼此发生联系和关系的总和。

(2)从本质上对社会的论述：马克思对社会形成的科学认识没有停留在个人交往层面，而是从具体的社会形态演变中揭示社会的内涵。社会作为历史存在，在其发展过程的不同阶段展现出不同质的特征。马克思认为生产关系的总和构成社会关系，构成处于一定历史发展阶段的社会，并且是具有独特特征的社会。马克思所讲的生产关系是与生产力发展阶段相适应的，占统治地位的生产关系，是社会的基础和本质。

(3)从整体上对社会的论述：马克思在揭示了社会关系和社会本质构成的基础上，进一步指出社会是各种关系同时存在并相互依存的社会有机体。马克思认为社会是在实践的基础上产生，由人际交往形成的有序结构。对此马克思在《〈政治经济学批判〉序言》中做了经典阐述，马克思认为人们在社会生产中发生的不以其意志为转移的关系，就是与物质生产力发展阶段相适应的生产关系。这些生产关系的总和构成社会经济结构，物质生活的生产方式制约着整个社会经济生活、政治生活和精神生活的全过程。

根据马克思关于社会的科学阐述，我们将"社会"定义为：是以特定的物质资料的生产活动为基础，以一定数量和质量的人口为主体，通过相互交往而建立的自我运动、发展的社会关系体系。

社会关系体系包括家庭关系、共同文化以及传统习俗等。从微观上，社会强调同伴关系，并延伸为以共同利益形成的自愿联盟；从宏观上，社会是由长期合作的社会成员通过发展组织关系形成的团体、机构、国家等组织形式。

(二)社会构成要素

1. 社会结构及其划分

社会结构是指社会整体的构成要素以及它们之间相对稳定的关系。社会的构成要素包括社会实体、社会意识、社会规范制度等。

马克思从本质上对社会结构进行了科学的剖析，将社会结构分成两个层次：一是经济基础层次，即与生产力一定发展阶段相联系的占统治地位的生产关系，是社会物质存在的决定层次；二是受经济基础制约的上层建筑层次，主要指政治、法律制度以及与之相适应的思想、道德、哲学、宗教、艺术等社会意识形式。马克思认为社会结构是矛盾关系体，社会结构变化的动力源于社会内部矛盾，生产力是社会结构变化的根本动力。

由于社会整体的构成要素十分复杂，因此从不同角度可以考察社会的不同结构状态。具体为：①从社会存在和发展视角：社会结构要素包括环境因素、人口因素和文化因素；②从社会形态角度：社会结构要素分为政治要素、经济要素和意识形态要素；③从人类生活共同体角度：社会结构要素可分为家庭、村落、阶层、组织和社区等；④从社会个体的社会存在角度：社会结构要素可分为地位、角色、群体和制度等等。

2. 社会基本构成要素

在全部社会结构中，环境、人口和文化是社会的基本构成要素。虽然社会是人们交互作用的产物，但社会存在于自然界，人类社会是自然界长期发展的结果，人类赖以生存和发展的所有物质资料都要靠自然界提供。一定数量和素质的人口是社会的主体，没有人就无所谓社会的自然环境，也没有社会物质文化和精神文化。因此环境要素、文化要素和人口要素，是构成社会存在和发展的三个基本要素。

（1）环境因素：自然环境是人类生存和发展的外部条件，是社会存在的空间前提，是各种自然条件的总和，是由土地、地理位置、气候、水、动植物、矿藏等因素构成的复杂系统。自然环境是社会结构的基本构成要素，在社会结构中占有重要的地位。

（2）人口因素：人口是社会的主体，是社会存在的基础和前提。所谓人口是指生活在特定社会历史时期、特定地域范围的个体的总和。人口因素作为社会存在的最基本要素，与社会发展有着极为密切的关系。人口因素对社会的稳定与协调发展具有重要影响，人口因素本身又受到各种社会因素的制约和影响。

（3）文化因素：文化在社会整体结构中是相对独立的要素。文化的积累和传递是社会存在与发展的基本条件之一。文化作为人类社会必不可少的有机组成部分，对人类和人类社会的生存和发展发挥着不可替代的重要作用。

（三）社会的特征

社会作为人类特有的存在方式，具有以下六方面特征：

1. 社会是由个体组成的人类生活共同体

人是社会最基本的要素，是社会生活的开拓者、社会活动的发起者、社会关系的承担者、社会过程的推动者，没有人就没有社会。社会是由人群组成的，社会是个体的集合，是人类生活共同体。

2. 社会以人与人的交往为纽带

现实生活中人与人之间存在着多方面的联系，而这些联系是个体通过与他人的交往形成的。人与人多方面的联系形成了整个社会系统。在社会系统中人与人之间的联系可分为横向和纵向两个方面。横向联系指处于同一时代个体间的联系。经济社会越发展，社会分工越发达，社会生活越丰富，个体间的横向联系就越复杂和越广泛。纵向联系就是历史联系，主要表现为人类文明在代际间传承和发展的过程。

3. 社会是有文化有组织的系统

人类社会通过劳动创造了自然界原本没有的文化和文化体系，从而产生了人类文明。生活在其中的个体根据文化要求，按照一定模式组织起来，形成社会整合所必需的秩序，从而使整个社会井然有序地运行。

4. 社会以人的物质生产活动为基础

人类社会的联系尽管纷繁复杂，但仍有规律可循。由于物质资料生产活动是社会系统的基本活动，因此人们所结成的生产关系是社会系统的基础和本质。

5. 社会系统具有心理和精神联系

人类与动物界的最大区别是具有高级神经活动。在人的高级神经活动基础上，人类社会创造出了一系列的语言、文字、符号及多种非本能的沟通方法。这些符号及通讯方式，反过来又大大加强了人与人之间精神心理上的互动和联系。

6. 社会系统是一个具有主动性、创造性和改造能力的有机体

由于社会的构成主体是人，而个体或群体能够主动发现社会自身及社会与大自然间的失衡现象，并且能够主动进行调整而使其重新实现平衡。同时，人类还通过社会生产不断创造维持自身生存和发展的物质条件。在人的创造性活动中，社会同样也得到了发展。因此，社会具有自我再创造能力，还具有改造自然和社会的能力。

（四）社会的功能

人类社会一经形成即开始发挥其作用，这种作用称为社会功能。社会的基本功能有以下四个方面：

1. 整合功能

整合是指社会将无数单个个体组织起来形成合力，调控各种矛盾、冲突和对立，并将其控制在一定范围内，以维护统一局面。就我国社会而言，当前正处于剧烈的变迁时期，社会群体、社会关系、社会观念等方面的矛盾、冲突均较为突出，因而发挥社会整合的功能就显得尤为重要。整合主要包括文化整合、规范整合、意见整合和功能整合。

2. 交流功能

社会创造了语言、文字、符号等人类沟通交往的工具，使个体间、家庭间、群体间、国家间的交往成为可能。社会也为人类的交往提供了多种多样的场所，为人类互动提供良好条件。社会还为人类间的交往提供了规范，使人类互动能够合理得体地进行。

3. 导向功能

社会有一整套行为规范，用以维持正常的社会秩序，调整人们之间的关系，规定和指导人们的思想、行为的方向。导向可以是有形的，如通过法律等强制手段或舆论等非强制手段进行；也可以是无形的，如通过习惯等潜移默化地进行。

4. 传承发展功能

人的生命短暂，人类代际更替频繁，而社会则是长存的。人类创造的物质和精神文化通过社会而得以积累和发展。

二、社会学及社会学产生的历史背景

社会学（sociology）是一门综合性的社会科学，是研究社会和社会问题的学科。社会学是从社会整体出发，通过社会关系和社会行为来研究社会的结构、功能、发生、发展规律的综合性学科。社会学家通常将经济学、政治学、人类学、心理学等一起并列于社会科学进行研究。法国著名哲学家奥古斯特·孔德是社会学的创始人，他于1838年正式提出"社会学"这一名词并建立了社会学的框架与构想，这标志着社会学的产生。

社会学是在许多背景条件和因素的作用下产生的：

1. 18世纪和19世纪的欧洲社会大变迁

产业革命和政治革命冲击着西欧社会和社会内部的各个阶层，其中英国的工业革命与法国的政治大革命为社会学的产生提供了历史条件。

2. 社会主义理论的兴起

资本主义制度的确立极大地促进了社会生产力的发展，社会的变动使资本主义固有矛盾激化，阶级斗争尖锐。在此背景下，马克思恩格斯等无产阶级革命家提出了社会主义制度代

替资本主义制度的理论。马克思科学社会主义理论指出了人类社会的发展规律，具有强大的生命力。

3. 城市化的结果

随着工业革命的发展，城市化进程加速，欧洲国家中小城市不断发展成大城市和特大城市，但在城市化过程中产生了一系列社会问题：住房拥挤、环境污染、人际关系复杂、家庭破裂、社会犯罪增加等。

4. 科学技术的发展

伴随着科学技术的迅速发展，科技成果渗透到社会生活的各个领域，科学对社会学理论的发展也越来越重要，人们产生了用科学的方法来研究社会的愿望。

三、社会学主要代表人物

（一）早期社会学的代表人物

1. 奥古斯特·孔德（Auguste Comte）

孔德早年毕业于法国巴黎综合工艺学校，精通数学、物理学、天文学。法国大革命后，法国陷入无政府状态，社会动荡不安，孔德对如何重建当时社会秩序十分关注，并主张用自然科学的观察、实验和比较等方法研究人类社会。孔德在19世纪30年代出版的《实证主义哲学教程》著作中详尽系统地阐明了他的社会思想。

2. 斯宾塞（Herbert Spencer）

斯宾塞是英国社会学家。在孔德之后，社会学能够很快地奠定稳固的基础，斯宾塞起了很大的作用。斯宾塞将达尔文的进化论用于社会学研究，对人类社会化的各种形式进行了深刻的探讨。斯宾塞在1873年出版的《社会学研究》中，明确地阐述了他的个人主义哲学。斯宾塞学说的另一重要内容是社会有机说。他把社会作为一个整体并把结构和功能联系起来加以考察，这一思想对功能派社会学的发展产生了重要的影响。他首创了"结构功能""社会制度"两个社会学术语。

（二）近代社会学的代表人物

1. 杜尔克姆（Emile Durkheim）

杜尔克姆理论的核心是关于社会事实的概念，他把社会事实分为物质的和非物质的两种基本类型。杜尔克姆的研究重点是非物质社会事实，比如集体意识、集体表象、社会潮流等等。他的代表作《论自杀》是对非物质社会事实重要性的最好说明。他在1895年出版的《社会学方法的规则》讨论了研究社会现象的方法论问题，该著作被西方社会学者认为对研究社会想象非常有价值。

2. 韦伯（Max Weber）

韦伯的社会学观点强调人们心灵上的理性因素，认为社会生活中不存在客观规律性。韦伯在许多研究领域都颇有成就，在社会学、经济学、历史学、法学等领域都出版了大量著作。韦伯的社会学理论在西方是最知名、最有影响的社会学理论。他把统治的合法形式称为"权威"，将权威分为三种类型：法理权威、传统权威、神召权威（魅力权威）。

四、社会学的学科特点

（一）综合性

社会是一个统一的整体，是一个多层次、多结构、多序列的完整网络，因此社会学必然具备综合性学科的性质，才能全面地对人类社会做综合性的探索。

社会学在研究任何一种社会现象、社会过程或者社会问题时，总是将多种相关社会因素和自然因素联系在一起。其次社会学研究经常结合和参考其他社会科学或者自然科学的研究成果。总之社会学研究以社会学的知识为主，综合利用其他相关学科的知识与方法，这是由社会想象的复杂性决定的。

(二)科学性

社会学的科学性主要是指其研究方法的科学性。目前社会学注重把定性研究方法与定量研究方法结合去研究社会现象，这是其科学性的重要体现。

(三)整体性

社会学理论认为社会是一个有机的整体，社会各部分之间是相互联系的。社会学研究的是一群人的社会现象而不是研究单个人的现象；社会学是从社会整体角度出发进行研究的而不是从个别现象的角度出发。

五、社会学的研究对象和方法

(一)社会学的研究对象

社会学研究对象是一个十分复杂且争论颇多的问题。社会学是关于社会的研究，它的研究对象广泛复杂，一切与社会有关的现象都可能成为社会学研究的对象。社会学研究的对象并不存在于社会生活的某一特殊领域，而是存在于社会生活各个领域的相互联系中，存在于由各种相互联系而形成的社会中。简单的说社会学的研究对象就是整体的现实社会的结构与运行变化的过程。

(二)社会学的研究方法

1.访谈法

访谈法指调查者与被调查者通过有目的的谈话收集研究资料的方法，是社会学研究常用的方法。根据双方接触的方式，访谈法分为直接访谈和间接访谈。直接访谈即面谈，它是访谈法的主要方式。根据访谈时调查者是否遵循一个既定的、较为详细的提纲或者调查表，访谈又分为结构性访谈和非结构性访谈。

2.问卷法

问卷法是指通过填写问卷或者调查表来收集资料的方法，该方法是现代社会调查使用较多的方法之一。该方法不仅可以使调查得来的资料标准化，方便做定量分析，还可以节省大量人力、物力和时间资源，适用于大规模的社会调查。

3.观察法

观察法是指调查者通过耳闻目睹或者借助工具收集与积累具体、生动的感性资料的方法。该方法适用于不能通过访谈和问卷获取资料，或者调查者想进一步了解更加详细的资料时的情况。观察法的优点：获得的资料较详细、不受被观察者能力的限制、在不暴露身份的情况下，无论观察者合作与否都可以获得资料。缺点：不适用于研究大规模、大范围的社会现象；观察精度无法测量，往往只能凭个人经验来判断；观察到的情况不适宜做推论依据；观察耗费的时间较长；观察者的存在可能会影响被观察者的行为。

4.文献法

文献法指用科学的态度去考察文件，从中取得资料以决定事实真相并发现事物之间联系的方法。

六、社会学与临床护理工作

社会学与临床护理工作有着密切的联系，社会学研究的许多领域都与护士维护与促进健康的工作目标和工作内容相一致，具体体现在以下两个方面：

（一）社会变迁对健康的影响

社会制度（包括社会根本制度和各种具体的社会形态）、社会结构、社会组织、人口、环境及道德、法律、哲学、宗教、文学艺术、风俗习惯、时尚等一切社会现象的变化被称为社会变迁。任何社会变迁都会对社会群体的健康产生影响。

1. 社会环境变化对健康的影响

社会变迁导致的社会环境因素的变化主要指社会制度的改变。社会制度是指在一定历史条件下形成的社会关系和社会活动的规范体系。社会制度有广义和狭义之分，广义的社会制度指社会形态，用来区别人类社会的不同发展阶段和不同性质；狭义的社会制度指各种具体的社会制度，如政治制度、经济制度、法律制度等，以及各种社会组织的具体规章制度。

社会制度对人群健康水平的影响是显而易见的。世界各国的政治制度、法律制度以及与其有直接联系的政策是造成居民健康水平差别的重要原因之一。

社会制度影响健康的途径主要有以下三个方面：

（1）不同分配制度影响健康状况：目前各国贫富差别十分悬殊，贫困导致世界上约有10亿人处于不同程度的营养不良状态；此外，卫生资源分配不合理，使得农村缺医少药的状况没有完全改变；医疗保障体系不健全，相当多民众靠自费就医；我国城乡居民的基尼系数（Gini coefficient，反映居民收入公平性指标）已越过国际警戒线，这些都势必对国民健康水平造成不利影响。

（2）不同卫生政策影响健康水平：由社会制度决定的社会卫生工作方针对国民健康有直接影响。解放后，我国政府制定了包括"预防为主"在内的各项卫生工作方针，大大增加了在预防、保健领域的投入，有效地提高了国民的健康水平。

（3）不同社会制度影响健康行为：社会制度的作用在于通过行为规范模式，提倡或禁止某些行为，以保持和促进社会的协调发展。社会制度的健康效用主要体现在禁毒、控烟、扫黄以及对食品生产加工和销售的各种规定等方面，对维护国民健康具有重要作用。

2. 社会关系对健康的影响

每个个体都生活在由一定社会关系结合而成的社会群体中，如家庭、邻里、朋友、工作团体等，上述社会群体共同构成了社会网络。个体在社会网络中相互协调和支持是健康的基本保障。

（1）社会支持影响健康：社会支持（social support）是指一个人从社会网络所获得的情感、物质和生活上帮助。影响社会支持的因素主要有：人际关系和社会网络和社会凝聚力等。研究表明社会联系减少与死亡率升高具有相关性；妇女妊娠期间的社会支持可以减少并发症的发生，并能缩短分娩时间，使产妇情绪维持在较高水平。

（2）家庭影响健康：家庭是以婚姻和血缘关系组成的社会单位。家庭结构、功能和关系处于完好状态有利于增进家庭成员的健康。家庭因素对健康的影响主要体现在：①家庭结构影响健康。家庭结构主要指家庭的人口构成。最基本的家庭类型是由父母和未成年子女所组成的核心家庭。由三代以上或二个以上的核心家庭构成的家庭称为扩大家庭。常见的家庭结构破坏及缺陷有：离婚、丧偶、子女或同胞死亡等都会对健康产生消极影响。②家庭功能影响健康。家庭的功能主要表现在生育、生产和消费、赡养、休息和娱乐等四个方面。家庭功能对健康的影响非常广泛。在生育方面，通过优生、优育，有利于控制人口数量，提高人口质量。家庭经济状况良好、消费方式正确，可保障儿童健康生长发育。对老人及儿童良好的关怀照料是其身心健康的重要保障。③家庭关系影响健康。家庭关系协调、家庭气氛和谐，有利于家庭成员生理、心理处于稳定状态，促进身心健康。家庭关系失调主要是夫妻关系失调，以及父母与子女关系失调等等。目前备受重视的有关虐待妇女、老人和儿童的研究，其核心问题就是家庭关系失调。

3. 人口因素对健康的影响

人口不仅是社会存在和发展基本要素，也与人类的健康密切相关。具体表现在：

（1）人口数量影响健康：人口增长过快，人口数量过多对人类健康的影响主要包括以下三个方面：①加重社会负担，影响人群生活质量；②加重教育及卫生事业的负担，影响人口质量；③加重环境污染和破坏，影响人类健康和社会的可持续发展。

（2）人口结构影响健康：人口结构是指人口的性别、年龄、婚姻、职业、文化等结构，其中与健康最为密切的是年龄及性别结构。年龄结构指标主要指老年人口系数和儿童少年人口系数。当前人类面临的重大人口问题是人口老龄化问题。老年人口患病率高，卫生资源消耗量大，势必影响整个社会的健康水平。

人口性别结构是指男、女性人口分别在总人口中所占的百分比。性别比例失调在产生社会问题的同时也带来健康问题，如婚配失当、人口拐卖现象加剧，婚外性行为激增，性犯罪率上升，人口再生产能力的降低等。

（3）人口流动影响健康：人口流动指人口地理空间位置的变动和职业阶层的变化。人口流动对国民健康的影响程度取决于社会环境、自然条件及人口特点。人口流动可以促进经济繁荣和社会发展，有利于提高国民健康水平，但也会出现传染病控制和计划生育等健康问题。

（二）社会文化对健康的影响

文化的特征决定了它对健康影响的广泛性及持久性。文学艺术、教育、道德规范、风俗习惯、宗教信仰等文化因素对人的健康影响程度远远大于生物因素和环境因素。另外，文化对个体的思想意识和观念的影响是一个长期和持久的过程。文化因素对健康的影响常常持续于生命的整个过程，甚至几代人或更长时间。

1. 教育对健康的影响

教育是人社会化的过程和手段，包括学校、家庭、社会、自我学习等方面。由于受教育程度不同，个体的生活方式、健康观、价值观、个体健康生活的能力存在着明显差异，如自我保健能力的提高，良好的生活习惯，正确的求医行为等都与教育水平有着密切关系。

2. 风俗习惯对健康的影响

风俗也称为习俗，是逐渐形成的社会习惯。风俗习惯与人的日常生活联系非常密切，贯穿于个体的衣、食、住、行、娱乐、体育、卫生等各个环节，对人们健康的影响也非常广泛。好的风俗习惯对健康有积极的促进作用，不良风俗习惯对健康有反作用。研究风俗习惯与健康的关系，首先应分析其作用性质，弘扬良好的风俗习惯，改革有损健康的习俗。

3. 宗教对健康的影响

宗教是以对神的崇拜和遵从神旨意为核心的信仰和行为准则的总和。宗教伦理及教义强烈影响个体的心理过程和行为。宗教对健康的影响有正反两个方面。宗教的某些规定对健康有积极的促进作用，如宗教可以使病人能够坦然地面对死亡，减轻了疾病和死亡带来的精神心理压力；但宗教信徒往往会无条件地遵从教义或教主的意旨，甚至有害健康乃至危及生命也义无反顾。

七、护士学习社会学的意义

（一）转变新医学模式对护理工作社会性认识的需要

生物－心理－社会医学模式与整体护理模式，揭示了护理对象的身心整体性、统一性和社会性。人的健康、疾病与社会环境因素密切相关，对病人的所有临床服务内容都会涉及伦理和法律等社会因素。现代临床护理工作不单纯是技术性操作，还包括心理护理和社会支援。如健康教育和健康促进，改变社会人群不良的生活方式和行为；协调家庭和社会相关部门，向护理对象提供多方面多领域的社会支持；通过舆论宣传消除社会偏见，创造有利于残障者和精神病人等弱势群体身心健康的社会环境；协助完善实施相关法律法规，尊重保护护理对象的合法权益；向老年人群及其他特殊人群提供身心多方面的生活照护等等。护士应关注护理对象与护理工作的社会性，重视社会学理论对临床护理实践的指导作用，更好地为国民健康服务。

（二）适应临床护理工作对护士素质提升的需要

现代护理服务对象所涉及的人群包括健康人、有健康问题的人、普通病人和临终病人；还涉及妇幼群体、青少年群体、老年群体、残疾人群、精神障碍群体、慢性病群体、生产劳动群体等等。不同的护理服务对象具有不同的健康问题和疾病特征，具有不同的心理行为特征和社会学特征，从而决定护理工作所涉及专业的广泛性与多学科性。因此护士不仅应具备医学、护理学专业知识与技能，还应具备社会学、心理学、伦理学、教育学、管理学、人际关系等领域的知识与技能；不仅要具有医院临床护理技能，还需具备社区护理技能；不仅需要具有专科护理技能，还应具有全科护理技能；不仅需要具有临床护理工作能力，还需具备协调社区各种社会关系，有效利用各种医疗资源的社会组织和社会协调能力等等。学习研究社会学相关理论和实践技术，将社会学理论和方法纳入护理教育体系中，是提升护士综合素质的重要手段。

（三）拓展疾病防治手段和完善护理社会功能的需要

影响健康的致病因素除了机械、物理、化学、生物等因素外，还与心理、社会因素密切相关。个体患病后，不仅生理、生化指标异常，还会出现心理障碍和社会适应问题。社会学理论揭示了病人、疾病的社会属性，阐明了疾病与社会经济、政治、文化的关系，扩展了疾病防治手段。社会学要求护士在收集病人资料时，应详细了解年龄、性格、社会背景、社会事件、职业、家庭、信仰等社会因素，根据上述社会因素的整体联系，制定相应的护理计划，关注社会心理因素对健康和疾病的作用，向病人及其家属提供社会支援，充分发挥社会学理论和方法在临床护理工作中的重要作用。

第二节　社会群体

一、社会群体的概念

社会群体（social group）是人们通过一定的社会关系结合起来进行共同活动的集合体。社会群体是人们社会生活中的具体单位。社会群体作为社会赖以运行的基本结构要素，有广义和狭义之分。广义的社会群体，泛指一切通过持续的社会互动或社会关系结合起来进行共同活动，并有着共同利益的人类集合体；狭义的社会群体，指由持续的直接的交往联系起来的具有共同利益的人群。

二、社会群体的特征

无论广义上还是狭义上的社会群体，都具有以下可与其他人群区分开来的共同特征。

1. 有明确的成员关系

特定社会群体中的个体认同自己为该群体的成员，群体成员通过互动而相互认同，并且期望本群体成员做出某种行为。通过某些可与群体外社会成员区分的标志，该群体内外的成员都一致认为这些个体是属于该群体的。军队的军装、学校的校徽、护士的燕尾帽都是群体区分的标志。

2. 有持续的相互交往

群体成员之间的关系不是临时性的，他们能够保持比较长久的交往。群体内部成员之间的交往可以是面对面的非常亲密，就像在家庭里一样，也可以是间接的，比较疏远的。

3. 有一致的群体意识和规范

群体成员在交往过程中，通过心理与行为的相互影响或学习，会产生一些共同的观念、信仰、价值观和态度。群体成员有共同的兴趣和利害关系，并遵循一些模糊的或者明确规定的行为规范。在群体面临外部的压力或者内部少数成员的反叛时，群体意识和群体规范更为清晰，其作用也更为明显。

4. 有一定的分工协作

尽管在不同的群体中内部分工协作的程度不尽相同，群体内部的分工协作还是普遍存在的。在一些小型的初级群体中，内部成员的分工不很严格。在一些大规模的次级群体中，内部成员的分工协作是明确的、严格的、制度化的。无论在何种群体中，都有明显或不明显的领导与服从的关系，以及伴随此种关系的内部权威。

5. 有一致行动的能力

在群体意识和群体规范的作用下，社会群体随时可以产生共同一致的行动。这是社会群体与无组织群众集合体的根本区别，也是社会群体最重要的表征。

三、社会群体的类型

1. 依据群体成员间关系的亲密程度划分

依此标准可分为初级群体与次级群体。

初级群体，又称为直接群体、基本群体或首属群体，指由于成员之间相互熟悉、了解因而以感情为基础结成亲密关系的社会群体。典型的初级群体有家庭、邻里、朋友和亲属等等。复杂组织中的一些非正式群体，如军队中的战友群、工厂中的工友小集团以及学校里的"哥们儿"群体等，也属于初级群体。

次级群体，也称为间接群体或次属群体，指群体成员为了某种特定的目标集合在一起，通过明确的规章制度结成正规关系的社会群体。在这类群体中，成员间主要是依据既定的角色联系在一起的。其典型是各类社会组织，如军营、学校、大工厂和政府部门等等。

2. 依据群体的正规化程度及其成员间的互动方式划分

依此标准可分为正式群体与非正式群体。

正式群体的正规化程度高，其成员间的互动采取制度化、规范化的方式，成员的权利、义务及彼此间的关系都有明确的、常常是书面形式的规定。

非正式群体的正规化程度低，其成员间的互动采取随意的、常规的方式，成员的权利、义务及彼此间的关系并没有明确的，尤其是成文的规定。在非正式群体中，成员间通过经常性的自由交往，形成了一些不言而喻的规范和角色期望，大家自然而然地结合在一起。

3. 依据成员对群体的心理归属划分

依此标准可分为内群体与外群体。

内群体是指群体成员对其有团结、忠心、亲密及合作感觉的群体，也就是成员在心理上自觉认同并归属于其中的群体。人们的日常生活多以内群体为中心。

外群体泛指内群体成员之外的其他任何"别人"的结合。内群体中的成员对外群体及其成员普遍抱有怀疑和偏见，甚至采取蔑视、厌恶、仇视、挑衅等敌对态度，在心理上无任何归属感。

内群体与外群体常常互相隔离，乃至处于对立的地位。当彼此有严重的利害冲突时，比较容易导致抵制、争斗、侵略等行为。

4. 依据成员的身份归属划分

依此标准可分为所属群体与参照群体。

所属群体指的是成员身份的归属群体，它规定了成员的身份及其日常活动。参照群体并非某些成员身份所属的群体，但被某些成员用做其所属群体的参照对象。作为参照对象的群体简称参照群体。参照群体通常对其成员的认知、情感、态度和价值观念等发生重大影响，并因此削弱或加强所属群体的团结。

5. 依据群体内人际关系发生的缘由及性质划分

依此标准可分为血缘群体、地缘群体，业缘群体和趣缘群体。基于成员间血统或生理联系而形成的群体称为血缘群体，包括家庭、家族、氏族、部落、部族等形式。血缘群体历史最为悠久，是个体学习、参与社会生活的出发点。

基于成员间空间或地理位置关系而形成的群体称为地缘群体，包括邻里、老乡、社区等形式。这类群体的出现比血缘群体要晚。比较稳定的、牢固的地缘群体是人类采取定居形式后的产物。

基于成员间劳动与职业间的联系而形成的群体称为业缘群体，包括各种社会经济组织、政治组织和文化艺术组织等形式。这类群体的出现是生产力日益发展、社会分工越来越细、阶级社会逐步产生的结果。

基于成员间兴趣、爱好、志向相同或相近而形成的群体称为趣缘群体，包括通常人们所说的各种业余爱好群体，如登山协会、桥牌协会以及一些志愿者团体等具体形式。目前，由于网络技术的发展，"网友"和"驴友"等新兴群体同样是趣缘群体的一种新形式。

四、初级社会群体

(一)初级社会群体的概念

初级社会群体(primary social group)的概念：1909 年库利(Cooley Charles Horton)在《社会组织》一书中正式提出"初级群体"的概念。库利认为初级群体是亲密的、面对面接触和合作的群体。初级群体在形成个人的社会性和个人思想上起着非常重要的作用。初级群体包括家庭、儿童伙伴群等。随着社会的不断发展，初级群体的概念不断扩展，初级群体概念应用于一切类似于家庭、伙伴的、具有亲密关系的群体，因此初级群体成为社会学领域的重要概念。对初级社会群体的研究具有重要的理论和现实意义。

（1）初级群体是个人与社会之间的桥梁，研究初级群体，有助于全面、深入地把握社会过程。

（2）初级群体可以看作是社会的雏形，初级群体反映了社会的许多特征，如分工、规范、沟通、管理及思想意识等等。由于初级群体便于控制和观察，因此可以通过分析初级群体的结构、过程与功能，增进对社会的认识。

（3）由于初级群体在人们的社会生活中占有非常重要的地位，对人们的心理与行为有着重大影响，因而研究初级群体中人们的心理过程与行为方式，有助于推动社会心理学与行为科学的发展。

（4）科学地研究初级群体，正确认识其存在的必然性，揭示影响人们心理与行为的诸种因素，有助于在实际工作中通过对初级群体的教育和引导，促使其发挥功能，创造良好的社会环境，促进社会成员的健康成长。

（二）初级社会群体的特征

（1）成员人数有限：初级群体一般是指 2~30 人的小群体。因为只有在较小群体中，个体间才有可能进行比较深入的交往，容易建立比较密切的感情联系。如果群体的人数过多，就必然会产生次级关系，而失去初级群体的特征。

（2）成员互动频密：在人数较少的初级群体中，人们可以直接地、面对面地交往，不需要什么中间环节。正是在直接交往中，成员对于彼此的言谈举止、音容笑貌都非常熟悉，从而增进了彼此间的感情联系。初级群体的形成与维持，还有赖于成员间互动的经常性。短暂的接触很难形成初级关系。

（3）成员角色多元：在初级群体中成员间并没有明确、严格的分工，不可能仅仅保持一种角色关系。成员间由一种角色关系转变为多重角色关系是初级群体形成的标志。正是在多种角色的交往中，初级群体中的成员表现出全部的个性，包括兴趣、爱好、习惯、气质、信仰、情操、工作作风等各个方面。成员之间还可以相互进行多方面的评价。

（4）成员交往重情：在初级群体中，成员之间的交往不只停留在就事论事的表层关系上，而是富有"人情味"。每个成员都希望了解对方的内心，进行情感上的交流。成员间期望相互关心与安慰，有一种共同的心理维系。感情交流是成员间亲密关系的基础。

（5）成员难以替代：在初级群体中，成员间充满着富于感情色彩的多种角色关系，因而某个特定成员是不能随意由另外一个人来代替，因此初级群体中成员间的关系具有特殊性。群体中任何一个成员的缺失，都会给其他成员造成很大的心理震动。如夫妻离异、亲人病故等会给所有相关人员心头蒙上阴影。

（6）群体高度整合：在初级群体中成员彼此熟悉，关系复杂而且密切，利益休戚相关，因而群体意识很强，群体整合程度高，尤其是在维护和争取群体利益与荣誉方面，所有成员在行动上往往表现出高度一致。个别成员的偏离、背叛，会招致严厉的制裁。

（7）群体控制依靠非正式手段：在初级群体中，一般没有明确、严格的规章制度和法律。成员的行为、成员间的关系以及成员与群体的关系，主要靠习惯、风俗、伦理道德、群体意识等非正式的手段来控制和维持。

五、社会群体与健康生活方式

不同社会群体的健康观主要体现在不同的生活方式上，韦伯在《经济和社会》一书中对生活方式的概念进行了详细论述。韦伯认为辨别个体属于哪一类群体时，应看其特定的生活方式，因为同一地位群体中的成员一般都具有相似的生活方式。社会经济地位高的群体，其生活方式显然与社会底层群体及中产阶级群体的生活方式完全不同。韦伯认为生活方式建立的基础在于人们消费什么，而不是生产什么。

人们追求健康生活方式的过程，是希望按照自己的动机、努力和能力水平产生良好的健康状态，其实质是一个消费过程。韦伯认为，虽然不同的生活方式将不同社会群体的个体互相分割，但生活方式完全可以跨越社会阶层。随着社会经济的不断发展和人们生活水平的不断提高，越来越多的人开始注意饮食结构的合理性，注意保证充足的睡眠，注意在工作、学习之余放松自己，很多人都在做维护自身健康的努力。

一个现代化社会的明显标志，是无论属于哪个社会群体，人们都会在环境和机会允许的条件下接受健康生活方式。

第三节　社会组织

社会组织（social organization）是社会经济发展到一定阶段的产物，具有特定的含义和构成要素。现代社会是高度组织化的社会，社会组织正以极大的力量影响着人类社会的运行。

一、社会组织的概念

对社会组织一般有两种理解：一种是广义的社会组织概念，即泛指一切人类共同活动的群体，包括家庭、家族、村社等初级群体；另一种是狭义的社会组织概念，即相对于初级群体的次级组织形式，也可称之为正式社会组织。社会组织指人们为了实现某种共同目标，彼此协调与联合起来所形成的社会团体。

二、社会组织构成

社会组织构成要素一般包括四个方面，即规范、地位、角色和权威，它们之间的相互关系和联系构成了社会组织的基本结构。

（一）规范（norm）

规范指稳定的规则与规章制度。规范是社会互动的基础，是社会关系及其功能价值的具体表现。规范的目的是使社会生活中的互动行为标准化。规范可分为政治与法律的规范，科学与技术的规范及家庭、婚姻、健康等等。如果社会组织要正常运行，则人人必须遵守规范。规范提供了互动当事人一种相互期望的模式，因而使人际互动顺利而稳定。

（二）地位（status）

地位指人们在社会关系空间中所处的位置。在现代社会人际间的互动基本上是地位之间的互动。社会组织的互动也经由地位而建立，社会中充满着组织性的互动。

社会地位主要表现为归属地位与成就地位两种形式。归属地位是与生俱来的，如性别、年龄、种族及亲族等；成就地位则是依靠个人后天的努力所取得，如医生、教师、艺术家等。社会组织中的地位主要是成就地位。个人在组织中的活动是一种地位的活动，社会组织中的地位一般都是先于个人而存在于组织中的，个人在组织中主要是取得既存的社会地位而很少能独立创造。

（三）角色（role）

角色指按一定社会规范表现的特定社会地位的行为模式。人的社会角色与社会地位是不可分割的，不存在无角色的地位，也不存在无地位的角色，角色表现地位，地位规定角色的范围。角色是地位的动态表现，而地位则是角色的静态描述。社会组织就是由一组相互依存、相互联系的角色构成的。

（四）权威

权威一词源于拉丁文 auctoritas，含有尊严、权力和力量的意思。是指权力和威势。使人信从的力量和威望。人类社会实践中形成的具有威望和支配作用的力量。

三、社会组织的特征

现代组织的非人格化特征社会组织是社会发展到一定阶段的产物，它与初级社会群体是一种此消彼长的关系，并取代初级群体成为社会结构的标志。社会组织作为人类活动的物质工具，随着科学技术的发展，将在技术手段上更加完善，更加机械化，也更具有效率。现代组织活动与传统的人类活动相比具有某些截然不同的特征：

1. 现代组织的非人格化特征

现代组织的非人格化特征与传统的人类活动不同，现代组织中人与人之间是一种普遍关系，组织规章制度的目的是为了限制人类行为的随意性，否定人的自主性和个性，个体行为需要符合组织的要求，其结果是把一个社会人转变为"组织人"。

2. 现代组织的整体合理性与个体非合理性特征

现代组织的存在和发展依赖于组织目标的实现程度。在组织内部，个体必须在固定的职位上发挥功能，他们只能按组织的要求行动。实际上，每一组织都以功能的合理性为基础，个体无法知道组织活动的终极目标。因此，现代组织的个体活动与过去相比，很难做到行为的完全合理，个体很难控制组织的发展过程和行为后果。

3. 现代组织道德与非道德性的两重性特征

现代组织从本质上说是理性思考的结果，它是人类创造出来的物质工具，目的是提高人类社会活动的效率。这种工具既可以用于道德性的慈善目的，也可以用于非道德的残忍目的。

第四节　人的社会化

一、社会化概述

（一）社会化的概念

婴儿出生后只是一个生物学意义上的人，从他降临人世到参与社会生活，需要一个漫长的发育成长的过程，这个过程包括生理发育和心理发育两个过程，通过这一过程使人从一个只有自然属性的人成长为具有自然属性和社会属性的社会人。社会化（socialization）是社会对个人的文化教化和个人对社会主动选择与能动调适的统一过程。社会化过程的实质是个体反映社会现实的过程，从心理学来看，就是社会现实内化的过程。

作为个人与社会互动的成果，个人社会化过程的特点是强制性与能动性的统一。强制性是指一方面人类生命个体无先天行为模式，不会自然而然地成为社会人；另一方面，个人在社会化过程中，常常缺乏主动性和自觉性。强制性伴随着个人进入成年而逐渐减弱。而能动性是指在社会化过程中个人具有较大的能动性，这种能动性不仅表现在社会化过程中学习什么、接受什么，个人都有一定的选择性，而且表现在个人在生活实践中积极地探索人生，创造新的文化。

（二）社会化的内容

人们生存生活发展所需要的一切知识与技能和社会所处的历史时代的文化遗产都是社会化的内容。从个人与社会的交互作用的基本需求来说，社会化的基本内容可以概括为：

1. 生活技能社会化

生活技能是人们学习并获得维持生存状态和改善生活质量的能力的过程。一个人要在社会中生存并参与社会生活，就必须通过社会化过程获得两方面技能，一是衣食技能，即维持生存的能力；二是职业技能，即谋求生存的本领。这是个体生存和发展的基础。

2. 价值观念社会化

价值观念社会化是人们认知与认同社会主导价值观念的过程。任何社会都非常注重对其成员进行价值观念的社会化，包括思想体系、社会制度、人生观等方面的教化，使社会成员自觉接受社会的价值标准，成为有社会责任心和义务感的社会成员。

3. 政治社会化

政治社会化是个人逐渐学习和接受现有的政治制度，采用和确定政治信念、思想体系、社会制度和政治态度的过程。其目的是将个人培养和训练成为有政治意识和为特定社会发展发挥作用的社会成员。

4. 行为社会化

行为社会化是社会把社会规范内化为人们的信念、习惯、态度当中，并按照社会行为规范约束自身行为的过程。规范的行为模式是从小灌输和培养的，其作用是保持个体行为与社会秩序的协调一致性。

5. 角色社会化

角色社会化指按照社会规定的角色要求来塑造自己的素质和行为，使个人行为符合一定社会期望的品质特征。角色是社会地位外在的动态的表现形式，人的社会地位通过角色表现出来，角色实质是一种社会期待。

（三）社会化的意义

人的社会化是由人与社会相互联系和制约的关系决定的。人在被社会化的同时又在参与和改造社会，这种双向的适应改造过程，是人与社会发展的双重需要。

1. 社会化是个人在社会环境中独立生存的必要前提

社会化是把"自然人"或"生物人"塑造成社会人的过程。每一个社会个体都必须首先通过社会化的途径接受社会文化，学习社会生活的技能，掌握社会生活方式，才能适应社会，才能在特定的社会环境中生存。在新知识、新技术飞速发展的今天，社会变迁会造成人们的原有思想观念、行为方式的不适应，甚至使个人的生存及发展出现困难。这时个人必须有意识地重新适应社会生活，进行继续社会化，更新观念、转换意识，不断学习新知识，接受新事物，以便适应变化和发展了的社会，跟上时代发展的步伐。

2.社会化是人类文化延续和发展的前提条件

社会成员在文化上的一致性是确保社会稳定和正常秩序的一个重要因素，是通过社会化来实现的。没有社会化，社会文化就不能世代传承和发展下去，新一代人如果不能通过社会化实现文化的传递，社会发展将会因后继无人而中断。

二、社会化方法

（一）社会化方式

个体社会化主要通过社会教化和个体内化来实现。

1.社会教化

社会教化是指通过家庭、学校、工作单位、同辈群体、大众传播媒介等途径对个人进行教导、教育，引起受教育者的感化、变化，使之具有与社会主流文化相一致的文化素质、价值观念和生活模式。社会教化可分为三个层面，即：

（1）传承文化：一个种族、一个民族维系其生存与发展的动力是肩负的责任和使命。父母精心教养子女，传授他们生活劳动的技能、待人处世的技巧和思维方式，同时还传授他们价值观，以完成世代交替。正是经过世代的更迭与交替，形成了一整套完备的教化体系，并孕育出光辉灿烂的华夏文明。世界其他文明古国都曾经出现过大幅度的文明断层，甚至由盛极而衰微，唯有中华文明虽历尽坎坷，却始终传承不辍，思想教化培育了一代又一代适合社会发展需要的人。

（2）调整个体行为：一个刚出生的婴儿还不是社会意义上的"人"，在父母的精心抚养下，在父母和社会各方面的教育影响下，才逐步掌握了衣食住行技能，懂得了与人交往的规则。但是，从"自然人"到"社会人"的过程是一个漫长的发展过程。在这个过程中，个体要不断地接受社会教化，学习社会规范，调整个人行为，成为符合社会规范要求、被社会所接纳的人。

（3）延续社会文明：通过社会教化，使个体接受世代创造的世界文明成果，随着时代的更新和发展，不断地选择、取舍、改造、融合，在总结继承既有文化成果的同时实现文化的不断创新。

2.个体内化

个体内化包括观察学习、角色扮演和知识积累的社会实践过程。知识的内化与积累是一个以教化和互动为前提、在社会实践中不断实现的过程。随着年龄和经验的增长，内化能力将越来越强。

观察学习是个人社会化的必经之路。观察学习又称模仿学习。模仿需要榜样，榜样对个体的作用表现为直接模仿与反模仿。直接模仿是个体及时地或者在特定环境下对榜样的复制行为。反模仿是把榜样的行为当作教训，模仿的榜样是实践中产生的，模仿的过程也只有在实践中展开。

角色扮演是亲自在实践中扮演真实角色，假想角色、暂时充当某一角色，角色扮演既能检验所学知识的真理性，又能通过亲自实践深刻理解知识，检验知识，发展知识。

知识积累是知识内化的过程，是把他人知识转化成自己的知识，把感性知识加工成理性知识的过程。知识积累既是生活实践的动力，又是生活实践的成果。

社会实践是实现知识内化与积累，达到社会化目标的根本环节。社会教化和个人内化是相互联系、互为条件、相辅相成的。个人对社会知识的积累和对生活的创新，都是一定历史条件下的产物。超越具体的社会生活条件，超越一定历史时代的生活实践，是不存在的。在社会化过程中，紧紧把握时代脉搏，广泛拓展生活实践的空间，是尤其应该注意的问题。

(二)社会化过程

1.社会化的分期

人的社会化是一个终生的过程，是持续一生的行为。

(1)婴幼儿期：学习走路，学习吃固体食物，学习说话，学习大小便的方法，学习控制自己的脾气，获得生理上的安定，形成对社会与事物的简单概念，与父母兄弟姐妹建立感情，学习区分善恶。

(2)儿童期：学习一般游戏中必要的动作技能，培养健康观念，与同伴建立良好关系，学习男孩或女孩角色，发展读、写、算的基础能力，建立道德以及价值判断标准，健全人格。

(3)青年期：学习与同龄男女的交往，学习男性或女性的社会角色，认识自己的生理结构，有效地保护自己的身体，从情绪上独立于父母和其他成年人，有信心实现经济独立，准备选择职业，作结婚成家的准备，寻求并实现负有社会责任的行动；建立价值和理论体系。

(4)成年早期：是形成亲密感而避免孤独感的时期。选择配偶，学会与配偶共同生活，教养孩子，管理家庭，参加工作，寻找适合的社会团体。

(5)中年期：是形成创造感而避免停滞感的时期。形成作为社会公民的责任，建立一定的经济生活水平并维持这种水平，帮助儿童成为一个能被人信赖的幸福的人，充实业余生活，接受并适应中年期生理变化，照顾年老的双亲。

(6)老年期：是产生完善感而避免失望感的时期。适应体力与健康的衰退，适应退休和收入的减少，适应配偶的死亡，与自己年龄相近的人建立快乐而亲密的关系，承担公民的社会义务，对于物质生活的满足方面要求减低。

2.社会化的阶段

按照不同时期的社会化内涵可将社会化过程分为三个阶段：

(1)基本社会化阶段：基本社会化阶段是生物人通过社会文化教化，获得人的社会性，获得社会生活资格的过程。基本社会化是人的生命早期的社会化过程，也称为一级社会化。包括幼儿期、儿童期、青年期的社会化过程，基本社会化任务可以概括为三个方面：

生理性成熟：即通过生理发育过程，形成完善健全的身心基础。

社会性成熟：即通过社会文化的教化与自我内化，成为具有独特个性行为能力的社会成员。

预期社会化：个体为适应特定角色需要而进行的知识准备过程，有的学者将此阶段称为预期社会化。

(2)继续社会化阶段：继续社会化是人在成年以后的社会化。继续社会化是基本社会化的延续、完善和发展，是具有社会成员资格的成年人，在自己的生活实践中，主动选择，学习和接受新的文化以及调适个人与社会角色关系的过程。继续社会化还有特殊的表现，即发展社会化。发展社会化是为适应生活的变化承担起新的角色而主动学习与调适的过程，主要表现为拓宽知识基础、变更职业技能、改变角色能力等。成人教育是一种常见的发展社会化过程。

(3)再社会化阶段：再社会化也称重新社会化，是使个体改变以前的知识结构、价值标准和行为模式，建立新的、符合社会要求的知识结构、价值标准和行为模式的过程。再社会化有两种基本类型，一是主动再社会化，即个人主动地、自觉地适用新的社会生活，通常称为自觉改造。二是强制性再社会化，它的教化对象是越轨者，一般是通过特别机构和特别途径强迫进行，如工读学校、劳教场所、监狱等。

要使社会化取得良好的成效，必须注意社会化的时机性。根据不同年龄阶段社会化的不同要求和特点，不失时机地进行社会教化，这是提高社会化成效的重要举措。错失社会化的时机，就有可能要通过强制性再社会化来弥补。而强制性社会化过程，对于个人往往是十分痛苦的，对于社会则往往是得不偿失的。

(三)社会化途径

通过家庭、学校、工作单位、同辈群体和大众传播媒介等是个人社会化的主要途径，如果某一方面缺失，个体社会化必然出现重大缺陷而无法达到正常水平。

1.家庭

家庭是个体出生后接受社会化的第一个社会环境，家庭的教育和影响对个人早期社会化甚至一生的社会化都具有重要意义，家庭社会化的结果将对人的一生产生重大影响。童年期是社会化的奠基时期，个人首先通过家庭建立情感、学习语言、行为习惯等，获得社会地位，这是个人生活的起点。家庭成员状况深刻影响个体行为模式，作为人生的第一位教师，父母施教是最初的社会化途径，父母与子女之间的给予与拒绝，支配与服从，教化与模仿等对个体社会化影响很大。

2.学校

学校是一种具有特殊价值的社会化途径。学校是一个人走向社会的专门化的学习和训练场所，是传播文化的专门机构，是系统化强有力的社会化途径；它以独特的方式帮助个人为进入成人世界做准备，接触家庭以外的文化、角色、价值标准以及仪式和礼节等；培养组织纪律性，如何与人交往、克制自己、接受社会控制；通过课堂教学、师生交往、问题讨论、同学激励等，培养知识吸收能力和创新能力；通过开展活动、奖励、批评等措施培养竞争意识。学校的社会化具有系统性，它一方面传授各种科学知识和技能，同时也努力培养和树立学生的价值观念，使学生在德、智、体、美等方面全面发展。

3.同辈群体

同辈群体是指那些在年龄、兴趣爱好、家庭背景等方面比较接近的人们所自发结成的群体。同辈群体也是个人社会化的重要途径之一。

那些在家庭背景、思想观念和兴趣爱好等方面具有较大相似性的同龄人之间的人际互动频繁，有较强的吸引力和影响力，其群体规范和价值观念往往被个人作为社会化过程中的重要参照系，当儿童逐渐长大，发现自己的一些兴趣和爱好在家庭和学校中不能得到满足时，便开始寻找同龄伙伴。同辈群体在社会化过程中发挥着非常重要的作用。

4.工作单位

当一个人完成学校生活后，就要进入社会，在工作单位里开始自己的职业生涯。这个过程并不意味着社会化的结束，而是社会化在工作单位这一新的社会环境中又开始了一个新的阶段。工作单位是个人进行职业社会化的主要场所，在工作单位角色扮演的实践活动检验和发展初级社会化成果。人们会在工作实践中发现许多需要学习的东西，必然促使个人开始一轮新的社会化活动，调整和发展自己的价值标准和行为方式，学习新的职业技能和生活技能，达到真正适应社会生活的目的。

5.大众传播媒介

大众传播媒介是指社会组织在广大社会成员之间传递信息、互通信息所采用的各种通讯手段，如广播、电视、报纸、书籍、杂志、互联网等。大众传播媒介是传播信息的主要工具，是现代社会个人社会化的重要途径。人们在接受知识、技能、价值标准、角色能力等许多方面都来自大众传播媒介。大众传播媒体对个人文化规范、人格形成等的影响日益重要，具有形式上的多样性，内容上的丰富性和受众的广泛性，对人们的价值观念具有导向作用，对人们的行为具有暗示作用。尤其是电视和互联网现在已成为儿童社会化的主要力量。

第五节　社会分层和流动

一、社会阶层

（一）概念与划分

1. 阶层的概念

阶层（stratum）是社会分层的一个基本范畴。按照一定的社会标准，把社会成员划分为若干等级，处于同一等级的人就构成一个社会阶层。

阶层和阶级作为社会分层的两个基本范畴，既相互联系又有区别。两者都是指社会垂直分化产生的各个社会地位层次以及处于这些地位层次上的人群，都着眼于对社会不平等的描述。但是两者又是性质不同的两个概念。首先，两者的划分标准不同。阶级是从经济关系来划分的，是指在一定社会关系中，基于生产资料的占有形式而处于相同地位的人们组成的社会集团，强调对生产资料的占有关系，其唯一的划分标准是经济标准。而阶层的划分标准是多元的，是由人们的身份、社会地位或职业特征相同的人组成的社会集团，其划分标准除人们在社会中的经济关系外，还包括社会地位的高低、政治权利的大小及其他社会因素。其次，阶级关系是一种对抗性关系，即统治与被统治、剥削与被剥削的关系，相互之间存在利益的冲突、对立，让人联想到严重的社会冲突、动荡或人与人之间的争斗，侧重于描述社会不平等的性质方面，注重社会不平等与人们在一定生产关系中所处的地位，特别是对生产资料的占有关系。而阶层相对而言更多注重社会不平等的外在表现和对社会层次量的描述。阶级是从宏观角度认识社会不平等，阶层是从微观角度认识社会不平等。

在阶级社会中，阶级分化形成社会的基本骨架，阶层分化又丰富了整个社会；阶层是社会结构里比阶级更深入的社会层面，阶级分析对阶层分析具有指导意义，阶层分析是阶级分析的具体化。因此，不能以阶级分析取代阶层分析，也不能以阶层分析取代阶级分析。阶级分析可以使我们准确掌握社会分化、社会不平等的性质，而细致、具体的阶层分析有助于我们解决现实的问题，丰富我们对社会不平等状况的认识。

2. 阶层的类型

阶层分为两种类型：一种是阶级内的阶层，一种是阶级外的阶层。阶级内的阶层是指同一阶级内部按照经济地位或其他标准划分的若干层次。这些阶层属于同一个阶级，但有着各自特殊的利益和要求。利益的差别进一步引起社会生活其他方面的差别。阶级内部阶层的分析是阶级分析的深化，也是贯彻阶级观点的具体化。

阶级外的阶层是指阶级范围以外的社会集团的划分，按照特定的标准把阶级中的部分成员联合起来构成社会的特殊部分。阶级外阶层兼容了不同阶级的成员，这些人尽管生产资料的占有关系各不相同，但就某一社会标准而言，处于同一等级构成一个阶层。这种阶层类型反映了人们社会生产关系中的劳动关系与其他关系方面的统一性，也反映了社会关系和社会结构的复杂性、多样性和丰富性。

3.社会阶层的划分方法和划分标准

(1)阶层划分的方法：阶层划分有多种方法，最基本的方法有主观法、声誉法和客观法三种。

1)主观法：又称自我评价法，指通过听取本人意见确定其阶层的方法，实际上是社会成员自己界定自己的社会位置。具体做法是首先将社会系统划分成若干层次，并列出分层的标准，然后根据某一社会标准将自己归入某一层次。这种方法注重的是人们如何看待自己在社会层次和社会系统中所处的位置。

2)声誉法：又称他人评价法，指根据他人的评价性意见确定一个人的社会位置。他人参照某个标准，如地位、影响、声望来确定一个人的阶层。这种方法反映了被评价人社会声望的高低，注重的是被评价人在他人眼里所处的社会层次和在社会系统中的位置。

3)客观法：指用可以量化的客观标准，如收入、财富的多少、学历的高低、政治权利的大小、技术水平的高低、职业地位的高低等，直接测量个体的等级位置或社会层次，对人们进行阶层划分。这种方法不受主观因素的影响，结论相对准确，因此得到较广泛的应用。

(2)阶层划分的标准：阶层之间存在着多方面的差别，如收入、教育程度、价值观念、生活方式，甚至衣着样式、讲话风格都有差别，但并不是所有差别都是阶层划分的标准。阶层划分的标准需要具备相对稳定性和普遍性，适用于大多数社会成员，适用于较长时间。阶层划分标准必须获得社会成员的广泛认同，不同社会划分阶层的标准不一定相同，它取决于这个社会的文化和传统。另外，阶层划分的标准不是一成不变的，如我国随着商品经济的发展，过去"君子言义不言利"的观念正在改变，今天收入的多少已经成为评价社会地位高低的一个重要因素。

目前，常用的阶层划分标准如下：①收入。收入是阶层差别的重要表现，它与人们的消费方式、生活习惯和工作积极性密切联系，收入差距是影响社会安定的重要因素。②职业。职业地位在社会生活中占据最重要的社会位置，是人们进行社会活动的主要场所。职业不仅影响着人们的社会表现，还影响着社会流动的方向。③教育水平。教育水平是决定社会地位的重要因素之一，它直接影响着人的能力、知识、价值观、审美观、人格修养等等，全面地、持续地影响人的一生。获得更多的教育是人们实现向上层社会流动的最主要途径。④身份。身份通常是一种赋予了特殊权利的等级类别，决定了人在分配社会资源和生活机会方面的明显差距，这种差距是一般人难于跨越的。⑤权力。权力表现了一个人在社会中向别人施加影响的能力，它往往影响一个人的性格、态度和行为意向。⑥声望。声望是一个人潜在的社会影响力的标志，是教育水平、收入、权力等因素的折射和反映，常作为划分阶层的标准。

二、社会流动

(一)概念

1.社会流动(social mobility)

社会结构的变化与调整主要通过社会流动来实现，与社会分层相比较，社会流动是对社会结构的动态分析。在了解社会阶层时可以发现个人的职业和社会地位是不断变动的，有些人上升，有些人下降，这种社会成员在一定社会分层结构中，从一个社会位置向另一个社会位置的移动，叫社会流动，其标志是职业地位的改变。社会流动是社会阶级、阶层结构的量变过程，是职业结构的变化表现。

2. 合理的社会流动

社会流动对于一个社会的稳定和发展具有十分重要的影响，它既是社会生产力发展造成社会分化的过程，又是缓和和消除不同社会阶层之间隔阂和冲突的方式。但是并不是所有的社会流动都是有益的，社会流动有正向的功能也有反向的影响。社会流动有合理和不合理之分，合理的社会流动是现代社会生存和发展所必需的，对于社会的稳定和发展具有十分重要的功能。

合理的社会流动包括量和质两方面的标准。量的合理是指存在充分而适量的社会流动。"充分"是指一个有活力的社会应该具有大量的社会流动，这样才会使社会位置不断出现空缺，使处于不同社会地位的人有机会改变自己的社会位置，让社会成员感到有希望，使社会充满生机活力；"适量"是指社会流动要与社会地位的空缺数额相适应，不能超过社会的承受能力。质的合理是指社会流动依据的合理，是否体现自致性原则，是否体现现代社会机会平等的原则。自致性原则是与先赋原则相对的，即社会流动的依据是个人自身的品质、能力、知识、成就等，而不是个人与生俱来、无需努力即可获得的东西。机会均等原则，即任何流动机会都要向所有合乎条件的人开放，而不是某些个人的特权。

3. 合理社会流动的功能

合理社会流动具有以下四方面的功能：

1) 引起社会资源的重新分配，实现合理配置：社会化大生产客观上要求实现劳动力流动和人才流动，实现劳动力的合理配置。社会流动意味着个人社会位置的改变，形成人才流动，从而改变了社会成员所处社会位置上的社会资源的分布状况。

2) 缓解社会差别的消极影响，保持社会稳定：社会分层的客观存在，使社会成员对社会资源的占有不平等，这种不平等会使占有较少资源的阶层在比较利益面前产生一种被剥夺的感觉，感到不公平，引起社会隔阂、摩擦甚至社会冲突，导致社会危机和社会动荡。社会流动可以打破阶层之间的壁垒，使各个社会阶层的成员处于动态变化之中，使社会地位较低的成员改变处境，上升到较高的社会地位，缓解由于社会分层带来的社会紧张、矛盾和冲突，起到稳定社会的作用。

3) 有效激发人们的进取精神，推动社会发展：社会流动为社会成员改变自己的社会地位提供了机会，处于一定社会位置的人要在开放的社会中保持自己已有的社会地位或者向更高的社会阶层流动，就需要不断努力提高素质促进公平竞争，这就使社会整体效率和部门效率都能得到提高。因此，健全合理的社会流动会调动社会成员的积极性，给社会带来生机和活力。

4) 有助形成合理的社会结构，促进社会和谐：合理的社会结构是稳定、有序和充满活力的。合理的社会结构应该是中间大两头小的"橄榄型"社会。"两头小"即拥有较多组织资源、经济资源和文化资源，处于最高和较高社会等级的阶层规模较小；拥有的各种资源最小甚至没有什么资源、处于较低和最低社会等级的阶层规模也很小。"中间大"则是指，就其所拥有的各种资源而言，社会的绝大部分成员处于社会的中间等级位置，属于社会中间层。这种"橄榄型"的社会结构要靠社会流动来实现。

(二)社会流动的原因

社会流动的原因和条件大体可以归纳为自然、人口、社会和个人四个方面。

1. 自然因素

自然环境的变化是引起社会流动的重要原因之一，由此引起的社会流动大多是空间上的流动。如地震、火山爆发、干旱等突发性的自然灾害，会使一定地域的人口外流，造成人们职业和社会地位的变化。

2.人口因素

人类生活在自然环境之中，依靠土地、动植物、水等自然资源而生存。自然资源有一定的承载力，如果人口的密度超过自然资源的承载力，就会引起人口的向外流动。一个地区人口自然增长率过高或过低，就会产生人口压力或吸引力，从而导致人口向外或向内流动。

3.社会因素

社会流动最主要的原因在于社会，具体讲有以下几点：

(1)社会价值观：社会价值观是影响社会流动的内在因素。社会价值观肯定的、崇尚的如知识、财富、权力等会引起人们竞相追逐，从而引起社会流动。人们对各种社会职业的评价，可以按照其声望的高低排序，职业声望的高低决定了各职业吸引力的大小，影响人们社会流动的方向和期望。

(2)社会改革和社会革命：社会改革和社会革命是引起社会结构性流动的原因。社会改革调整社会的政治经济制度，必然引起人们社会经济地位的变化；社会革命根本改变了社会的阶级关系，阶级关系的大调整，必然引起不同阶级成员社会经济地位的调整和变革。

(3)战争、民族压迫：战争和民族压迫是引起社会流动的常见原因。战争和民族压迫会导致难民问题。难民的经济来源和收入的减少直接影响社会生活的各个方面。难民问题已经成为世界性社会问题。

(4)社会制度：各种社会制度是影响和制约社会流动的重要原因。如户籍制度、招生制度、人事制度和退休制度等，对社会成员的位置改变起着重要作用。现代社会的社会流动普遍被纳入制度化的轨道。

(5)生产力水平与教育水平：生产力水平与教育水平是造成社会流动的根本原因。生产力的发展加速了产业结构分化，从而加速了社会流动，工业化是促进社会流动最直接的原因。教育的普及与发展，提高了劳动者的素质，推动了生产力的发展，必然带来大规模的社会流动。

4.个人因素

引起社会流动的个人条件包括两类：一类是先赋条件如种族、性别、家庭出身、容貌、年龄等；另一类是自致条件，即后天获得的条件，如受教育的水平、技术、能力、财富、婚姻等。在传统的社会中，先赋条件是影响社会地位的主要因素，而在现代社会中个人社会地位的变化主要由自致条件决定。

(四)社会流动的方式

社会流动的方式多种多样，根据不同的标准，可将社会流动的方式归纳为以下几种：

1.垂直流动和水平流动

从社会流动的方向可分为垂直流动和水平流动。垂直流动(vertical mobility)也叫上下流动，指社会成员在社会分层结构中位置升降的纵向流动，从较低的地位向较高的地位流动称为上向流动；从较高地位向较低地位流动称为下向流动。水平流动(horizontal mobility)是指人们在同一个社会分化阶层内部横向的位置转移，即流动前后在社会分层中的位置属于同一层次，经济收入、政治地位、社会声望等没有发生变化，仅仅是在同一层次上职业地位的变动和职业角色的转换。如农民进城务工，医生改行当教师。

2.代内流动和代际流动

根据社会流动的主体状况可分为代内流动和代际流动。代内流动（intragenerational mobility）又叫同代流动，是指个人一生中社会地位的升降变化。如从士兵到将军，从农民到企业家。这种流动一般以职业作为社会地位的特征，以个人的初获职业为参照点，与最后的职业作比较，根据职业的变化来考察社会流动的原因和规律。代际流动（intergenerational mobility）又叫异代流动，指两代人之间的地位、职业、财富等的流动，通常也是以职业地位为标准，参照点是上一代人。如以父母为参照点，父母是农民，子女是教师、干部，说明这一家庭的代际流动是上向流动的趋势，反之为下向流动。

3.结构性流动和非结构性流动

从社会流动的原因可分为结构性流动和非结构性流动。结构性流动是指由社会结构的变化而引起的大规模的社会流动。由于科学技术和生产力的发展，使原有社会经济制度变革，引起人们职业、地位的变化。这种流动一般具有规模大、速度快、变化急剧的特点。非结构性流动也称自由流动，是在社会基本结构不变的情况下，由于个人原因引起的社会流动，如工作调动、居住地的搬迁。这种流动规模较小，不是社会流动的主流，不会对社会结构和人口分布产生重大影响。以上流动形式并非互不相干，而是相互交叉共同存在的。

（五）社会流动的途径

在任何社会形态里，个人的努力或活动都可能造成社会流动，但是在不同社会，流动的途径却存在着很大差异。在传统封闭型社会里，社会流动的途径主要靠先赋条件，社会地位的获得主要通过继承得来；而在现代的开放型社会里，社会流动的途径主要是后致的，个人的努力程度不同，其社会流动就会有很大差异。社会流动的途径并不是单一的，既有宏观政策制度的途径，也有微观的个人努力的途径；既有先赋的途径，如家庭出身，也有后致的途径，如受教育程度、经济成就等。归纳起来，当前影响社会成员社会流动的因素主要有：

1.社会政策

各种社会政策包括，经济政策、人事管理政策、就业政策、人才交流政策、高校招生政策等，是社会群体流动的途径。

2.教育程度

受教育程度是现代社会成员流动的最主要途径。学历所代表的教育资本已经成为人们社会地位的决定因素，它决定和影响着一个人的职业选择、收入高低，甚至是生活方式、价值观念等。一个人受教育的程度越高，向上流动的机会和可能性就越大。

3.权力大小

中国是一个有着数千年中央集权历史的国家，权力始终是社会地位的核心，也是社会流动的重要途径。人们希望当干部，是因为当干部意味着获得支配性权力。干部子女当干部的几率要远远大于平头百姓的子女，即使在执行国家公务员录用制度的今天，这一途径仍起着很大作用。

4.经济收入

改革开放以来，中国从身份分层社会向经济分层社会转变，经济收入的多少对人们的社会地位起着决定作用，而且它直接影响到社会成员接受教育的程度、职业地位以及权力大小。一般情况下，高经济收入的社会成员向上层社会流动的机会较大。

5.婚姻家庭

家庭出身、家庭背景、家庭的社会经济地位和经济能力以及家庭联姻、家庭成员的文化素养和家庭所处的社会环境等等也是社会流动的途径。家庭出身好的子女往往有更多的机会在职位提拔和单位调动中向上流动。

除上述途径外,如年龄、性格、相貌、体格等也都是社会流动的途径,因此社会流动的途径不是单一的,也不是孤立推动社会流动的,而是多种途径综合作用的结果。

第六节 社会工作

一、社会工作的概念

社会工作是指社会(政策和群众团体)以利他主义为指导,以物质、精神和服务等方式对那些因外部、自身和结构性原因不能依靠自己的力量进入正常社会生活的个人与群体提供帮助,使他们恢复社会生活能力,改善社会互动关系,提高社会生活质量,从而促进社会的良性运行和协调。社会工作可以理解为社会工作的主体为了增进社会和谐与社会进步而展开的一项自觉自愿的非营利性的社会公益活动,社会工作以那些不能维持正常社会生活而又需要他人帮助的个人和群体为服务对象,社会工作以社会整体利益、社会各方面协同发展作为这一事业的基本目标。

二、社会工作的功能和价值

社会的发展使人们越来越多地关心经济增长后的社会和谐,以及社会的稳定与发展。社会工作的功用与价值恰恰体现在增进社会的和谐发展上。

1. 社会工作的功能

在谋求社会和谐发展的进程中,社会工作的功能主要体现在三个方面:

(1)恢复功能:天灾、人祸和人的自身原因造成了社会上有一部分人不能正常地参与社会生活,进而影响他们自身的发展。恢复这部分人参与社会生活的能力是社会工作应当承担的主要任务。恢复包括直接给予帮助如医疗和康复救助,间接地创造条件如形成有利于残疾人的社会环境,还包括生理功能的恢复和心理功能的康复以及社会关系的改善与调整。

(2)协调功能:一般说来,一个社会发展的各项指标,往往是以那些身体和智能各方面较为健全的人为参照对象制定的。因而社会生活往往有利于健全人而不利于受到某种损害的人。因此,社会工作就要义无反顾地发挥作用。社会工作者要反复地提醒政府和社会各界注意到未受到损害和受到损害的人们在工作和生活上的差异,通过国家立法和社会服务来保证受损害人的利益得到一定的照顾和补偿。

(3)稳定功能:社会不稳定的主要因素是社会各阶层各群体的利益分配不平均,尤其是某一群体利益受到严重损害时社会的不稳定因素将会加剧。在现代激烈竞争的社会中,受到某种利益损害的人往往处于劣势,如果社会不给予他们一定的照顾和帮助,长此以往会严重损害他们对社会的信心,甚至会产生某种反社会行为。社会工作把工作重点放在这部分人身上,借助社会的力量,帮助他们提高社会生活能力,使他们与整个社会融合在一起,有利于社会的稳定。

2. 社会工作的价值

社会工作作为一门科学和职业具有深厚的社会价值基础。现代社会工作的价值可以体现在以下两个方面:

（1）关于人的价值：现代社会工作高度重视人的价值，认为人的生存权、发展权和人的尊严以及人人平等都是人类社会的基本准则，社会工作就是把人的价值放到具有一定高度的位置，努力去帮助那些受到损害的人恢复本应属于他们的权利和尊严。

（2）关于社会的价值：社会应是一个和谐的有机体，当社会中有一部分人的权利没有得到应有的体现，政府和社会团体应主动给予帮助，使得社会更加趋于完善，以达到繁荣、和谐、发展的社会发展总目标。

三、护士与社会工作

（一）护士与社会工作的关系

在中国，社会工作涉及的基本内容古已有之，但是中国的社会结构特征是以生活和生产相重合的家庭为单位，家族亲友形成了日常生活的共同体，对他人无所求助，因此在中国古代和近代并没有产生专业意义的社会工作，也没有形成系统的事业。1949年新中国成立后，社会主义制度的建立加速了社会工业化的进程和加强了对社会的组织动员能力，建立了具有中国特色的社区服务体系。十一届三中全会以后，随着社会经济的快速发展，新的社会问题大量涌现，使得人们重新认识到开展社会工作理论研究与实践的重要性。对此，教育部在一些大学重新开设了社会工作专业和相关课程，民政部门对在职民政工作人员的培训也系统地讲授社会工作相关课程，从而形成了以往的行政性社会工作与现在的专业社会工作相结合的发展格局。20世纪70年代以来，医学模式由生物医学模式向生物－心理－社会医学模式转变，这种转变也带动了护理模式的转变，要求护士在为人提供护理时应将服务对象看成一个具有生理及社会心理需求的整体。护理的服务对象为所有年龄段的健康人及病人，服务场所从医院扩展到了社会中的社区、家庭及各种机构，为那些需要有关健康方面帮助的个人和群体提供服务，护理社会工作就此开展起来。

（二）护理社会工作的对象

一般说来，社会工作的主要对象是指那些在生理、心理和社会的某一方面受到损害的人、群体和社区。随着社会的发展，尤其是社会福利制度的发展，有些国家把为全社会成员服务的某些工作也纳入社会工作，是社会工作的延伸而非主要工作对象。护理社会工作的主要对象包括有生理残疾、精神心理障碍、社会适应不良的个体和群体等三方面人员，护理社会工作将其作为服务对象为其提供有关健康方面的服务。

（三）护理社会工作的内容

社会工作的内容非常宽泛，其主要内容包括社会福利、社会服务、社会保险、社会救济、救灾工作、社区工作、社会工作教育与培训、社会工作行政、督导、咨询和评估、国际社会工作等。

护理社会工作是社会工作的组成部分，其工作内容同样非常广泛，主要以那些不能维持正常社会生活而又需要他人帮助的个人和群体为对象提供服务。护理社会工作作为一个新的社会角色，其角色功能尚未作出明确限定及规范。对于护士开展的社会工作应以社会工作的内容为基础，以维护服务对象的健康，预防服务对象的疾病，恢复服务对象的健康，减轻服务对象的病痛为目标，有序地开展护理社会工作。

1. 医院内的社会工作护士在医院内的社会工作

（1）调节病人心理，配合医院治疗：在医院内，医生往往较难顾及病人心理上的问题，需要医务社会工作者来帮助解决。护士运用专业知识疏导病人的各种负面情绪，调整病人的不良心理状态和行为，给病人提供心理支持。

（2）提供病人信息，协助医生诊治：护士在病人入院后，评估了解病人各方面的情况，为医生提供有关病人的家庭、经济、社会心理等方面的资料，协助医生确定诊断和治疗计划。

（3）改善医患关系，减少医疗纠纷：社会工作在医患沟通中发挥重要作用，促进病人及其家属与医疗护理团队之间的合作，帮助病人更好地接受各种医疗服务，倾听病人对医院工作的意见，参与有关医疗制度的制订等。

（4）提升医院形象，协调公共关系：医院有没有社会工作者已成为当今国际上考量医院水准的一项硬性指标。社会工作可以为医院的整体形象付出努力，包括：帮助医院完善各种服务，协调各种公共关系以赢得社会的肯定；对医院管理提出改进建议，关注医院的制度、设备以及病人的需要，为病人提供更好的服务；配合医疗需要，统理护理服务，包括各种护理咨询；与社区以及关心慈善事业的人士联系，负责安排社会服务志愿者的工作，并给予及时的督导等等。

2. 病人家庭的社会工作

（1）帮助病人申请公共援助：寻求各种资源以帮助病人解除经济压力，使其安心治疗和康复，可以通过医疗保险、社会捐助、医疗赔偿等途径为病人提供各种经济援助。

（2）为绝症病人提供临终关怀：包括减轻病人的痛苦、协助病人及其家属面对并接纳死亡、提供居家和住院服务以及丧亲后的哀伤辅导等。

（3）为丧亲者提供悲伤辅导：悲伤辅导是指对因遭遇亲人过世等不幸事件打击而陷入悲伤之中的病人家属所展开的辅导活动。对于个别难以释怀的病人家属需要提供持续的支持，严重者可进行转介服务。

3. 公共卫生领域的社会工作

主要包括宣传预防疾病和保持健康生活方式的知识，开展社区心理卫生辅导，促进社区医疗卫生设施建设，参与各种卫生行政法规的制订和修改，参与各项公共卫生教育训练计划的制订和实施，调查及评估社区居民的需要和卫生服务的功效，推行各项社区卫生保健工作、参与灾害救援工作等。

（四）护理社会工作的方法

护理社会工作是社会工作的表现形式之一，在长期的实践和总结时发现，社会工作方法的主要有三种：社会个案工作、社会团体工作和社区工作。

1. 社会个案工作

社会个案工作是指社会工作者以个人或家庭为工作对象，运用现代社会科学和人文科学的基本知识，在与工作对象沟通的过程中，了解其在社会生活中遇到的问题，帮助其发掘自身解决问题的潜能，调适个人与他人、个人与环境的关系，增强个人适应社会生活的能力。社会个案工作是社会工作最基本的方法。随着社会的发展，社会个案工作的领域不断扩大，如为个人职业发展提供职业辅导，为家庭提供婚姻辅导、亲子教育等等。

由于中国社会一直是家本位，家庭有责任承担家庭成员健康的责任，因此，中国的社会个案工作不同于西方，不是完全意义上的专业化社会个案工作，具有浓厚的中国特色。对人的帮助有双重目标，一个目标是直接帮助有需要的个人，另一个目标是通过帮助家庭来帮助有需要的个人。这些特点体现在工作者的工作方法上。

（1）直接疏导法：当个人或家庭出现问题时，社会工作者首先是做"思想工作"，即从"认识"上澄清问题，这里的"思想"、"认识"，包括行为主义所指的认知层面。其背后的假设是人的思想或认识直接影响人的行为及社会功能的发挥,解决了思想认识问题也就从根本上解决了影响人行为的指导思想问题,从而为资源运用与环境改变等工作打下基础。

(2)间接网络法、环境改变术及资源运用:社会个案工作所讲的网络是指受助者的社会支持系统,包括同事、亲戚、邻里和朋友,这些网络既能提供精神帮助,也能在紧急时刻提供物质帮助。社会工作者经常运用这种网络来帮助受助者。环境改变术是间接介入受助者的生活环境和社会网络,并与他们合作为受助者的改变提供良好的环境条件。

资源运用是帮助受助者的重要手段,这里既有受助者的自然资源网络(如家庭、朋友等)、社会网络所提供的资源,也有正式组织提供的资源。

2. 社会小组工作

社会小组工作又称为"社会群体工作"和"社会团体工作"。它以社会各种群体为研究对象,注重人类的群体特质,探讨在群体中人们互动模式及相互关系,引导个人与群体的协调,消除群体内个人之间的各种障碍,提高群体活动的质量,增强群体的吸引力和凝聚力。

社会工作的群体从广义上讲包括正式群体和非正式群体,如社会团体和社会组织;从狭义上讲专指那些有特殊困难的群体,如敬老院、残疾人团体、精神病院等。

社会小组工作的定义是从社会小组工作的功能或目的来界定的。社会小组工作的功能有以下四个方面:

(1)促进个体转变:个体是依赖群体的经验成长和发展的,当个体出现生存能力方面的各种问题或心理行为偏差时,通过小组过程可以恢复个体原有的能力,以达到社会化的目标。小组过程可以影响个体的价值观、态度及行为转变,使之成为家庭和社会负责任的积极角色;在小组中还可以通过不同经验的分享,丰富和扩大经验和见识,改善人际关系;小组工作可以使个体成员提高面对问题与解决问题的能力,学习适应危机情景,促进个体成长。

(2)社会控制:矫治性、教育性、治疗性的小组工作特点,通过小组过程可以使小组成员学习遵从适应社会需要的行为,培养起社会责任心,在社会生活中担当起积极有用的社会角色。

(3)用集体的力量解决问题:在小组中小组成员必须学习共同思考,团结协作,共同面对环境。这个过程既能增进小组成员与他人配合解决问题的能力,也可以利用团队的力量来共同解决问题。

(4)再社会化:小组工作通过帮助其成员建立适应社会需要的新价值观、新知识、新技术,来改变小组成员的行为,使他们成为更适应社会生活的积极角色。

3. 社区社会工作

社区社会工作是指社会工作者以社区为工作对象,建立社区协调服务机构,调查研究社区中存在的问题,组织社区成员参与社区建设,培育社区成员社区归属感,改善社区成员生活质量。社区工作是专业社会工作的一种基本方法,它以社区和社区居民为案例,通过发动和组织社区居民参与集体行动,确定社区的问题与需求,动员社区资源,争取外力协助,有计划、有步骤地解决或预防社会问题,调整或改善社会关系,减少社会冲突,培养自助、互助及自觉的精神,加强社区凝聚力,培养社区居民的民主参与意识和能力,发掘并培养社区的领导人才,以提高社区的社会福利水平,促进社区的进步。社区工作的过程如下:

(1)建立关系阶段:也可以称为进入社区。这是社区工作的第一步。社区工作者所要建立的专业助人关系的对象,包括社区居民、社区机构与社团,以及社区中各机构、各社团的领导人与各界的代表人物与知名人士。通常初步关系的建立多由拜访社区的重要人物与社区机构入手，有时也开展一些有利于社区居民的活动来吸引社区居民接纳社区工作者。这一阶段最主要的工作是让社区居民了解社区工作者，社区工作者则寻求未来工作的支持者。

（2）收集资料阶段：社区工作者如果不首先对社区类型、所面对的问题、可运用的资源、提供居民服务的组织等方面进行详细的了解，就很容易走入误区，受先入为主的想法、过去的经验与个人的工作习惯、发表意见的少数人及偶发事件所左右，因而失去正确的工作方向。搜集资料的内容一般包括四方面，即社区的基本资源，社区内的资源，社区内的问题和社区评估。搜集资料的方法可采取社会调查常用的方法。所搜集到的资料，必须整理成系统的、便于保存与查阅的档案（分类的文字资料、制成卡片或输入电脑等）。

（3）制订计划阶段：制定计划包括两种，一是整体规划，即对社区工作的现在与将来进行规划。规划涉及社区组织与发展的全局，可分为近期规划与长远规划。二是具体规划，即对社区中亟待解决的问题制订出工作方案。它只涉及一时之事，是整体规划的一部分。有效的社区工作计划必须符合全体居民的愿望与需要；目标必须明确；必须具有适用性、可行性与可接受性；计划的产生必须是在集思广益、民主决策的基础上产生的；计划必须要有整体性，也就是与社区的整体规划衔接、配合、一脉相承。计划及与计划相关的文件资料，必须妥善保存，以备日后总结、评估之用。

（4）社区行动阶段：社区行动在这里特指社区工作者激发社区居民行动起来，将制订的计划付诸实施的过程。具体方法包括：会议、教育与宣传、人事、财务、协调和成效评估。

案例分析：

某护理学院的社区护理实习小组要进入一社区开展社区护理调研工作。进入社区前小组讨论会议，他们研究的工作方法有哪些？他们要开展哪些方面的调查？他们要做哪些方面的准备？

思考题：

一、什么是社会？社会的基本特征有哪些？
二、什么是社会化？其意义是什么？
三、社会化的途径有哪些？

第三章　文化学基础

一、学习目的与要求

通过本章的学习，熟悉并理解"文化""文化学"的有关概念和内涵，东西方文化的差异，分析文化与社会生活，文化与健康的关系，探究多元文化影响下的护理实践，并能分析和讨论护士的文化能力及文化修养，确立正确的护理价值观和态度。

二、考核知识点与考核目标

（一）护理文化：护理的永续软实力（重点）

识记：护理文化的含义。

理解：护理文化的内容。

具有中国特色的护理文化的构建。

（二）多元文化：多彩世界的本源

东西方文化与护理：兼收并蓄的智慧（次重点）

识记：多元文化的概念。

理解：文化的特征；

多元文化与护理实践；

文化与人的关系；

东方文化与中国文化；

中国文化特征与核心价值观；

中国文化模式与健康；

西方民族社会心理特征；

西方文化特征与核心价值观；

西方生活方式与健康；

东西方比较文化与健康。

（三）文化学概述：绵延不断的传承（一般）

识记：文化的概念；

文化学的功能；

文化修养的概念。

理解：文化的本质、结构、功能；

文化学的内容；

文化与人文的关系；

文化能力及护士的文化能力；

护士的文化修养。

第一节 文化学概述

一、文化

(一)文化的概念

"文化"在西方源于拉丁文 cultura，原意是种植、耕耘、培养、教育、发展的意思，表现在对人的身体和精神的培养，强调培养人参与公共生活必需的品质和能力。在中国对"文化"一词的理解以《辞海》为代表，对"文化"的定义为：从广义来说，指人类社会历史实践过程中所创造的物质财富和精神财富的总和。从狭义来说，指社会的意识形态，以及与之相适应的制度和组织机构。

目前公认的文化定义为：文化是指在某一特定群体或者社会的生活中形成的，并为其成员所共有的生活方式的总和，包括：价值观、信念与信仰、知识、语言、艺术、法律、道德风尚、风俗习惯、生活态度及行为准则，以及相应的物质表现形式。

(二)对文化本质的认识

(1)文化与人密切相关，但它是人的非生物学组成部分。

(2)文化是人在改造世界的活动中使自身的本质力量得以展开，得以实现的一个最终结果。

(3)人是文化的载体，但不是文化本身。

(4)人通过改造自然的实践活动所创造的物质财富及精神财富才是文化。

(5)文化是人创造的，反过来文化又会塑造人，影响人对自然的改造。

(6)文化是人类创造的复合体，文化产生的前提是人与自然的关系，所有文化创造活动都是在人与自然的统一中展开的。人类所创造的文化常常以文化产品作为物质载体，那些物质载体就成了我们所理解的文化，如玉雕、水墨山水画、童话故事等。

(三)文化的结构

文化是一个复杂的整体，可以从不同角度，对文化的结构做出不同分析。

1.文化的层次结构

大部分学者倾向于将文化分为物质文化、行为文化、制度文化和精神文化，它们之间既相对独立，又相互制约，从而构成一个意义与价值共存的文化世界。其中物质文化是文化的基础；行为文化是文化的外壳，它是各种文化动态的反映；制度文化是文化的关键，它把其他三种文化统一为一个整体；精神文化是主导及中心，它决定着其他文化的变化和发展方向。

(1)表层的物质文化：又称显性文化，是文化结构的表层，是以满足人类物质需要为主的文化产物，包括饮食文化、服饰文化、居住文化、科技文化、网络信息文化等。

(2)浅层的行为文化：行为文化属实践文化、现象文化。它是在意识与行为的统一活动中生成的文化；是以动态形式作为存在方式的活动文化。包括人们的言行举止，风俗习惯。如在见面礼节中，日本的鞠躬礼，中国的拱手礼，法国的拥抱礼，显示出不同的行为文化。在护理实践中，它包括护理服务态度、服务技术等，是护士精神风貌的动态体现。

(3)中层的制度文化：又称方式文化。包括法律制度、民主制度、监察制度、人事制度、奖惩制度等。制度文化是管理文化的一种有形载体，它更多地强调外在的监督与控制，是行业倡导的文化底线，往往以各种规章、条例、标准、纪律、准则等形式表现出来。制度文化对人的调节方式主要是外在的、硬性的调节。护理行业的制度文化是以各种护理规章制度及条例规范来表现的。

（4）深层的精神文化：是意识因素占主导地位的文化，通常称为社会意识，主要包括社会心理和社会意识的各种形式。如人的道德观、价值观、审美观等。这种精神文化对人的调节主要是内在的文化自律与软性的文化引导。精神文化形成深层内化的形态结构，表现为极为稳定的状态。护士的精神文化表现在"以人为本""整体护理""创新发展"的护理理念、"爱业、勤业、敬业、精业、慎独"的工作精神及对多元文化的包容等方面。

2. 文化的空间结构

根据文化的空间范围还可以把文化的结构分为文化区、文化区域、文化圈以及边际文化。

（1）文化区：是文化空间分布的最小单位，是一个大文化中具有相同或相似文化特色的区。比如湖南省是一个文化区，湖南省内的各个地区文化又有差异，这些地区就称为文化区。

（2）文化区域：是指共享一种文化模式的区域，是有许多个文化区在内的一个文化模式所占有的整个区域。

（3）文化圈：是指不同的文化模式之间存在的空间范围，其空间地域比文化区域更广阔，如欧洲文化，非洲文化。

（4）边际文化：是指两种或两种以上的文化区域的边际处产生的混合文化，展示了两种文化的冲击与融合，如中国香港的文化。

（四）文化的特征

文化是一个内涵丰富、外延广泛的概念，它具有以下特征：

1. 超自然性和超个人性

文化的第一要素在于它对人的描述，它只与人及人的活动有关。文化的超个人性是指个人有接受文化及创造文化的能力，但是形成文化的力量却不是个人。

2. 地域性和超地域性

文化是人类历史的产物，伴随着人类的出现和发展而产生和发展。人类的出现是分地域的，且相互隔绝。因此，文化一出现就具有鲜明的地域性，各地域间的文化互不相同。文化的超地域性是指文化可以发生和存在在这个地域，也可以发生和存在在别的地域；有些文化首先只在某一特定的地域发生、发展和成熟，但这种文化又可以被其他地域所接受、吸收和同化。

3. 时代性和超时代性

文化具有鲜明的时代特征，一个时代的文化与另一个时代的文化有明显的差别，所以有原始文化、中世纪文化、现代文化的文化时代性差别。在同一民族文化中，各个时代共同的东西可看做是超时代特征的文化。文化的超时代性还体现在有些具有鲜明时代痕迹的文化能够超越其生产的时代，而在新的时代和新时代文化共存并构建新旧文化冲突。

4. 象征性与传递性

一切具体文化现象都是一定文化类型的反映或象征。比如白衣天使指护士。文化的传递性是指文化一经产生就会被世人模仿和利用。例如中国饮食文化被一代一代传递下去，也在不同的地域与民族之间传播。

5.继承性和变异性

在文化发展的进程中，每一个新的阶段在否定前一个阶段的同时，都会继承它的所有进步的内容及前面所有阶段取得的优秀成果。文化的本质是在不断的变化的，人类文化由低级到高级，由简单到复杂是不断进化的。

6.阶级性和超阶级性

随着人类社会进入阶级社会，文化必然也具有阶级性。在一个社会里，统治阶级总是贯彻着本阶级的意识形态（本阶级的道德标准和行为规范）。文化是一个多层次的体系，在涉及文化的阶级性时，不能忽略它的超阶级性。例如科学技术就是属于全人类的，不属于任何一个阶级。

7.创造性

文化是人类社会在共同生活的过程中创造出来的。

8.共享性

文化是一个群体、一个社会甚至全人类共同享有的财富。例如语言、生活习惯、价值观。

9.渗透性

任何国家和民族都不可能长久的孤立于世界各国和各民族之外，必须要和其他国家和民族进行交往，在交往的过程中必然发生文化渗透。

10.复合性

任何文化现象都是一系列具有内在联系的文化现象的组合。例如酒、酒具、酒令等组合在一起成了酒文化。

11.多样性

各个国家、各个地区、各个民族的文化都是不同的，具有多样性。例如民族文化有汉族文化、苗族文化、回族文化等。

（五）文化的功能

文化功能指文化系统内部各要素对于该文化作为整体所发挥的作用和效能。有学者认为文化的影响力对社会起着决定性的作用。

1.凝聚功能

文化具有凝聚力。每个民族都是一个共同的文化体，长期历史积淀下来的对民族文化的价值认同感把人们紧紧联系在一起。例如，中华文化深深植根于所有华人的血液中，中华儿女无论走到哪里，都不会忘记自己是炎黄子孙、龙的传人。

2.规范功能

文化中的制度文化、行为文化本身就具有规范性。文化使一个社会的行为规范、观念更为系统化，文化集合、解释着一个社会的全部价值观和规范体系，例如风俗、价值观念、道德等。

3.区分功能

文化是社会或民族相互区分的标志。不同国家、民族或群体之间，文化所表现出来的本质区别要比地域、肤色、疆界等深刻许多。例如在中国人们强调集体主义、集体成就，而在西方文化里强调的是个人主义、个人成就。

4.传递功能

文化是一种符号，拥有传递社会经验和信息的功能。比如中国的四大发明传入欧洲，对欧洲社会与文明产生了巨大影响。

5. 塑造功能

文化塑造了社会人。文化的塑造功能是指个体通过学习和接受文化，促进个性的形成和发展，逐渐掌握生活技能，培养完美的自我观念和社会角色，并传递社会文化。例如刚出生的婴儿必须通过文化教育及文化熏陶，才能成为真正的人。

6. 经济功能

文化可以创造财富，在市场经济条件下，文化的经济功能越来越突出。文学家的文艺作品，画家的绘画作品，是文化所表现出的直观的经济功能。许多时候，文化是作为一种软实力渗透到市场竞争过程中体现其价值。如医院文化建设会有助于医院树立良好形象，带来社会效益和经济效益。

7. 需要功能

文化满足人类的需要。比如饮食需要，人类逐渐由生物本能的生理需要转变为一种美的享受，出现了茶文化、酒文化、饮食文化。

文化的功能远不止这几个方面，文化既有正面功能，也有负面功能，落后文化可以阻碍人类社会的进步，扭曲人的灵魂。此外，文化的功能是动态的，在特定的条件下，文化的功能可能会变味，有益的文化也会变得有害。

二、文化学

（一）文化学的概念

最早提出"文化学"这一术语的是德国的物理化学家、诺贝尔化学奖获得者威廉·奥斯特瓦尔德。他把文化学定义为研究文化本质规律的科学，他认为"把人类种系与其他动物物种区别开来的这些独特的人种特性，都被包括在文化一词中。因此，对这门关于人类特殊活动的科学可能最适于称作文化学。"我国许多学者从不同角度给文化学下定义，综合学者们的观点，可以认为，文化学（culturology）是研究人类文化现象的发生、发展及变化规律的科学。文化学从宏观的角度探讨文化本身以及诸文化相互关系、文化与社会及自然的相互影响。

（二）文化学的内容

文化学研究的主要内容包括四个方面：

（1）对文化学学科本身的研究：包括文化学的流变，文化学的基本理论，以及文化学的方法。

（2）对文化形态的研究：从内容而言，文化形态有物质文化、精神文化、行为文化、制度文化。从地位而言，文化形态有主流文化、亚文化、反文化、子文化。

（3）对文化史的研究：即纵向的研究。其内容涵括世界文化史、民族文化史、哲学思想史、学术史、风俗史、宗教史、艺术史、文学史等等。

（4）对交叉文化的研究：即横向研究。把文化学与其他学科交叉而形成新的学科，如比较文化学、历史文化学、生态文化学、文化心理学、文化人类学、文化社会学、文化传播学、文化产业学等。

（三）文化能力

文化能力（cultural competence）也称文化理解力、文化敏感性、跨文化效能和多文化性，是指个体在与他人沟通交流的过程中，运用自己所拥有的文化知识，用客观的、批判的、开阔的眼光去评价他人的文化，并对他人的语言、行为、态度等背后存在的文化根源具有的理解和洞察能力。

1. 文化能力的组成

20 世纪中叶美国学者提出"文化能力"的概念，若瓦（Rew）认为文化能力是文化意识、灵敏性、知识和技能四个方面的有机组合。文化意识（情感）是个人认识到他人因文化背景不同产生的差异性；灵敏性（态度）是个体尊重并欣赏文化差异的程度；文化知识（认知）是个体能积极吸收有关人的文化背景信息；文化技能（行为）是个体与他人沟通、收集其文化背景资料并进行文化评估等。

2. 护士的文化能力

护士文化能力是指护士在护理工作中显示出的对其服务对象的文化根源所具有的洞悉及理解能力，是护士人文修养的重要组成部分。护士的文化能力主要包括文化自觉、文化知识、文化敏锐度、文化技巧。文化自觉是指护士能深入的自我检视个人和专业的文化背景；文化知识则是指护士能寻求、取得关于不同文化及族群的知识；文化敏锐度指护士能欣赏与尊重护理服务对象的信念及价值观，重视他们的文化，理解他们因文化不同而表现出的不同行为；文化技巧则是护士执行文化评估，顺利与服务对象进行沟通，抛弃个人偏见，为服务对象提供适合其文化背景的照护措施。这些文化能力是一种可持续性发展的能力。

（四）护士文化修养

1. 护士文化修养的作用

提高护士的文化修养有利于护士在工作过程中理解服务对象的观点及行为；提高文化修养有利于护士的介入，选择恰当的方式向服务对象传递自己的观点，从而完成与服务对象的有效交流。

2. 护士文化修养的来源

要提升护士的文化修养，需以海纳百川的态度对待一切人类优秀的文化成果。

（1）首先要传承优秀的中国传统文化：如爱国主义精神、艰苦奋斗精神等，这些优秀的民族精神和传统文化，使中华民族历尽磨难自奋起，饱经沧桑而不衰。这是文化修养的重要来源。

（2）其次弘扬新时期的先进文化：我党在领导全国人民进行新民主主义革命和社会主义建设的伟大事业中，不仅继承了优秀的中华民族精神，而且增添了许多新的内容。例如，解放战争时期的长征精神；社会主义建设时期形成的雷锋精神；改革开放以来形成的改革创新精神。

（3）再次学习有价值的西方文化：西方文化中有一部分是属于全人类的有价值的文化，例如竞争、平等、效益、开放等观念。这些文化精华对于推进中国社会主义建设和提升个人文化修养是相当有益的。

第二节　多元文化

一、多元文化

（一）多元文化的涵义

多元文化（multiculturalism）指在一个区域、地域、社会、群体和阶层等特定的系统中，同时存在具有独立文化特征而又相互联系的多种文化。

(二)多元文化与护理实践

1. 多元文化影响护理服务对象的疾病观

(1)文化对发病原因的影响:文化中的价值观、习俗及生活方式会直接或间接地影响某些疾病的发生。如喜欢豪饮的俄罗斯人因酒精所导致的疾病的发病率较高,公共卫生及卫生习惯不佳的人群传染病的发生率高。

(2)文化对疾病临床表现的影响:中国的传统文化造就了人们的忍耐精神,这种忍耐使他们对疾病所导致的临床表现不敏感,从而贻误病情;某些宗教信仰也可能会使人们在遭遇病痛的时候认为是宗教力量的作用而拒绝求治。

(3)文化对服务对象寻求护理帮助的影响:中国文化认为,女性是柔弱的,而男性是坚强的,故患病时,女性会比男性更积极地寻求外界的帮助。受教育的程度也会影响人们选择帮助的方式,教育程度高的人会积极了解疾病的病因、处理方式并配合医护人员的工作,教育程度低的则会过分依赖医护人员,盲目乐观或过度恐惧,从而影响疾病的转归。

2. 多元文化中的护理策略

护士在护理工作中,需充分考虑病人的文化认同权、社会公平权以及经济受益需求。

(1)体现文化的平等性:多元文化观点认为,社会是由不同民族、不同群体组成的,社会成分的多元化决定了文化的多元化。各种文化都有其独特的价值,并无优劣贵贱之分,因而各种文化都有平等的生存权和发展权。护士在面对其服务对象的时候,需认同他们不同的文化背景,理解他们不同方式的求医行为及对疾病的态度。

(2)体现文化的交流性:文化间的交流是多元文化形成的必要条件和存在基础。护士与护理服务对象之间同样存在文化交流问题,不是所有的民众都受过良好的医学教育,他们关于健康维护的看法与护士常常会存在文化冲突,耐心了解护理服务对象的文化,与他们进行有效的沟通才符合多元文化的观念。

(3)体现文化的差异性:文化的差异性要求护士根据服务对象的文化特征运用丰富的手段,有针对性地提供护理服务。

(4)体现文化的内聚性:多元文化最本质的目的不是要突出某一种文化,而是提供处理两种以上文化间相互关系的态度和方法,即多元文化不是为了让不同的文化间发生冲突,而是为了不同文化的相互理解及宽容,从而使拥有不同文化背景的人们在保持自我的同时可以和谐相处。护士的工作就是处理护理文化与其他文化的融合,将对护理服务对象有益的文化观念传递给他们,使他们的健康得到维护,并把这些观念变成他们新的文化体系的一部分,完成文化的内聚。

二、文化与人

(一)文化与社会生活

文化是人类社会特有的现象,会对社会生活产生重要影响。这种影响可以表现为文化成为社会生活的中介和导向,它教会人们用怎样的方式生活,用怎样的标准评价自己的生活。如关于饮食文化,素食主义者认为动物性食物有害人的健康,他们会严格控制自己对动物性食物的摄取,这会形成他们独有的素食生活。

(二)文化模式与生活方式

1. 文化模式

文化模式(cultural mode)是一个社会所有文化内容组合在一起的特殊形式和结构,一般认为文化模式包括符号、物质特质、艺术、科学、习俗、家庭制度、财产占有方式与交易方式、政府及战争九个方面。

2. 生活方式

生活方式(life style)是指人们在一定条件下生活的样式和方法,是生活活动全部特征的总和。生活方式不只限于人们日常的消费活动,还包括社会生活各个领域全部活动的形式和特征,可以以个人的行为方式表现,也可以以社会、民族、家庭的方式表现。如中国春节,春节时阖家团聚是中华民族的一种生活方式。

3. 文化模式与生活方式的关系

文化模式与生活方式相互影响,相互制约,其主要有两方面影响:

(1)文化模式在形成过程中受生活方式的影响:中国农业经济的生活方式使中国文化中较多的赞美自然,谴责人为,不喜变化,不善创新。而海洋国家的人有较多的机会见到风俗不同,语言不同的其他民族的人,故惯于变化,鼓励新奇。

(2)文化模式影响人们生活方式的选择:生活方式是一定社会历史条件的产物,其形成和发展受客观的社会因素以及人的主观因素的影响,其中作为重要精神活动的文化模式对人的生活方式产生着重要的影响。如中国的"孝文化"深刻地影响着人们的养老方式;"中庸之道"的理论使中国人倾向于谨言慎行的行为方式。

(三)文化与健康

1. 文化对健康概念的影响

健康是一种生命状态,同时也是一种社会文化观念,健康的概念随时代的进步发生着改变。在古代中国,健康被看成是阴阳平衡的结果;到了近代,人体被看作是一部机器,健康就是机器零件和运行的正常。1989年联合国世界卫生组织(WHO)对健康作了新的定义,即"健康不仅是没有疾病,而且包括躯体健康、心理健康、社会适应良好和道德健康"。这个概念对传统的"无病、无残、无伤、长寿就是健康"观念形成冲击,体现了人类社会对健康更高的追求。

2. 文化对健康行为的影响

文化会影响民众对待健康问题的态度以及处理的方法,从而影响他们的健康状况。

(1)文化影响民众的就医决策:崇尚忍耐的民众,患病后不会立即就医。在中国,大多数人不认为流行性感冒是一种严重的疾病,故会拖延就医时间;而在欧美则被认为是一种严重的疾病,会立即就医。这些都体现文化对民众就医决策的影响。

(2)文化影响民众对治疗手段的选择:在中国,由于中医文化的博大精深,对民众有重要的影响力,许多人在患病时会选择中医治疗,特别是在养生保健方面深得民众信任。但在西方社会,民众很少选择中医作为治疗手段。风湿性心瓣膜病病人需换瓣时,看重未来、注重生活质量的西方人会选择尽早换瓣,而在中国则会先选择保守治疗。

(3)文化影响民众对医疗保密措施的选择:在美国,非常强调病人的知情权,所以会将包括癌症在内的病情如实告诉病人,使病人充分计划他的人生;而中国则比较强调保护医疗制度,以免病人因经不住打击过早离去。

(4)文化影响人们的健康行为:文化会影响人们采取有益或者有害于健康的行为。美国西部犹他州摩门教的教义禁止喝酒,这种文化对摩门教徒的健康是有益的。中国古代以三寸金莲为美,这一文化习俗使许多女性成为残疾,损害了中国广大妇女的健康。

(5)文化影响民众获取健康的方式:在中国的养生文化的影响下,人们会通过食疗、打太极拳、练气功维护自己的健康。也有的民众靠求神拜佛维护自己的健康。

第三节　东西方文化与护理

一、东方文化与中国文化

从文化层面理解东方文化主要指亚洲地区的文化，包括非洲北部部分地区的历史传统文化，其渊源是中国文化、古埃及文化、古巴比伦文化和古印度文化。中国文化是东方文化中最具代表性的思想和哲学体系。中国文化至今已有五千年，历史源远流长，内容博大精深，包括独具特色的语言文字、浩如烟海的文化典籍、美仑美奂的文物古迹、经典传世的哲学与伦理道德、对社会发展产生深远影响的先贤哲人以及影响世界发展进程的科技发明等等。中国文化自汉朝开始形成了以儒学为主，释、道相辅的相对稳定的意识形态，对我国以及亚洲乃至世界其他地区的文化发展产生了深远的影响，在世界文化史上享有崇高和不可替代的地位。

二、文化特征与核心价值观

（一）中国文化的特征

1.中国文化的外在特征

（1）统一性：中国文化是逐渐形成和发展起来的、以中华文化为中心、囊括各民族绚烂多彩文化的统一体。这一统一体具有很强的凝聚力，在中国历史发展的任何阶段都不曾被分裂和瓦解过。

（2）连续性：中国文化在历史发展过程中一脉相承、传承发展、具有一定的连续性。

（3）包容性：中国文化的核心特征是包容性。中国文化是不同学派与学说取长补短、相互交汇而形成的，中国文化历来以博大胸怀对待外来文化，兼收并蓄。

（4）多样性：中国幅员辽阔、民族众多、地质各异，中国的区域文化和民族文化丰富多彩。中国历史上曾经有众多丰富的区域文化及苗、蒙、藏、满、回等不同的民族文化，其风格迥异、异彩纷呈、各具特色。

2.中国文化的内在特征

（1）体现人本：中国文化是以人为本位，关注人的生存及其全方位的发展。

（2）注重整体与群体：中国文化将人和环境的关系看成是一个有机和谐的整体。中国文化强调个体追求符合群体利益的价值目标。个人首先要为家庭或家族为代表的群体利益尽义务。先国后家，先人后己，甚至为了整体牺牲个体，即所谓的杀身成仁和舍生取义。

（3）强调和谐与中庸：中国文化主张"以和为贵"追求"中庸之道"。由于对"中庸之道"的普遍认同使中国人形成了注重保持和谐的社会意识，以及做事不走极端、求大同存小异的处世原则。

（4）追求安土与乐天：中国文化是在以农业为核心的自然经济基础上形成和发展而来的。在农业经济中，固守土地的意识是一种根深蒂固的意识，使人们形成了对土地的热爱和依赖。中国人思乡、寻根、问祖的乡土情怀与西方文化有很大的差异。

（二）中国文化核心价值观

中国文化的核心价值观是指渗透于中国文化现象和活动中的宗旨或思想，也是中国文化发展的内在驱动力和思想意识基础。中国文化的核心价值观是中和主义,中和主义的"中"是指矛盾双方都在自身应有的范围内适度发展,使矛盾统一体始终处于平衡状态。中和主义的"和"是指事物多样性的统一,即对立因素的交融。"中"与"和"实质是一致的,是"和而不同",是不同元素相配合的矛盾均衡状态,二者互为补充。

三、中国文化模式与健康

中国的文化模式离不开儒家、道家和佛教思想的长期深远的影响。各个学说派别在对于健康的影响方面既有相同的地方,也存在一些差异。儒家、道家、佛教学说中存在以信仰来养性的方法。一般是通过教育和培养人的信仰,从而统合和控制人的七情六欲以维护健康。这种方法偏重于在人的生存价值和心灵层面上发挥作用。儒家是讲求正面控制,即发挥主体能动性以解决问题,宣扬人有天然的入世责任,因此不惧怕苦难,苦难利于人的成长和成功。道家是采用退让的方式弃智守朴、去用取无,以下为上处理健康问题;佛教则是化解,把生存问题和困惑化解到其他方面去。

在中国传统的养生学说和中医治疗疾病的学说中有养生－治身方法。该方法通过身体－精神控制、调整或治疗来实现健康。传统的阴阳五行学说、藏象学说和经络学说是养生－治身思路的理论基础。其中,阴阳五行学说解释世界的起源和变化的机制,藏象学说主要是解释身体的结构和功能,经络学说则阐述身体的不同部位和结构之间是如何进行联系的。这些学说是中医的哲学基础,从根本上是以天人合一的"中和"美好境界为其理想的追求目标,以系统论、信息论等为其研究方法。中医辨证论治治疗的目的是使病人体内外重新恢复动态与静态的中和境界。中医认为"心为五脏六腑之大主""脾胃为后天之本""有胃气则生,无胃气则死",该学说中重心神为尊中,重脾胃为崇和。

在传统文化中,迷信－功利方法也是一种常用的维护和修复健康的方法。该方法通过带有神秘性的、超现实的某种人或物的中介来调整身心健康。例如:"缘"的观念。在中国民间文化中"缘份"是一个很普遍的现象。人们认为一些事件的发生,是超越人的感知和控制能力之外的原因造成的,这就是"缘"或者"缘份"。宿命思想也是一种超现实的思想,与早期中国人的自然崇拜有关。

四、西方文化与护理

(一)西方民族社会心理特征

西方人的心理特征是属于外倾性,包括外向、激进、张扬、夸张、激烈和痴狂等特点,主要表现为讴歌酒神精神、崇尚悲剧和冒险、追求竞争和新奇等。在对待世界的态度上,其外倾性特征决定了西方人采取了一种预先设定对象是空白的,然后试图对其灌注生命的思维方式。

1. 西方文化特征

西方文化是以围绕着地中海的北非的尼罗河文明、西亚的两河流域文明、爱琴文明以及南欧的古希腊、古罗马文明为基础,经过来自北方的日耳曼民族大迁徙而形成的。在这个文化圈中生存着众多的种族,这些文化之间相互碰撞、交流和融合,形成了跃动的、积极进取的特色,是一种扩张性的文化。

(1)西方文化从本质上看是个体文化:西方文化主要特征是具有个体性特性,其核心内容是崇尚个体自由度的发挥,所以,西方文化可称之为"个体文化"。西方人认为人性非常复杂,个性又是多种多样,对自我的充分认识是实现自我价值的前提。西方民族以个体为本位,即以人为本,注重个体、人格和尊严,强调个人的自由、权利,并通过个人奋斗和竞争来确立自我价值。

(2)西方文化具有基督教精神:基督教是西方人心目中绝对和永恒的精神向导。基督教的教义追求人人平等的概念,即上帝、真理和法律面前人人平等。每个人都是独立的个体,有权主宰自己的信仰。西方宗教精神完全对立于世俗世界,他认为人需要超越充满罪恶的现实世界,最后得到上帝的青睐和拯救而获得永恒的生命。

(3)西方文化崇尚理性:发展和崇尚理性思维是西方文化的典型特征。在征服自然和培养科学意识的过程中,西方人形成了科学理性。这种理性是依靠人的智慧和认识能力来征服自然和推动社会进步的。西方人把理性当作内在自主的活动,认为理性当中包含着辩证过程,因而历史的沿革对理性自身的发展影响不大。

(4)西方文化时空分立:对西方人而言,宇宙指的是空间存在,是指空间存在的万事万物,并无时间的概念。西方文化的时空观是以空间为主导的,并且强调了时空的中断性,即就是事物的有无状态、物质的秩序排列、人类的生存竞争等。因而,西方人注重现实的生存竞争。

(5)西方文化天人相分:西方文化中天人是相分和对立的关系。人要生存就要获取生活资源,而为了征服自然就必须要认识自然。这种观点促使西方人深入研究自然界的各种问题和现象,推动了哲学和科学的进步,增进了人类对于宇宙的认识和观察。

2.西方文化核心价值观

西方文化的核心价值观是个人主义,这也是西方道德的根本原则。西方人认为个人主义同唯我主义或自私自利根本不同,自私自利的行为既可以是个人做出的,也可以是一个集团做出的。个人主义包含有本体论、认识论、伦理论、宗教论、政治论和经济论等几种基本理论。

(1)本体论:本体论的个人主义是个人主义的核心。这种本体论的个人主义认为个人先于社会而存在,个人是本源,社会、国家是个人为了保障自己的某种权利或利益而组成的,除了个人的目的,社会或国家没有任何其他目的。

(2)认识论:认识论的个人主义与本体论的个人主义紧密相连。其核心是强调认识的个人特征。许多自由主义者关于个人自由的论证就是从认识论的个人主义出发的,例如密尔从认识论的个人主义出发论证言论和讨论自由的必要性。

(3)伦理论:伦理个人主义在个人主义中至关重要,他否认了道德的绝对性,认为道德的本质是属于个人的。该理论认为善和恶完全是个人的主观评判,因为不可能从对象本身的本质之中得出任何有关善与恶的共同标准。

(4)宗教论:宗教个人主义则是指个人对自己的宗教命运负责,个人有权以他个人的方式并通过自己的努力直接与上帝建立联系,而无需他人的参与。

(5)政治论:政治个人主义阐述了个人权利的至高无上性,建立政府的目的是保护个人的权利和利益,这种个人主义的延伸必然要求政府的决策必须得到社会成员的同意,即民主。

(6)经济论:经济个人主义强调了个人追求自己经济利益的合法性,个人通过市场竞争和经济以实现个人利益,避免政府的干预。

(三)西方生活方式和健康

西方生活方式与健康受到西方文化背景、地理、物产、交通等因素的影响，他具有不同于东方生活方式独特的一面。

1. 饮食行为

西方人秉承着游牧民族、航海民族的文化血统，以渔猎、养殖为主，以采集、种植为辅，因此饮食结构中以荤食为主，蔬菜为辅。西方哲学讲究实体与空虚分离和对立，在文化精神和思维模式上形成了天人分离、强调形式结构、注重明晰等特色，使得西方人在饮食原料和配料都极为准确，烹饪过程规范统一。他们重科学即讲求营养的供给，讲究每天摄取准确量的热量、维生素、蛋白质等，不讲究食物的色、香、味、形，即便口味千篇一律，也一定要吃下去——因为有营养。西方人习惯实行分餐制，体现了西方人对自我的尊重。

2. 运动行为

西方人的运动理念和行为受到古希腊文化观念的影响，崇尚竞争、个性张扬的竞技性运动，运动方式则注重对抗性和表演性，他们主要依靠器械进行运动健身。随着科学技术的发展，许多繁重的体力劳动逐渐被机械化和自动化设备所替代，人们的劳动时间和劳动强度逐渐减少和降低，引起运动不足综合征，诱发或加重肥胖症、心血管疾病、骨关节病等一系列疾病。

3. 吸烟行为

1500 年之前，烟草出现在美洲的土著群落，他们认为，烟草通常寄居着神秘的萨满神灵，所以将其用以宗教仪式。烟草在欧洲传播，是因为礼节和药用的需要，抽烟变成了精英文化的一部分。因此，尽管发达国家开展了多年的反烟运动，西方人仍有吸烟行为，尤其是青少年。常见的吸烟方式有嚼烟、鼻烟、吸烟，吸烟又可以分为烟斗、水烟袋和香烟等方式。目前烟草则普遍以过滤嘴香烟为主。尽管滤嘴香烟采用现代滤过技术显著降低了焦油和尼古丁的含量，香烟对人身体的损害依然很大。

4. 饮酒行为

酒在西方被认为是酒神赐予人们的礼物，也是丰收的象征。在不少西方人眼里，酒是一种特殊的艺术品，拥有魅力和生命，而葡萄酒更是其中的代表，因此，酒与西方人的生活密切相关，少数人有酗酒的现象。社会因素对酗酒的形成有诱导、促进作用。西方人通常以酒作为饮料招待客人，并且常常在文学作品中贬低酒的地位。他们经常消费的酒类饮料包括白酒、黄酒、啤酒、葡萄酒等，是由高粱、大麦、大米、葡萄或其他水果发酵制成的含乙醇的饮料。研究发现酗酒与暴力犯罪、儿童虐待、交通事故等家庭和社会问题有关联，因而对人的健康、生命、以及家庭幸福构成了严重威胁。长期大量饮酒会对人体各个器官、心理和社会功能造成重大影响。

5. 性行为

不同时代背景的人对性的态度差别很大。西方古代社会受基督教的影响，主张性禁欲主义，现代社会在性享乐和性纵欲观念的影响下主张性解放，后者给社会、家庭及个人带来了极大危害，严重影响了社会的稳定和个体的身心健康。艾滋病和性病泛滥就是西方性解放的直接后果。

五、东西方比较文化与健康

（一）东西方健康观比较

1. 健康观的演变

健康包括生理、社会心理及精神等不同的层面，是人类共同追求的目标。健康的意义因人、时间及地点的不同而不同。健康可以理解为是个人成就、家庭幸福、社会安定、国家富强的基础及标志。人类的健康观是随医学科学的发展和社会进步而不断演变，其过程可以概括为：

（1）蒙昧阶段：古代生产力水平低下，科学技术思想尚未形成，人类对于健康和疾病的认识是蒙昧和超自然的。人们认为生命和健康都是拜神灵所赐，而疾病和灾祸是遭受天谴和受到神灵的惩罚。当时维护健康和预防治疗疾病的方式主要是祈祷和巫术，人们祈求神灵的庇佑与宽恕。可见蒙昧的健康观念是建立在古代生产力水平极不发达基础上的，随着科学技术思想的确立和生产力水平的提高，客观上促进了巫医的分化，改变了人们的健康观。

（2）自然哲学阶段：随着生产力的发展和医学技术水平的提高，人类开始将健康和疾病与人类生活的自然环境和社会环境联系起来观察和思考，由此产生了最早的辩证的整体医学观。这种健康观念通过对立统一的哲学概念来阐释疾病的发生、发展、诊治、康复及转归。例如古希腊的希波克拉底提出了"体液平衡学说"，该理论认为人体内有血液、黏液、黄胆汁、黑胆汁四种液体，这四种液体的平衡与否决定了个体的健康程度。

（3）机械论阶段：欧洲的文艺复兴促进了西方科学技术的发展，尤其是实验科学的兴起巨大地推动了欧洲科技的进步。笛卡尔和拉美特利等哲学家发展了机械论医学观。该观点认为人体是一部精密的机器，疾病是机器发生故障的结果，而康复过程的实质则是修缮的过程，因而维护健康应该像维护机器一样精益求精。在这种机械论的健康观念的影响下，医学得到了进一步的发展。如巴斯德发现了微生物、哈维发现了血液循环、维尔啸提出了细胞病理学、莫尔干尼创立了器官病理学等等。

（4）生物医学阶段：随着科技时代的进步，自然科学包括医学的快速发展受到工业革命浪潮的强烈冲击。此时的形而上学、机械论的自然观受到了能量守恒与转化定律、细胞学说、进化论等揭示自然界固有辩证法的剧烈冲击。这一阶段，传染病的暴发流行极大地推进了细菌学研究的进一步深入发展，人类开始认识到宿主、环境和病因之间动态平衡与否是疾病发生与否的核心问题。人类对病原微生物的深入探索形成了疾病的单因－单果模式，也就是生物医学模式的健康观。该模式在一定程度上揭示了急、慢性传染病的发生、发展及流行规律，从纯生物学角度来阐释维持生态平衡的观念。

（5）生物－心理－社会阶段：随着人类社会经济、文化、医学及科学技术的发展，人类的疾病谱和死亡谱在世界众多地区发生了显著变迁，例如心脑血管疾病、恶性肿瘤的发病率日益升高，超过了传染病的发病率。研究发现心脑血管疾病、恶性肿瘤的发生、发展及转归均与人的身体、心理、社会等因素密切相关，同时基于作为医学研究对象的人的生物和社会双重属性，因此产生了生物－心理－社会医学健康观。这一观点认为，将人视为一个群体的一员在群体层面上研究健康与疾病问题，不但需要运用科学实验的方法进行相关生物学的定量测量，而且还需要运用社会调查等定性的研究方法，针对人们的心理、社会及行为方式等因素进行剖析研究，才可能更加全面、更加准确地认识到健康与疾病二者之间相互关系的本质。

2. 东西方健康观的比较

东西方健康观的差异主要源于宗教方面的不同阐释。

（1）东方宗教关于健康的阐述：佛教和道教的健康观点对中国人的健康观颇具深远影响。

①佛教的健康观：佛教认为健康的人应该在生理上端庄，在心理上坚毅安详，充满智慧，这是佛教对健康理解的最高理念，反映了佛教融合中国传统医学的整体医学观思想。该观点认为，人的身体是由地、水、火、风四大要素构成，如果四者不协调人就会产生疾病；也认为生命无常，必然有生老病死等痛苦，任何人都不可能避免或者获得长生不老。该观点认为影响人类身体健康的因素很多，例如外感风寒、内伤湿热等引起的地、水、火、风四大要素的不调。针对这些致病因素，佛教形成了一整套医疗保健的思想和方法。由于佛教认为病从身生，身由业起，业唯心造，可知心为病本，因而佛教医病的核心是治疗心病。因此，佛教治病常常采用闻法、诵经、持戒、坐禅等方法，使得病人自净其心。

②道教的健康观：与佛教的健康观不同，道教是一个重生贵生的宗教，追求成仙得道、健康长寿。该观点可以从两方面去理解：一方面道教认为长生可求，我命在我。这种健康观不但要求人要好生、乐生、贵生、尊生，而且认为人只要顺应自然规律，但不听天由命，通过不断修炼，可以实现健康长寿；另一方面道教认为人应该内外修养，动静结合。这种观点总结出了道教的内外丹法、导引行气、动功健体等方法，从而形成了独树一帜的具有中国传统文化特色的道教养生文化体系。

（2）西方宗教关于健康的阐述：西方宗教关于健康的阐述主要是基督教的健康观。该观点可以从三个方面去解读。

①健康是上帝给予的美好祝福，疾病和死亡则是违背上帝旨意而得到的惩罚。该观点认为人是上帝所造的，人由灵魂和肉体两部分组成，因而人的健康也应包括精神的和肉体的两个方面。肉体方面的健康是指人体生理功能无异常，各器官、各肢体没有疾病和缺陷。精神健康即心理健康，则指人的认识、情感、意志、性格等心理特征未发现异常。

②珍爱生命，不做有损健康的行为。该观点认为既然人的生命源于上帝，那么上帝就希望其能够健康地正常地生长发育，因而反对杀人和自杀。

③积极乐观、过健康向上的生活。首先，基督教认为信仰上帝的人们的生活是快乐的。快乐并不等于生活没有任何困难、挫折和痛苦，而是以积极快乐的生活态度去面对这些问题。其次，基督教徒的生活常是一种满足的生活，对自己目前所处境遇和所拥有的一切常怀感恩之心，且放弃过分追逐名利。

（二）东西方疾病观的比较

疾病是指健康连续过程的中断，提示机体部分器官或系统的结构和功能发生了异常或紊乱。所谓疾病观，则是指人们对疾病总的观点，是人们对疾病发生、发展及其本质的总的看法。人类对疾病的认识是随着生产力的发展及科技的进步而不断深化和完善的，至今仍处于不断变化及发展的演变之过程中。东西方的疾病观虽有不同，但二者却经历了共同的发展历程，从本体论的疾病观、自然哲学的疾病观、自然科学的疾病观、实用的疾病观到现代的疾病观。

1. 本体论的疾病观

本体论的疾病观认为病因是独立于人体而存在的实体，它与人体的关系是两种实体之间的关系，是神灵主义的医学模式。该模式认为病人是从外部获得了某种异己的东西，疾病是这种异己的东西在人体里繁衍作祟。在东西方历史上都存在本体论的疾病观。例如古希腊人认为瘟疫是盛怒的太阳神阿波罗用标枪向人们投来而散布的。总体而言，本体论疾病观是原始医学把经验的、魔幻的和宗教的因素结合起来理解疾病。

2. 自然哲学的疾病观

自然哲学医学疾病观的方法论是直观观察和思辨的整体论，其基本的医学思想是唯物主义。该观点运用自然哲学的理论解释疾病的发生、发展与转化，认为健康是一个人体内的平衡问题，如果平衡被破坏就会产生疾病，即疾病是由某种因素打破了人体内的平衡而产生的。例如，中医学用阴阳平衡和五行生克及天人合一的思想解释人的生理病理现象；古希腊人用四种体液失衡来解释疾病的病理。

3. 自然科学的疾病观

自然科学疾病观也称为系统－器官－细胞－分子水平的疾病观。随着社会科学技术的发展，疾病被不断地用观察法和实验法加以证明和完善，形成了自然科学的疾病观。这种观点的核心是在于揭示疾病发生的现象以及疾病现象发生过程的实质，进而把握这些现象和过程的规律性，为在医学实践中合理而有目的地利用这些规律开辟各种可能的途径。

4. 实用的疾病观

随着科学技术深刻的革命，产生了实用性的疾病观。该观点认为诊断疾病至少要有三个必要条件，即影响正常生活、引起主观不适、通过医学手段才能治疗。然而这种实用的疾病观具有一定的缺陷，他不能诊断具有前两个特点但不求医的老年人是否患病。在这种实用观点的引导下，预防医学家认为凡能查到相应抗体的人便是病人，统计学家则认为测量指标偏离正常值的 2～3 个标准差之外就是疾病，而经济学家认为个体丧失劳动能力即为疾病。

5. 现代的疾病观

进入 20 世纪以来，科学技术发生了飞跃性的革命。特别是控制论、信息论、系统论、分子生物学、遗传学、免疫学等理论和学科的蓬勃发展，设备和测试方法的完善，促使人们对疾病的本质及其规律产生了更加全面和深刻的认识，即现代的疾病观。该理论把疾病看作是一个人的生理、心理及社会受到破坏的综合表现，它不是一种原因的简单结果，而是人类无数生态因素和社会因素共同作用的复杂结果。这种观点从宏观角度把人当作自然生态系统中一个环节来加以观察，从微观角度则将机体的细胞水平研究发展到了分子水平。

（三）东西方死亡观的比较

死亡观是人类对自身死亡的本质、价值及意义的根本观点和根本看法。人类的死亡观可分两种。一种认为，死亡是人类最大的天敌，死亡使人丧失了真正的自由，使人失去了一切；另一种观点则认为死亡是人类必须要接受的朋友，是每个人都必须要经历的归宿，人类只有在死亡之后才能获取真正的自由。

1. 中国传统的死亡观

在中国社会发展的早期，社会生产力落后，哲学的思考能力尚未形成，人们还不能用自然地眼光看待死亡，而是采用宗教神话的形式来阐释死亡。此时的死亡观其本质特点是对死亡的反抗，并且认为人死后会转世为其他生灵。随着科学生产力的发展，人们学会了用科学自然的观点来理解死亡，认为死亡是人类的一种自然归宿，生死是无法抗拒的自然法则。该观点认为人的生命是宝贵的，具有唯一性和不可逆性，人死不能复生，死亡是一件令人恐惧的事情。

在中国传统文化中佛教、儒教、道教从多方位、多角度对死亡进行了较为细致深入的阐述。佛教对死亡的基本观念是悲观主义的寂灭论。佛教死亡观的核心是三世说、六道轮回说，即因果报应轮回转世理论。该观点认为死亡不是人生的终点，仅仅是暂时告别人生。今世的生乃是前世死的再生，今世的死乃是为了来世的生，即生死轮回。儒家建立了一系列以道德价值为核心的死亡观，其核心观点是"生死有命，富贵在天""生则重生，死则安死""舍生取义"，认为人生最重要的是专注于现实生活，不为死后的归宿所困扰。同时，该观点认为仁、义、礼均高于生死，更强调"礼"的重要价值，认为应该把"礼"贯彻于人生的全过程。该观点为生命确立了一整套价值标准，促使个体为民、为国、为他人，为忠、孝、悌、友和立功、立德，杀身成仁，舍生取义。与佛教和儒教相比，道教对待死亡的态度则呈现出一种浪漫主义的色彩。该观点强调"出生入死"，将万物归结于道，道法自然。凡事不能强求，要顺其自然，主张无为。认为既然生死是天道所定，因此就不要悦生、不要恶死，应"生死齐一"。该观点追求的最高境界是实现人的"死而不亡"，即精神的永恒不朽和人类的永生。综观儒家、道家、佛教死亡观，其相同之处都在于肯定了人生的价值和意义。

2.西方文化中的死亡观

最早的西方死亡观具有否定性特征，核心内容是信仰灵魂永存，认为死亡是由自然界的神秘力量所控制，否定了死亡的普遍性、必然性和终极性。现代西方人的死亡观认为人想要摆脱死亡的普遍性，只有或者必须通过信仰上帝来实现。生与死都取决于上帝，个人无选择权。所有人拥有第一次生命唯一的意义就是死亡，只有死后的生（即复活）才具有真正的意义。人自己不能随意渴望或选择死亡，必须在上帝的安排下经受精神痛苦，然后自然地死去，最终才能复活。综上所述，西方人的死亡观始终渗透着宗教的影响。西方基督教的死亡观是神秘主义的不朽论。该理论认为上帝透过圣经向人们展示了有关死亡问题的答案，在上帝的带领下，基督徒的生命会永垂不朽。基督徒肉体死了乃是睡着了，并非死了，睡了之后还要再苏醒过来。当基督徒复活后，其肉体身躯则需要被改变。经过一番整修之后的身躯会进入到真、美、善的新天新地中，与主永远同在，共享福乐。

3.中西方文化死亡观的比较

在东西方文化死亡观中，都含有"有限的生与无限的死"的观点。西方人对生死的体验，更重视具体的个体生命，重视实际与逻辑，体现了西方文化浓厚的彼岸性。而中国文化更看重"有限的生"。中国传统文化侧重于辨证分析，认为生与死既对立又统一，既区别又联系，体现了中国文化鲜明的世俗性。东西方文化的死亡观之所以存在差异，追根溯源是文化和宗教信仰的差异。从东西方对死亡观的差异看，中国人都不想死，怕死，想方设法不死。儒家文化把人的自然生命作为实现社会价值的载体，在追求社会价值的过程中，人的自然生命才具有存在的意义。西方人则把死看成是解脱。因此，不难理解，西方人对安乐死更容易从伦理上接受，而中国人则很难。人的生死各异，然而东西方文化对于死者的那种思念和宽容却是相似的、永恒的，东西方人都会在人死后怀着虔诚来超度亡灵，这是源于生物个体间原始的依恋情结；祈求贫穷者死后可以富有，祈求罪恶者死后可以获得宽恕，祈求辛劳者死后可以得到安歇。

第四节　护理组织文化

一、组织文化的定义

文化：人类物质文明与精神文明的结晶。组织文化分为组织的物质文化、制度文化、精神文化三个层面。也可分为硬文化和软文化。硬文化是组织的物质状态、技术水平和效益水平等，其主体是物。软文化是组织在其发展过程中形成的具有自身特色的思想、意识、观念等意识形态和行为模式，以及与之相适应的组织结构和制度，其主体是人。是指组织上所创造的精神财富包括传统、价值观、精神、道德规范、行为准则等。

狭义的组织文化：组织文化是指组织在长期的运营过程中所形成的价值观、群体意识、工作作风和行为准则的总和，属于管理的软件范围。

传统和气氛构成了组织的文化，同时组织文化意味着组织的价值观，这些价值观便成为组织成员的思维和行为规范。管理者以身作则，将这些规范灌输给组织成员并一代一代地传下去。全体成员具有的理念与期盼，这些理念与期盼能塑造个人和小组的行为、举止。

二、组织文化的建设

（一）精神层面设计

精神层面的企业文化是核心。以市场为导向的经营哲学；"以人为本"的价值观念；参与、协作、奉献的企业精神；符合实际需要的管理理念等等。

（二）行为与制度层面设计

行为和制度方面的设计包括：企业行为设计、员工行为设计、服务行为设计、质量行为设计；人际关系行为；企业公关策划与规范；企业习俗、礼仪、庆典；英雄人物、典型事件；领导者行为等等。

（三）物质层面的设计

物质层面设计包括产品、技术。产品、技术的基本功能实现；产品的质量：安全、可靠、持久；产品外观、包装例如审美：颜色、形状、结构、风格、使用便利、舒适、个性化等。

物质层面的设计不应包括：厂容、厂貌、标志性建筑、建筑风格、布局、装饰；绿化、美化、环保、标语、警示；工作现场的布置、装饰、整洁度；工作便利程度、个性化、愉悦程度等。组织文化的建设一般由以上三个层面设计构成，可参考图 3-1 所示。

另一方面企业识别系统（Corporate Identity System）也是十分重要的部分。包括：MI（理念识别，Mind Identity）；VI（视觉识别，Visual Identity）；BI（行为识别，Behavior Identity）。

企业识别系统基本要素构成：

（1）企业标志：公司徽标、商标。

（2）企业名称：中英文。

（3）标准字：企业、品牌、活动、产品名称、标题。

（4）标准色：1~3 种。

（5）标语。

（6）专用字体：中英文、数字。

（7）基本要素组合使用规定。

（8）企业标识、标志、名称的组合使用规定。

（9）标准字、标准色、专用字体的组合使用。

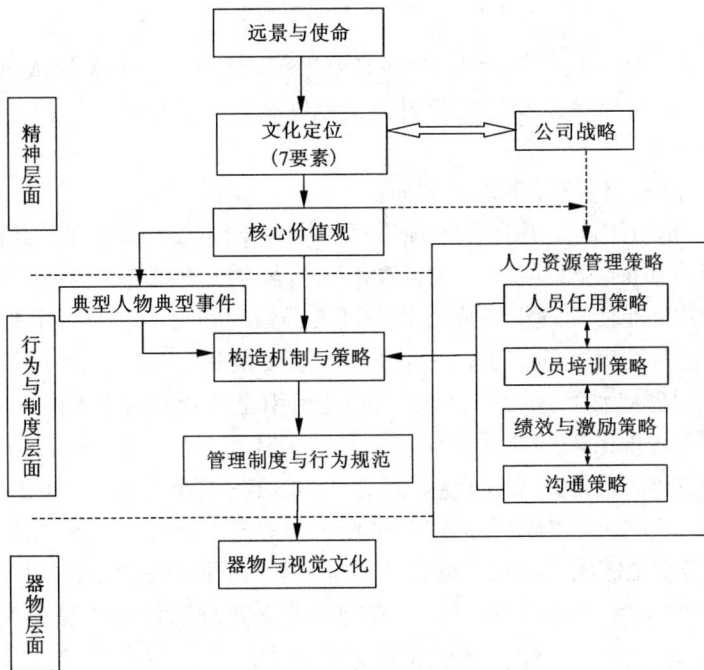

图 3 – 1 组织文化的层次

三、护理文化概述

随着社会和医学的不断进步，人类的价值观念出现许多变化，向护理提出了更高的要求，因此护理文化也随之不断发生变革和进步。护理文化反映和代表了护士的基本思想、共同的价值观念、顺应时代的行为准则及伦理道德。护理文化的实质是一种调动医院护士的积极性、主动性与创造性的护理管理模式，亦是团结和凝聚全体成员强有力的中介力量，护理管理模式可参考医院服务价值链理论模型（图 3 – 2）。

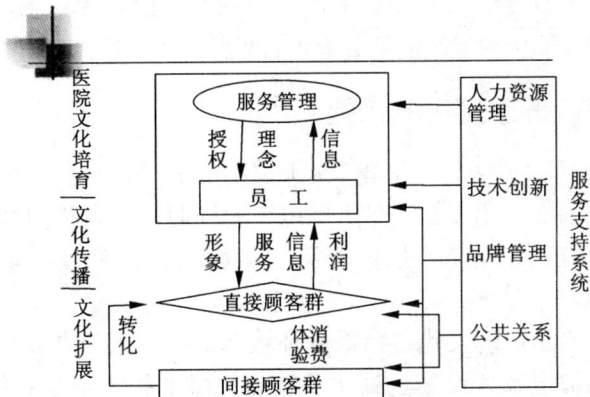

图 3 – 2 医院服务价值链模型

（一）护理文化涵义与内容

1. 护理文化涵义

多数学者认为，护理文化是护理组织在特定的护理环境下，逐渐形成的共同价值观、基本信念、行为准则、自身形象以及与之相对应的制度载体的总和。

2. 护理文化的内容

护理文化的具体内容包括以下六个方面。

（1）护理宗旨：是组织确定并且在护理活动中应该遵循的基本原则和共同的信念与追求，他引导着护士的行动和护理的发展。"减轻和消除痛苦，维护和增进健康"就是护理宗旨，他具有强大的激励作用，能使护理组织成员获得巨大的精神动力。任何一个护理组织要生存发展，就必须具有自己一套完整的信念，以此作为一切政策和行动的最高准则。

（2）护理理念：又称为护士的共同价值观，是组织全体成员在长期的护理实践活动中形成、内化并通过行动表现出来的共同信仰的一种价值体系。他与护理宗旨既有联系，又有区别。首先，两者都归属于信仰体系和观念体系，且都是在实践活动中应该遵循的。但是护理宗旨是组织认定的，它既可以内化为全体护理成员的意志，也可以不转化为全员的共同意志；而护理理念则一定是被全体成员内化了的价值体系。其次，护理宗旨既可以是全员也可以是领导者的；而护理理念则一定是全员的。总之，护理理念是护理宗旨或护理根本信念的反映。

（3）护理道德：是护士应当遵守的职业道德，对于提高全体人员的社会责任感、树立良好的形象、形成良好的组织气氛有着积极的促进作用。由于护理工作直接涉及到人的健康和生命，因此护理道德具有很高的标准。护士要实践这些护理道德的基本原则，并依此去规范自己的言行。

（4）护理制度：是护士共同的行为规范，包括各项护理工作应当遵循的法规、正式或非正式形式的标准及程序，也包括各项管理制度。护理制度一方面体现了护理宗旨，即价值观念和道德规范，另一方面反映了护理管理的民主化和科学化的程度。

（5）护理作风：指护士在达成护理组织目标时所表现出来的个性特征，体现了护士共同的价值观。护理作风是护理工作中重复出现的、带有普遍性并且相对稳定的行为方式，是区别于其他组织的最具特点的关键问题。病人可以通过护士的言行体会到护理工作的独特风尚。

（6）护理形象：是公众对护理工作人员的感知觉印象。它是护理文化的社会表现和社会评价。任何一个组织，不仅要对自身发展负责，同时也对社会承担了不可推卸的义务。良好的护理形象源于护士的个人形象和组织的外部发展，两者是统一的，以共同反映护理组织的宗旨。

四、具有中国特色护理文化的构建

构建具有中国特色的护理文化要从建立原则入手，充分认识护理文化建设的必要性。要遵循正确的原则，从我国实际出发，发挥优良传统的同时，顺应我国社会主义市场经济体制的要求。护理文化的构建可以从三个层面着手，即物质文化、制度文化和精神文化。

（一）构建物质文化

在物质文化层面，构建护理文化包括医院环境和护士形象两方面。首先要构建和谐护理工作环境，增添人性化护理服务设施。其次要构建优雅的护士形象。统一规范护士的着装，量体裁衣，在统一的基础上呈现人性化特征。对护士进行护士素质和礼仪规范培训，使全体护士在工作中对"美与雅"得到统一的认识，并以良好的护士职业形象满足不同人群的审美需求和心理需求。

(二)构建制度文化

在制度文化层面，构建护理文化包括护理的组织管理形式和各项规章制度。护理制度是在长期的护理工作实践中总结出来的，是规范人和物的行为方式的一部分，可以从三个层面来阐释：护士长、护士及护理质量管理。首先要构建合理的护士长管理制度，如定期召开护士长会，对护士长的管理提出明确要求，及对护士长实行任期考评制度等。其次构建合理的护士管理制度。如严格执行聘用护士准入制度，加大在职护士的培训力度，抓好继续教育工作，组织年度考核等。再次，构建护理质量管理制度，如强调护理工作的安全意识，规范、细化各级护士职责、工作制度和流程，重视终末质量和环节质量等。

(三)构建精神文化

精神文化是护理文化的核心内容，是护理哲学、护理精神和价值观的体现。他包括独立精神和创新精神。独立精神反映了护理的独立人格，体现了护理的主体意识。创新精神则包括护理的各个方面和层面的创新精神，如护理理念、护理哲学、护理体制、用人制度、服务水平等。在该层面需要发挥护理文化的导向作用，树立共同的价值观所形成的护理理念；发挥激励作用，树立正面典型；发挥凝聚作用，树立团队精神；发挥推动作用，树立品牌护理。

练习题：

一、名词解释

1. 文化："文化"的定义为：从广义来说，指人类社会历史实践过程中所创造的物质财富和精神财富的总和。从狭义来说，指社会的意识形态，以及与之相适应的制度和组织机构。

2. 多元文化(multiculturalism)：指在一个区域、地域、社会、群体和阶层等特定的系统中，同时存在具有独立文化特征而又相互联系的多种文化。

3. 文化能力(cultural competence)：也称文化理解力、文化敏感性、跨文化效能和多文化性，是指个体在与他人沟通交流的过程中，运用自己所拥有的文化知识，用客观的、批判的、开阔的眼光去评价他人的文化，并对他人的语言、行为、态度等背后存在的文化根源具有的理解和洞察能力。

二、简答题

1. 文化的层次结构

(1)表层的物质文化；

(2)浅层的行为文化；

(3)中层的制度文化；

(4)深层的精神文化。

2. 文化的功能

(1)凝聚功能；

(2)规范功能；

(3)区分功能；

(4)传递功能；

(5)塑造功能；

(6)经济功能；

(7)需要功能。

第四章　美学基础

一、学习目的与要求

通过本章的学习，熟悉和理解美的起源、发展和美的特征，以及美育的概念和内涵，掌握美的形式和范畴以及美的基本形态，应用美学基本理论指导护士在护理工作中展现良好的护士审美素质。

同时，护士需要掌握如何在护理工作中修饰自己的外貌，着装符合规范，塑造良好的白衣天使的专业形象。

二、考核知识点与考核目标

（一）护理工作中的美学应用

美的形式和范畴：哲学思辨后的纷呈（重点）

识记：美德的含义；

美德的主要形式；

护士发部、面容、肢体、着装的基本要求；

护士的体态美。

理解：护士的职业人生美。

应用：在护理工作中着装标准，能进行恰当地仪容修饰，展现护士的仪态美，有较高的职业道德。

（二）美学概述

护士的审美素质（次重点）

识记：美的起源与产生；

人类与大自然是如何建立审美关系，人类发展进程中美的标志性事件；

美的本质的三种学说，其中主客统一论在中国的主要代表为朱光潜先生；

中西方美学学科的形成与发展，主要的流派及代表人物；

美育的概念；

审美修养及护士审美修养的概念。

理解：美的特征及其各个特征的重要性；

美育的特点；

美育的意义；

护士审美修养的前提；

护士审美修养的途径。

应用：运用所学的美学基本理论，通过审美观照活动和审美实践活动提高护士审美修养，有助于塑造良好的护理形象。

（三）美的基本形态：天地之间有大美（一般）

识记：形式美的概念；

形式美的构成要素及其特点；

美的基本范畴及各自的特点；

美的基本形态及其特征。

理解：形式美的产生；

形式美的组合规律。

第一节　美学概述

哲学家沃尔夫冈·韦尔施说："今天，我们生活在一个前所未闻的被美化的真实世界里，装饰与时尚随处可见。它们从外表延伸到城市和公共场所，从经济延伸到生态学"。美学作为一门既古老又年轻的学科，一直在影响并改变着人们的生活。

爱美是人的天性。人类最早的审美意识，几乎是和人类的起源一样古老。当原始人通过劳动最终脱离动物状态，开始懂得装饰自己的时候，也就诞生了人类朦胧的审美意识。当时还没有文字，但人类已开始绘画；当时还没有语言，但人类已开始跳舞和歌唱；考古学家们发掘太古人类生活过的洞穴，发现石器时代的人类就已经爱好和懂得美的装饰了。在那些穴居人的洞窟里，或者原始村落的遗迹中，常常和生产工具杂然并存着许多生活用品，这些生活用品中，又包括一些单纯作为装饰之用的东西，例如，用石头、贝壳制成的珠串等等（图4-1）。在那样古老的时代，人类的生产是非常艰辛困苦的。人类天天都得和猛兽、蚊蝇、疾病、风雨作斗争，经常过着衣不蔽体、食不果腹的生活。即使那样，人们仍不忘记在有可能的时候装饰自己。而且，他们也开始从事艺术创造了，常常在岩洞的石壁里留下原始的绘画。到了人们懂得烧制陶器的时候，还把一些美丽的花纹、图案画到陶器上面去（图4-2）。

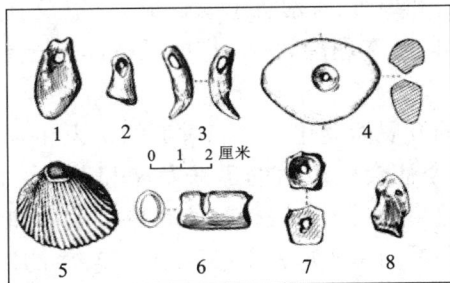

图4-1　山顶洞人的装饰品

1、2、3—穿洞牙；4—穿孔小砾石；5—穿孔海蚶壳；

6—骨管；7—小石珠；8—钻孔鲩鱼眼上骨

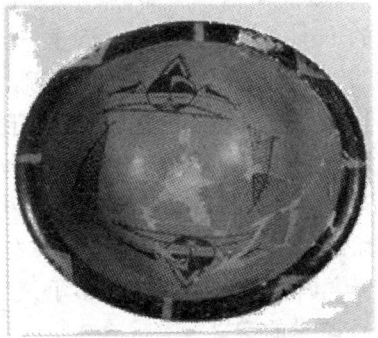

图4-2　人面鱼纹彩陶盆

一、美学的基本概念

美是人类有意识作用于自然界和社会的一切活动及其产品，是人类社会历史发展的必然结果。

1. 从石器的造型看美的产生

石器的制造是人类最终脱离动物界的显著标志。

2. 从"美"字的含义看美的产生

文字的出现则标志着美的欣赏与创造达到了质的飞跃。

3. 从彩陶造型和纹饰看美的产生

彩陶不仅是为了实用，而且有很高的艺术价值，陶器与石器比较有更明显的审美特征，是在实用的基础上更自觉地美化产品。

综上，美产生于人类的劳动实践，在美的产生过程中，实用价值先于审美价值，而人类的观念形态促进了实用价值到审美价值的转变。

美学又是一门极为年轻的学科，它作为一门独立的学科，直到18世纪中叶由德国启蒙运动的创始人之一、哈列大学教授、哲学家和美学家鲍姆加通（1714—1762）首次提出，到18世纪后半叶才迅速发展起来的。1735年，鲍姆加通发表了"关于诗的哲学沉思录"的博士论文，提出建立美学这一学科的建议，首次使用了"美学"即"Aesthetica"的术语。1750年，他正式出版《Aesthetica》一书，按原意直译为《审美学》或《感性认识的科学》，我国译为《美学》。从此，"美学"这一名称逐渐获得学术界的公认，美学也才开始正式成为一门独立的学科。正因如此，鲍姆加通被后人称为"美学之父"。尔后，康德、黑格尔、车尔尼雪夫斯基等人对美学进行了更为深入的研究，他们都有专著，各自创立了规模宏大、论述充分的美学体系，赋予了美学以更完整、严密和系统的理论形态，使美学得到巨大的发展。如果从1750年美学成为一门独立学科的时间算起，迄今不过两百多年的历史。

马克思主义的诞生为美学发展开辟了广阔的前景。马克思主义哲学给美学提供了科学的世界观和方法论，使得美学摆脱唯心主义的谬误，同时又克服了唯物主义的缺陷，从根本上改变了美学研究的面貌，使之成为现代美学发展的光辉起点。在《1844年经济学哲学手稿》中，马克思提出了"自然的人化""人的本质力量对象化""劳动创造了美""人也按照美的规律来创造"等重要命题。又如《政治经济学批判》的序言和导言、《德意志意识形态》以及有关文艺问题的不少书信等，对美、美感、美的规律等美学的基本理论问题，作出了精辟的论述，为新美学的崛起奠定了坚实的理论基础。

美是人类生命的本能追求，它伴随着人类社会的发展而变化。人们对美的认识和体验总是明显地打上时代、政治、经济和民族的烙印。当今社会生产力的迅猛发展和劳动力的解放，经济繁荣，人们对美的追求具有更高的热情和更多的投入。美学研究不断向实际和纵深发展，有关实用美学（商品美学、广告美学、建筑美学、医学美学等）近年有了较大的发展。尽管在美学研究领域尚存在许多争议，仍不够成熟，但其广阔的前景确实是毋庸置疑的。

（一）美学的定义

中文的"美学"一词20世纪初来自日本（中江肇民译），是西文"Aesthetics"的直译。如用更准确的中文翻译，"美学"一词应该是"审美学"，指人们认识美、感知美的学科。但现在"美学"已是约定俗成、使用更广泛的词语。

关于美学的定义，中国主要有三大流派：一是认为美学是研究美的学科；二是认为美学是研究艺术一般原理的艺术哲学；三是认为美学是研究审美关系的学科。

目前主要认为：美学是建立在一定的哲学基础之上的，是关于美和艺术的哲学思考，是研究审美意识、美感和审美活动最一般规律的学科。

关于美的含义，往往被分为非审美意义上的美和审美意义上的美两种。

1. 非审美意义上的美

（1）生理快感：生理快感与美有着密切的联系，现代科学仍然承认美离不开生理快感，这些联系曲折地保留在概念中，使"美"有时直接用来表示某些生理快感，表达于生理需要得到满足而产生的舒适感、愉快感。

（2）社会快感：它是由于社会需要得到满足而产生的快感。人的自然属性决定了人有各种生理需求，而人的社会属性决定人还有种种社会需要，心理学家马斯洛提出的人类基本需要层次论指出人类的需要分为五个层次，即生理的需要、安全的需要、归属的需要、爱与被爱的需要及自我实现的需要。人在生理需要满足之后，渴望友谊，需要爱情，需要肯定自身的价值。

（3）伦理赞赏：这里的"美"主要表达对某人品质、行为、功业的伦理赞同。

事物在非审美意义上的特征：美不仅在审美意义上用来指事物的美的外形，而且可以在非审美意义上用于事物的特性、情状，如美睡——香甜的熟睡，美禄——有丰厚收入的高官、爵位。

2. 审美意义上的美

凡是能够使人得到审美愉快的欣赏对象都被称为美。但在围绕审美对象展开的长期讨论中，又出现两种对立的观点：主观论把美、审美和审美对象看成一回事，审美对象是由人的主观的审美感受，审美态度创造出来的。客观论则认为一个事物能不能成为审美对象，最终还是决定于客体的审美性质（素质），所以他们把美主要作为审美性质来看待，于是产生了"美的形式说"。

（二）美的基本含义

美有三种基本含义：审美对象、审美性质、美的本质。

1. 美作为审美对象，指的是人类生活中和艺术世界中客观存在的审美对象，如一首乐曲，一座宫殿，一件文物等，它包括两个不同层次。在较低的层次上，它是相对特定时代和社会中的审美个体而言的。一个美的事物对于某一审美个体来说成不成为审美对象，需要审美个体方面的条件，再珍贵的艺术品对于一个没有任何艺术修养的人，或没有审美心境的人来说，不成为审美对象，正如音乐对于一个失听的人不可能成为审美对象一样。在较高的层次上，它相对于人类这个主体而言。不管某个特定的个体是否与之构成审美关系，只要这个美的对象已进入人类的审美领域，就已成为审美对象了，例如，尽管存在大量的失听和无音乐欣赏能力的人，音乐仍是人的审美对象。

2. 美作为审美性质，指的是现实的和艺术的审美对象本身某种客观的审美性质或审美属性。一个事物能否成为审美对象，仅有主体因素还不够，还需要对象上的某些东西，即审美性质（素质）。事物的审美性质从何而来呢？有的认为它是事物本身所具有的比例、对称、多样统一、黄金分割等等，这些形式规律之所以会引起人们的审美愉悦，是因为它们体现了自然事物的内在本质。这种用事物本身的形式规律来解释什么是审美性质，把审美性质等同于美的客观论证，其结果是陷入客观唯心主义的神秘目的论。而格式塔心理学派认为事物的形式结构与人的生理心理有一种同构对应关系，外在对象的各种形式规律与内在情感符合对应，也没有从根本上回答事物的形式规律何以成为审美性质。要想寻求事物的形式规律何以成为审美性质或属性，既不能从它本身找答案，也不能从人的心理生理上找答案，当然更不能像柏拉图、黑格尔那样从物外的精神上找答案。它与美的本质、根源问题相关。

3. 美作为美来看，是指美的本质、根源。美的本质、根源是美的现象、审美对象、审美性质的深层、本质，是决定事物的形式规律具有审美性质，并最终成为审美对象的根本原因。

作为审美意义上的美，在实际的使用上常常是混杂多样的，指向不同的角度，如美感、形式美、美的本质、审美对象、审美标准、美的现象、审美评价、美学研究对象等等。但在美学研究的范围内，概括来看，美作为研究对象，审美对象是它的第一层次，审美性质是它的第二层次，美的本质与根源则是它的第三层次。

比照审美意义上和非审美意义上的美，可以看到，它们之间往往有一种对应。"审美的"是在"非审美的"基础上产生的，又把非审美的保留在自己内部。例如，美在非审美意义上表示的心理反应是生理快感和社会快感，这两者构成了美在审美意义上表示的心理反应——美感的基础。任何美感都伴随着一定的生理快感和社会快感。美感的分类与美感中包含的社会快感的大小、多少有密切的关系。再如，美在非审美意义上用来指善、真和事物的一些性状、特征。分别看，它们不具有审美意义，但是当它们按照一定的规律组合起来时，就有可能成为审美意义上的美。当美用来指审美标准、美的对象的特征时，都包含了这种真善美的统一。如果从历史发展的角度看，美最初就是在非审美的意义上使用，后来才丰富成为现在的审美意义上的美。

（三）美学的研究对象

美的现象无处不在，却又各不相同。从衣着到住房，从人体到艺术，从欣赏到创作、从自然到物化……在这个如此包罗万象的领域里，有没有一种共同的东西可以作为研究对象？如果有，它又应该是什么呢？古往今来，哲学家和美学家们为此争论不休。

关于美学研究对象主要有五种看法：

第一，美学研究的对象是美。

这种看法始于古希腊的柏拉图。柏拉图严格区分"什么是美"与"什么东西是美的"两个命题的基础上，认为美学的沉思对象是"美"，而不是"美的东西"。近代鲍姆加通也把美学的对象定位于美，认为美是"感性认识的完善"，美学便是研究感性认识的完善的科学。

第二，美学研究的对象是艺术。

这种看法最早为普洛丁所持有，他认为艺术可以体现本体和传达美，美学应当以艺术为考察对象。这一思想倾向后来被黑格尔所继承与发展。黑格尔在其《美学》著作中一开头就明确提出："这些演讲是讨论美学的；它的对象就是广大的美的领域，说的更精确一点，它的范围就是艺术，或则毋宁说，就是美的艺术。"他仍然用"Aesthetics"来作为美学这门学科的名称，但同时指出："我们的这门科学的正当名称却是'艺术哲学'。"

第三，美学研究的对象是审美心理。

这是现代西方美学的研究重点从审美客体向审美主体的转向，其中主要有表现主义、直觉主义、移情说、距离说以及精神分析美学、格尔塔心理学美学等派别。这其中以意大利现代美学家克罗齐（1866—1952）的主张影响最大，克罗齐认为"美学是表现（表现、幻想）活动的科学"，"只有当幻想、表象、表现的实质被确认时，美学才会出现"，反之，"离开这样的概念，就必然发生偏差和酿成错误。"

第四，美学研究的对象是人与现实之间的审美关系。

车尔尼雪夫斯基在《艺术与现实的审美关系》中明确表明自己写作这篇美学论文的任务就是"研究艺术作品与生活现象之间的审美关系"。王朝闻提出："美学则研究在社会实践基础上产生的客观现实的美和人对现实的审美关系的反映，揭示审美活动的普遍规律。"

第五，美学的对象为世界现象全体。

这是当代西方哲学与美学研究的重要取向。这种取向在尼采那里较早的凸现出来。尼采认为，传统真理论已经日薄西山，不能再用来把握世界与生存，取而代之的应当是艺术论。艺术论不是别的东西，而是艺术的形而上学，它完全可以对世界和生存作本体性思考。海德格尔晚期通过阐释美学和艺术揭示存在之道，陈述诗意的居住，描绘天地人神四游戏的始源存在局面，也体现出以全体世界现象为美学对象的取向。

二、西方美学史

美学作为一门科学，是建立在一定哲学基础之上的。在马克思主义哲学诞生之前，哲学就其存在形式而言，大致有主观唯心主义、客观唯心主义和机械唯物主义三种，不同的美学有着不同的哲学基础，不同的哲学导致不同的美学。

（一）古希腊罗马时代不同流派的哲学基础

柏拉图（图4-3）是古希腊的唯心主义哲学家，其唯心主义美学的哲学基础是理念论和摹仿说。柏拉图认为，世界被一分为二，一是理念世界，一是感性世界。理念世界是蓝本，感性世界是摹本，只有理念世界才是真实存在，而感性世界的一切都是不真实的、虚假的幻影。物质世界上的每一种事物都有它的理念，理念就是事物的原型或理想，事物之所以存在，就是因为它"分有"了理念。感性世界转瞬即逝，而理念世界则常住不变。

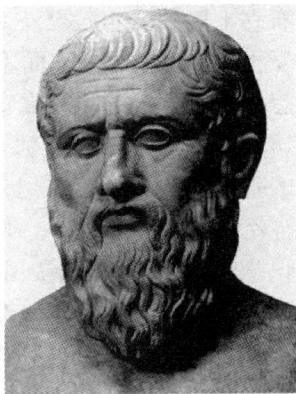

图4-3　柏拉图

柏拉图就是在这种哲学思想下研究美学的，并直接运用这些理论来解决美的本质问题。他先是将美的本质与美的现象割裂开来，进而把它看成先于美的现象而独立自在的东西，即美的理念，然后再利用分有说，把二者结合起来。

亚里斯多德（图4-4）认为理念论在寻求说明我们周围的事物的原因时，不是从事物本身去探索，而是脱离事物去寻求这些事物数目相等的理念来加以说明，并指出按照理念论的说法，理念是不能感觉到的永恒不变的东西。因此，它既不能引起事物的运动变化，又不能解释事物的多样性。亚里斯多德抓住了柏拉图理念论最根本的错误，揭露了一切客观唯心主义的共同本质。在这个哲学基础上，亚里斯多德阐述了一系列美学问题，如艺术的本质问题。他认为艺术的本质在于摹仿。

由于物质的感性世界是真实的，所以摹仿感性世界的艺术也是同样真实的。在他看来，摹仿不仅是对事物外形的摹仿，更重要的是对事物内在本质和规律的摹仿。

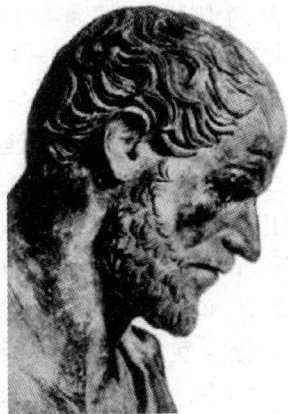

图4-4　亚里斯多德

因此，艺术同样可以把握真理。又如美的本质问题，亚里斯多德的观点与柏拉图截然相反。柏拉图坚持美在于理念，认为一切个别事物之所以美仅仅是由于它们"分有"了美的理念，亚里斯多德根本不承认有什么美的理念，而把美看作是客观事物存在的一种方式。在他看来，一个事物是美还是不美，首先要取决于这些客观因素，其中最重要的是体积大小和各组成部分之间的有机的和谐统一，他在《行而上学》中曾把"秩序、匀称和明确"看作美的主要形式。

(二)18 世纪不同美学流派的哲学基础

18 世纪英国经验论美学的最突出的特征,就是带有鲜明的经验主义和感觉主义的色彩。杰出的英国哲学家培根和洛克的观点,构成了 18 世纪英国经验论美学的哲学基础。柏克在美学领域内确实贯彻了培根和洛克所奠定的经验主义哲学原理。在方法上,他遵循着培根制定的经验归纳法,把经验的事实作为研究美学问题的出发点,反对脱离实际的抽象思辨。在认识论上,他完全恪守洛克的基本原则,否认天赋观念的存在,把感觉看作认识的唯一源泉和真正的基础,认为一切知识都来自经验,并且用人的感觉经验去解释观念的形成。

与之相反,休谟却怀疑以感觉为基础的鉴赏力有任何共同的普遍适用的客观标准,这同样也是由他的唯心主义经验论所决定的。他认为,感觉、经验不是事物给予的,而是主观自生的。他说:"美不是客观存在于任何事物中的内在属性,它只存在于鉴赏者的心里;每个心灵都看到不同的美。甚至一个人认为是丑的,另一个人却感到是美的;每个人都应该老老实实地安于他自己的情感,而不要妄想去规定别人的情感。去探求真正的美或真正的丑,就像人妄想去确定真正的甜或真正的苦一样徒劳无益。"

18 世纪的另一美学流派是德国唯理论美学,是建立在德国哲学家莱布尼茨唯心主义唯理论的基础之上的。莱布尼茨把人的认识分为两种,一种是朦胧的认识,一种是明晰的认识,前者不足以认识对象,要认识一个对象,只能依靠后者。后者又分为"明确认识"和"混乱认识"两种。所谓明确认识就是把某一事物和其他类似的事物清楚地区别开来,而混乱的认识则做不到这一点。在他看来,审美趣味就属于后者。

鲍姆加通就是从莱布尼茨的两种认识论出发,把混乱认识确定为一门专门的学问。1750年,他出版了《美学》。认为人类心理活动分为知、情、意三个方面,在哲学系统中研究知或理性认识的有逻辑学;研究意志的有伦理学,研究情感即相当于感情认识的科学却没有,所以他建议设立一门新学科叫 Asthtica,即美学,研究感觉和感情的理论。他认为:"美学的目的是感性认识本身的完善,这也就是美。同时应谨防感性认识的不完善,这就是丑"。在这里他提出把感性认识的完善和不完善作为区分美和丑的标准。而要达到感性认识的完善,就需要有三个因素,即思维的相互和谐、次序的和谐以及含意的内在和谐。他把这三者"认识的三种普遍的美",分别涉及的思维的内容、次序和表现的和谐一致看成是"完善的感性认识",就是美。因为他首先提出了"美学"这一术语,他被尊称为"美学之父"。

18 世纪德国启蒙运动美学思想家狄德罗,作为一个坚定的唯物主义者,他创造性地运用唯物主义的观点去解决美学和文艺理论中的一系列具体问题,动摇了唯心主义在美学领域中的长期统治。他反对唯心主义者,把美说成是"天赋观念",而力图用唯物主义的认识论观点去说明美的概念的产生。他认为概念不是主观自生的而是外部世界客观事物所引起的,是这些客观事物的性质在我们头脑中的反映。用这样的唯物主义观点去解释美,就必然导致唯物主义的结论:美是客观事物的一种性质,而美的概念就是事物的这种性质在我们心中所唤醒的。他总结说:一切能在我们心里引起对关系的知觉的,就是美的。同时客观事物本身的美和这种美在人们主观上的反映区分开来,认为客观事物本身的美是不依人们主观感觉为转移的,不管你感觉到它或是感觉不到它的美,它仍然是美的。

(三)19 世纪德国古典美学的哲学基础

19 世纪德国古典美学是西方美学史的高峰,是建立在唯心主义基础之上的,其主要代表是康德和黑格尔。

康德是古典美学的奠基人，其美学代表著作是《判断力批判》，他从四个方面对美和审美判断力进行考察和分析。第一，美是主观的，无利害的快感；第二，审美判断不借助要领而且具有普遍性；第三，审美判断没有目的又有合乎目的性；第四，审美判断不但有可能性、现实性，而且具有必然性。

黑格尔的美学是建立在他的客观唯心主义体系和辩证法基础上的。他认为："美就是理念的感性显现"。世界的真实存在是理念，理念是发展变化的，它的发展过程分为正、反、合三个阶段，即自我肯定，自我否定，再到自我肯定。他在研究美学时运用了辩证法，把主体与客体、感性与理性、内容与形式、本质与现象有机地统一起来，但是他运用的辩证法是唯心主义的辩证法，在这种辩证法指导下，他得到的结论是唯心主义的美学结论：美是理念的感性显现。

(四)马克思主义哲学为美学研究注入了新的活力

马克思(图4-5)美论中所包含的一个重要思想是：美召唤人类创造历史、改变命运走向更新更好的未来。在马克思看来，人之所以是自由的，只是由于他能在意识和意志中超越自己"与之直接融为一体的那种规定性"。人之所以会有这种超越性，则又只是因为"他是类的存在物"，时时受到自己"美的本质"的驱使。然而"人类的本质"是通过什么途径来影响人的意识与意志呢？对于这个问题，马克思的回答是——美。

"美的规律"是马克思主义的基本论点。马克思在《1844年经济学——哲学手稿》中分析了人的生产实践同动物的"生产"的本质区别之后，提出了"按照美的规律来建造"的独到见解。"人本质力量"即人类具有认识世界、适应世界，并且能改造世界和创造世界，表现为智力、能力、创造力等。"蜜蜂建筑蜂房"的本领使人间的许多建筑师感到惭愧。但是，最蹩脚的建筑师从一开始就比最灵巧的蜜蜂高明的地方，是他在用蜂蜡建筑蜂房以前，已经在自己的头脑中把它建成了。劳动过程结束时得到的结果，在这个过程开始时他已经在劳动者的表象中存在着，他不仅使自然物发生形式变化，同时还在自然物中实

图4-5　马克思

现自己的目的，这使自己的意志服从这个目的。正是由于人类使自己的意志服从于自己的本质对象的感性指引，所以马克思又说："随时随地都能用内在固有的尺度来衡量对象；所以，人也按照美的规律来塑造物体。"马克思在这里所说的"内在的尺度"，是指人的主观对客观规律的认识和掌握。马克思的历史唯物论为美学奠定了一个现实的基础，说明了人类通过劳动来产生美。马克思的"人也按照美的规律来建造"的思想，是马克思主义的一个基本原则，也是人们自觉地改造和建设周围世界的一个基本原则。

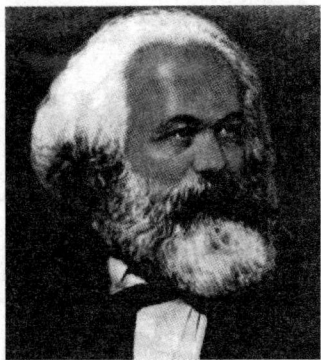

三、中国美学史

中国美学思想的发生、发展源远流长，博大精深，并有其独特的思想体系。但是，无论是儒家美学、道家美学、佛教美学或禅宗美学思想，都强调美与善的统一，情与理的统一，人与自然的统一，认识与知觉的统一。

(一)先秦两汉时期的美学思想

中国的美学思想始于先秦时期，先秦时期的儒家、墨家、道家、法家各自从不同的侧面

形成各具特色的美学思想，为中国古代美学体系的建立奠定了基础。

先秦时期以孔子为代表。孔子（公元前551—公元前479，图4-6），名丘，字仲尼，鲁国人。中国春秋末期伟大的思想家和教育家，儒家学派的创始人。儒家美学思想的核心是"仁"，"樊迟问仁。子曰：'爱人'"（《伦语·颜渊篇》）。"知者乐水，仁者乐山""知者动，仁者静；知者乐，仁者寿"。范文澜在《中国通史》中说："仁就是做人的道理，也就是爱和同情心"，但是儒家思想也带有一定的局限性和片面性。墨家学派主要以重生产的实用美学思想："食必常饱，然后求美；衣必常暖，然后求丽；居必常安，然后求乐。"（《墨子佚文》）补充了儒家重人而忽视物的不足，充实了社会美的基本内容。道家则进一步形成了重人性、人情的意境美学思想："天地与我并生，而万物与我为一。"（《庄子·齐物论》）补充了儒家的重人的功利价值而忽略个性自由的不足。法家则产生了重视社会规律的创造美学思想："道也，万物之所以然也，万理之所稽也。"（《文雅·释诂》）补充了儒家重礼仪而忽视社会变革的不足。

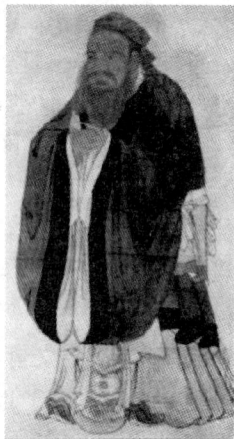

图4-6 孔子

两汉在先秦基础上又从两个方面进一步发展：一是以《淮南子》为代表，以道家的自然天道观为中心，综合先秦、儒、法各家的美学思想；一是以杨雄为代表，继承发扬了思想中合理进步的因素，同时又表现出不受儒家思想束缚的气概。两汉美学思想的重要特征是：以儒、道为主干又集各家之精华。

（二）魏晋南北朝美学思想

这一时期的美学思想从人物品藻开始，波及诗、文、画、山水、庭院等。艺术的全面发展和繁荣以及艺术家大量涌现，是中国美学思想体系的正式建立期。在先秦哲学思想的影响下，两汉艺术繁荣与发展迅速，有曹丕的《典论论文》，陆机的《文赋》，顾恺之的《论画》，宗炳的《画山水序》，还有阮籍的《乐论》，嵇康的《声无哀乐论》以及王羲之（图4-7）的《书论》，陶渊明的诗及《世说新语》，刘勰的《文心雕龙》。从汉代到魏晋，在哲学思想发展史上发生了一个转折性的变化，即从宇宙认识论转变为人格本体论，也就是说魏晋玄学抛弃了汉代阴阳五行说那种对宇宙系统的经验性的描述，代之以人类社会人们关切的问题进行理性的哲学思考。玄学家阮籍在《大人先生传》中说："呜呼！时不若岁，岁不若天，天不若道，道不若神。神者自然之根也。""余以为形之可见，非色之美；音之可闻，非声之善。"意思是说形象、音乐之美是来源于色彩、声音而又超于色彩、声音本身的一种美。这种崇尚自然、超越有限，追求无限的美，正是魏晋时期美学的重要特征。

（三）唐至明时期的美学思想

唐、宋、元、明、清是中国美学思想的发展丰富期。唐代文艺创作空前繁荣，不同风格流派争奇斗艳：入仕、归隐、内地、边塞、庙堂、社会、自然……方方面面都引发艺术创作，也凝结为各种理论，如张彦远画论、孙过庭书论、韩愈文论、白居易和司空图的诗论等都表现出儒、道、释的相映生辉。

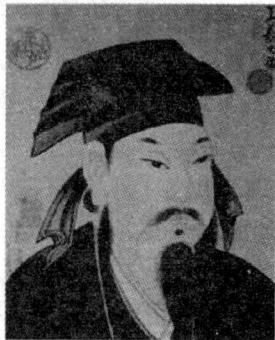

图4-7 王羲之及《兰亭集序》

宋代美学明显地表现为越来越浓的道释思想，宋画追求远与逸，宋诗讲究平淡，宋词也崇尚清空。宋代美学总体风格从唐的雍容大度转为远、逸、平淡。

市民阶层和市民文艺的兴起，是一个新的背景，从宋发展到晚明，形成了具有独立形态的美学思想：即以李贽、徐谓、汤显祖、袁宏道所代表的以"童心""至情""性灵""俗""真"为主要概念的美学思想。

（四）清代的美学思想

清代美学思想是我国明代以前的美学思想的总结和发展。代表人物有金圣叹、李渔、王夫之、袁枚、叶燮、郑板桥。王夫之主张作家要写"身之所历，目之所见"。他要求"内极才情，外周物理"，做到心、意、情、才与物辩证统一。他说"物生而形形焉，形者质也；形生而象象焉，象者文也""统文为质、建质生文，文如其文而后质如其质。"有不同的质就有不同的文，物的多样性必表现为文的多样性。王夫之著有《古诗译说》"两间之固有者，自然之华，因流动生变而成其绮丽。心目之所及，文情赴之，貌其本荣，如所存而显之，既以华奕照耀，动人无际矣。"王夫之把情与景从主观与客观，反映与被反映的角度上加以认识，并与"意境"相结合。叶燮著有《己畦诗文集》《原诗》等，他认为美有客观性、相对性、多样性，美感有差异性等；他说："凡物之美者，盈天地间皆是也，然必待人之神明才慧而见"。认为美是客观存在的，是遵循自然规律而生长的，不是人主观观念的产物，是人类特有的认识对象，审美过程是审美主体和审美客体的相交会的过程。叶燮美学理论最有创造性的是他关于美与丑在一定条件下互相转化的思想，他说："陈熟、生新，二者于义为对待。对待之义，自太极生两仪之后，无事无物不然。……大约对待之两端，各有美有恶，非美有恶所偏于一者也。其间堆生死、贵贱、贫富、人皆美生而恶死，美香而恶臭，美富而恶贫贱。然逢比之尽忠，死何尝不美？汇总之白首，生何尝不恶？幽兰得粪而肥，臭以成美；海木生香则萎，香反为恶。富贵有时而可恶，贫贱有时而见美，尤易以明。"在创作方法与规律方面，叶燮认为："在物者而言，有理、事、情；在我者而言，有才、识、胆、力；必须'以在我三四，衡在物之三，合而作者之文章。"关于文学与朝代的关系，继承与创新方面他指出："时有变而诗因之"，"宁独诗之一道，胶固而不变乎？"时代是发展和变化的，反映时代的诗当然不能凝固不变。文学总处于"相禅相续""生生不息"的发展中。续即继承，禅即变化，指出："故不读《明良》《击壤之歌》，不知《三百篇》之工也；不读《三百篇》，不知汉、魏诗之工也；不读汉魏诗，不知六朝之工也；不读六朝诗，不知唐诗之工也，不读唐诗，不知宋与元诗之工也。夫惟前者启之，而后者承之而益之，前者创之，而后者因之而广大之。"

（五）中国近代美学思想

晚清，随着旧民主主义革命的发展，西方资产阶级美学思想传入中国，主要代表人物有梁启超、王国维、蔡元培等。

梁启超重视文学和审美教育的社会功能。他在《论小说与群治关系》中说到："欲新一国之民，不可不先新一国之小说。故欲新道德，必新小说。"提供"小说界革命"与"诗界革命"。提供"美术教育""情感教育""趣味教育"；认为趣味产生有三个方面：是产生于"对境之赏会与复兴"。即把自然美映入眼帘，在脑海中不时复现，重新加以领略，产生兴趣；二是"心态之抽出与印契"，通过发泄保持心理平衡、和谐；三是对"他界之冥构与蓦进"，精神生活是人的自由天地，可以超出肉体的生活。他认为文学、音乐、美术是"实施情感教育的'三利器'"。劳作、游戏、艺术、学问培养高尚趣味。

王国维的美学观点以叔本华、康德、尼采等人的哲学为理论基础，最早把西方文学介绍到中国。他对美的性质、范畴、审美心理、美育进行论述，突破了旧传统、旧方法，体现近代资产阶级美学的特点。他认为生活的本质是："欲""欲与生活与痛苦三者一而已矣"。只有美和艺术可以使人暂时摆脱痛苦。

近代教育家蔡元培，主要受康德美学理论的影响，继承了中国古代重视审美社会功用的思想，提倡美学为改造人的精神服务。认为世界观和美育能引导人们看到人生的真正价值。

现代文学家、思想家、革命家鲁迅，批判地继承了中国传统美思想，吸收梁启超强调美的现实性和艺术性的价值观点，也吸收了王国维重视艺术的美学特征，从理论上扭转了资产阶级的"超功利"的审美观，提出真善美统一于艺术的思想，逐步形成了自己系统的现实主义美学思想，是资产阶级美学的批判者和无产阶级美学的奠基人。

现代美学家朱光潜主张美是主客观统一。他在其《文艺心理学》一书中提出"美不仅在物，亦不仅在心，他在心与物的关系上面。但这种关系并不如康德和一般人所想象的，在物为刺激，在心为感受；它是心借物象来表现情趣，世间并没有天生自在俯拾即是的美，凡美都是经过心灵的创造"。全国解放后，朱光潜进一步发展了这一观点，他写道："如果把'美'下一个定义，我们可以说，美是客观方面的某些事物、性质和形状适合主观方面的意识形态，可以交融在一起而成为一个完全形象的那种性质。"换句话说："美是客观和主观的统一"。

新中国成立以后，中国美学思想便进入了当代。半个多世纪以来的中国当代美学大致可以纵向和横向两个角度来叙述。

从纵向上看，中国当代美学包括三个阶段：

自20世纪50年代中至70年代末为第一阶段。这一阶段，由于思想文化界极"左"路线的统治，那些明显以西方流派为基础的美学思想遭到了彻底批判，但由于美学距离政治相对较远，美学理论仍然有一定的发展空间。1956年学界对朱光潜唯心主义美学观的批判引出了中国当代第一次美学大讨论。这次大讨论的核心问题是美的本质，围绕美的本质而逐渐形成了四种不同的学术观点或学派。

20世纪70年代末至80年代为第二阶段。这一阶段，中国当代出现了前所未有的"美学热"，展开了第二次美学大讨论。这次讨论的主题仍然是美的本质，但范围已经扩展到美学的各个方面，其中主要的有：第一，围绕马克思《1844年经济学哲学手稿》而发生激烈争论；第二，由介绍引进西方美学和文艺学研究的方法而引起"方法论"热；第三，由引进西方现当代美学思想而引起了文艺实践和美学理论的变革；第四，前述持不同主张和观点的四个美学学派分别对自己的美学思想作了进一步深化与扩展。

从20世纪80年代到现在，中国当代美学进入第三个阶段。这个阶段相对平静，但实际上，还是取得了重要的进展：第一，无论是西方美学研究还是中国古典美学研究，都有不同的拓展与深化；第二，开始对当代四大派美学、特别是实践美学进行了比较全面的反思，对建设具有中国当代特色的美学理论作了多方面的有益探索。

从横向看，依据对美的本质的不同回答，中国当代美学主要包括四种观点，或者说四个派别：主观论美学，以吕荧与高尔泰为代表，强调人的作用；客观论美学，以蔡仪为代表，强调美的客观性；主客观统一论美学，以朱光潜为代表，强调审美主体与客体的关系；实践美学，以李泽厚为代表，强调美的社会实践性。

四、护理美学思想的初创

公元前221年，秦始皇统一中国，建立了我国历史上第一个封建王朝。随着社会生产力的提高，人们认识世界的能力也大大提高，对疾病和卫生知识也有了进一步的了解；一系列医学经典著作在此时相继问世，为中医护理美学提供了理论依据。《黄帝内经》是我国第一部较系统的论述中医理论的专著，它不仅详细记载了中医学理论，而且也阐述了大量的护理内容，是第一次把中医护理学与美学结合起来的典范，从而确定了护理美学在中医护理中的地位。该书中的"阴阳消长""五行生克"，既有中医理论本身的美，也有医务人员自身的美；既有医护技术之美的论述，也有治疗艺术的初步体现。它所坚持的原则是：人体这个小宇宙应当与天体这个大宇宙有相似的结构和功能，人要保持健康就必须像大宇宙那样始终保持和谐及优美。总之，《黄帝内经》是祖国医学美学思想产生的标志，也是中医护理美学思想的初创。

1. 护理美学思想发展期

自秦王朝之后，中国封建社会经历近两千年的历史。在这两千年发展过程中，中医护理美学思想与医学、中药学的美学思想并肩共进，不断发展完善，主要表现在以下四个方面：

（1）东汉名医张仲景的《伤寒杂病论》阐述了辨证施治、辨证施护的原则，充分体现了"多样统一"的美学要求，强调在治疗疾病的同时，注意解决病人个人卫生、居住环境卫生和饮食的调配，同时还要注意情志护理。精神正常则阴阳平衡、正气内守，使机体处于正常状态，适应周围环境和四时变化，免受外邪侵袭；护理实践方式还体现在"四诊合参"的辨证美，将观察、检查的结果进行分析归纳，再结合病人的自觉症状，作为辨证、立法、用药、护理的依据。这是祖国医学辨证论治的原则，也是辨证施护的实践方式。

（2）中医护理美学思想体现在综合治疗护理中。诊治病人时应注重居室环境、食疗及情志的护理。要求人们预防在先，通过养生增强体质。如华佗模仿虎、鹿、熊、猿和鸟等五种动物创造的优雅、协调的养生"五禽戏"操，可使人们在美的享受中达到健身的目的。唐代名医孙思邈在《备急千金要方》中对医务人员的内在美和外在美、行医施护的目的、动机和指导原则以及医务人员的穿着打扮和言谈举止都进行了较详细的论述，并明确指出医务人员的自身美是提高医护质量的必要条件。他不仅继承了前人的成就，而且，充实和丰富了中医护理学的实践内容，促进了护理美学思想的发展。

（3）不同学派并存推动中医护理美学的发展。最具代表性的是"金元四大家"刘完素、李东垣、张从正、朱震亨。他们分别从不同的角度理解和运用阴阳五行学说和辨证施治的原则，使之与实际结合，更好地发挥指导作用。同时，医护之间有一定的分工，开始重视护理工作。但无论哪个学派都特别强调同道之间要相互学习、取长补短，重视医护人员自身美的修养。宋金元时期还特别重视老年人保养、饮食调理、药物养生、口腔卫生护理等，推动了中医护理美学的发展。

（4）明清两代中医护理美学的发展。明清时期护理实践得到进一步发展，消毒隔离、物理治疗技术广泛应用。人们已经注意到医患关系协调美的意义，强调双方协调发展，各自遵循自身美的要求，同时也强调护理中的各种美都必须建立在有利于服务对象身心健康的基础上。对药方的书写从美学的角度作出要求，强调词语通俗，字迹工整，避免医疗差错，美学思想已在医护治疗中发挥重大作用。

2. 护理美学思想的延续

1840年鸦片战争以后，西方医学开始进入中国，我国护理学的形成与发展便在很大程度上受到西方护理的影响。医院的环境、护士的服装、护理操作规程、教科书和护理思想宗旨等均带有浓厚的西方文化色彩。护理领导者也多由外国人担任，她们对中国护理学的形成与发展起到了一定的推动作用，使中医护理美学思想增添了西方护理美学的思想成分，并得到进一步的发展。建国以来，随着医学科学的不断发展，护理事业也得到了蓬勃的发展。大量的中医护理操作被临床广泛使用，使得中医护理学及中医护理美学思想得到延续和发展。

中医护理学理论体系一开始建立，就充分吸收并广泛应用了中国传统美学理论及其基本法则，它是融哲学、美学、医学为一炉的独特的学科体系。中国传统护理学的整体观突出了人是一个统一的有机体，这个观点比近代提出的生理、心理、社会整体护理模式领先了2000多年，是我国宝贵的医学文化遗产。中医护理学的整体观念、辨证施护与现代西方的以人为中心的整体护理模式，都强调了"真善美的统一"。中国传统护理美学思想在充分汲取西方护理美学理论精华的基础上，形成了具有中国特色的护理美学理论。

五、美的本质和特征

(一) 美的本质

所谓"美的本质"的问题，就是指"美是什么"的问题，即从一切美的事物中抽象出的带有普遍性的本质。它是美学理论的基本问题，是解决其他美学问题的前提和基础。不同美学学派形成的主要原因之一，就在于对美的本质的不同理解。

"美"首先可作词源学的询究（图4-8）。根据中国汉代许慎的《说文解字》，羊大则美，认为羊长得很肥大就"美"。这说明美与感性存在，与满足人的感性需要和享受有直接关系。另一种看法是羊人为美，从原始艺术、图腾舞蹈的材料看，人戴着羊头跳舞才是"美"字的起源，"美""舞""巫"三个字最早是同一个字，这说明"美"与原始的巫术礼仪活动有关，有某种社会含义存在。如果把"羊大则美"和"羊人为美"统一起来，我们就可以看出：一方面"美"是物质的感性存在，与人的感性需要、享受、感官直接相关；另一方面"美"又有社会的意义和内容，与人的群体和理性相连。

这两种对"美"字来源的解释有个共同趋向，都说明美的存在离不开人的存在。

在古代，"美"和"善"是混在一起的。《论语》讲"里仁为美"，又如子张问"何谓五美"？孔子回答说："君子惠而不费，劳而不怨，欲而不贪，泰而不骄，威而不猛。"这里的"美"讲的都是"善"。据统计，《论语》中讲"美"字14次，其中10次是"善""好"的意思。在古希腊，美和善都是一个字。所以，似乎可以说，这些正是沿着"羊人为美"这一偏重社会迁移下来的。但同时，"美"和"善"也在逐渐分化，诸如"尽美矣，未尽善也"等。

图4-8 甲骨文"美"

随着社会的发展，"美"字在今天又是什么意思呢？李泽厚认为，它具有三种相联系而又区别的含义。第一种，美是表示感官愉快的强形式。饿得要命，吃点东西，觉得很"美"；热得要死，喝瓶冰镇汽水，感到好痛快，脱口而出"真美"；在老北京，大萝卜爽甜可口，名叫"心里美"……"美"字在这里是感觉愉快的强形式的表达，即用强烈形式表示出来的感官愉快。实际也可以说是"羊大则美"的沿袭和引申。第二种，美是伦理判断的弱形式。我们经常对某个人、某件事、某种行为赞赏时，也常用"美"这个字。把本来属于伦理学范围的高尚行为的仰慕、敬重、追求和学习，作为一种观赏、赞叹的对象时，常用"美"字以传达情感态度和赞同立场。所以，它实际上是一种伦理判断的弱形式，即把严重的伦理判断采取欣赏玩味的形式表现出来，这可以说是"羊人为美"、美善不分的延续。第三种，专指审美对象。在日常生活中，"美"字更多是用来指使人产生审美愉快的事物和对象。我们来到承德，参观避暑

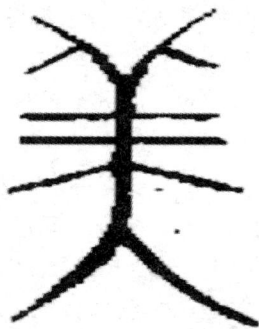

山庄和外八庙，感到名不虚传，果然很"美"。看画展，听音乐，种种艺术欣赏，也常用"美"这个字。这就不是感官愉快的判断，也不是伦理道德的判断，而是审美判断了。

马克思的《1844年经济学—哲学手稿》（以下简称《手稿》）为我们揭示美的本质问题提供了一把钥匙，《手稿》中的"人化的自然"的观点，启示着人们从生产实践入手提示它与美的创造的必然联系。动物只能按照它的生物性本能活动来从自然界采集它所需要的东西，而人在进行改造自然的劳动活动，这种生产实践就是人之区别于动物的根本属性，即人的本质所在。而人的本质力量是指由人的本质所决定的，而且由此而形成、发展并具体表现出来的人的基本的属性、能力，一般指人的智慧、才能、品格，人的创造力、思维力、想象力、审美力等方面的能力。

人的生产实践是自由的自觉的活动，这一活动之所以可能，"不在于幻想中摆脱自然规律而独立，而在于认识这些规律，从而能够有计划地使自然规律为一定的目的服务"。所以，人的生产实践又表现为合规律性与合目的性的统一，是一种积极的创造性的劳动活动。通过劳动，劳动和劳动对象结合在一起，对象被加工了，劳动物化，创造了满足自己需要的各种产品。随着劳动生产力的发展，人征服自然的创造智慧、才能和力量越来越高，当人不再仅仅从满足肉体生存需要的观点去看事物，不再把他的劳动和劳动产品仅仅看作是维持肉体生存需要的手段的时候，人便开始从中体验到征服自然的胜利所带来的精神上的欢乐，感受到人征服自然的创造智慧、才能和力量在他的劳动产品的感性物质的形式上呈现，意识到人能够从自然取得自由。劳动产品对人逐渐显出它所具有的美的价值，遂使人开始用审美的观点去看他的劳动产品了。所以美是社会实践的产物，它体现了人在本质上不同于动物的能动创造。从这个意义上，可以说美是人的本质力量的对象化。但这一规定仅是从美产生的根源上揭示了美的外部层次，还不宜说它就是美的本质、美的定义，因为人的本质力量的对象化是多种多样的。要探讨美的本质还必须加以具体的阐释。

美是由一定的内容和与之相适应的形式组成的。美的形式是诉诸人的感官的，从对美的欣赏过程来看，人们总是最先接触对象的形式，然后通过形式再进而去感受它的内容。

故此，美的本质可以简要概括为，美是人类通过社会实践的客体对象上以宜人的物质形式显现出来的积极、正面、肯定性的人的本质力量的一种具有普遍性、共同性的品格或特质；或者说，在客体对象中以赏心悦目的物质形式显现出对人的本质力量的肯定和确证。这就是美。一句话，美就是以宜人的物质形式显现出对人的本质力量的肯定和确证。

（二）美的特征

1. 感染性

美不只是具体的、形象的，它还有很强的感染力。它不是直接诉诸人的理智，而是诉诸人的情感，通过它以情感人、激励人、愉悦人，使人的精神上得到平衡与满足。美的事物之所以具有感染力，最根本的原因就在于美的事物中总是包含着一种令人愉悦、喜爱的东西，即以宜人的感性形式显现出来的人的本质力量。车尔尼雪夫斯基说："美的食物在人心中所唤起的感觉，是类似我们当着亲爱的人面前时洋溢于我们心中的那种愉悦"。当然，美的感染性是美本身固有的特点，它既不是单纯表现在内容上，也不是单纯表现在形式上，而是从内容与形式的统一中体现出来的。

1953年，奥黛丽·赫本主演了电影《罗马假日》。赫本在片中扮演楚楚动人的安妮公主，表现出公主高贵、优雅的气息，外貌优美脱俗，体态轻盈苗条，一头黑色短发，在金发性感女郎风行的年代，一下子吸引了观众的目光。尤其赫本的发型表现出的天真无邪，使她成功赢得多数人的赞赏，"赫本头"一下子成了国际流行发式。据说英格丽·褒曼在意大利观看《罗马假日》时，竟发出一声惊叫，她丈夫罗西里尼问她："你为什么叫喊？"褒曼说："我被奥黛丽·赫本深深感动了。"1954 年 3 月 25 日，赫本获奥斯卡最佳女主角奖。

2. 形象性

美不是抽象的概念，凡抽象的概念如典型、信息论、价值等无所谓美、丑，只是准确与否的问题，而美总是显现为生动、具体，能为人的感官所感知的具有欣赏价值的感性形象。中国名山泰山、华山、黄山之所以美，根本原因在于它们呈现出各自的雄、险、奇的风景。《三国演义》中关羽、张飞、曹操等人物呼之欲出，关键就在于作者对人物个性的刻画。不仅自然、艺术之美是具体的、形象的，社会美也是如此。如我们之所以觉得革命者夏明翰心灵是美的，因为他以自己的行动给人们展示了"砍头不要紧，只要主义真，杀了夏明翰，还有后来人"的崇高形象。黑格尔说："美的生命在于显现"，别林斯基说："形象在美的领域中占着统治地位"。当然，形象性并不为美的事物所专有，它只是构成美的重要条件之一。

3. 功利性

美是社会实践的产物，社会实践是有目的性和功利性的，美也具有潜在的功利性。从美的形式看，最初是实用价值先于审美价值。对人首先是有用，有益的，然后才可能成为美的。但在美的形象中功利性是潜在的。所以鲁迅说："享乐着美的时候，虽然几乎并不想到功用，但可由科学地分析而被发现……然而美的愉快的根底里，倘不伏着功用，那事物也就不见得美了。"所谓功利性，并不局限在它的实用上、经济上，更多的是其精神上的愉悦。欣赏齐白石的白菜，并不是想吃它；欣赏徐悲鸿的奔马(图 4-9)，并非为了学骑马。艺术作品所给予人的精神上的陶冶、怡悦和感染作用，就是艺术美的社会功利性。人们对各类美的赏析虽不能直接获得某种物

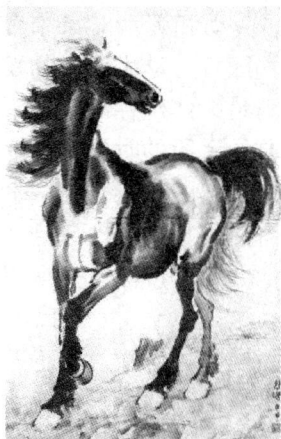

图 4-9　徐悲鸿《墨马图》

质的效益，但开阔了视野，舒展了性情，启发了思想，善莫大焉。否认了美的事物中的潜在功利性就否认了美对于人生的意义和价值，那也就不成其为美。

4. 社会性

美不是纯自然的，而且是社会的。美的社会性的第一个涵义是指美是一种社会现象，而不是一种单纯的自然现象，它是人类社会实践的产物，不是自然物的固有属性。第二个涵义，是指美是一种社会共有的普遍现象和普遍的社会价值，它不依赖于某一个人或某一些人的主观感受和判断，而依赖于客观的社会实践。在人类的发展史上，实践活动一开始就是社会性的，作为人类社会实践活动的产物——美，它必然是具有社会性的。人、人类社会是美的本源。这就从根本上规定了美的社会性。这种社会性是美的基本品格、根本属性。

六、美的内容和形式

客观世界的任何事物，都有其内容和表现内容的形式。内容就是构成事物的一切内在要素的总和，它是事物存在的基础。形式就是构成内容诸要素的内部结构或内容的外部表现方式。美，同一切事物一样，既具有内容，也具有形式，是内容与形式的统一体。那么，什么是美的内容和美的形式呢？

（一）美的内容

美的内容是指显现在感性形式中人的本质力量。任何美的内容必须通过一种能够从精神上唤起人们愉悦的感性形式表现出来。例如，一个少女之所以美，一方面由于她以一种健康、活泼的青春活力为形式；另一方面，她以红润的面色、匀称的身材和动感的姿态为形式。美的内容总是某种形式的内容，美的形式总是某种内容的形式，离开了表现美的内容的形式，美是不存在的。

美的内容是由人的社会性确定。美不能离开人和人的活动，不能离开人的社会实践和人的生产、生活。任何美都是人类丰富多彩的社会实践的反映，是美好的事物在人们头脑中的反映。任何美都必须依靠社会而存在，它的内容必然有明显的社会性特点，往往表现为一定的时代性、民族性、阶级性。比如，井冈山、延河水，它比一般的山、一般的水要美得多，因为它凝集了半个多世纪中国人民革命斗争的伟大实践，不仅有一般山水的自然美，更具有中国人民革命实践的社会美。它对中国人民以及同情中国人民革命的海内外人士来说，是胜利的象征，是令人向往的圣地，无疑是美的；再比如中山装既不同于西装，也不同于古装；流行歌曲既不同于地方戏曲，也不同于古典音乐，这就是美的不同内容的社会性所决定的不同类型美的形式。

（二）美的形式

美的形式是指显现人的本质力量的感性形式，是美的内容的存在方式。美的形式可分为两种：一种是美的外在形式，是美的事物的内部结构或内容的感性外观。如一本书的封面，一个人的高矮胖瘦；另一种是美的内在形式，它与美的事物的内容直接相关，表现为美的存在方式。如一本书的书中语言、体系、逻辑结构，一个人的身体内部结构。美的内容只能通过具体形式才得以体现。

美的形式具有两个明显的特征：一是要有宜人性；二是要表现内容，即美的形式必须适宜人的生理和心理特点，能够使人在心理上得到一种愉快和舒适感。美的形式具有宜人性的原因在于美是一种具有观赏价值的形象，是一种有巨大感激力、吸引人的形象。它不仅在内容上显示着人的自由创造的本质，确认了人的积极的本质力量，可以给人一种难以名状的喜悦，而且在形式上也易于为人们感知，为人们乐于接受。只有这样，它才会人见人爱，惹人喜欢。否则，便不是美的。

（三）美的内容与美的形式辩证统一

美的内容和美的形式之间有着辩证统一的关系。一方面美的内容决定美的形式，没有美的内容，就没有美的形式；另一方面，美的形式表现美的内容，为美的内容服务。美的形式适合于美的内容时，则更显现事物的美，促进美的事物的发展，当美的形式不适合于美的内容时，则影响或有损于美的内容。

在实际生活中，事物美的内容与其美的形式的关系是十分错综复杂的。有的内容美形式也美，内

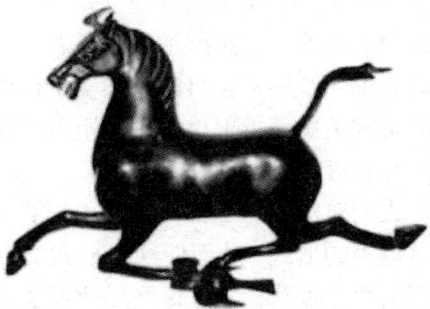

图4-10 汉·《马踏飞燕》

容不美形式也不美，有的内容美形式不一定美，形式貌似美而内容不一定美。可见，事物美的形式是具体的，美的内容也是具体的。对于每一个具体的事物，其美的内容和形式只能是具体的、历史的相对统一，而不可能是完美无缺的绝对统一。这正是世界多姿多彩，美不胜

收的原因。

东汉青铜工艺品《马踏飞燕》（图 4 - 10）巧妙的表现了马的神态。奔马的一只蹄踏在一只飞燕的背上，暗示奔马的快速，连敏捷的燕子也来不及躲闪。正好燕子的扁平躯体变成奔马的基座，把奔马升高，表现出凌空飞驰。马的躯体圆实健壮，马尾上翘，马嘴微张，仿佛可以听到喘气的声音。奔马的这些外部特征，生动地表现了马的充沛生命活力。正可谓美的内容和形式的完美结合。

七、形式美的概念和法则

美的形式可分为两种：一种是内在形式，一种是外在形式。形式美就是由美的外在形式演变而来的，按照黑格尔的观点，构成形式美的因素分为两部分，一部分是形式美的感性因素，亦称物质因素，另一部分是构成形式美的法则。

（一）形式美的概念及特征

形式美是指自然、生活、艺术中各种形式因素（色彩、线条、形体、声音等）及其组合规律（比例、节奏、韵律等）所呈现出来的审美属性。形式美是指客观事物外观形式的美，其主要特征有：

1. 形式美是美的形式与美的内容的统一

美的内容只能通过具体形式才得以体现。黑格尔在《美学》中说："美的要素可分为两种：一种是内在的，即内容；另一种是外在的，即内容借以体现出意蕴和特性的东西。"世上任何事物都是形式和内容的统一体，美当然也不例外。只是美的内容比较隐晦、曲折，各人所能认识的深度不尽相同；而美的内容决定美的形式；另一方面，美的形式表现美的内容，受美的内容制约。也就是说，形式必须服从内容的需要，为内容服务。比如，在中国人的脸上设计一双欧式眼，显然是不美的。因为欧式眼仅仅是表现美的一种形式，它受到面部特定条件的制约。

2. 形式美具有抽象性、意味性和装饰性

形式美是美的事物的外在形式所具有的相对独立的审美特性，也是美的形式的组成部分。因此形式美既可以表现为具体的美的形式，而又可以不直接显示具体内容，但具有一定审美特征。那么，形式美的特征就可以概括为抽象性、意味性和装饰性。正如近年来随着美容医学的发展，我国人群中要求隆鼻、隆胸者逐渐增多，尽管隆鼻、隆胸术并没有改变人体内在美的本质。这正好说明了外在形式美的重要性以及外在形式美有助于美的本质的显示，同时也说明了形式美可以脱离美的内容而具有独立的审美价值，从那坚挺的鼻梁、高耸的乳房的形式美中而折射出一种向上的精神与生命的辉煌，展示出了人体装饰的深刻意蕴。

3. 相对独立性

人们对美的感受都是直接由形式引起的。在长期的审美活动中；人们反复地、直接地接触这些美的形式，从而使这些形式具有相对独立的审美意义，即人们只要接触这些形式便能引起美感，而无需考虑这些形式所表现的内容。如观看芭蕾舞表演，人们欣赏的是表演者的舞姿，旋转、跳跃的优美动作，并不刻意追求其中所蕴含的意味；又如，疲劳时听一曲轻音乐，优美的旋律让人轻松愉悦，欣赏者也不必了解这首曲子意义何在。人们在欣赏一个人或者是一件艺术品时，最先进入审美视野的是其色彩、形体等外在形式的美，然后才深入领会作品的内容。因为形式美在人们欣赏美的客体对象中，有这种特殊的作用，所以形式美具有相对独立性的审美特征。

4. 抽象性

形式美是人们从众多美的形式中概括出来的某种共同特征，一般具有朦胧的审美意味。人们欣赏形式美时，不像欣赏一个具体的美的事物那样，能给人一种比较确定的意味，如红色会使人产生一种热烈兴奋的情绪，但这种情绪都是不确定性的，只有当这种红色处在一定的环境中，表现在某一具体的事物上时，它的审美意味才是确定的，如红花、红旗、红领巾等。形式美的抽象性特征，使它适应于表现各种事物的美。

5. 时代性

形式美的各种表现总是不断地随着时代的变化而变化。比如人体，唐代以丰腴肥胖为美，宋代以纤细苗条为美，现代以丰满匀称、红润健康为美。

6. 普遍性

形式美普遍存在于美的所有领域，是任何美的对象不可缺少的最基本的属性。自然美以形式美为主；社会美中的富有线条的身姿、形体，优雅举止以及艺术美中富有表现力的结构、造型、质地、韵律、节奏等均属于形式美之列。

(二) 构成形式美的感性因素和基本法则

1. 构成形式美的感性因素

对于以眼睛和耳朵为主审美的人来说，外部世界的色彩、形象和声音，是构成形式美的基本感性因素。存在于客观世界中的这些感性因素原本是物质世界的自然属性，因为人的感官所感知，才转化为构成形式美的感性因素。

(1) 色彩：色彩是由阳光作用于物体发射，反射光通过视觉而产生的。人类肉眼所能感知的光波波长范围在 390~770 nm，从 770~390 nm 的光谱中，人类肉眼感受到的颜色依次为红、橙、黄、绿、青、蓝、紫。将不同波长的可见光混合起来，就能感受到其他不同的颜色。将所有可见光混合起来，就能感受到白色。色彩是构成美的世界的主要因素，那么色彩在形式美中具有哪些作用呢？

首先，具有视觉效果。色彩是人们辨认客观事物的重要依据。人们可以根据不同的色彩将各种事物区别开来。如红色消防车、绿色邮车、红绿灯及红、黄警告牌等。另外，不同的色彩往往给人以冷暖、轻重、大小、华丽与质朴等不同的感受，如红、黄色给人们以温暖热烈的感觉，称为暖色；绿、蓝、紫被认为是冷色；黑、灰、橙色给人以重的感觉；白、绿、蓝色给人们以轻的感觉。浅色给人以宽大的感觉，深色给人以狭小的感觉，明亮色给人以华丽感，灰暗色给人以质朴感。

其次，具有情感效应。色彩的表情性给人以情感的感染，不同色彩给人们带来不同的生理、心理感受，会直接影响人们的情绪和工作效率。色彩可划分为积极、主动的和消极、被动的两类。黄、红黄、黄红是主动的色彩，能使人产生一种积极向上、勇于进取和富有生命力的情感态度，而蓝、红蓝、蓝红是被动的色彩，表现出人的不安、温柔和向往的情绪。由于长期历史形成的民族心理、文化和传统习惯，使人们对色彩的感受具有某种共同性。

但是，人们对色彩的感受往往带有很大的主观随意性，即个性。即便是同一色彩，也会由于个性、性别、年龄、民族、时代的不同而有明显的差异。如女性爱红色，男性偏爱蓝色，老年人喜欢灰、棕色；西方人以黑白色为高级色，拉丁民族爱好暖色，日耳曼民族爱好冷色等等。

再其次，不同的颜色可使人们产生各具特色的联想，而将某种颜色和特定的内容相联系，便使色彩获得一定的象征意义。如红色使人想起火和血，象征着忠诚、喜庆、革命；黄色使人想起灿烂的阳光和麦浪，象征着温暖和富裕；蓝色使人想起天空和海洋，象征着宁静、渴望；绿色使人想到绿草、树林，象征着青春和繁荣；紫色象征着清爽、温柔，深紫色象征着高贵。正因为色彩具有上述效果，因此它在引起主体的形式美感方面，起着极其重要的作用。

（2）形象：形象是事物存在的一种空间形式。形式美中所讲的形象是指事物的具体可感的外在形态，是人的视觉所能感知的空间性的美。组成形象的要素是点、线、面、体。点的轨迹是线，线的横移形成面，数面组合构成形象。形象之所以构成形式美的感性因素，是基于人类的生产、生活实践。

在长期的生产、生活实践中，人们对自然界、人类社会的某种形象的把握和运用，使形象沉积了某种社会内容，造成了形象与人们知觉结构之间的相互适应或相互对应，这就产生了形象的审美意义。

由于形象的基本特征是边界线，因此人们对形象的审美，便可以从边界线入手。比如，直线具有挺拔感，能表示刚劲、坚强、稳定的含义；曲线具有运动感，能表示柔和、轻盈、优雅、流畅的含义；垂直线给人一种紧张、兴奋、突破、倾倒的感受；折线给人一种动态感、灵巧感；折线形成的角度则给人以上升、下降、前进等方向感。著名画家和美学家荷迦兹在《美的分析》中提出：蛇形线"S"是最美的线条，"它引导着眼睛作一种变化无常的追逐，由于它给予心灵的快乐，可以给它冠以美的称号。"在美的创造中，不同的边界线形成不同的形象。比如，直线运用形成希腊式建筑物形象；曲线运用形成罗马建筑物形象，斜线运用形成哥特式建筑物形象。人体美是大自然创造的一种曲线美。在形式美的欣赏和创造中，对形象的欣赏创造是必不可少的内容，没有一定的形象就不可能有形式美。

（3）声音：声音又称音响，它同色彩、形象一样，也是事物的一种自然物质因素，所不同的是，声音不是诉诸视觉或触觉结构，而是诉诸人的听觉。从声学的角度看，声音的本质是振动，物体振动则产生声波，声波刺激听觉，人便听到了声音。声波可用振幅、频率和波形来描述。振幅为声波的压力，与振幅相一致的审美心理经验是音强。频率为声波的振动周期，与频率相联系的审美心理经验是音高。波形是由振幅与频率决定的，与波形相联系的审美心理经验是音色。例如各种乐器，由于振幅和频率的不同，产生的波形也不同，人们便听到了不同的音乐。人类通过听觉器官，可以判断声波的性质、远近等，并可以对其进行审美判断、审美评价。

声音作为形式美具有情感性。一般说来高音使人情绪高昂，催人奋进；低音深沉，引起悲伤感。轻音乐使人舒展；噪杂的声音，令人心烦意乱；震耳的声音，令人头晕目眩。声音引起人心理、生理的反应，比色彩、形象更为强烈。

2.构成形式美的基本法则

构成形式美的感性因素，按照一定规律组合起来，才形成了有一定审美特征和独立审美价值的形式美。形式美组合法则比较复杂，通常可分为两大类：一类是事物部分之间的组合法则，如对称和均衡，比例和匀称，节奏和韵律等；另一类是事物总体的组合法则，如整齐一律，多样统一（对比、调和）等。

（1）对称和均衡：对称是指两个以上相同或相似的事物加以对偶性排列所构成的绝对均衡。对称宜于表现静态，给人以整齐、稳重、沉静和庄严的审美感受，但由于其差异面较少，多缺乏活力。

均衡又称平衡。是指对应的双方等量而不等形，是在静止中有动的对称。如杆称式对称，平衡点不变，两边物体的距离随杆的移动而不同，使重量平衡。还有杂技、舞蹈中的造型等。

对称与均衡在物质生产、艺术创造、日常生活和临床医学中应用广泛，如人体外部形态基本上是左右对称，而内脏器官虽不对称但是符合均衡的原理。倘若这种形式美规律遭到破坏，便会丧失美感。

（2）比例与匀称：比例是指某事物整体与部分或部分与部分之间的组合关系。在艺术和审美活动中，比例实质是对象形式与人有关的心理经验形成的一定对应关系。比例关系是否和谐，对艺术造型表现的真与伪、美与丑起着重要作用。

匀称：指合乎一定的比例关系。匀称的比例关系，会使物体的形象具有严整、和谐的美。古代宋玉所谓："增之一分则太长，减之一分则太短"。就是比例关系。比例失调，就会出现畸形，而畸形在形式上是丑的。古代画山水有"丈山、尺树、寸马分人"之说，画人物有"立七、坐五、蹲三"之说，人面容比例中有"三停五眼"之说。关于什么样的比例才能引起人的美感，对这个问题古代人早有探讨。古希腊哲学家毕达哥拉斯提出了黄金分割来说明客观世界中普遍存在的一种恰当的比例关系。所谓黄金分割，指事物各部分之间的一定数学比例关系，即将整体一分为二，较大部分与较小部分之比等于较大部分与较小部分之与较大部分之比。列公式为：设 $A > B$，则 $A : B = (A + B) : A$，所得结果为 $1 : 1.618$（约相当于 $5 : 8$）。如以肚脐为界，把人体分为上下两部分，这上下两部分所包含的比例关系就符合 $1 : 1.618$。然而，任何一种比例关系都不是绝对的，包括黄金分割。因为人们确定事物间的某种比例关系，要受到人的实用目的的制约，它不是凝固不变的，其合理性是由各种复杂的条件、因素决定的。

（3）节奏和韵律：节奏是客观事物有规律的周期性变化的运动形式。客观世界中，无论是声音、颜色，还是形体和动作，以大体相等距离的时空反复出现，都会产生节奏。如昼夜交替，日出日落，月圆月缺，季节更替的时间变化的节奏；潮起潮落，山脉蜿蜒，峰谷相间的空间变化的节奏；心跳，呼吸，体力以 23 天为一周期，情绪以 28 天为一周期；智力以 33 天为一周期，每一周期都有高潮和低潮的生理节奏；艺术节奏是艺术作品的重要表现之一，其基本特征是能在艺术品中表现、传达人的心理情感。在现实生活中，人的心理情感活动会引起生理节奏的变化，例如，人的感情活动平静时，生理节奏比较平缓；感情活动激烈时，生理节奏也会比较急促。相反，改变人的生理节奏就会在一定程度上引起人情感活动的变化。艺术节奏就是建立在人们生理和心理节奏基础之上的。节奏在艺术作品中的具体体现是通过音响、线条、色彩、形体等艺术因素有规律的运动变化，引起欣赏者的生理感受，进而引起心理情感活动。

在节奏的基础上赋予一定情调的色彩便形成了韵律，一般是指诗词中的声韵和节奏，表现为音响运动中抑扬顿挫的和谐流动。除此之外，韵律还存在于绘画、音乐、舞蹈、建筑中。它能给人以情趣，满足人的精神享受。在生产劳动中，具有节奏性的动作和韵律的劳动号子，就有减轻疲劳，提高效率的作用。

（4）整齐一律与多样统一：整齐一律一般指事物形式中多个相同或相似部分之间重复的对等或对称，与参差相对。如整齐划一的街道，成排的电线杆、路灯，整齐的队伍，统一的服装等，给人一种稳定、庄重、威严、有气息、有力量的感觉。但如果只是一味的整齐划一，则会给人一种单调、沉闷的感觉。

多样统一是对形式美中对称、平衡、整齐、比例、参差、节奏等规律的集中概括，所谓多样，是指整体中部分在形式上的差异性，它体现了各个事物个性的千差万别；所谓统一，是指整体中各部分在形式上的某些共同性，它体现了各个事物的共性或整体的和谐。整个宇宙就是一个多样统一的和谐的整体。人体美，也是一种符合多样统一法则的整体美。人体若少了某些组织或器官，就会破坏整体的和谐，就会失去美。

和谐即多样统一，是形式美法则的高级形式。它体现了生活、自然界中对立统一的规律，整个宇宙就是一个多样统一的和谐的整体。"多样"体现了各个事物的个性的千差万别，"统一"体现了各种事物的共性或整体联系。因而，多样统一，就是寓多于一，多统于一，在丰富多彩的表现中体现着某种一致性。例如在大合唱中，如果全都是同一个声部，听起来将平淡无奇；如果合唱中分高、中、低音，那种和谐悦耳的效果，会给人带来一种视听享受。又如人体美，也是一种符合多样统一法则的整体美。人体上多了某些器官和部位，将会破坏整体的和谐美。所以说，多样统一是客观事物本身所具有的特性。事物本身的形成大小、方圆、高低、长短、曲直、正斜等区别；质有刚柔、粗细、强弱、润燥、轻重等不同；势有疾徐、动静、聚散、抑扬、进退、升沉等形式。这些对立因素统一在具体事物上，便形成了丰富多彩的大千世界。多样统一还和人类自由创造内容的日益丰富相联系。人们在创造一种复杂的产品时，要求把多种因素有机结合在一起，使之感到既不杂乱，又不单调；既丰富，又单一；既活泼，又有秩序，久而久之，人们便把多样统一，作为形式美的基本法则。

多样统一是形式美的基本规律，是对形式美中对称、均衡、比例、协调、节奏等规模集中的概括，因此多样统一是形式美的最高形态，是事物对立统一规律在人体美中的具体表现。多样统一法则是在变化中求统一，在统一中有变化；使人感到既多变又单纯，既活泼又有序。

形式美虽有许多不同内容的法则存在，但多种法则在表现一个美的事物时并非孤立存在，而是互相补充互相协调，共同处于一个和谐的整体之中的。作为一种形式美的规律，我们必须遵循它，但也应认识到它并不是僵死的教条。在实践中我们要依据具体情况达到功能与形态最大和谐的基础上灵活运用这些法则。

八、美学与美育

（一）美育的概念

美育（aesthetic education）是人类通向美的境界的阶梯，是一种以美学理论为基础，以艺术教育、情感教育为手段，通过美的事物的熏陶和感染，培养受教育者鉴赏美、接受美、创造美的能力，从而达到提高审美素养，形成审美态度，学会审美生存，培养完整人格，提升人生境界的一种教育。

（二）美育的特点

1.以情动人，理寓情中

美育属于情感教育，是凭借着美的魅力和感染力去动之以情、晓之以理，让欣赏者与审美对象或欣赏者之间产生思想共鸣。

2.形象生动，意寓象中

美育只能通过对具体、生动的形象感受，来领悟审美对象的美。如绮丽的风光，悠扬的乐曲，精湛的工艺，优美的舞姿等。

3.自由欣赏，寓教于乐

审美中人的精神完全处于一种自由的状态，美育就在这自由、轻松、愉快的观赏和享受中进行。

4.潜移默化，陶情冶性

审美效应是深刻、持久、后效性的。美育对人心灵与情感的陶冶，也是一个逐步发生作用，潜移默化的过程。

（三）美育的意义

1.有助于实现人与自然的和谐

"天人合一"，要求人类用审美的态度而不是掠夺的态度对待自然，将个人的审美体验和实践活动结合起来，达到人与自然的统一。

2.有助于发展和谐的人际关系

审美教育有助于帮助人们克服价值观的偏差，形成正确的价值观念。

3.有助于人格的完善

在美的感化、启发和诱导下，感官与审美对象产生交流和共鸣，使人们获得感官上的享受、精神上的满足、理智上的启迪，从而形成了一种自觉的理性力量，促进人的感性和理性的协调发展，进而实现人格的完善。

第二节　美的范畴和形态

一、美的基本范畴

美的事物与现象都有着无限多样的表现形式。关于美的基本范畴，一般归纳为崇高、优美、悲剧、滑稽等形态。

（一）崇高

崇高主要体现实践主体的巨大力量，更多地展示主体和客体在现阶段相冲突和对立的状态，并且在这一对立冲突中，显示出客体和主体相统一的历史必然性。

崇高一是指数量、力量和体积上的巨大，有威力的自然现象。二是指人类创造的宏伟建筑，如万里长城、摩天大楼。三是指道德风尚，思想行为令人敬仰。四是指人类创举和社会现象。它以客体的无限大压倒实践主体为其直观表象，而实质则是，受压抑的实践主体充分激发出人的本质力量，转而征服或趋向于征服客体。自然界的崇高，在于某些自然物象以其数量和力量上的巨大引起人们的惊惧，使物与人处于矛盾对立状态；与此同时，人们又在自卫和征服对方的实践或关于这一实践经验的回顾中，产生一种胜利的愉悦和自豪感。艺术中的崇高，是现实中的崇高的反映。它可以将生活中已经存在的崇高，经过强化的艺术手段使崇高得到艺术的体现，也可以把生活中不是崇高但显示着崇高倾向的事物，改造制作为崇高的形象。

崇高是人的本质力量与客体的严峻冲突在对象世界的感性显现。从形式方面看，它粗犷、奇特，如挺拔开裂的古松，嶙峋奇异的山石；从状态方面看，崇高具有动态美，如震惊八宇的雷电，急剧变幻的社会的搏斗。就美感特征来说，崇高的事物引起的美感经历并包含着惊惧感、叹服感、庄严感、自豪感等等，是复杂强烈的兴奋感，让人敬佩、崇尚。其审美功用是调节情感，消除忧伤、愁苦的心绪，给人以鼓舞，使人们心胸开阔，情操高尚。

（二）优美

优美是美的比较普遍的表现形态。自从人类萌生了审美意识，最早进入审美范畴的就是狭义的美，亦即优美。人们以前所谈论的"秩序、对称与明确""整一性""圆满性""变化的统一"和所谓的"黄金分割率"等都在一定程度上触及了优美的某些特征。优美以社会实践自由地与客观规律相一致，内容与形式的和谐统一为其基本审美特征。它所展现的是主客体矛盾的统一，平衡、和谐状态。如自然界中的晚霞朝日，小桥流水，社会生活中的种种使人陶醉于幸福安乐的美好景象，都可视为优美。艺术中的优美是自然界与社会生活中优美的反映，它是更多地使感官产生愉快的悦耳悦目的美，在我国又被称为"阴柔之美"。优美的特征之所以是和谐，其实质是因为在对象世界中的人本质力量和客体并没有表现为激烈的抗争，而是表现为主体在实践中经由矛盾对立而达到矛盾解决，进入统一、平衡、和谐的状态。

与崇高不同，优美是人的本质力量与客体的和谐统一在对象世界的感性显现。从量的方面看，优美小，崇高大。从形式方面看，优美规则、柔和。从状态方面看，优美具有静态美。优美的事物引起的是单纯的平静的愉悦感，让人喜爱、亲近。其审美功用是使生活充满乐趣，调节人们生理上和心理上的平衡。

（三）悲剧

作为审美范畴中的悲剧，并不仅限于戏剧类型的悲剧，还存在于正剧、喜剧和小说、诗歌、绘画、雕塑、音乐、电影等其他艺术样式中，也广泛地存在于历史和现实的社会生活之中。亚里斯多德认为悲剧性的特殊效果在于引起人们的"怜悯和恐惧"，惟有"一个人遭遇不应遭遇的厄运"，才能达到这种效果；黑格尔认为悲剧的特性根源于两种对立理想和势力各自凭借足以自我辩护的理由所展开的冲突，这种冲突以同归于尽的结局达到在"永恒正义"前的和解；车尔尼雪夫斯基在现实生活中考察悲剧性，认为悲剧是人的伟大的痛苦或者是伟大人物的灭亡；鲁迅说"将人生的价值的东西毁灭给人看"是悲剧性；恩格斯认为悲剧性冲突的实质是"历史必然的要求与这个要求实际上不可能实现"。悲剧性的美学本性，在于体现人的本质力量的实践主体暂时被否定，而最终被肯定。

作为审美范畴的悲剧美虽然来自生活，却是艺术家审美意识的物化形态，是艺术加工的结果，可以直接显示巨大的审美意义。总之，悲剧性是指具有正面素质的人物和积极的有价值的事物，在社会历史的必然性的冲突中受侵害、被毁灭，这个过程及其结果使人产生强烈的痛苦，但又被正面人物的牺牲精神、斗争勇气与理想力量，被更强烈的历史感与宇宙感所征服，因而由痛感转化为快感，引起情感深层的激荡、振奋所出现的一种特殊形态的美，即悲剧美。

如《哈姆雷特》是莎士比亚"四大悲剧"之一。该剧本讲述了丹麦老国王突然死去，其弟克劳迪斯夺取王位，又娶王嫂。年轻英武的哈姆雷特王子陷入了巨大的悲愤痛苦之中。老国王冤魂不散，昭示王子：害死自己的就是王子的叔父、现今的新国王。王子发誓为父复仇，重整乾坤。他巧借艺人，亲自验证杀父凶手。新国王惊惶万分，寻机除掉王子。正巧王子在责问母后时，误杀恋人奥菲莉娅之父波洛涅斯，于是国王以明送王子出国避难，暗藏毒计借刀杀人。王子识破阴谋，返国复仇。谁知恋人已疯颠而死，其兄雷欧提斯在新国王挑唆下，誓与王子比剑决斗。雷欧提斯与新国王共谋比剑时涂剧毒于剑锋，酒内下毒，加害王子。不料毒酒被王后误饮，中毒身亡。王子怒杀国王复了仇，却与雷欧提斯一起死于剑毒。

（四）滑稽

作为美学范畴的滑稽，亦可称为喜、喜剧、喜剧性。它的典型形态是艺术中的喜剧、漫画、相声等。有的以喜剧含纳滑稽，有的以滑稽来包容喜剧，实质上二者都以可笑为特征，作为美学范畴中的一类，在审美本质上是同一的。

滑稽的本质特征是侧重于在对丑的直接否定中突出人的本质力量的现实存在。当实践主体在矛盾斗争中已经居于主导地位，而已经失去存在根据的事物仍然坚持要以往昔的强大威严的外观而存在，就以其触目的不协调的形式引人发笑，从反面肯定了实践主体的胜利，也即是以其独特的形态显现了人的本质力量。滑稽的审美特征，是引发人们在恶的渺小空虚和善的优越的比照中，看到自身的胜利和威力，引起一种对于对象轻蔑嘲笑的审美愉悦。滑稽所引起的审美效果具有鲜明强烈的娱乐性。滑稽的表现形式很多，如闹剧、讽刺、谐谑、幽默、打诨等等，但一般不孤立存在或单独使用，也无截然界限。

查尔斯·斯宾塞·卓别林（1889—1977 年），英国电影演员，导演，制片人。卓别林幼年丧父，曾在游艺场和巡回剧团卖艺或打杂。1913 年，随卡尔诺哑剧团去美国演出，被美国导演 M. 塞纳特看中，从此开始了他的电影生涯。1914 年 2 月 28 日，头戴圆顶礼帽、手持竹手杖、足登大皮靴、走路像鸭子的流浪汉夏尔洛的形象首次出现在影片《阵雨之间》中。这一形象成为卓别林喜剧片的标志，风靡欧美 20 余年。他奠定了现代喜剧电影的基础，卓别林戴着圆顶硬礼帽和礼服的模样几乎成了喜剧电影的重要代表。从 1919 年开始，卓别林独立制片，此后一生共拍摄 80 余部喜剧片，其中在电影史上著名的影片有《淘金记》《城市之光》《摩登时代》《大独裁者》《凡尔杜先生》《舞台生涯》等。这些影片反映了卓别林从一个人道主义者到一位伟大的批判现实主义艺术大师的过程。卓别林以其精湛的表演艺术，对下层劳动者寄予深切同情，对资本主义社会的种种弊端进行辛辣的讽刺，对法西斯头子希特勒进行了无情的鞭笞。1952 年，他受到麦卡锡主义的迫害，被迫离开美国，定居瑞士。在瑞士期间，他拍摄了尖锐讽刺麦卡锡主义的影片《一个国王在纽约》。1972 年，美国隆重邀请卓别林回到好莱坞，授予他奥斯卡终身成就奖，称他"在本世纪为电影艺术作出不可估量的贡献"。

二、美的基本形态

客观世界是极其丰富的，美的形态也千差万别。但从哲学的角度进行分类，把美的基本形态分为自然美、社会美、艺术美和科学美四类。

（一）自然美

所谓自然美是指具有审美价值的客观自然界中自然事物的美。

自然美的分类：

第一种自然美是指未经人类加工改造过的自然美，如辽阔的大海，浩渺的星空，多彩的云霞，奇异的山峰，湖南的张家界，四川的九寨沟，这部分自然景物和社会生活的联系，是以形式美为中介的，以它所特有的自然风貌，使人得到愉悦并获得美的享受。

桂林是世界著名的风景游览城市，有着举世无双的喀斯特地貌。这里的山，平地拔起，千姿百态；漓江的水，蜿蜒曲折，明洁如镜；山多有洞，洞幽景奇；洞中怪石，鬼斧神工，琳琅满目，于是形成了"山青、水秀、洞奇、石美"的桂林"四绝"，从而自古就有"桂林山水甲天下"的赞誉。

第二种自然美是指经过人类加工改造的自然美。它们的基本形态是大自然，但带有人类实践活动的痕迹，如山川绿化、江河治理、珍禽异兽的驯养、田园景色等，属于经过一般加工过的自然美；园林景观、楼台亭榭、假山石径、插花艺术等，属于经过艺术加工过的自然美。人类辛勤的劳动和顽强的斗争，征服、支配、改造、开发了自然，给自然界打上了自己的烙印，人们也因此在观赏自然时，感受到了自身的智慧和力量，从而获得审美的愉悦。

自然美是以人们的社会实践为中介，人与自然相互作用的产物，它是人化自然的内容通过宜人的自然性的形象显现，它是人化的社会性与宜人的自然性有机的统一体。自然美侧重于形式美，人们从自然物的色彩、线条、形体、声音等形式等因素得到美的享受；自然美具有多变性，同一事物在不同的时空条件下会产生不同的审美效果；自然美还具有两重性，由于自然事物反映社会生活的不确定性，决定了同一自然对象具有美和丑的两重性。

人体美是自然美的升华，是自然美的最高形态。歌德说："不断升华的自然界的最后创造就是美丽的人。"人体美主要是指人的形体与容貌，是自然美的最高层次。所谓"天生丽质"，实际上就是指人的自然美的属性。

自然美的特征：

1. 侧重于形式美

审美对象都是内容和形式的统一体，但自然美具有形式胜于内容的特点。人们在观察自然景物时，往往专注于评价它的外在形式的美与不美，很少涉及它的内容。如蝴蝶虽是一种害虫，但它那五彩斑斓的双翅和翩翩优美的姿态却成了人们欣赏的对象。

2. 寓意和象征性

车尔尼雪夫斯基说过：构成自然界的美是使我们联想到人（或者预示人格）的东西。自然界的事物，只是作为人的一种暗示才有美的意义。在生活中人们常常借助自然物的某种属性象征性地表达人类的某种思想感情，如出污泥而不染的荷花、迎风斗雨的海燕、火山、雪景等都以其自然特征，显示出令人神往的自然美，给人以高洁、勇敢、悦目的审美感受，人们常常对它赋予高尚的品格。

3. 多样性

自然美的形态本身就具有多样性特点。同一自然物，由于人们欣赏的角度不同、季节不同，对同一审美对象会产生不同的审美感受。如盛开的鲜花，或艳丽夺目，或芬芳扑鼻；同一座山，"横看成岭侧成峰，远近大小各不同"；同是一个太阳，或骄阳似火，或温暖如春。由于自然对象与人的不同联系和自身的运动变化，表现出丰富多彩的自然美，给人以不同的审美感受。

（二）社会美

社会美是指存在于社会生活各个领域的事物的美，是构成现实美的主要内容，是艺术美反映的主要对象。首先，生产劳动是人类最基本的实践活动，也是社会美存在的重要领域。其次，社会美的另一重要领域是劳动者反抗剥削压迫、争取解放的斗争。再次，人类社会生产的其他各个领域，如日常生活、工作、学习、社交、友谊、爱情等方面，凡是通过宜人的生活形式，肯定或显示了人的本质力量的，也是社会美不可缺少的组成部分。社会美以内容取胜，一切符合社会发展规律性的社会事件和行为都是美的，否则是丑的；社会美具有很强的功利性，雷锋平凡而伟大的行为是善的，因而他的精神也是美的；社会美具有相对稳定性和确定性；社会美还具有时代性、民族性和阶级性的特点。

社会美的基本内容：

1. 人的美

人是社会美的创造者，人的美是指人的内在品质，通过外在形式表现出来的内外结合，给人以美感的整体形象。它包括人的内在美（心灵美）和外在美两方面，是人的形式美与内容美的统一。

（1）外在美：外在美是指通过人的相貌、体态、语言、行为、仪表、风度等表现出来的美。人的外在美是人美的基础，先天生理条件是人的外在美的自然前提，后天社会环境的影响对人的外在美起着重要的作用。人的外在美主要包括：形体美、姿态美、行为美和语言美等。

（2）心灵美：心灵美是指人精神世界的美，人的内在美，通过行为来表达。包括思想品格、情感操守、精神意志、智慧才能的美。心灵美决定人的美，并影响支配着外在美。心灵美是行为美的基础，行为美是心灵美的体现。心灵美要求一个人正直、无私、诚实、爱国，并表现于言行；行为美要求互助、礼让、尊老爱幼、同情病残、举止仪表端庄大方、自然豁达、不卑不亢等。

道德情操的美是心灵美的核心。它首先表现在美好的人生理想和奋斗目标上。一个人有了美好理想和崇高的奋斗目标，就会表现出百折不挠、勇往直前的精神风貌，显示出人特有的生机活力和人的本质力量。其次，心灵美应充分表现一个人正直、诚实、谦逊、勤劳、友爱的道德品质。此外，心灵美还指智慧、才能的美和性情美。

叶欣，广东省中医院二沙分院急诊科护士长，在2003年抗击"非典"期间因公殉职。

2003年2月24日，对于叶欣来说是一个紧张而又寻常的日子。一位怀疑肠梗阻的急腹症病人前来急诊，需要紧急手术，同时病人的某些症状引起了医务人员的高度注意。随着检查结果的反馈，怀疑终于被证实：是非典型肺炎！叶护士长与专家组的成员迅速展开了抢救工作，病人终于从死亡线上被拉了回来。可"非典"病毒就在这个时候闯进了已经在一线连续奋战了好多天的叶欣身体。

3月4日清晨，叶欣仍像往常一样早早来到科室：巡视病房，了解危重病人病情，布置隔离病房……虽然上班前她就感觉到身体疲倦不适，但还是坚持在科室里忙碌着，密切注意着每一个病人的病情。劳累了一上午，水没喝一口，饭没吃一口，只觉得周身困痛，不得不费力地爬到床上休息。中午刚过，极度疲倦的叶护士长开始出现发热症状，不得不到病房隔离留观。体温在升，补液在滴，但叶护士长记挂的还是科室里的几个危重病人。通过呼叫仪，急诊科的同事们又听到她那微弱但亲切的声音："9床上呼吸机后，血氧饱和度上去没有？下午每隔两小时的吸痰量多不多？""7床每两小时尿量有多少？危重病人可要按时翻身并做好皮肤、口腔护理啊！"

病魔终于没有放过她。经确诊，叶欣染上了非典型性肺炎，她不得不住进了她为之工作了27年的省中医院总部。在她刚进呼吸科的那几天，每当医护人员前来检查和治疗，她总是再三叮嘱他们多穿一套隔离衣，多戴几层口罩。她甚至提出自己护理自己："我是老护士长了，什么不行？"院领导前来探望，她首先讲的不是自己的疾患，而是检讨自己的不足，责怪自己不慎染病，给医院和领导添了麻烦。她甚至询问自己科室的覃医生看看还有没有自己可以力所能及干的工作让她在病床上完成。

不知有多少人在挂念着叶护士长，不知有多少人一上班就关切地询问"叶护士长怎么样了，好转了吗？"叶欣的病情几乎牵动了所有人的心。广东省委书记张德江委托蔡东士秘书长慰问她和家属；雷于蓝副省长也在省政府副秘书长黄业斌、省卫生厅厅长黄庆道的陪同下，亲自到医院了解治疗情况。省卫生厅、省中医药管理局、广州中医药大学的领导也为抢救叶欣提供了技术、物质、器械的支持。在叶欣转入ICU病房不久，由于戴上了面罩，她已经不方便讲话了。一天，面对前来治疗的医生，她忽然急切地示意护士递给她纸和笔，颤颤巍巍地写道："不要靠近我，会传染。"护士含泪把纸递给了同事，但大家仍不怕危险，积极抢救。院长吕玉波回忆："叶欣刚入院时，我去看她，为怕我靠近，隔着老远她就说，'我39摄氏度，能顶住！'"现在已痊愈的张忠德主任哽咽着说："当时我和叶欣都被传染了，同住在ICU病房，我们常写纸条，相互鼓励。"

多少人的努力和呼唤，都没能挽留住叶欣匆匆离去的脚步！就在她最后所抢救的、也是传染给她"非典"的那位病人健康出院后不到一个星期，3月25日凌晨1：30，叶欣永远离开了她所热爱的岗位、战友和亲人！3月29日下午，广州殡仪馆青松厅，省中医院全体员工在这里为她做最后的送别。花圈如海，泪水如雨。遗像中，留给人们的是永恒的微笑。"叶欣是一本书，每一页都燃烧着生命的激情"。(以上内容摘自《健康报》)

2. 环境美与人际关系美

(1)环境美：环境美是指人创造的生活环境的美，有广义、狭义之分。广义的环境美，是指一个民族、一个国家的整个自然环境及社会环境的美，如大地绿化，城乡建设，消除公害，保护自然、文物古迹等。狭义的环境美是指个人、家庭、社会集体生活和工作的具体环境的清洁、美化。美的环境使人感到舒适和谐，精神爽快。

(2)人际关系美：人与人之间相互联系、相互作用的现象称为人际关系。把人们在交往过程中表现出来的高尚情操称为人际关系美，它是社会美的一种，是具体的审美对象之一。人际关系美常通过两个层次表现出来。第一，一般层次：指纯洁的感情、和睦的家庭、真挚的友谊、和谐的同事关系等，表现为人与人之间以诚相待，彼此关心，互相尊重，使交往的双方在情感上感到愉悦、温暖，在精神上得到满足。第二，高级层次：指能显示出促进人类进步，推动历史前进的伟大力量，如民族间的友谊，国家间的外交关系等。

3. 社会产品美

社会美表现在劳动产品上，主要指那些已经改变原有自然感性形式的劳动产物。比如棉花，本属于自然美形态，但是，当它被加工成美化人的衣服时，便具备社会美的属性了。人类的物质生产的过程，实际上就是进行美的创造过程。

社会美的特征：

(1)侧重于内容：社会美是以善为前提和基础的。凡符合大多数人的利益，对人类社会进步有积极意义的便是善，这种善在具体行为中表现为美的形象，如雷锋助人为乐、艰苦奋斗、言行一致、公而忘私的行为是善的，因而雷锋精神是美的。

(2)阶级性和时代性：美不是孤立的、凝固的东西。社会美随着社会的发展而不断更新。不同阶级、不同时代，对社会美有不同的标准。如春秋战国时期，女性以"窈窕淑女"作为美的标准，汉魏六朝赏悦秀骨清相；唐代则以丰腴为美的标准。

(三)艺术美

与现实美(自然美、社会美)相对，艺术美指的是经过艺术加工，把现实生活加以概括与提炼，集中地表现在艺术作品中的美，是美的创造性的反映形态，属于社会意识范畴。人对现实的审美关系主要是通过艺术美来表现的，是美学研究的主要对象。艺术美主要表现了艺术形象和意境的美，它来源于现实生活，是现实生活的典型概括，又是艺术家创造性劳动的精神产物和审美理想及个性风格的具体表现。与现实生活中的美相比较，更具有集中性、典型性、生动性、独创性、纯粹性与稳定性。艺术作为独特的审美对象，它有着自身的审美特性。

艺术美是对自然美与社会美的提炼、概括和升华，是它的重要存在形态，是美学研究的主要对象。艺术美来源于现实美(自然美和社会美)，又反作用于现实美，促进和推进现实美的发展。

艺术美的分类：

艺术美的分类是受艺术分类的影响而定的。由于各种艺术的不同规律和特征，表现这些不同的艺术形象的艺术美，也相应地分为实用艺术的美(工艺、建筑)，表现艺术的美(音乐、舞蹈），造型艺术的美（雕塑、绘画），综合艺术的美（戏剧、电影、电视）和语言艺术的美（文学）。

《拾穗者》（图 4 - 11）是最能够代表米勒风格的一件作品，它没有表现任何戏剧性的场面，只是秋季收获后，人们从地里拣拾剩余麦穗的情景。画面的主体不过是三个弯腰拾麦穗的农妇而已，背景中是忙碌的人群和高高堆起的麦垛。这三人与远处的人群形成对比，她们穿着粗布衣衫和笨重的木鞋，体态健硕，谈不上美丽，更不

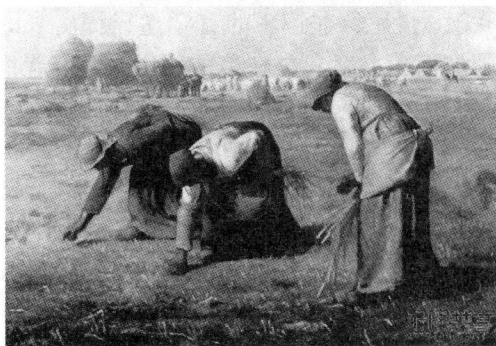

图 4 - 11 《拾穗者》

好说优雅，只是谦卑地躬下身子，在大地里寻找零散、剩余的粮食。然而，这幅内容朴实的画作却给观众带来一种不同寻常的庄严感。米勒一般采用横的构图，让纪念碑一般的人物出现在前景的原野上。三个主体人物分别戴着红、蓝、黄色的帽子，衣服也以此为主色调，牢牢吸引住观众的视线。她们的动作富于连贯性，沉着有序，布置在画面左侧的光源照射在人物身上，使她们显得愈发结实而有忍耐力。或许长时间的弯腰劳作已经使她们感到很累了，可她们仍在坚持。尽管脸部被隐去了，而她们的动作和躯体更加富于表情——忍耐、谦卑、忠诚。

艺术美的特征：

（1）典型性：典型性是艺术作品通过个别艺术形象表现出某些普遍性、代表性的东西，借助于典型达到对事物本质规律的把握。鲁迅说过：他的人物模特，没有专用过一个人，往往嘴在浙江，脸在北京，衣服在山西，是一个拼凑起来的角色。艺术的典型性说明艺术中的美要比生活原型更美，更富有理想性，更有审美价值。

（2）感染性：艺术美之所以具有强烈的感染力，一个重要的原因就是它饱含了作家、艺术家的情感。《青春之歌》之所以感人，在于作者把多年凝聚在心头的对共产党员的崇高品质和视死如归的浩然正气的真挚情感写了出来。曹禺写《雷雨》时，"隐隐仿佛有一种情感的汹涌的流来推动我，我在发泄着被压抑的愤懑，抨击着中国的家庭和社会。"

（3）具有独特的审美功能：与自然美、社会美比较，艺术美更能提高人的审美能力和高雅的审美情趣。如造型艺术培养人的视觉器官的审美能力，发展人们的色彩感、形体感、质感、韵律感、构图感、立体感及目测能力、透视能力和直观能力；音乐艺术培养听觉器官的审美能力，发展人们的节奏感、音色感、协调感、结构感；文学艺术培养言语器官的审美能力，发展人们领会和表达情感意蕴的素养。

（四）科学美

科学美是美的一种高级形式，只有人类审美心理、审美意识达到较高的发展阶段，理论思维与审美意识交融、渗透的情况下，才得以产生。

科学美客观地存在于人类创造性的科学发明和发现之中，它是人类在探索、发现自然规律的过程中所创造出来的成果或形式。科学美大致可分为实践美、公式美和理论美三方面。从随机中确定成果，从偶然中找到必然，从模糊中现出光明，是科学的实验美或方法美的实际表现；能更深刻地反映事物内在规律的合乎标准化、规范化、简单化的逻辑表述是公式美的表现；人类认识世界的每一次新的发现和发明，突破和创造，都是人类智慧美借助抽象的

理性形式在实践中的间接反映，即理论美的表现。理论美还包括那些在科学创造中借助想象、联想、灵感等非逻辑的直觉途径提出来的科学假设在内。科学理论给人的美感主要来自人们心智对研究对象内在美的领悟，而不着重人的肉眼对研究对象外在美的观赏。用美的尺度来衡量理论成果，是科学美的主要内涵。科学美与艺术美是有区别的，欣赏艺术美是"美中见真"，领悟科学美是"真中见美"。

艺术欣赏一

诗词——《纳兰词》

木兰花·拟古决绝词

纳兰性德

人生若只如初见，何事秋风悲画扇。

等闲变却故人心，却道故人心易变。

骊山语罢清宵半，泪雨零铃终不怨。

何如薄幸锦衣郎，比翼连枝当日愿。

纳兰性德（1655—1685），字容若，康熙年间一等侍卫，31时因寒疾而殁。纳兰性德天资颖慧，但其主要成就在于词，现存349首，后多称为"纳兰词"。

"人生若只如初见，何事秋风悲画扇"：秋风画扇，是诗词当中的一个意象符号——扇子是夏天用的，等秋风一起，扇子再好也要被仍在一边。人之与人，若始终如初见时的美好，就如同团扇始终都如初夏时刚刚拿在手里的一刻。"等闲变却故人心，却道故人心易变"：你这位故人轻易地就变了心，却反而说我变得太快了。"骊山语罢清宵半，泪雨零铃终不怨。何如薄幸锦衣郎，比翼连枝当日愿"：这是唐明皇和杨贵妃的故事。"薄幸锦衣郎"正是说的唐明皇，"比翼连枝当日愿"则是唐明皇和杨贵妃在长生殿约誓时说的"在天愿作比翼鸟，在地愿为连理枝"。容若的意思是：虽然古人变了心，往日难再，但好歹我们过去也是有过一段交情的——以过去的山盟海誓对比现在的故人变心，似有痛楚，似有责备。

这首词，有解为因情事而作，也有解为与朋友绝交而写，后人不得而知。但是快乐和感动往往来自于不求甚解，这是一件无可厚非的事。（苏缨《纳兰词典评》）

艺术欣赏二

油画——《向日葵》

《向日葵》（图4-12）作于1888年，是荷兰画家梵高最有名的作品之一。作品以饱满而纯净的黄色调，展示了画家内心中似乎永远沸腾着的热情与活力，那一团团如火焰般的向日葵，不仅散发着秋天的成熟，而且更狂放地表现出画家对生活的热烈渴望与顽强追求，那一块块炽热的黄色，不仅融集着自然的光彩，而且宣泄着画家对生命的尽情体验与永久激动。梵高虽然只活了37岁，但他的生活和艺术却始终保持着旺盛状态，即使穷困潦倒，也未扔掉那维系生命与精神的画笔。他画的向日葵不是自然的真实写照，而是他生命与精神的自我流露，是他以火一般的热情为生活高唱的赞歌。梵高的艺术中那种狂放不羁的风格，那种充满激情的色彩，那

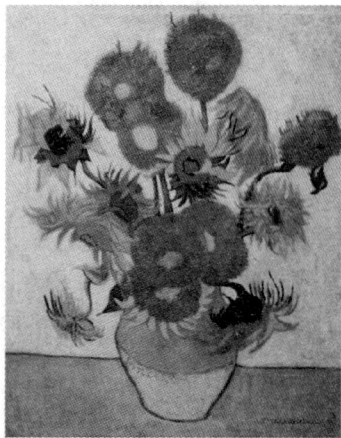

图4-12 梵高《向日葵》

种畅神达意的线条，脱却了自然物象的束缚，而进入了颇为自觉的艺术状态。尽管梵高的艺

术在其生前未能得到社会的承认，但却受到了 20 世纪现代艺术家们的青睐。

艺术欣赏三

国画——《群虾图》

齐白石（1864—1957），湖南湘潭人，20 世纪中国画艺术大师。齐白石绘画师法徐渭、朱耷、石涛、吴昌硕等，形成独特的大写意国画风格，开红花墨叶一派，尤以瓜果菜蔬花鸟虫鱼为工绝，兼及人物、山水，名重一时，与吴昌硕共享"南吴北齐"之誉；以其纯朴的民间艺术风格与传统的文人画风相融合，达到了中国现代花鸟画最高峰。

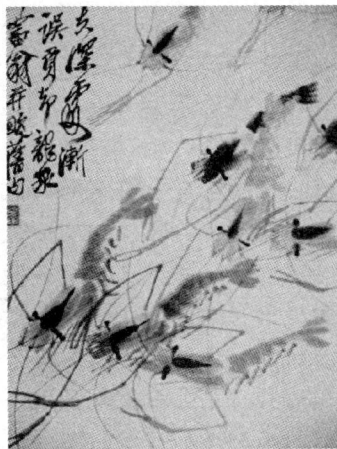

图 4-13 齐白石《群虾图》

《群虾图》（图 4-13）为齐白石先生晚年精品，画面几只长臂青虾分出了浓淡虚实、疏密层次、参差聚散，因而错落有致。大群中有小群，既有整个群体的动势，又有各自体态的区别，注意了虾体部的关连与虾钳、虾须的疏密组合布局，做到了雅淡清新、生动可人，在齐白石笔下，"虾"这个极平凡的小动物就变成了极不平凡的珍贵艺术品了。

艺术欣赏四

雕塑——《大卫》

《大卫》（图 4-14），云石雕像，像高 2.5 米，连基座高 5.5 米，米开朗基罗创作于公元 1501—1504 年，现收藏于佛罗伦萨美术学院。大卫是圣经中的少年英雄，曾经杀死侵略犹太人的非利士巨人哥利亚，保卫了祖国的城市和人民。米开朗基罗没有沿用前人表现大卫战胜敌人后将敌人头颅踩在脚下的场景，而是选择了大卫迎接战斗时的状态。在这件作品中，大卫是一个肌肉发达，体格匀称的青年壮士形象。他充满自信地站立着，英姿飒爽，左手拿石块，右手下垂，头向左侧转动着，面容英俊，炯炯有神的双眼凝视着远方，仿佛正在向地平线的远处搜索着敌人，随时准备投入一场新的战斗。大卫体格雄伟健美，神态勇敢坚强，身体、脸部和肌肉紧张而饱满，体现着外在的和内在的全部理想化的男性美。与前人表现战斗结束后情景的习惯不同，米开朗基罗在这里塑造的是人物产生激情之前的瞬间，使作品在艺术上显得更加具有感染力。他的姿态似乎有些像是在休息，但躯体姿态表现出某种紧张的情绪，使人有强烈的"静中有动"的感觉。雕像是用整块的

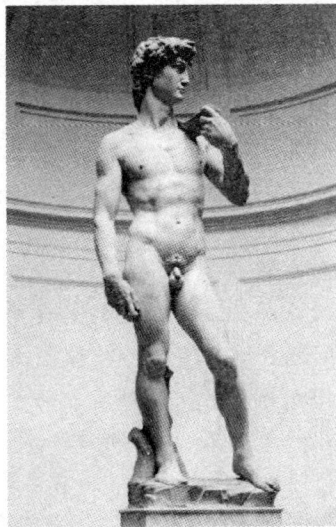

图 4-14 米开朗基罗《大卫》

石料雕刻而成，为使雕像在基座上显得更加雄伟壮观，艺术家有意放大了人物的头部和两个胳膊，使得大卫在观众的视角中显得愈加挺拔有力，充满了巨人感。《大卫》是文艺复兴人文主义思想的具体体现，它对人体的赞美，表面上看是对古希腊艺术的"复兴"，实质上表示着人们已从黑暗的中世纪桎梏中解脱出来，充分认识到了人在改造世界中的巨大力量。米开朗基罗在雕刻过程中注入了巨大的热情，塑造出来的不仅仅是一尊雕像，而是思想解放运动在

艺术上得到表达的象征。作为一个时代雕塑艺术作品的最高境界,《大卫》将永远在艺术史中放射着不尽的光辉。

艺术欣赏五

建筑一——哥特式建筑

哥特式建筑是 11 世纪下半叶起源于法国, 13—15 世纪流行于欧洲的一种建筑风格。主要见于天主教堂, 也影响到世俗建筑。哥特式建筑以其高超的技术和艺术成就, 在建筑史上占有重要地位。最负盛名的哥特式建筑有俄罗斯圣母大教堂、意大利米兰大教堂、德国科隆大教堂、英国威斯敏斯特大教堂、法国巴黎圣母院。

哥特式建筑的特点是尖塔高耸、尖形拱门、大窗户及绘有圣经故事的花窗玻璃。在设计中利用尖肋拱顶、飞扶壁、修长的束柱, 营造出轻盈修长的飞天感; 以及新的框架结构以增加支撑顶部的力量, 使整个建筑以直升线条、雄伟的外观和教堂内空阔空间, 再结合镶着彩色玻璃的长窗, 使教堂内产生一种浓厚的宗教气氛。教堂的平面仍基本为拉丁十字形, 但其西端门的两侧增加一对高塔。

艺术欣赏六

建筑二——流水别墅

弗兰克·劳埃德·赖特是 20 世纪美国的一位最重要的建筑师之一, 在世界上享有盛誉。流水别墅是赖特为卡夫曼家族设计的别墅。在瀑布之上, 赖特实现了"方山之宅"的梦想, 悬空的楼板锚固在后面的和自然山石中。主要的一层几乎是一个完整的大房间, 通过空间处理而形成相互流通的各种从属空间, 并且有小梯与下面的水池联系。正面在窗台与天棚之间, 是一金属窗框的大玻璃, 虚实对比十分强烈。整个构思是大胆的, 成为无与伦比的世界最著名的现代建筑。别墅共三层, 面积约 380 平方米, 以二层(主入口层)的起居室为中心, 其余房间向左右铺展开来。别墅外形强调块体组合, 使建筑带有明显的雕塑感。两层巨大的平台高低错落, 一层平台向左右延伸, 二层平台向前方挑出, 几片高耸的片石墙交错着插在平台之间, 很有力度。溪水由平台下怡然流出, 建筑与溪水、山石、树木自然地结合在一起, 像是由地下生长出来似的。

艺术欣赏七

徽派雕刻

徽派雕刻最为著名的是砖雕、石雕、木雕。石、木、砖雕主要用作建筑装饰。其范围之广, 几遍徽州旧辖歙、休、黟、绩、祁、婺六邑, 其时间之久, 由明入清直至民国, 长达三四百年。徽州各地的民居住宅、祠堂、庙宇、牌坊、亭、塔、桥、墓等建筑上的许多构件和局部, 都饰以精美的石、木、砖雕。常见的如牌坊、石狮、石马、石鼓、报鼓石、须弥座、鸱吻、角兽、脊饰、座门、门罩、漏窗、梁枋、斗拱、轩昂、雀替、柱、门窗、隔扇、檐栏、挂落、栏杆等; 其他诸如神龛佛像, 家具杂件, 民俗用品以及工艺摆设等等, 也无一不靠石、木、砖三雕增其光辉。尤其是阔绰、考究的建筑, 往往"一宇之上, 三雕骈美", 从入口到室内、两厢回廊的左右上下, 精美的石、木、砖雕饰俯仰即是, 美不胜收。可见具有浓郁地方特色的"三雕"在建筑装饰艺术中已独具一格, 充分发挥了其在建筑上的价值和独特的审美作用, 给徽派民间建筑增添了诱人的艺术魅力, 大大丰富了中国古代建筑艺术宝库。

艺术欣赏八

芭蕾舞剧——《天鹅湖》

四幕芭蕾舞剧, 作于 1876 年, 是柴科夫斯基最著名的代表作之一。《天鹅湖》至今仍是舞蹈家们所遵循的楷模，同时也是一部现实主义舞剧的典范。剧情大致是：被魔法师罗德伯特变成天鹅的奥杰塔公主，在湖边与王子齐格弗里德相遇，倾诉自己的不幸，告诉他：只有忠诚的爱情才能使她摆脱魔法师的统治，王子发誓永远爱她。在为王子挑选新娘的舞会上，魔法师化成武士，以外貌与奥杰塔相似的女儿奥吉莉雅欺骗了王子。王子发觉受骗，激动地奔向湖岸，在奥杰塔和群天鹅的帮助和鼓舞下，战胜了魔法师。天鹅们都恢复了人形，奥杰塔和王子终于结合在一起。

《天鹅湖》的音乐像一首首具有浪漫色彩的抒情诗篇，每一场的音乐都极出色地完成了对场景的抒写和对戏剧矛盾的推动以及对各个角色性格和内心的刻划，具有深刻的交响性。这些充满诗情画意和戏剧力量，并有高度交响性发展原则的舞剧音乐，是作者对芭蕾音乐进行重大改革的结果，从而成为舞剧发展史上一部划时代的作品。其中许多音乐都是流芳百世佳作，这里只能选择其中著名的几首加以介绍。

舞剧的序曲一开始，双簧管吹出了柔和的曲调引出故事的线索，这是天鹅主题的变体，它概略地勾划了被邪术变为天鹅的姑娘那动人而凄惨的图景全曲中最为人们所熟悉的是第一幕结束时的音乐。这一幕是庆祝王子成年礼的盛大舞会，音乐主要由各种华丽明朗和热情奔放的舞曲组成。在第一幕结束时，夜空出现一群天鹅，这是乐曲第一次出现天鹅的主题，它充满了温柔的美和伤感，在竖琴和提琴颤音的伴随下，由双簧管和弦乐先后奏出。《匈牙利舞》，即是匈牙利民间的《查尔达什舞》。音乐的前半段舒缓而伤感，如舞蹈前的准备，音乐后半段节奏强烈，显示出舞蹈者的粗犷，是一首狂热的舞曲。《西班牙舞》，音乐富有浓厚的西班牙民族风味，西班牙响板的伴奏色彩明亮，更加重了音乐的民族特色。音乐前半部分热情奔放，气氛热烈，后半部分则充满了歌唱性和旋律性。《那波里舞曲》是一首十分著名的意大利风格的舞曲，整个舞曲以小号为主奏，音乐活泼，前半段平稳，后半段则节奏越来越快，气氛越来越热烈，是一首塔兰泰拉风俗舞曲。《四小天鹅舞》也是该舞剧中最受人们欢迎的舞曲之一，音乐轻松活泼，节奏干净利落，描绘出了小天鹅在湖畔嬉游的情景，质朴动人而又富于田园般的诗意。

艺术欣赏九

舞蹈——《千手观音》

《千手观音》由总政歌舞团的团长、中国舞蹈界"世纪之星"唯一获得者、被称为"舞界奇才"的张继钢编导，由中国残疾人艺术团的聋哑舞蹈演员演出。2004年9月28日，《千手观音》作为主打节目在雅典残奥会闭幕式的8分钟演出，技惊世界。

《千手观音》中，舞蹈演员邰丽华神态圣洁高雅，舞姿优美，是整个舞蹈的灵魂。来自湖北的邰丽华2岁时失聪，15岁时学习舞蹈，舞姿成了她心灵的语言。邰丽华曾经获得过多个舞蹈的国际奖项，还曾以舞蹈《雀之灵》，成为中国唯一登上美国纽约卡内基音乐厅和意大利斯卡拉大剧院两大世界顶级艺术殿堂的舞蹈演员。

《千手观音》的表演者们舞姿酣畅淋漓，动作优美娴熟。21个聋哑人，在舞台上尽情挥洒，在残缺中追求完美，在无声中激荡生命。他们震撼着全中国、震撼着全世界！那雷动的掌声，不单是对美的愉悦，力的喝彩，生的赞叹，更是感化的激动，灵魂的洗礼和放飞！

艺术欣赏十

京剧——《霸王别姬》

京剧是在北京形成的戏曲剧种之一，至今已有将近200年的历史。它是在徽调和汉戏的基础上，吸收了昆曲、秦腔等一些戏曲剧种的优点和特长逐渐演变而形成的。

《霸王别姬》是京剧艺术大师梅兰芳表演的梅派经典名剧之一。主角是西楚霸王项羽的爱妃虞姬：秦末，楚汉相争，韩信命李左车诈降项羽，诓项羽进兵。在九里山十面埋伏，将项羽困于垓下。项羽突围不出，又听得四面楚歌，疑楚军尽已降汉，在营中与虞姬饮酒作别。虞姬自刎，项羽杀出重围，迷路，至乌江，感到无面目见江东父老，自刎江边。

艺术欣赏十一

电影——《音乐之声》

《音乐之声》取材于玛利亚·奥古斯都·特拉普的同名自传体小说，根据美国百老汇的同名音乐剧改编而成。它主要讲述了奥地利修女玛莉亚，以家庭教师的身份到鳏居军官家中照顾他的七个孩子，后来两人相爱，成为孩子们的继母。在德军纳粹占领奥地利之后，他们全家利用一次公开表演的机会逃出了魔掌。

天性自由、善良的修女玛利亚，奥地利美丽的阿尔卑斯山的山坡、清澈的湖泊、雅致的别墅，一群活泼可爱的孩子，以及反纳粹、追求自由的勇气，这一切都深深地打动了观众们的心。有趣的故事，悦耳的歌曲、温馨的人情、天真无邪的笑料，构成了这部曾打破影史上最高卖座纪录的歌舞片。本片获第三十八届奥斯卡最佳导演、最佳影片、最佳配乐、最佳剪辑、最佳录音五项大奖，是好莱坞音乐歌舞片经典中的经典。片中《雪绒花》《哆来咪》《音乐之声》《孤独的牧羊人》《晚安，再见！》等经典音乐至今广为流传。

艺术欣赏十二

民族音乐欣赏

《二泉映月》（二胡）：《二泉映月》是中国民间二胡音乐家华彦钧（阿炳）的代表作。阿炳经常在无锡二泉边拉琴，创作此曲时已双目失明。这首乐曲自始至终流露的是一位饱尝人间辛酸和痛苦的盲艺人的思绪情感。1950年深秋，在无锡举行的一次音乐会上，阿炳首次也是最后一次演奏此曲；1951年，天津人民广播电台首次播放此曲；1959年10周年，国庆时，中国对外文化协会又将此曲作为我国民族音乐的代表之一送给国际友人。从此，此曲在国内外广泛流传，并获得很高评价。

《高山流水》（古筝）：为中国十大古曲之一。传说先秦的琴师伯牙一次在荒山野地弹琴，樵夫钟子期竟能领会这是描绘"巍巍乎志在高山"和"洋洋乎志在流水"。伯牙惊道："善哉，子之心而与吾心同。"钟子期死后，伯牙痛失知音，摔琴绝弦，终身不操，故有高山流水之曲。做为古筝曲，高山流水为代表曲目。但高山流水最普遍的是三个版本，一个是山东筝派，一个是浙江筝派，还有一个就是河南筝派。

《月光下的凤尾竹》（葫芦丝）：这首乐曲由著名的作曲家施光南作曲。此曲意境优美，月光下，轻风微拂着凤尾竹，竹楼里美丽的姑娘深情的凝望着窗外，竹楼外痴情的阿哥爱慕的葫芦丝声，在这静谧的夜晚，越发显得缠绵……

艺术欣赏十三

张家界风光

张家界市位于湖南省西北部，地处云贵高原隆起与洞庭湖沉降区结合部，张家界市境内山峦重叠，地表起伏很大，最高点海拔1890.4米，最低点海拔75米。张家界，奇峰三千，秀水八百，张家界的山大多是拔地而起，山上峰峻石奇，或玲珑秀丽，或峥嵘可怖，或平展如台，或劲瘦似剑。张家界既有千姿百态的岩溶地貌奇观，又有举世罕见的砂岩峰林异景。

艺术欣赏十四

江南水乡——周庄

周庄位于苏州城东南，昆山的西南处，古称贞丰里。春秋战国时期，周庄境内为吴王少子摇的封地，称摇城。北宋元佑元年(1086年)周迪功郎舍宅200余亩捐于当地全福寺为寺，始称周庄，元代中期，沈万三利用周庄镇北白蚬江水运之便，通番贸易，周庄因此成为其粮食、丝绸、陶瓷、手工艺品的集散地，遂为江南巨镇。至清康熙初年正式定名为周庄镇。

周庄镇为泽国，因河成街，呈现一派古朴、明洁的幽静，是江南典型的"小桥、流水、人家"，虽历经900多年的沧桑，仍完整地保存着原有的水乡古镇的风貌和格局，宛如一颗镶嵌在淀山湖畔的明珠。

周庄最为著名的景点有富安桥、双桥、沈厅。富安桥是江南仅存的立体形桥楼合璧建筑；双桥则由两桥相连为一体，造型独特；石桥牢固而又质朴，建于明代，由一座石拱桥和一座石梁桥组成，横跨于南北市河和银子浜两条小河上。桥面一横一竖，桥洞一圆一方，错落有致，宛如一把大锁将两条小河紧紧地锁住。沈厅为清式院宅，整体结构严整，局部风格各异；此外还有澄虚道观、全福讲寺等宗教场所。全镇桥街相连，依河筑屋，小船轻摇，绿影婆娑，返朴归真的游人会情不自禁地吟诵："吴树依依吴水流，吴中舟辑好夷游。"

古镇区内河道呈井字型，民居依河筑屋，依水成街，河道上横跨14座建于元、明、清代的古桥梁，吴冠中撰文说"黄山集中国山川之美、周庄集中国水乡之美"，海外报刊称周庄为"中国第一水乡"。

第三节 审美与美感

客观存在的诸审美对象在人们头脑中能动的反映一般称之为"美感"。实际上美感也有两个不同的含义：一是指审美意识，这是广义的"美感"，它包括审美意识活动的各个方面和各种表现形态，如审美趣味、审美能力、审美观念、审美理想、审美感受等。另一个狭义的含义是专指审美感受，即人们在欣赏活动和创作活动中的一种特殊的心理现象。美感是构成审美意向的核心部分。审美意识是社会意识的一种，它是社会存在的反映，并通过积极地影响人的精神世界，反作用于人们的改造客观世界的活动。

首先，审美需要知识修养。譬如，一位很懂音乐的美学家，带着一个对音乐不感兴趣的人去听贝多芬的《田园交响曲》。懂音乐的美学家听得如醉如痴，而不懂音乐的人完全无动于衷，甚至酣然入睡，扯起鼾声。马克思说过："对于非音乐的耳朵，最美的音乐也没有意义。"换句话说，你应该有音乐修养。

曾经有人把音乐欣赏分为三步：一为"知觉的欣赏"，指听音乐而产生悦耳的感觉；二为"情感的欣赏"，指听音乐而产生喜怒哀乐的情感；三为"理智的欣赏"，指听音乐而能对作品的结构、主题、技巧加以剖析。由于感觉到了的东西不一定能立刻理解它，只有理解了的东西才能深刻地感觉它，因此你要深刻地领略音乐之美，就要努力达到"理智的欣赏"。可以分辨出哪是"初见乡村景色时的愉快情绪"，哪是"在小溪旁"，哪是"农民的欢乐舞会"，哪是"雷电－暴风雨"……真正步入音乐美的境界。

其二，审美需要有适宜的心情。读一本书，看一部电影，观一处风景，可是如果你的心情不佳，那么再好的书、电影和风景都会黯然失色，引不起你的兴趣。中国有句成语，叫"食不甘味"，说人在心情郁闷的时候连鲜美的食品都尝不出滋味，可见心情对于审美是个重要条件。兰花很美，但"饥区的灾民，大约总不去种兰花"，并不是他们没有欣赏兰花的能力，而是饥肠辘辘，没有摆弄兰花的雅兴。大观园的春色很美，但在寄人篱下的林黛玉眼中，最令她动心的却是一片无人清扫的落花。她未能沉醉于春天的美景，反而吟成了一首酸楚凄恻的《葬花词》。

第三，审美需要有健康的趣味，它总是与审美者的立场、观点相联系。譬如，《红楼梦》无疑是一部具有高度艺术美的小说，但不同的人看却会有完全不同的感觉，恰如鲁迅所说："单是命意，就因读者的眼光而有种种：经学家看见《易》，道学家看见淫，才子看见缠绵，革命家看见排场，流言家看见宫闱秘事……""在我的眼下的宝玉，却看见他看见许多死亡"。

一、审美

（一）审美的概念和特征

审美是人类的特殊意识活动，具有审美意识的人便成为审美的主体，而一切与审美主体发生联系的，即审美的对象，就成为具有审美特征的个体、物质和现象的审美客体。审美主体与审美客体的互动、交错和影响，使审美活动变得丰富多彩，而人们也通守审美活动获得审美的愉悦。

审美是指主体对客观事物的能动反映，是人们在社会实践中逐步形成和积累起来的审美的情感、认识和能力的总和，它是人类区别于动物的重要特征之一。

审美除了具有一般实践活动的客观性、能动性、社会性、历史性等特点外，还表现出其他人类实践活动所没有的特征：

1. 普遍性

审美的普遍性特征，是指审美使人们走出个人狭小的审美天地，审美活动成为具有人类共同意义的创造性活动。审美的生命本能，把人类带入了广阔的审美乐园，任何健全的人都会积极投入审美的怀抱，让审美荡漾在生活的每一个角落，而审美活动又会反过来，影响人类的参与、欣赏和创造。从一定意义上看，审美活动体现人类情感的纯洁性，并不带有直接的功利作用，人们的审美情感通过审美对象的价值体系，凝聚人类智慧、力量和创造力，并超越审美活动的民族、阶级、等级、时代等客观属性，使审美对象的美学特征在人们的心目中形成普遍的美感。

2. 直觉性

审美的直觉是审美主体对审美客体最原始而又最直接表现出来的一种心理意识形式。在审美实践中，审美主体通过对审美客体的声、色、形等形象的感知，形成对审美客体的感性直觉，表现出直接的感性领悟和理解。另外，审美主体与审美客体相互间的交流、交融，伴有浓厚的情感色彩，使审美具有丰富的情感性。审美主体不仅认识、欣赏、感受审美客体，而且能动地表达愉快的情感，不断地丰富、影响、创造着审美客体。显而易见，"审美的直觉性是充满了感情流动的直觉领悟过的活动"，是形象性、情感性和创造性的和谐统一。

3. 流变性

审美的流变性不是说审美是不可捉摸的，而是特别强调审美作为人类的意识活动，在一定条件下审美主体与审美客体之间呈现交互作用的动态特征。一方面，它显示了审美客体无论是动态的还是静止的，都要连续地展现给审美主体；而审美主体的心理活动不管是感受、认识、体验还是丰富和创造，都处于变化发展中；另一方面，从审美关系来看，审美客体引起了审美主体的注意，审美主体因此而受到感染，主客体之间交互感染，循环往复，使审美活动处于流和演变的过程中。

4.差异性

审美的差异是审美活动个性化的体现，这是由审美的本质所决定。由于审美意识是客观存在的审美对象在人们头脑中能动的反映，审美主体是有差异的，而审美客体更是千差万别，即使是面对同样的审美对象，也会欣赏出不同的美感来。审美的差异性，反映了审美的广泛、复杂和无限，使审美活动呈现多姿多彩的局面。

(二)审美的主体

审美关系是审美活动实施的前提和基础，它是由审美主体、审美客体和审美实践三要素构成。审美主体和客体构成审美关系的两极。审美实践是决定审美主、客体之间关系的根本方式。要研究审美关系，首先必须对审美关系中的主客体内涵及本质特征做深入探讨。

1.审美主体的定义

审美主体就是审美行为的承担者，审美主体是指有从事审美活动的需要，能以审美的态度来看待审美对象，并且具备了审美创造和审美欣赏能力的人。审美主体是构成审美关系的主要方面。没有审美主体，所谓的审美关系就无以构成。审美主体之所以成为审美主体，在于其具有区别于其他事物的内在机制。

2.审美主体的条件

健全的审美主体是一个复杂的"生理－心理－社会"有机结构，必须具备以下三个方面条件：

(1)审美主体首先必须具有完善的社会化审美感官。审美主体健全的社会化审美感官主要指欣赏形式美的眼睛和感受音乐美的耳朵及其他感觉器官：正常的生理机制主要指审美主体对外界刺激产生正常反应的神经系统和内分泌系统。这些是审美主体具有审美能力的最基本的物质条件。应当指出任何审美感官和生理机制都不是个体的，而是一种集体文化的历史积淀的功能，都蕴涵着普遍性和社会性的内容，长期的审美实践以及一定的教育和训练使人类历史的审美成果转化为个人的审美能力，使审美主体在直观美的形式时便能体会到丰富的情感意义。

(2)健全的心理和丰富的情感：审美是审美主体在充分调动感知、想象、情感、理解等各种心理能力基础上，形成对审美对象的全面情感体验，因此审美主体必须具有健全的美感心理和感情的能量和自觉。如果审美主体情感世界残缺畸形，没有强烈的审美需求和审美理想，不能对丰富形式美的审美对象做出迅速情绪反应，审美过程则不可能发生。

(3)理性思维能力和一定知识储备：审美活动既是一种心理过程，又是一种间接的认识活动，直觉中包含着对审美对象的理解，受到理性选择、诱导和规范，因此抽象的思维能力和必要的知识储备是审美对审美主体的内在要求，同时审美往往表现出不同的层次，如果没有更深层次的认识活动参与渗透，审美就不可能在热情中保持冷静，在直观中保持体验和理智，从而也不可能达到更深层次的美的感受。

总之对主体的审美追求包括：①审美欲望，即审美欲望是人的生理层次上的审美追求，也是审美需要最初始的表现形式。②审美兴趣与情感，即审美兴趣与情感反映着人的心理层次上的审美追求，是审美需要的最突出的表现形态。兴趣是欲望的外化，是主题的内在冲动、激情向外的投射，是与对象建立对象性关系的中介环节。审美兴趣作为审美需要的心理表现形式，是与审美欲望相联系有不同于审美欲望的心理因素。③审美理想，即审美理想反映着人的精神层次的审美追求，是审美需要的最高表现形态，是真善美的统一。

主体的审美能力包括：一是审美感觉力；审美感觉力是与审美需要相应的感官能力，它可以较精细地分为审美感觉力和审美知觉力。审美感觉力主要是指对色彩、音响和形体等形式因素的敏锐的识别力。审美知觉力先是按照审美需要的要求对客体进行加工处理，主动建构审美对象的能力。更重要的是，审美知觉力能感受到各种形式因素相互关系所构成的整体形象的韵律，引起心灵上的感应与应答。二是审美想象力；审美想象力包括审美联想力与审美想象力。审美中的联想与一般认识中的不同，在于审美联想总是按照情感要求的方向发展，为主体创造一个丰富多彩的审美世界。审美想象力更集中地指审美与艺术活动中的再造性想象与创造性想象的能力。三是审美理解力；审美理解力是在长期生活实践的基础上形成的一种高级感受能力，是一种以"感觉"的方式进行的理解，这种感觉渗透着全部的生活实践和理性内容，渗透着情感的要求。审美理解力是我们的审美活动从表层进入深层意义的唯一途径。

（三）审美客体

审美客体即审美对象，它指和审美主体处于审美关系中，被审美主体欣赏的客观事物，是与审美主体相对应的美学范畴。包括自然美、社会美、艺术美、科学美等审美对象。审美客体具有内在规定。

审美客体内在规定性表现为三个方面：

1. 多样性

作为审美对象的本质不是凝固不变的、统一的，而是根据不同的审美主体、不同的审美兴趣和不同的审美方式显示出不同特征。同时，随着主体对象活动范围的不断扩大，内容也不断丰富，程度不断加深，尚未被人们发现的自在之物，将会越来越多地成为人们的审美对象。

2. 具体性

审美客体必须具有审美潜能、审美属性，具有潜在审美价值，它必须是原本可以供人直接观照的，或经过加工后可以直接观照的具体可感的形象，具有被体验的表现特征。体现在形式上能为人们感官所感知，而不是概念或思想的抽象物。它占有一定的时间和空间，具有形状、颜色、音响、质地等自然属性，并成为刺激的信息，直接作用于人的听觉、视觉等感官，引起人们的审美活动。

3. 对象性

并非一切对象都能进入到审美视野，只有被审美主体所感知，并与审美主体兴趣相契合的对象，才成为审美客体。也就是说，只有审美主体选择的审美客体才是审美客体。同时，只有被审美主体体验的审美客体，其审美价值才能得到体现。

二、审美的功能

（一）美育功能

审美的美育功能，其特点是寓教育于美的形象之中，于娱乐之中，于享受之中。审美的美育功能是指通过一定的方式和设施，培养人的正确、健康的审美观点和审美情趣，提高人们认知、欣赏和创造美的能力所进行的审美活动。美育功能主要表现在净化、促进、养成和娱乐等功能上，通过美化人们的心灵，培养良好的行为，促进人们身心愉悦。

（二）调节功能

在审美活动中，人与自身、人与自然、人与社会，会出现许多失衡、失谐、失调等心理状态。审美的调节就是通过一定的审美诱导、宣泄、转移等心理过程，调节审美主体与客体关系，使之趋于缓和、和谐、平衡。审美调节功能是审美主体自我调节活动。主要包括两个方面：审美主体自身的调节活动和审美主体与审美客体之间调节活动。

（三）激励功能

审美的激励功能是通过审美活动激发人们内在潜能，促进人们的审美追求，从而增强人们自我超越的勇气和创造美的愿望。审美的激励作用，不仅唤醒人们内心沉睡的审美能力，而且能够激励人们去认识、追求、鉴别真善美，从而不断地丰富审美的内涵。

三、美感

（一）美感的定义

美感有狭义和广义之分。狭义的美感，专指审美感受，即具有一定美学观点的审美主体，在接受美的事物刺激后所引起的感知、理解和情趣等综合因素的一种复杂的心理现象。广义的美感，即"审美意识"，包括人的审美意识的各个方面和各种表现形态，如审美情趣、审美能力、审美观念、审美理想、审美感受等。审美感受是审美意识的核心。

我国著名美学家朱光潜，1932年在他的《谈美》一书中谈到"对一棵古松的三种态度"时，十分形象地解释了美感问题，可以帮助我们理解美感的一般概念。他说，植物学家知觉到古松是一棵针状叶、球状果、四季常青的显花植物；木材商知觉到古松是一棵有某种用处的能值多少钱的木料；画家却对此什么都不管、只管审美，他所知觉到的中是一棵苍翠劲拔的古树。在这里，我们可以看到植物学家的态度是科学的，木商的态度是实用的，而画家的态度是美感的。

1. 从动物的快感到人的美感

美感不同于快感。美感是人区别于动物的快感而特有的一种情感反映，但它又是由动物的快感进化而来的。因此，研究快感是研究美感的基础。

快感与"痛感"相对应。快感是生命本能欲望的自由展现，而痛感是这种"自由展现"的阻碍。动物的本能欲望使之追求快感而力避痛感。

快感的指向是它符合其主体的目的。如食欲促使它去寻找食物，排泄促使机体排泄废物，运动促使机体生长发育，性欲保证物种的无限繁衍。但是，快感的主体是无意识的，它不认识快感的目的。而美感主体是有意识的，它的行为不仅符合目的，也能意识到其目的。这是美感与快感的根本区别，也是从动物的快感向人的美感升华的动因。

2. 美感的形成与审美力的升华

为什么动物快感会向人的美感升华，那是因为人具有动物所不具备的社会实践性和意识性，即"人的本质力量"。人的这种"本质力量"促使人在其生命历程中形成一种"审美力"，它是人的审美力形成的一种动力；而美感的形成，则是其审美力升华的起点。

正如马克思所提示的，人的本质力量在其审美力升华中的能动表现，是人的有音乐感的耳朵，能感受形式美的眼睛等"五官司的感觉"，以及所谓精神感觉、实践感觉（意志、爱等）等"感觉的人生"。人的本质的力量的存在，"人的感觉、感觉的人性"的存在是人的审美力升华的根本动因，它促使人的审美力的不断升华：

第一是人的本质力量决定了人具有"人的五官感觉"，即造就了美感和审美能力的生理学基础。这是人的审美力升华在生命活动中的最低层次的展现。

第二是"人的五官感觉"向"感觉的人性"的升华，所谓的"精神感觉、实践感觉（意志、爱等）"。这是人的物质审美需要向精神审美需要的升华。

第三是意志、爱、伦理等"感觉的人性"由感性到理性、由低俗到高尚的升华。是向审美需要和生命质量升华的最高层次。

上述审美力的层层升华，是一种由低级向高级发展的生命活动过程，这些过程是人类进化的根本标志。这是"人"生来具有的按照美的规律来建造客观世界，也同时建造自身的一种天赋能力，即一种"自然向人生成"的能力。人类在其进化过程中，各种器官组织系统和性状都沿着有助于增强美感升华的方向发展，避开种种阻抑美感升华的器官组织和性状的发展，并力求使之退化和消亡。正如马克思所说："人也按照美的规律来建造"，"人以一种全面的方式，也就是说，作为一个完整的人，占有自己的全面本质"。

（二）美感的认识论本质

美感是一种普遍的社会心理现象，是指客观存在的诸审美对象在人的头脑中的一种创造性反映。美感在本质上是一种认识活动，是一种对美的事物带有情感性的认识活动，它和其他的认识活动一样，也具有一个从感性认识到理性认识的发展过程。当它发展到理性阶段时，就会产生一个飞跃，创造出物质的或精神的、艺术的或科学的奇迹。诸如维纳斯的美、都江堰的美、天鹅湖的美、相对论的美、DNA 分子结构模型的美等等就是此类奇迹的范例。然而，美感又不同于一般认识活动。马克思主义强调社会生活本质上是实践的。实践，是人类特有的认识和改造外部世界的物质感性活动。这一活动规定着社会生活和人的本质，也必然最终的规定着美和美感的本质。

美和美感是在人的社会实践中产生的，它们是人类实践中形成的审美关系的两个方面，美是客观对象的审美属性，美感是对美的能动反映。客观对象在人世世代代的实践中不断改变其性质，成为社会性的凝结着人类的智慧、才能和只有创造的对象，因而，也就成为美感的活动对象。从主体方面来看，人在改造世界的同时，也改造着主观世界，人对对象的欣赏，实际上就是对自身的欣赏，人对自己的本质力量能够战胜自然改造自然，在对象世界中生动体现出来的感到由衷的喜悦。同时美感不仅仅是对个人本质力量的欣赏，更重要的是对人类本质力量的欣赏。二者同步进行。

正如马克思所指出"人不仅在意识中那样理智的复现自己，而且能动地现实地复现自己，从而在他创造的世界中直观自身"。人经过实践，在对象世界中能动地、现实地复现自己的本质力量，创造了美；于是人也能从自己所创造的世界中通过感觉直接关照着这一本质力量，肯定这一本质力量，引起由衷的喜悦而获得美感。正如美是人的本质力量的感性显现。美感根源于人类的社会实践，美感的本质是人在对象世界中直观自身所产生的精神愉悦。

（三）美感产生

美感属于社会意识范畴，它与其他的社会意识一样，有发生和发展的生理基础、心理基础和社会基础。

美感产生的生理基础：

1. 美感的主要生理器官

美的产生，从生理学的角度来看，主要是客观事物的美作用于人的感觉器官所引起的大脑神经活动。人的感觉过程是由三个部分组成：一是外部感受器，二是传导部分，三是大脑中枢部分。感受器的感受性受一定的刺激条件的影响。首先是适宜刺激，如视网膜的适宜刺激是光波，耳蜗的适宜刺激是声波等。第二是刺激强度，刚刚能引起感受神经发出传导性冲动的刺激叫做刺激阈值，弱于此阈值的刺激叫阈下刺激，不能被感觉。第三是适应，刺激作用的持续时间愈长，感受性愈低，由弱的刺激物向强的刺激物过渡，则感受性降低；由强的刺激物向弱的刺激物过渡则提高。感受器的感受性受一定的主观条件和社会实践的影响，有些人的感受器刺激阈值小，因而感受性强些，敏感性强些。在社会实践中，人们经过长期的锻炼，在某些方面的感受性可以提高，如音乐家具有高度精确的听觉，画家对色彩光线的感受比一般人高些。

美感的主要感觉器是视觉和听觉感受器，美感总是和视觉听觉结合在一起的，这里有三个含义：其一，是因为美有完整的形象，因此美感也必须具有形象性，而视觉和听觉结合在一起，就容易构成关于美的形象性。其二是在感受美感程度。有时用视觉来理解和欣赏听觉形象，如音乐本来没的颜色，用绘画的语言去形容音乐，如高山、流水、花香、鸟鸣，就会加深对音乐的实感，有时又可以用听觉来理解和欣赏视觉形象，如宋祁的"红杏枝头春意闹"，一个富有音乐感的"闹"字，把红杏无声的姿色写成好似有声音的波动，绝妙地写出了春天的盎然生机。其三是同触、味、嗅觉其他感觉相比，视觉和听觉具有更大的感受范围，最少受距离的限制。

美感的主要生理感受器是视觉和听觉，但也不排斥其他感官，其他感官也是美感的基础，只是不是主要的基础，如赏花，视觉只看到花的形象，却无法闻到花香，通过嗅觉闻到花香，就会促进对花的美感。

美感的生理发生：

审美感官对某些客观事物产生审美注意，是由客观事物的美决定的。首先引起审美注意的是鲜明度比较大的色彩和美的奇异形象，在审美过程中动态美比静态美更能引起审美注意，静谧的蓝天，苍鹰展翅飞翔；浩瀚的大海，飞艇劈波斩浪；无际的平川，骏马奋蹄奔跑……这动态的苍鹰、飞艇、骏马，比静态的蓝天、大海和平川要强烈得多，它们最先引起人们的审美注意。客观美的新颖性是审美注意的另一个原因。最美的景色，如果反复出现，审美注意就由强变弱，如"鹤立鸡群""高峡出平湖"这种新颖的事物，能引起人们的审美注意。

美感的生理机制和生理效应：

美感的生理机制非常复杂，根据已有的认识，美感主要是大脑皮质中枢的神经活动。并协同皮质中枢的神经活动而实现的，大脑皮质的神经活动在美感认识中起着重要的作用，而皮质下中枢的神经活动与审美的情感体验和反应有密切的联系。美的事物刺激了人的外部感受器，使人产生神经兴奋。经由传入神经引起大脑皮质的神经活动，大脑皮质把兴奋传到皮质下中枢，引起皮质下中枢的活动并发出神经冲动，引起内脏器官和腺体的活动变化。同时，内脏、腺体等效应器的活动变化又发出传入神经冲动，从皮质下中枢反馈到大脑皮质，并与皮质中正在进行的活动相结合，产生更复杂的美感。第二，信号系统在美感中起着控制和调节的作用。这就是美感生理机制的简单概括。

美感的生理效应是多方面的，如呼吸加速、心跳加速、愉悦、微笑等等，一般讲来，审美主体与审美对象并没有直接的功利关系，美感的生理效应并不十分强烈，表现也不十分明显。但它在美感中有着重要的作用，生理效应产生后又向大脑皮质发出返回信号，即反馈，使美感得以加强。

2. 美感产生的心理基础

人的感官——主要是视觉和听觉感官，是美的世界向美感过渡的生理基础。光有生理基础还不能产生美感。美感在美的刺激下萌发，还取决于审美主体的心理基础。

美感的心理基础就是人的本质力量的性质。例如，矿物有三种属性：价值属性，物理属性和美的属性，具有不同本质力量的人，就会与矿物建立不同的关系。商人看到的是商业价值，与之建立的关系是价值关系；矿物学家看到的是矿物的特性，与之建立的就是一种实践—认识的关系；而美学家所看到的是矿物的美，与他建立的关系就是审美关系。例如对一个没有音乐感的人来说，最美的音乐也不会引起他的审美注意，不会与它建立审美关系，不会成为他的审美对象。

审美心理是由审美趣味、审美修养、审美理想多层次多方面的审美素质构成的。这些因素统一起来。构成了心灵的映照。通过心灵的映照，人们可以体验到视觉听觉感官无法体验到的美。如对心灵美的认识，就是靠人脑对外在表现加工整理得到的美感。

3.美感产生的社会基础

马克思主义把物质生产分为两部分，一部分是物质资料的生产；一部分是人类自身的生产。这种生产活动是美感产生的社会基础。

（三）美与美感的关系

美与美感的关系问题是美学中的重大理论问题。如何看待这个问题，是划分唯物主义美学与唯心主义美学的分水岭，也是划分辩证唯物主义美学与旧唯物主义美学的分水岭。是美决定美感，还是美感决定美，是划分唯物主义美学与唯心主义美学的根本标准；是直观地反映美，还是能动地反映美，是划分旧唯物主义美学与辩证唯物主义美学的根本标准。

1.美是美感的来源

美感的来源问题是美学史上长期争论不休的问题。对于这个问题的争论，集中到一点就是谁决定谁的问题。

主张美决定美感、美感来源于美的，则形成了各种唯物主义的美学派别。它们认为，美感来源于客观事物的美。古希腊美学家亚里斯多德认为，人们能从艺术作品中获得美感，是由对艺术品认识和感受引起的。西欧文艺复兴时期著名的现实主义艺术家达·芬奇，强调美感的根源在于事物本身。他说："受好者受到所爱好的对象的吸引，正如感官受到所感觉的对象的吸引，两者结合，就变成一体。……如果结合的双方和谐一致，结果就是喜悦、愉快和心满意足"。

主张美感决定美、美来源于美感的，就形成了各种唯心主义的美学派别，它们大都认为美是心造的，与美感是同一范畴。例如柏拉图就认为，美感是来自灵魂对于理性世界的美的回忆。康德、休谟则认为，美感不是由外物所引起，而是欣赏者的一种自我感受。康德说："如果问题是某一对象是否美，我们就不欲知道这一对象的存在与否对我们或任何别人是否重要，或仅仅可能是重要，而是只要知道我们在纯粹的观照（直观或反省）里怎样去判断它。"休谟则认为，美"只存在于鉴赏者的心里"，因此，"每个人只应当承认自己的感受"。这是一种主观唯心主义的美感论，它不能正确地回答美感的来源问题。

中国古代美学思想对于美感的来源问题有许多是坚持唯物主义观点的。如在中国最早的一部美学专著《乐记》中，肯定了音乐的美感源于客观现实："凡音之起，由人心生也。人心之动，物使之然也。感于物而动，故形于声。……乐者，音之所由生也，其本在人心之感于物也。"清代戴东原说："味也、声也、色也，在物而接于我之血气，……味与声色在物不在我，接于物之血气，能辩之而悦之，其悦者心其尤美者也。"这里说"悦"，就是美感。美感就是"接于物"，即人类的感官"接于"外物的美，使外物的美反映到人类的头脑里。

2.马克思主义对美感来源的看法

（1）美感来源于客观美。

在美感来源问题上，马克思主义美学与旧唯物主义美学观是一致的，即都承认美感来源于客观存在的美，美感是美的反映。马克思指出："从主体方面来看，只有音乐才能激起人的音乐感。"《老残游记》说，听众听了王小玉唱的歌，感到"五脏六腑里，象熨斗熨过，无一处不服贴，三万六千个毛孔，象吃了人参果，无一个毛孔不畅快"。听众这种心旷神怡之感，是王小玉的演唱艺术"入耳"之后才产生的，并非先有听众的"妙境"而后才有王小玉的演唱艺术。

（2）美感来源于一定的审美关系

马克思主义美学在美感来源问题上又有高于旧唯物主义的地方，它不是一般地承认美感来源于客观美，而是具体地提出美感来源于一定的审美关系。

在美感的来源问题上，还要对"美感是美的反映"这一理论作一些具体的阐述。由客观存在的美转化为审美主体的审美对象，需要具备一定的条件。一般地说，客观美的对象转化为审美主体的审美对象，它自身美的属性必须对审美主体具有审美意义。美感的产生不是来源于一切美的对象，而是来源于一定的美的对象，不是任何美的存在都使人产生美感，而是引起了人的审美注意、与人的审美观念相一致的美的对象才能引起人们的美感。也就是说，只有审美主体与客观美确立了审美关系，确定为审美对象的美，才能引起人们的美感。

客观对象的美在一定条件下转化为审美主体的审美对象，与审美主体结成审美关系，美感就是在具体的审美关系中，由具体的美作用于审美主体而发生的。

3．美感是美的能动反映

在美感来源问题上，马克思主义美学坚持美是美感的来源，与唯心主义美学划清了界限，在美感是美的反映问题上，马克思主义坚持美感是美的能动的反映，这又与旧唯物主义美学划清了界限。

美感对美的能动的反映主要表现在三个方面：

（1）美感因情感的参与使美的形象变化

在审美过程中，由于情感的参与，人们对客观美的认识会出现极大的差异性。本来是丑的事物，由于与主体情感相合而被看成是美的；本来是美的事物，由于与主体情感不合，而看成是丑的。列夫·托尔斯泰有一句名言："人不是美丽才可爱，而是可爱才美丽。"这句话就充分肯定了美感因情感参与所造成的形象变化。在日常生活中人们常常不考虑客观事物美不美，而是因为爱上了它，就认为它美丽。

19世纪40年代英国著名女诗人伊丽莎白·芭莉特的爱情故事，就很能说明这一点。芭莉特是个终年卧床不起的瘫痪病人，她身躯娇小，瘦得皮包骨头。在那圆型的脸盘上，镶嵌着一双明亮的黑眼睛，两绺长长的黑发披散在瘦削的双肩，搭在胸前。由于病魔缠身，她在青少年时代没有尝试到一点同龄人所享受到的欢乐。年近40，还是个老姑娘。但是，由于她的诗作使许多人感动，也有许多人慕名求见，可是她却把自己关在家里，避开那些倾心追求她的人，后来有一封信，却打破了芭莉特几十年闺阁生活中的平静。这封信就是一位青年诗人罗伯特·白朗宁写给她的，他知道她病得厉害，也知道她比自己大6岁，但是非常爱她，他在信中说："我爱你呀，芭莉特小姐，我爱你！难道你不明白？只要我活着就不会有别人占据我的心。"经过几个月书来信往的倾心交谈，两位情人终于见面了。白朗宁拉着芭莉特的手说："你真美，比我想象的美多了"。真的是"情人眼里出西施"。并不漂亮的芭莉特，因为白朗宁爱她，连她的容貌也变得格外美了。

（2）美感是审美主体对美的再创造

美感与一般感觉不同，它不仅是对美的反映，而且在对美的反映过程中自始至终地进行着主体的再创造。人们通过想象再创造出来的美的形象，与美的原型是不完全相同的。比如人们在欣赏小说时，对其中的人物都进行了再创造，每个人的心中都有自己创造的人物形象。在《红楼梦》中，曹雪芹用自己的审美想象创造了许多美的形象，它以艺术美的客观形式奉献给读者，读者又对曹雪芹创造的形象，进行再创造，每个读者心里又各自怀有自己所创造的形象。近年来，一些编剧和导演，又根据自己心中创造的形象，把《红楼梦》搬上了舞台和影视，这又引起了广大观众以自己心目中创造的形象与舞台形象、影视形象进行审美比较。

（3）美感因理性的参与而各得其美

美感认识包含着理性的理解，由于审美主体的理解不同，有人认为这是美的，有人认为那是美的。例如《庄子》中有这么一则故事："阳子之宋，宿于逆旅。逆旅人有妾二人，其一人美，其一人恶，恶者贵而美者贱。阳子问其故，逆旅小子对曰：其美者自美，吾不知其美也；其恶者自恶，吾不知其恶也。"又如南唐中主李璟有一首《浣溪沙》词："菡萏香销翠叶残，西风愁起碧波间。还与韶光共憔悴，不堪看。细雨梦回鸡塞远，小楼吹彻玉笙寒。多少泪珠何限恨，椅栏干。"王安石特别赞赏"细雨梦回鸡塞远，小楼吹彻玉笙寒"，认为这两名"最好"。王国维对此大为不满，认为独赏这两句，表明"解人正不易得"。他特别赞赏的是"菡萏香销翠叶残，西风愁起碧波间"这两句，因为"大有'众芳芜秽，美人迟暮'之感"。马克思主义美学强调在反映美的事物时要加上主体的想象、主体的情感和主体的理解。因此美感所反映的美的事物，不仅形式是主观的，就是在内容上，也在美的原型上增加了许多主观的成分。但是，过去有许多美学家就是由于过分地强调了主体的能动性，忽略了能动性的客观基础，从而陷入了唯心主义美学的泥坑。因此，审美中的主体的想象、情感和理解，都不能离开审美对象的客观基础。

（四）美感认识的特殊性

在美学史上，对美感的内在涵义有两种不同的看法。一种看法仅仅把美感归结为对美的认识而与情感无关；一种看法则把美感看成是与认识无关的主体感情。我们认为，美感是美的事物的欣赏者对于美的认识以及由于美所引起的主观情感。这个定义既承认美感对美的认识，又承认美感是由美的认识所引起的主观情感。这样，既区别于康德的美感与认识无关的理论，又区别于美感仅仅是对美的认识的理论。

美学史上对美感认识的看法：美感就其动态形式来说，是一个认识过程，然而在西方美学史上，有不少美学家不承认这一点。如，在休谟眼里，美与美感是同一的。他认为，美"只存在于鉴赏者的心里"，"感受并不体现任何事物的内在属性，它只是标志事物与人的心灵（器官或功能）中间的一种合拍状态或联系"；康德认为，"审美判断"不是"知识判断"，鉴赏者与美的对象之间的联系，不提供我们对于对象的认识；克罗齐的"直觉即表现"说也是否认美感的认识作用的。在他看来，美感只不过是一种直觉创造的心灵活动，在"直觉"面前，无论是自然风景，还是艺术作品都不是认识对象，而是些"物理的事实""物理的符号"，由这些材料触发的直觉，只是心灵的"外射"或"表现"。这些都属于主观唯心主义的美感论。对于这些观点，客观唯心主义者也是反对的。黑格尔从根本方法上批判了那种脱离认识的美感论，指出："美本身必然是真的"；所以美感活动不能不是一种认识，说"花是美的"，正如同说"花是红的"一样是认识判断。"当我们说'这玫瑰是红的，或说，这幅画是美的'时，我们这里所表达的，并不是说我们从外面去把红加给这朵玫瑰花，把美加给这幅画，而只是说红、美等是这些对象自身特有的诸规定。"这段话如不与他的唯心主义体系联系起来看，是非常正确的。他说："红"和"美"都是"对象自身特有的诸规定"，说"花是红的"或"花是美的"，都是对花的认识。也就是说，黑格尔是承认美感是对美的认识的；但是，黑格尔的这种认识是建立在客观唯心主义基础之上的。

历史上的唯物主义美学家大体承认美感的认识作用。亚里斯多德在艺术上坚持唯物主义的"摹仿"说，相应地，他把欣赏艺术的感受同"求知"的认识活动联系起来。他说："人对于摹仿的作品总是感到快感"，"我们看到那些图象所以感到快感，就因为我们一面在看，一面在求知，断定某一事物是某一事物"。他肯定了美感的认识作用。狄德罗在美感问题上强调美感并不是"先天的"，而是"后天的"，美感是"关系的知觉"，就是说，美感是对美的认识。

美感的认识作用问题，在美学史上经历了长期的争论。主观唯心主义否认美感的认识作用，实际上等于否认美感是客观美的反映，而主张美感产生美、规定美。这显然是错误的。唯物主义美感论虽然肯定了美感的认识作用，但认为这仅仅是对美的消极的反映。马克思主义继承了唯物主义的美感论，并从辩证法的方面发展了它。马克思认为美感的认识作用源于客观美，但也需要主观的因素。他在《1844年经济学——哲学手稿》中指出："只有音乐才能激起人的音乐感，对于没有音乐感的耳朵来说，最美的音乐也毫无意义，不是对象。"马克思的这段话强调了两个思想：第一，美感（音乐感）是对美（音乐）的认识。第二，美感对美的认识需要两个条件：一是要有"最美的音乐"，即有客观美作为认识对象；二是要有"音乐感的耳朵"，即要有经过训练的生理器官。肯定了这两个条件就是把旧唯物主义美学上的反映论，发展成为辩证唯物主义的能动的认识论。我们考察美感的认识作用，就应该从主客体或主客观的统一上去考察，在审美对象作用于审美主体的条件下，作为一种人类认识的活动，更应该从审美主体方面来考察。

美感作为一种认识过程，它必然遵循一般认识活动的规律，如审美主体与审美客体的统一，感性认识与理性认识的统一，认识与实践的统一，等等。但是，美感作为一种特殊的认识过程，它具有自身的特殊规律，这种特殊性主要表现在以下几方面：

1. 美感认识的思维多样性

美感认识与一般认识，作为动态的思维过程，都是感性认识与理性认识的统一。但从思维的结果看，美感认识与一般认识有着很大的区别。一般认识的结果，是把感性认识与理性认识分开的。在感性认识中一般不存在理性认识，在理性认识中排除了感性认识。而美感认识的结果则不同，在感性认识中包含着理性认识，在理性认识中不排斥感性认识，它是感性认识和理性认识的统一。美感认识虽然可以从理论上分为感性认识和理性认识两种，但在实际上，它们是交融在一起的。美感的感性认识里有理性认识，只是理性的认识不够深刻。不占主要地位；美感的理性认识里有感性认识；它使理性认识融会在感性形象中。关于美感的感性认识与一般感性认识的区别，车尔尼雪夫斯基说得很清楚："美感认识的根源无疑是在感性认识里。但是美感认识毕竟与感性认识有本质的区别。"它们的本质区别，就在于美感的感性认识里包含着对美的理性认识。这种认识虽然不够深刻，但是它对美的认识作出直接的感性审美判断。如审美者欣赏花卉时，他们凭着感性认识就可以做出审美判断："这朵花很美"。虽然他们弄不清楚这朵花为什么美。关于美感的理性认识与一般的理性认识的区别，黑格尔也说得非常清楚，他认为美感认识与一般认识的区别就在于"内容的实体性是不是按照它本质单独地抽象地表现出来，而仍然融汇在个性里。"这就是说，一般的理性认识，它是把"内容的实体性"即事物的本质单独地抽象地表现出来，而美感的理性认识是把"内容的实体性"融汇在个性里，即融汇在感性形象中。如对花的认识，从感性认识上升到理性认识之后，不仅认识到花是美的，而且认识到花为什么是美的。认识更深刻了，但这种深刻性也仍然融汇在花的感性形象中。

2. 美感认识的整体形象性

美感认识与一般认识一样始于感觉。美感如同感受其他事物一样，首先要通过人们的感官。车尔尼雪夫斯基说："美感与感官有关，……凡是感受不到的东西，对美感来说就不存在""美感是和听觉、视觉不可分离地结合在一起的，离开听觉、视觉，是不能设想的。"欣赏一幅画，或一曲音乐，或一部小说，或一尊塑像，首先得通过欣赏者的视觉或听觉接触外物，再传入人脑，引起大脑皮层的相应活动。这与一般认识活动是一样的。但是它源于感觉与一般认识源于感觉是不同的。一般认识源于感觉，是从对客体的零散的、片面的、表面的、个别的事物的现象出发的。而美感的感觉，它所使用的是感觉器官的整体，而且还加上心灵的直接观照。它所把握的客体不是零散的，而是集中的；不是片面的，而是全面的；不是个别的，而是整体的。把这些感觉的规定性集中起来，就能够把握美的整体形象（既有外在的形象，又有内在的形象）。这一整体形象是审美认识的出发点。把握不住整体形象，就不能产生审美认识。

3. 美感认识的思维复杂性

美感认识的另一个特点，是思维的复杂性。它一方面表现为美感认识需运用多种思维形式，其中主要是形象思维、抽象思维和情感思维；另一方面还表现为各种思维在美感认识中的交互作用。形象思维中有抽象思维在起作用，抽象思维中也有形象思维的活动，同时又有情感思维在其中，使美感认识呈现出极为复杂的状况。

4. 美感认识的直觉性

人们面对美的对象所作出的审美判断，都是直觉判断。例如，面对一片美丽的风光，就油然萌发美感，直接作出判断："多美的景象呀！"面对洛阳牡丹，立即萌发美感，直接作出判断："牡丹花多美呀！"人们在作出这种判断之前，没有具体的思维活动。这种审美直觉现象是大家熟知的，也是大家都承认的。

这种直觉判断分为两种情况：

一种情况是直觉感性判断。这种判断仅仅是客观审美对象作用于审美感官，满足于审美主体的某一审美需要而直接作出的。这种审美判断是很深刻的，它只知其美，不知其为什么美；它只知其外表美，而不知其内在美。在男女关系中的"一见钟情"就属于直觉感性判断。一方被另一方的外表形象所吸引，从而判断他一切皆美。这种判断是不深刻的，常常被外表的美所迷惑而不了解其内心；也常常被外表美所迷惑而对其内心的丑也认为是美的。

一种情况是直觉理性判断。这种判断虽然是面对美的事物直接作出的，但这是以他多年形成的审美经验和美的观念为基础的。例如看到一个审美对象之后马上作出判断，说这很美，并能说出之所以美的道理来。

关于直觉理性判断，并不是面对所有的事物都能立即作出的，对于有些复杂的事物需要经过长期的观察和思考。例如，我们对一个表面丑而内心美的人，就不能立即作出正确的审美判断。

我们所说的理性直觉，当然是与美学史的"直觉"说根本不同的。美学史上的"直觉"说，是把美感与理性认识对立起来，认为美感与理性认识无关。这当然是错误的，但是"直觉"说并不是不包含着一定的道理。审美过程就是心的直觉性与物的形象性统一的过程。"形象"是"心"的直觉的对象；直觉是心知物的活动。从一定角度和范围来看，审美就是以心直觉的方式把握物的形象。这是审美认识与其他认识相区别的显著特点。我们与历史上的"直觉"

说不同，就在于我们认为在直觉中不仅有感性直觉，还有理性直觉。感性直觉是对美的感性认识，它只知其美不知其所以美；理性直觉是对美的理性认识，他不仅知其美，而且知其所以美，只是对"所以美"的认识不象抽象思维那样表示出来，而是暗含在直觉中。巴甫洛夫认为理解得越深，直觉度越强。朱光潜持与此相反的观点，他认为："对一件事物所知的愈多，愈不易专注在它的形象本身，愈难直觉它，愈难引真正纯粹之美感。"这样看问题就是把直觉与理性截然分开了。与理性脱离的直觉，是浑沌的直觉，它虽然也是一种美感态度，但是一种初级的美感，只感其美，却不知其美；不知美在哪里，不理解美的本质。

5. 美感的愉悦性

美感认识与一般认识不同，还表现在它的愉悦性上，一般的认识有时与人的情绪有联系，有时又没有联系。与情绪有联系的认识，也不一定有愉悦性。就是与愉快的情绪有联系的认识。那也不一定有美感上所称的精神愉悦，而或者是一种功利愉快。当然，功利快感与美感愉快也有一定的联系。但是，两者还是有区别的。美感愉悦，不单纯是事物的功利性，而是事物的审美属性引起的一种精神愉悦。尽管有时事物的两种属性（功利属性和审美属性）同时作用于我们的感官，同时产生两种愉悦，而且这两种愉悦融为一体。但是，从理论上我们还是可以把它们区别开来的。这种美感愉悦是怎样产生的呢？马克思有一名言："对于没有音乐感的耳朵来说，最美的音乐也毫无意义。"这句话我们讲过几次了，但每次讲的角度都是不同的。在这里讲是说明审美愉悦形成的条件。这就是说，形成美感愉悦要有两个条件：一是客观美的事物；二是主观的审美素质。只有当客观美的事物符合或超过主观的审美素质时，美感愉悦才会产生。所以我们认为美感愉悦的形成应该是主客观的统一。但是这个统一，绝不是主观决定客观，而是客观美决定主体的审美观念。因为我们所说的这个主客观的统一有两个必要的条件：一是必须客观存在着美的事物；二是必须主体已形成的审美观念仍然源于客观的美。

当然，这里又涉及到一个根本性的问题。我们现在已进入人类的成年期，每一个人在欣赏美时，都有一定审美修养，所以美的事物都会不同程度地引起人们的心灵愉悦。那么，在人类处在襁褓或童年时期，他们最初的美感愉悦又是怎样形成的呢？原始人的最初的美感愉悦是伴随他们功利感而发生的。例如，母系社会的人制作并使用石斧，为了更有效地发挥石斧的功利性，在石斧的木柄上用尖石刻下几条横纹，以便于用力抓握。后来，他们又摹仿水波和鱼形刻成了水波和鱼形的观念。这就是一种初级的审美观念。只是这种审美观念仍然与他们的功利观念统一在一起，直到后来，他们在劳动之后，不是为了实用的目的，而是为了满足自己的美感愉悦，专心致志地在木柄上或在沙土上刻画出水纹和鱼纹时，才算把美的创造和美的观念从生产活动和功利观念中分离出来。以后他们在劳动中看到水波和鱼形时，除了功利感外，又增添了一种精神愉悦，这就是由美引起的美感愉悦。

6. 美感认识的突发性

美感作为一种认识活动，具有突发的性质。美感认识活动与科学认识活动是不同的。在科学认识中，人们要认识对象的本质和规律，需要经过明显的从感性认识到理性认识，从现象到本质的认识过程，需要经过"去粗取精，去伪存真。由此及彼，由表及里"的抽象的逻辑思考。然后才能形成概念和理论的认识。而美感认识，不论是初级的感性认识还是高级的理性认识，都是采取突然萌发的形式。当客观美与审美主体的美的观念相一致或超过审美主体的审美观念时，美感就突然萌发出来。罗密欧在凯莱特家的晚宴上第一次遇见朱丽叶时，立刻被朱丽叶那妩媚动人的姿色所吸引，一见钟情。贝蒂娜听了贝多芬的《月光奏鸣曲》，受到强烈感动，以至"她整个儿颠倒了"。人们面对一乐曲，曲未终便足以销魂。

美感的突发性往往使人产生一种错觉，似乎美感纯属某种"直觉"的心理现象。其实美感之所以突然萌发，是与审美主体在审美实践中长期形成的审美情趣、审美理想分不开的。马克思指出："忧心忡忡的穷人甚至对最美丽的景色都没有什么感觉。"这就是说，一个忧心忡忡的穷人，整天忍饥挨饿，根本没有审美情趣，就是碰到最美丽的景色，也不会产生感觉，更谈不上美感的萌发了。

7. 美感认识的自由性

美感认识是主体的一种自由活动。这种自由，一方面是指主体认识了客观对象的规律性，并利用它来进行审美实践的自由；另一方面是指审美主体在没有直接的外在力量或内在力量驱使下进行的美感认识的自由，前者是一切认识活动都追求的自由，后者则是美感认识特有的必需的条件。

美感认识必须是在主体没有直接受到任何威胁的情况下才能进行。首先，审美对象不对审美主体构成威胁。例如观赏黄果树瀑布，倘若你所处的位置有可能被瀑布淹没，那么你首先是设法如何逃难而不是审美。其次，审美主体应处于自愿状态。如果有人强迫你去欣赏你不愿意欣赏的东西，那么你就不可能真正进行审美，也不可能产生美感，再次，美感主体要摆脱纯功利观念的束缚。功利目的太直接、太明显，就会挤掉审美注意，就会抑制美感的兴奋。总之，审美主体是一个自由的人，美感认识应在自由的状态下进行。

8. 美感认识的主观性

美感认识与一般认识一样，都具有主观性。但美感认识的主观性与一般认识的主观性不同，一般认识的主观性，在内容上是客观的，在形式上是主观的。它在内容上要求如实地反映客观事物的本来面目，而不附加任何主观的成分。虽然这种要求由于客观条件和主观条件的限制而很难做到，但提出这样的要求是完全必要的，它可以减少乃至避免片面性。而美感的认识却不是这样。它在内容上，除了要求审美者正确地反映客观美的形式和形象外，还特别要求在反映客观美者美的基础上，进行联想和想象，创造出包含着审美主体的主观素质的美感形式和形象。就拿文学形象所引起的美感来说，一千个读者的头脑中就有一千个哈姆雷特的形象。一千个读者的头脑中就有一千个林黛玉的形象。拿自然美所引起的美感来说吧，同一的自然美的形象在每一个审美者的头脑中就有不同的美感。特别是审美者将自然界的感受通过文学形式表现出来时，就包含着个人的胸襟、气质和想象力。毛泽东的名作《沁园春·雪》就是证明。在隆冬时节，他展望北国风光，只见"千里冰封，万里雪飘"。他雄视万里，由北往南眺望，只见长城内外，全被大雪覆盖着，只剩下白茫茫的一片。再由西向东远眺，万里黄河上下，顿时失去了滚滚的波涛，只见蜿蜒如带，全被冰封雪锁。接着远望绵亘不断的群山，象银蛇在舞动、跳跃，秦晋高原上起伏的丘陵像蜡象在奔驰，远处的群山和起伏的高原上的丘陵，仿佛与天相接。这些生动活跃的银蛇舞动、蜡象奔驰，欲与天公试比高。这是一幅多么雄奇、壮丽、生动的图景，待到晴天看这雄伟的雪景时，阳光与雪光交相辉映，整个北国恰似披着一身艳丽的红装，裹着一身圣洁的素绢，显得格外妩媚动人。这又是一个多么壮美而秀丽的崇高形象！上述对于雪景的描写，形象地描绘了我们伟大祖国万里江山的无限风光。这既是毛泽东对壮丽的自然美的艺术化，也体现了艺术家在创作过程和审美过程中的深刻的美感。而这深刻的美感，也正体现了作者雄伟的气魄，雄奇瑰丽的想象，豁达大度的气质。这种在美感中包含的个人胸襟、气质和想象力，反映了毛泽东的主观情感。当然，别的人也一定会反映出主观情感来，但绝不可能与毛泽东的主观情感相同。

9. 美感认识的相对持续性

在具体条件下，美感的持续性由于主体心理和生理条件的限制，总是表现出间断性来。美感的持续性只有通过间断性才能保持下去。所以，我们把美感的持续性叫做"相对的持续性"。

美感认识与一般认识，都具有相对的持续性。但是美感认识的持续性与一般认识的持续性不同。一般认识的持续性表现在认识上的延续性和稳定性，而美感认识的持续性则表现在心理愉悦的持续性，美感认识的持续性是一般认识所没有的。当人们面对一个十分美的对象时，会觉得"百看不厌""百听不烦"。马克思"差不多每年总要重读一遍歌德、莱辛、莎士比亚、但丁和塞万提斯的作品"；列宁在谈到贝多芬的《热情奏鸣曲》时说："我愿每天都听一听"。美感持续性有的是描绘单项的情感持续性，如："妾拟将身嫁与，一生休。纵被无情弃，不能羞"（韦庄）。"此情无计可消除，才下眉头，却上心头"（李清照）；有的是描绘双向的情感持续性，如"两情若是长久时，又岂在朝朝暮暮"（秦观）。我们所说的美感的持续性是就美感的总体过程来说的。总体的美感持续性是通过具体过程的间断性表现出来的。

（五）美感与快感、道德感的联系与区别

在审美过程中，仅有对美的认识还不能完全获得美感，只有在美感认识的同时进行情感的体验和产生情感反应，才可能获得的享受，才可能产生真正的美感，因此，从审美主体对美的情感体验和反应这个角度来看，美感是由美所引起的主观情感。

1. 情感在审美过程中的表现

列宁说："没有'人的情感'，就从来没有也不可能有对真理的追求。"同样，没有人的情感，人们也不会去欣赏美，追求美。情感在审美过程中是普遍存在的现象，无论是面对自然风景，还是面对艺术作品或社会美场面；无论是对美的欣赏过程，还是对美的创作过程，审美主体总是或多或少、或强或弱地进行着各类情感的体验和作出相应的情感反应。《诗品序》曰："气之动物，物之感人，故摇荡性情，形诸舞咏。"陆机的《文赋》写道："遵四时以叹逝，瞻万物而思纷；悲落叶于劲秋，喜柔条于芳春。"这些都描绘了自然美对人类的巨大感召力，也体现了人类对自然美的情感反应。正如王国维所说："一切景语，皆情语也。"不少文人墨客面对大自然的美，不是吟诗作画，便是长歌抒怀。《诗经》中有："昔我往矣，杨柳依依；今我来思，雨雪霏霏。"王之涣有："白日依山尽，黄河入海流；欲穷千里目，更上一层楼。"杜甫有："国破山河在，城春草木深；感时花溅泪，恨别鸟惊心。"等等。诗人们或者借景抒情，或者寄情于景，一方面描绘了大自然美好的景色，更重要地是抒发了作者个人的情怀，这就体现了艺术作品反映自然美的情感特性。作为一种特殊的审美活动，艺术创作是离不开情感的活动的。艺术作品正因为倾注了作家的情感，所以才具有更直接、更强烈的感染力。《红楼梦》因为"字字看来皆是血"，才更加脍炙人口，经久不衰。

审美情感是千变万化、千差万别的。究其直接原因，与审美者的生活经历、世界观、性格气质以至当时的生活环境、自然环境和他本人的心境有关。但是，从整体上看，决定审美情感的仍是审美对象的美。审美情感属个人的精神范畴，它最终是主观对客观的反映。

情感普遍存在于审美活动中，其表现是异常复杂的。不同的对象，对于同一个主体会引起不同的情感，也可能引起相同或相近的情感。同一个对象对于不同的人也会产生不同的情感。例如李渔《闲情偶寄》中，在谈到元代高明的《琵琶记》中"中秋赏月"一出戏描写蔡伯喈与牛氏共同赏月而情感不一时说："同一月也，出于牛氏之口者，言言欢悦；出于伯喈之口者，字字凄凉。"原因就在于不同的人有不同的心境，其对象也在他那里发生变化。同一月

也，牛氏有牛氏之月，伯喈有伯喈之月。所言者月，所寓者心。"同一个对象对同一个人因时间不同也可能产生不同的感情。例如，郭沫若在童年和成年时对屈原的《离骚》，就有很不相同的感触。他说："同是一部《离骚》，在童稚时我们不曾感到甚么，然到目前我们能称道屈原是我国文学史上第一个天才的作者。"

2. 情感在美感中的作用

认识和情感在审美过程中就这样交织在一起，交互影响，交互作用。审美情感可以促进审美认识，审美认识可以促进审美情感的发展。在审美过程中，审美主体逐步产生情感反应，这种情感反应又为主体提供认识的动力，促使主体进一步去感知、认识对象。在此时，审美主体调动自己的审美经验、文化修养、兴趣爱好、思想气质等，或者由此及彼的联想、想象，或者由表及里的思索理解，认识一步步深入，情感一步步加强。如《牡丹亭》中的《惊梦》一出，描写长期被禁锢在闺房中的少女杜丽娘被春香带入花园，面对春光明媚、万紫千红的大自然美景，产生了强烈的情感活动，在情感的推动下立即有了审美认识，赞道："生生燕语明如翦，听呖呖莺声溜的圆。"然后又在情感的支配下，触景生情，产生联想："原来姹紫嫣红开遍，似这般都付与断井颓垣。良辰美景奈何天，赏心乐事谁家院！"这种美的观赏引起审美联想，又进一步激发了更加复杂的深层次的情感活动。

托尔斯泰创作《安娜·卡列尼娜》时，原想把安娜作为一个道德堕落的女人来写，托尔斯泰对她是厌恶的。但在写作过程中，越来越发现，应该厌恶的不是安娜，而是那促使她那样做的社会。随着作者审美认识的变化，作者的审美情感也发生了变化，由厌恶安娜转向同情安娜。正是作者对安娜的同情心促使他稳定了自己对社会本质的看法，也正是这种同情心，促使他以安娜的艺术形象为中心，深刻地再现了当时的社会生活。

情感活动不仅直接促进审美认识的深入发展，而且可直接由审美认识转化为美的创造。即由审美认识转入审美实践。一般认识转化为实践活动，是由于认识的目的在于改造世界。而审美认识本身并不包含实践的目的性，它认识美常常是求得某种审美需要的满足。但是在审美认识中，由于情感的活动，常促使审美欣赏转入审美创造。如由于审美者被花的美所感动，而情不自禁的将花自身某些不美的素质排除，这些活动，从严格意义上说，已经由审美欣赏进入审美创造了。至于由于美的感动，或吟诗作画，或挥毫创作，那就进入真正的审美创造了。在审美创造中，仍然存在着审美情感与审美认识相互影响、相互作用的问题。

审美情感促进审美认识，常常是通过不同形式的情感体验实现的。

审美情感的体验方式也是十分微妙的，很难截然分清。但是，概括起来有比较典型的三种：一是感同身受；二是你中有我，我还是我；三是静观。

"感同身受"，是指审美主体基本与审美对象融为一体，产生一种很深的体验，获得震撼心灵的美感的体验方式。例如，当你观赏自然风景时，完全被美丽的自然景色所陶醉，似乎感觉自己已经与自然景色融为一体，仿佛就是自然景色中的一部分，主体的体验异常深刻，几乎达到忘我的程度。

这种体验形式能调动审美主体的主体能动性，从而深切地感知、认识对象。例如《红楼梦》中所描写的贾宝玉听林黛玉诵葬花词的情景。贾宝玉的思想感情对林黛玉的思想感情完全合拍，听了林黛玉的思想感情对林黛玉又有了更深的了解。

"你中有我，我还是我"，是体验者既能进入角色，也能置身角色之外，从而清醒地意识到"我"不是角色的体验方式。审美主体在欣赏自然风光时，既能体验到置身自然的乐趣，也能意识到人与自然的区别。这种体验方式，可以使审美主体保持一种清醒的头脑，冷静地识别美丑。

"静观",是指审美主体在比较平静的情感状态中欣赏审美对象的体验方式。这种情感状态往往是在欣赏静态的艺术作品时产生的。这种艺术品有两种情况:一种情况可能是年代比较久远,与主体的情感关系比较淡漠;另一种情况可能是审美对象本身几乎不含有情感因素,例如一些侧重形式美的装饰性图案等。前者如一些出土文物,后者如餐具上的花纹等。在静观中所表现的情感是平静、安祥的。这种情感可能转化为一种求知的欲望,推动审美主体进行艰苦地探索,弄清他一时看不清的现象,弄懂他一时弄不懂的问题。一切有作为的文学家、艺术家、科学家,都可能在这种情感的推动下求得对事物的深刻理解。

总之,审美情感的体验是审美认识相伴随而发生、发展并相互起作用的。

3. 审美情感的基本品质和基本形态

审美情感的表现丰富多彩,产生的原因也十分复杂,但是它们必定具备一些基本的品质。情感的品质是指主体对待客体所抱的情感态度的基本特征,它通常表现为两极,即积极的和消极的。

审美情感的基本品质是积极的,健康的,向上的。

无论审美对象是什么,无论审美过程中的情感体验和反应的表现是如何复杂,审美情感的品质是积极的、健康的、向上的,审美过程中的愉悦感使人更加热爱生活,悲壮感也不使人失望,惊叹的情感会使人奋发向上。当然我们也不能排除有些不美的事物对人们的消极影响,但这不是美感。虽然它也是美感研究的对象,但究其本质,它只是作为美感的对立面而获得美学研究价值的。

审美情感的形态是多种多样的,这由审美对象的丰富性和审美主体的情感的复杂性所决定。但是,审美情感的最基本的形态是愉悦,车尔尼雪夫斯基早已看到这一点,他说:"美感的主要特征是一种赏心悦目的快感"。审美过程中的其他形态的情感都是围绕着这一基本形态或最终将转化为这一基本形态而产生美感的。

悲壮感主要由崇高的事物引起,这些崇高的事物主要出现在社会领域和艺术领域。例如,周恩来总理逝世后,十里长安街,群众自愿迎送灵车的悲壮场面。又如小说《红岩》中江姐为真理献身脸不变色、心不跳的崇高形象。这都在人们的心中激起了深沉的悲壮感,继而又获得了强烈的美感。这种美感并不是直接产生的,而是人们内心有一种强烈的想抒发而又被压抑了的正义情感突然得到了抒发而产生的精神上的满足后获得的。这种悲壮感不是悲观消极的情感,而是一种令人发愤,摧人振奋的积极向上的情感。

惊叹是由惊喜、惊奇与赞叹交织在一起而产生的情感体验,是由雄伟壮观的事物作用于主体时产生的。例如,人们面对波涛汹涌的大海,险峻的悬崖峭壁;或者耳闻目睹社会上的英雄事迹、崇高的品德等,都会由衷地表示惊叹。这种惊叹使人在心理上紧张兴奋起来,并逐步加强,产生较强的心理震撼。当这种震撼达到一定高度后,就逐渐消退。这时,人们由紧张的心理转变为轻松愉快、心平气和的心理,从而获得了美感愉悦。

愉悦感的体验表现为如沐春风,心旷神怡。但是,审美情感并不都以直接的纯粹愉悦的形态出现,它常常现为各种各样。人们观看波涛汹涌的大海,观看催人泪下的悲剧,或者经过险峻的峡谷,所产生的并不是愉悦感,而是崇高感、悲壮感或者惊叹感。人们在欣赏这些对象之后,都可以说获得了美感。这是什么原因呢?原来,人们在欣赏这些对象之后产生了崇高感,悲壮感或惊叹感,这些情感又转化为愉悦感了。审美主体经过这一过程后,便获得了精神的满足而产生美感享受。因此除了像愉悦一样的直接、典型的美感外,还有由其他情感转化而来的间接、非典型的美感。间接的美感主要由悲壮和惊叹两种形态转化而来。审美情感并不是在任何时候都表现得那样典型，它往往杂有其他的情感。同时，除了以上三种形态，还有很多不同的间接的审美情感的形态，如幽默感、滑稽感等。它们也可以转化为美感，也是美感研究的范畴。

人类的美感是异常复杂的，它与人类的其他精神活动有着千丝万缕的联系，与人类基本的生存活动也紧密相关。但是，美感毕竟是一种特殊的精神现象，它有自己的本质的规定性，正是这种本质规定性使美感区别于其他现象和事物，同时，也正是这种本质规定性使美感必然与其他现象和事物发生特定的联系。与美感联系比较密切的有道德感、理智感等人类高级情感，也有快感等人类低级情感。同时，它们之间又存在着本质的区别。

（六）美感与快感的联系和区别

快感为人的生理需求获得满足后的情感体验和反应。人类的生理快感与动物的生理快感有本质的区别，人的生理快感已参与社会的成分、理性的成分，因而人类的生理快感比动物的生理快感要丰富得多和复杂得多，但是，在人类自身的精神活动中，它仍属低级的，原始的情感之一。

美感是人类高级情感之一，它是人类社会化的结果，是人类理性高度发展的产物。但是，美感并不是天生的，它是在一定的物质活动下，在一定的生理需要上产生和发展的。

人的生理快感是美感的生理基础。一方面，人类的美感是在生理快感的基础上产生的。人类早期的美感与人的生理快感联系得很紧，几乎快感就是美感，美感就是快感。随着人类社会的发展，人类的物质需求基本获得满足，因而有条件单独提出精神的需求，包括审美的需求，这样，美感才逐步从生理快感中分离出来，变成一种具有相对独立性的精神现象。另一方面，美感因触动生理快感而获得强化，美感体验或多或少，或强或弱地引起生理反应。例如，观看一部悲剧，欣赏者产生强烈的悲壮感，同时可能因为十分的悲伤而哭泣、流泪。这种生理反应必然加强审美主体的体验，而使美感得到强化。

美感与快感有着本质的区别，首先，美感是人的社会性的产物，而快感则是人的动物性的反应。没有人的社会化，仍然存在人的生理快感，而没有人的社会化，就不可能有美感，加拿大心理学家布利兹斯提出的关于情感情绪分化的理论认为，婴儿只有两大原始情感；一是快乐；二是痛苦。只有到后来逐渐受到一定的社会教育，具备了一定的社会属性之后，才可能产生复杂的高级的情感。其次，美感不带有直接的功利目的，而快感则是直接的功利目的得到实现后的结果。再次，美感主要是精神活动的产物，而快感则主要是物质活动的结果。美的事物作用于人的精神而产生美感，但不可能满足人的生理要求，"画饼充饥"只是精神上的满足并非生理饥饿的真正排除。第四，美感的中枢神经机制主要在于大脑皮层的高级神经活动，而快感的中枢神经机制主要是大脑皮层下的低级神经活动。

美感与快感即有联系又有区别，我们不能把它们截然分开，也不能把它们等同起来，在美学史上，不少美学家或者把二者等同起来，或者把它们截然分开，都不能科学地揭示美感与快感的关系。休谟认为，美感即快感，快感即美。他说："美是各部分之间的这样一种秩序的结构：由于人性的本来构造，由于习俗，或者由于偶然的心情，这样的秩序和结构适宜于使心灵感到快乐和满足……"博克认为："美大半是物体的一种性质，通过感官司的中介，在人心上机械地作用。"休谟与博克都没有很好的把美感与快感区别开来，忽略了美感的真正的社会性实质。而康德则把美感和快感截然分开，认为美感"既没有官能方面的利害感，也没有理性方面的利害感来强迫我们去赞评"。康德看到了美感与快感的区别，却忽略了二者的一定联系，仅在静止的抽象的状态下它们作了片面的区分。

（七）美感与道德感的联系和区别

道德感是人们用自己所认识和掌握的道德规范去衡量别人和自己的言行、思想时而产生的态度体验。它直接体现客观事物与主体的道德需要之间的联系，是人们从伦理的角度在追求善的过程中获得的主观情感。例如，对祖国的爱，对社会的责任感，对集体的荣誉感，对同志、朋友的友谊感，对敌人的义愤感等等。

道德感与美感的联系主要表现在：首先，它们都是人类的高级情感，都是在人类社会发展过程中形成和发展的，在阶级社会中，并且有一定的阶级性，最终受经济基础的决定和制约。其次，社会美引起的美感大部分是由道德感转化而来的，由艺术美引起的美感也有一部分是由道德感转化而来的。在人类高级情感中，美感和道德感的联系十分密切，在很多情况下，道德感可转化为美感。

美感与道德感具有一定的区别。首先，它们的来源范围有所不同。道德感是由社会人伦关系引起的，美感的来源除社会领域的美还有自然领域的美。其次，它们的对象有所不同。道德感并不一定具有具体可感的对象，并不一定具有美的特征；而美感的对象必须由具有一定的形式和形象的具体可感的美的事物构成。再次，对功利性的要求有所不同，道德感有比较明显、直接的功利性，阶级性比较突出，而美感功利性比较模糊、间接，不少美感并不具有阶级性。第四，其情感的品质有所不同。道德感可能是积极的，也可能是消极的；而美感则是一种积极的情感。

对于道德感与美感的联系和区别，苏格拉底说："任何一件东西如果它能很好地现实现它的功用方面的目的，它就同时是善的又是美的，否则它就同时是恶的又是丑的。"他看到了美与善的联系，这是他的一大贡献。但是他忽略了美与善的区别，因而必然混淆美感与道德感的关系。与此相反，有美学家把美与善，美感与道德感完全割裂开来。康德的观点更有影响。他认为："美是不凭借概念而普遍令人愉快的"，而"善是依靠理性通过单纯的概念使人满意的"。这里，美与善是简单分开的。康德注意了美与善的区别，却忽略了它们的联系，以至在他自身的美学思想上产生了明显的矛盾。因此，我们也可以看到，完全离开善是谈不清楚美和美感的，把善与美混淆在一起，也是谈不清楚美和美感的。

（八）美感能力的产生和发展

1. 美感能力的产生

美感能力是人所独有的。人与动物都有感觉能力，但是美感能力只有人才有，而动物却没有。达尔文曾认为动物也有美感，也能审美。他说"如果我们看到一只雄鸟在雌鸟之前尽心竭力地炫耀它的漂亮羽毛或华丽颜色，同时没有这种装饰的其他鸟类却不进行这种炫耀，那就不可能怀疑雌鸟对其雄性配偶的美是赞赏的。""如果雌鸟不够欣赏其雄性配偶的美丽颜色、装饰品和鸣声，那么雄鸟在雌鸟面前为了炫耀它们的美所做出的努力和所表示的热望，岂不是白白浪费掉了；这一点是不可能不予以承认的。"达尔文的见解是不正确的，因为这种表现只是由于异性吸引而引起的生理快感，当求偶期一过，生理快感就消失了，它们之间就再没有这种表示了。达尔文的这一观点在美学史上影响不大，并且今天已很少有人同意他的观点了。

关于人的美感能力，在美学史上至少有三种看法：

一种是"神授"说。古希腊美学家柏拉图把人的审美创造的能力，归结为"神赐的迷狂"，由于神灵附到人的心灵中，感动它，才使诗人获得灵感，进入到"兴高采烈眉飞色舞的境界"。

一种是"美感天赋"说。如17、18世纪英国美学家舍夫茨别利和赫奇逊认为，审美和感受美丑是人天生的能力，这种天生的能力就是人的内在感官的能力。它是"适宜于感觉到这种美的快感的感官"，而美感就是由于人的内在感官的能力所形成的快感。

一种是"心灵的直觉创造"说。意大利美学家克罗齐认为："心灵只有借造作、赋形，表现才能直觉。"他断言美感能力来自心灵的直觉创造。

上述三种看法都不能科学地揭示美感能力的产生和发展。

美感能力是在社会实践和审美实践中形成和发展的。马克思在美学史上第一次提出，人的美感能力并非与生俱来，也不是神所赐予的，而是在人类物质生产的实践活动中历史地形成的，人的感官是"以往全部世界历史的产物"。马克思把感觉分为"社会的人的感觉"和"非社会的人的感觉"。"非社会的人的感觉"马克思又把它叫做"粗陋的实际需要的感觉"。这种粗陋的感觉是一种动物性的本能的感觉。这种感觉"只具有有限的意义"。例如，具有美的"食物形式"的食品，对于一个忍饥挨饿的人来说，他感觉不到美的食物形式，却只感到是一种充饥的食品。这种食欲感与动物的食欲感没有什么不同，马克思认为，应该把"非社会的人的感觉"变成"社会的人的感觉"。所谓"社会的人的感觉"，就是能"确证自己是人的本质力量的感觉"，也就是在人所创造的世界中"直观自身"的感觉力。这种"社会的人的感觉"，包含着人的美感能力，即包含着"有音乐感的耳朵"和"能感受形式美的眼睛"。这种社会的人的感觉是从哪里产生出来的呢？"都只是由于它的对象的存在，由于人化的自然界，才产生出来的"。这里讲的"人化的自然界"，就是指人类对自然界改造，即改造自然界的社会实践活动。人类在履行客观世界的同时也改造了自己，包括对自己感官能力的改造。人类最初的感觉能力是很低的，基本上动物的感觉能力相同，有时还没有动物的感觉灵敏。但是，人类在自己的实践中创造了自己的感觉能力，这是动物所望尘莫及的。如人的"音乐感的耳朵"，就是在创造和欣赏音乐的过程中不断形成的。"能感受形式美的眼睛"，也是在创造和欣赏形式美的过程中不断地形成的。

我们所说的美感能力，是分层次的，有初级的美感能力和高级的美感能力之分，初级的美感能力只能感受到美的外在形式，不能感受到深层次的美。高能的美感能力就可以由此及彼，由表及里，既掌握住美的外在形象，又能体验到美的内在本质。人具有哪个层次的美感能力，也是在自己的审美实践中不断地磨炼出来的。在审美实践中，我们强调在特定的艺术领域反复观察和欣赏并比较不同类型的美，是提高审美能力的重要途径。当人们对一定的艺术部门在审美过程中积累了丰富的美感经验时，要想进一步对这一艺术部门获得更深入的认识，那就最好再通过审美实践认识其他的艺术部门，这样就有可能对不同类型的美作出比较，从比较中获得对这一艺术部门的更为深刻的认识。

美感能力是在社会实践和审美实践中培养出来的，它也必然在社会实践和审美实践中不断地发展。马克思指出："艺术对象创造出懂得艺术和能够欣赏美的大众——任何其他产品也都是这样。因此，生产不仅为主体生产对象，而且也为对象生产主体。"进行美的创造，和其他生产一样，不仅为人类创造了美的世界，也为这美的世界培养了能够欣赏美的大众。进行美的创造，一方面可以提高创造主体的美感能力；另一方面也培养出更多的审美大众，这样就可以从总体上使人类的美感能力更加真善美。

2. 美感能力的发展

(1)美感是审美主体对美的再创造：美感与一般感觉不同，它不仅是对美的反映，而且在对美的反映过程中自始至终地进行着主体的再创造。人们通过想象再创造出来的美的形象，与美的原型是不完全相同的。比如人们在欣赏小说时，对其中的人物都进行了再创造，每个人的心中都有自己创造的人物形象。在《红楼梦》中，曹雪芹用自己的审美想象创造了许多美的形象，它以艺术美的客观形式奉献给读者，读者又对曹雪芹创造的形象，进行再创造，每个读者心里又各自怀有自己所创造的形象。近年来，一些编剧和导演，又根据自己心中创造的形象，把《红楼梦》搬上了舞台和影视，这又引起了广大观众以自己心目中创造的形象与舞台形象、影视形象进行审美比较。

（2）美感因理性的参与而各得其美：美感认识包含着理性的理解，由于审美主体的理解不同，有人认为这是美的，有人认为那是美的。马克思主义美学强调在反映美的事物时要加上主体的想象、主体的情感和主体的理解。因此美感所反映的美的事物，不仅形式是主观的，就是在内容上，也在美的原型上增加了许多主观的成分。但是，过去有许多美学家就是由于过分地强调了主体的能动性，忽略了能动性的客观基础，从而陷入了唯心主义美学的泥坑。因此，审美中的主体的想象、情感和理解，都不能离开审美对象的客观基础。

第四节　护士的审美教育

审美对于人类历史来说，是一个古老的话题。护理审美教育作为护理美学的一个重要组成部分，是护理教育必不可少的重要内容之一。护理审美教育是指在掌握一些基本的美学原理和理论的基础上，通过培育护理工作者心灵、仪表、语言、行为等方面的美，使护理人员明确真、善、美，区分丑、恶、假，树立正确的审美观；从而进一步提高护理人员的专业美学修养，更加完善护理人员的人格，提高她们的人格魅力，提高他们认识美、鉴赏美、追求美的能力，最终有利于护理队伍整体素质的提高，促进整个护理学科的发展。

一、审美教育形成

审美教育又叫美育，美感教育，是指对人进行美的教育，使之具有关于美的一般知识，能够发现、感受和创造美，即能进行审美活动和审美体验。包括美感教育、美学知识的普及教育和按照美的规律进行的普通教育等。审美教育思想的产生、形成和发展，经历了漫长的历史岁月，它是人们在改造自然、社会和自身的审美实践活动中产生的，又随着社会审美活动内容、范围的扩大、深入而不断发展、完善并形成系统的、科学的审美教育理论体系。

（一）西方审美教育思想的形成

西方审美教育思想，萌芽于古希腊，古希腊著名的哲学家柏拉图和亚里斯多德也对审美教育非常重视，在他们的许多论著中都体现了审美教育的思想。如柏拉图的"心灵美化"说，他认为艺术对人有着潜移默化的影响，将美育视为塑造特定人格的重要手段，反对用那些罪恶、放荡、卑鄙的淫秽的东西毒害青少年的心灵，主张创作一些健康、格调高雅、审美价值高的艺术作品陶冶人的情感。他提出诗歌和音乐是最好的教育方式，他认为"音乐的节奏和乐调有着强烈的感染力，能浸入到心灵的最深处"。同时，他还认识到自然美和艺术美可以陶冶人的性情，美化人的心灵。亚里斯多德则提出"净化"学说，他强调美育与智育的结合，提出理智和感性两种心理功能应全面发展，达成和谐的人格，确立了感性与理性、美与善的协调在公民美育中的重要地位。18世纪法国的卢梭主张"自然教育"，反对理性的强制，他特别强调触觉在教育中的作用，认为游戏和绘画活动对于发展视觉有重大意义；同时也要求发展听觉，训练儿童唱歌和欣赏音乐的能力。

当时雅典的教育很重视人的全面发展，7 岁以前在家庭接受教育，玩游戏，听神话故事；7 岁后入文法学校和琴弦学校学习；13~14 岁在体操学校学习体育、舞蹈；16~18 岁的富家子弟可进体育馆，除练习体操外，还以优雅的谈话方式，接受政治、哲学和文学教育，练习演讲术；18~20 岁的青年在"埃费比"团接受军事训练，并参加各种纪念活动和戏剧公演，古希腊雅典把智商、体育和艺术教育有机的结合起来，是一种人性化的教育，这种最初的艺术教育，是审美教育的雏型。

古希腊著名的哲学家柏拉图和亚里斯多德也对审美教育非常重视，在他们的许多论著中有着审美教育思想的体现。柏拉图他反对用那些罪恶、放荡、卑鄙的淫秽的东西毒害青少年的心灵，主张创作一些健康、格调高雅、审美价值高的艺术作品陶冶人的情感。他提出诗歌和音乐是最好的教育方式，他认为"音乐的节奏和乐调有着强烈的感染力，能浸入到心灵的最深处"。人们一旦被美的音乐所浸润，就会自己美化起来，如果一个人受过良好的音乐教育，有感受鉴赏能力，就能判断艺术和自然的美与丑，把美的成分吸收到自己的心灵中，使自己高尚美好起来。同时，他还认识到自然美和艺术美可以陶冶人的性情，美化人的心灵。柏拉图在《理想国》一书中强调从小培养青少年养成爱美的习惯的重要性。他说："应该寻找一些有本领的艺术家，把自然的优美方面描绘出来，使我们的青少年像住在风和日暖的地带一样，四周一切都对健康有益，天天耳濡目染于优美的作品，像从一种清幽境界呼吸一阵清风，来呼吸它的好影响，使他们不知不觉地从小就培养起对于美的爱好，并且培养起融美于心灵的习惯。"

亚里斯多德在《政治学》中提出审美教育"不只是为着某一个目的，而是同时为着几个目的，那就是：教育、净化、精神享受……"他还指出，要达到教育的目的，"就应选用伦理的乐调"来培养人的道德情操，即摒弃那些颓唐无力、令人悲伤忧郁的曲调，尤其对于儿童，他强调美育与智育的结合。他第一个根据儿童身心的自然发展顺序确定教育年龄的分期：第一期从出生至 7 岁；第二期（青春发育期）为 7~14 岁；第三期（发育期）为 14~21 岁。实行审美教育必须考虑儿童和青少年的年龄特征。

18 世纪 50 年代，随着美学研究的深入发展，德国美学家、历史学家、戏剧学家席勒，吸取了前人有关美学、美育的思想和理论，正式、系统地提出了审美教育理论：他在《审美教育书简》一书中，首次使用了"美育"概念，并对其实质、社会功能和意义作了系统的论述。《审美教育书简》是历史上第一部以审美教育为研究对象的理论著作，是审美教育理论形成独立体系的标志，被后人称为"第一部美育的宣言书"，席勒审美教育的中心是要培养、塑造既外在美又内在美，既有理想思维能力，又有艺术创造才能，既有温柔性格又有充满生机与活力的完美人性。马克思进一步阐述了美育理论，把美育理论提高到了一个崭新的高度，马克思认为，人是"按照美的规律来建造"世界，劳动产品与艺术品都有美育的作用，能培养了解艺术、欣赏美的公民。

（二）中国美育思想形成

中华民族，有着悠久的审美教育历史和丰富、宝贵的传统美育思想。周朝就提出审美教育的问题，把"六艺"作为社会教育的重要内容。"六艺"就是"礼、乐、射、御、书、数"，其中"乐"就是音乐，目的是用音乐来教育、陶冶人们的性情，是审美教育的雏型。我国伟大的教育家孔子就是美育的积极倡导者，他在其教育理论和教育实践中都十分重视艺术教育，他把诗、理、乐作为人生修养的三个相互关联和依赖的方面。以诗来引导人们的审美感性，培养想象力和创造力；以礼来规范和塑造人格品性，培养道德认识；最后把创造力的激发，道德人格的培养，达到像音乐一样和谐的境界。孔子深知审美教育对人的力量，因而把它看成教育人和人自我修养的最有效的途径。荀子也主张用音乐对人们进行审美教育，他说："夫乐者乐也，人情之所必不免也；故人不能无乐。"

孔子关注美育主要表现在对文艺作品的社会作用的关注上。孔子说："小子何莫学夫《诗》?《诗》可以兴，可以观，可以群，可以怨。"这表明，孔子已看到了诗对人的艺术感染作用。孔子同时也很重视《诗》的启发性。然而，孔子重视诗乐，更是看重它们的教化作用，看重它们对个人修养和社会政治的影响。用我们今天的话来讲，就是他的美育思想的最终目的是为德育服务、为实现"礼"和"仁"的政治理想服务的。儒家"修身、齐家、治国、平天下"的理想和主张首先强调的是"修身"即注重个人的道德学问的修养，而"诗"和"乐"正是实现"修身"的根本途径。孔子提出："兴于《诗》，立于礼，成于乐。"(《论语·泰伯》)也就是说，君子修身从学《诗》开始，在"礼"的基础上修身、立身，最后在"乐"的陶冶中完成品德的修养。

我国古代的美育思想虽然十分宝贵，但未形成比较完整的思想体系。近代，最早将西方美学思想引入我国的是王国维。他对西方美学作了较为系统的介绍和论述，并在我国公开提出要把美学作为一门独立的学科进行研究。他说："美育者，一方面使人之情感发达，以达完美之域；一方面又为德育与智育之手段，此又为教育者不可不留意也。"深刻阐述了美育与德育、智育关系，充分肯定了美育在教育中的重要性。在中国近代的民主主义革命中，一些学者和教育家也很重视美育问题，蔡元培曾就美育实施问题大声疾呼，陶行知创办的工学团与育才学校也都十分重视美育。

新中国成立之初提倡过德、智、体、美和综合技术教育，美育已纳入社会主义教育体系之中。1996年6月，中共中央、国务院召开了全国教育工作会议，在《关于深化教育改革全面推进素质教育的决定》中提出："美育不仅能陶冶情操、提高素养，而且有助于开发智力，对于促进学生全面发展具有不可替代的作用"，从而进一步明确了要培养德、智、体、美全面发展的人才，肯定了美育在现代教育中的地位和作用。

二、护理审美教育的基本概念与内涵

（一）护理审美教育的概念

护理审美教育亦称护理美育，是指对护生和护理工作者通过一定的方式、设施，运用正确的审美观点和审美标准，结合护理专业特点，进行美感教育，培养正确健康的审美观和审美情趣，提高护理人员的审美修养和在护理活动中自觉运用美学原理提高护理技艺的教育活动。它包括普通美育和护理美育两部分。

（二）护理审美教育的特点

1. 形象性

美育主要是让人们直接感受到美的具体形象或丑的具体形象，自然美、社会美、艺术美等各种不同类型的美都是以具体的可感的形象的方式表现出来的，形象犹如美的躯体，离开形象，美的生命也就无所寄托了。护士充满青春活力、典雅、端庄的身影，整齐、美观的病室、护理人员高尚的职业道德修养就是自然美、艺术美、社会美在护理工作中的形象体现，护理美育就是通过使人们感受这些客观存在的具体的感性形象，以独特的美的形象来发挥作用，诱导护理人员认识生活的本质真实，唤起多种心理功能活动，产生审美情感，启迪思想。

2. 情感性

美育的过程是以情动情的过程，无论是审美创作还是审美欣赏都有情感因素的参与。同样，护理美育也是一种情感教育，通过对美的形象的直观感受，引起护理审美主体与客体情感上的交流、沟通和融合，产生情感的共鸣，在情感的陶冶中，受到感染和教育，达到护理美育的目的。在整体护理中，护理人员运用护理程序对病人开展身心护理，护士优美、准确、敏捷的操作动作，亲切温馨的话语，使病人在接受护理的同时感受到护理人员的社会美、艺术美。通过沟通交流，引起情感的波澜，增强他们战胜疾病的信心及对美好生命的追求。

3. 实践性

美育必须注重实践教育。让受教育者亲自参加审美实践，通过对美的感受、体验等心理活动，在情感上受到感染，从而提高他们的审美能力、审美理想，陶冶他们的情操。如通过对护理人员进行护患关系的换位思维训练，让护理人员深切体会到病人的痛苦，从而产生移情作用，以加强护理人员的内在美素质修养。

4. 陶冶性

护理审美教育是让护理人员在护理审美活动中对审美对象的感知与体验中获得愉快的感受。这种愉快的感受对于护理人员的性情是一种陶冶，即熏陶、培养、塑造。护理审美陶冶性教育是长期的、潜移默化的教育，是一种长期积累和不断实践的过程，护理人员经常长期接受美育熏陶会形成一种完美的心理结构和心理定势。这种心理结构和心理定势一经形成，就具有较大的稳定性，它会对护理人员的精神生活发生重大影响。南丁格尔开创护理事业，她对护理事业的伟大贡献，千千万万个工作在临床护理第一线的护士救死扶伤的精神对接受审美教育者是极大的鼓舞和支持，使她们热爱护理工作，为护理事业的发展不断努力工作。

5. 创造性

护理审美教育不是一味的灌输式教育，也不仅是静观的体验，它具有很强的动态创造性。对美的创造能力是指在感受、鉴赏美的基础上，通过自己的进一步实践活动，按照美的规律创造美的事物的能力。护理审美教育就是要使护理人员掌握创造美的规律，发挥创造美的才能，并自觉地把这种才能运用到改造客观世界和主观世界的各个领域中去。创造性活动在护理美育中具有巨大作用，护理美育的实施不只局限于观赏、游览，而是应该有更多的机会去创造美，要注意的是，护理美育的创造性也应该是自由环境中实现的。各种美都有它独特的魅力，但由于人们的经历、性格、年龄、性别、环境、文化素养的不同，审美情趣也存在差异性、多样性，护理审美教育就应按照护理人员个人的心理需要，兴趣爱好等具体特点，选择和提供适当的审美对象，循循善诱，给予正确的审美引导和帮助，才能收到效果。

三、护理审美教育的意义

(一)有利于护理人员树立正确的审美观

审美观是人们对客观世界的审美把握，或者说是人们从审美角度对客观事物的一种判断和评价，是人的世界观的重要组成部分，是世界观在审美实际中的具体体现。审美观包括审美理想、审美情趣、审美标准。审美标准是指人们在审美活动中衡量和评价客观对象美丑、审美价值高低的尺度和原则。审美情趣反映了审美修养和审美经验所达到的美的标准。人们对至善至美境界的一种观念、规范和追求，则体现了审美主体的审美要求和审美愿望，反映了审美主体的态度，这些称为审美理想。

以上三者有机的结合构成了审美观的核心，其中最主要的是审美标准，树立正确的审美观，关键是在于确立正确的审美标准，这样才会有正确的审美方向、角度对客观事物进行判断和评价。在护理审美教育的过程中，通过纠正护理人员不正确的审美标准，树立与当代医疗护理环境相适应的审美标准，有助于护理职业道德品质的形成和发展，提升护理队伍的整体形象。

(二)提高护理人员审美能力和审美创造力

审美能力是指在审美活动中发现、感受、评价和欣赏美的能力。它影响着人对美的享受程度，包括审美主体在审美过程中应具备的各种能力，如审美感受力、审美鉴赏力、审美理解力等。

审美感受力是审美能力中最基本的能力，它指人的感觉器官对审美对象的感知能力，即善于在自然、生活、艺术中敏锐的发现美的能力。人的五官对美的感受是欣赏艺术的起点，只有首先感受到美，才能进一步鉴赏美，才会引起情感的波动，审美感受力需要通过后天审美教育来培养和训练。

审美鉴赏能力是指对美的事物的鉴别、欣赏的能力，包括对美丑的分辨能力和对美的形态程度的识别能力。护理审美教育就是要在护理实践中提高对护理人员的鉴赏能力，明辨在护理工作中以病人为中心，待病人如亲人的思想、积极主动热情服务的态度，亲切关心的言语、技艺娴熟的操作能力是美的；不求上进、不负责任、恶语伤人、技术低劣是丑的。护理人员只有不断的加强思想教育、文化学习、美学修养，并在护理实践中不断的观察、分析、比较、总结，才能提高护理鉴赏能力。

审美创造力是指人们在审美实践的基础上，进一步按照美的规律创造美的事物的能力。护理审美教育就是为了培养护理人员审美创造力，为服务对象创造现实美、艺术美、自然美。要提高护理人员审美创造力首先应树立崇高的护理审美理想。美的创造，都是在一定的审美理想指导下进行的。护理人员应树立护理工作是为人类健康服务终身的崇高理想，并将其指导护理审美实践。其次是要提高护理人员创造美的心理素质。美的创造不仅受审美思想的支配，而且和审美主体的心理素质如情感、想象等密切相关。情感是核心，审美主体的情感素养决定着美的事物的感染力。别林斯基说："没有感情，就没有诗人，也没有诗歌。"护理审美教育可培养护理人员良好的心理素质，尤其是情感素质。在整体护理实践中，护理人员不仅应具备高尚的护理道德品质，而且应具有待病人如亲人的情感，克服困难的坚强意志，丰富多彩的想象力，为病人创造美，达到美的理想的彼岸。

(三)培养护理人员完美人格，增进身心健康

美育之所以为古今中外的思想家、教育家、美学家重视，其主要原因就是美育在塑造完美的人格上有其他教育所无法替代的重要作用。德国席勒希望通过美育来塑造"完整的人格"。审美教育的最终目的，是达到人的自身完善，实现完善人格的建构，即培养人们美好、和谐的心灵和高尚的情操。艺术作品塑造的美的形象，包含着丰富的人格教育信息，在他们与命运的抵抗中呈现出伟大的人格力量，常常激励着人的伦理信念和价值追求，内在地影响个体人格的成长。

审美教育以美引善，提高人们的思想道德。美育是用美和艺术来陶冶情操，由此而培养有高尚思想品德的人，护理美育要求护理人员具备崇高的护理道德情感，给病人以美的感受，良好的护理职业道德情感能够使护理人员将护理道德认识转化为良好的行动。

审美教育以美怡情，增进人们的身心健康。美育能调节心绪，疏导情感，促进心理平衡，促进心身健康。当机体受到外界环境刺激时，人会产生各种不同的情绪体验，如愉快、悲哀、

悲惨等，但过度的兴奋、喜悦、悲伤、忧愁、愤怒容易造成心理上的失常，甚至引发病态的机体变化。由于对美的理解、欣赏、创造能给人带来精神上的享受，令人赏心悦目，怡神悦态，例如，音乐疗法、芳香疗法等治疗手段在临床实际中的应用。

审美教育以美保健，将体育与美育结合起来，使人具有自然的美和内在的美并获得和谐发展。精神的美和身体的美是密不可分的。在急救室为抢救危重病人而忙碌穿梭的护士的身影，就集中体现了精神美与身体美的完美结合。

总之，审美教育能帮助人们形成健康的审美趣味和正确的美学观念，提高人们欣赏、感受美的能力，从而使他们成为一个在德智体美各方面全面发展的创造性人才。

四、护理审美教育的方法

（一）艺术美教育与专业的艺术性

利用艺术进行审美教育是一种基本的，也是一种重要的审美教育方法，通过对美术、音乐、文学、电影、电视、舞蹈、戏剧等艺术形式所实施的教育，达到培养人的健康心理和情感、丰富的想象力，激活人的创造欲等审美教育目的。

南丁格尔早在1859年就提出"人是各种各样的，由于社会职业、地位、民族、信仰、生活习惯、文化程度不同，所得的病与病情也不相同。要使千差万别的人都能达到治疗和康复需要的最佳身心状态，本身就是一项最精细的艺术！"艺术美教育对寻求护理艺术美的本质、规律，把握护理艺术的真谛，把护理中美的感受、美的形象、美的技艺上升到理论高度，并指导护理审美的具体实施有着重要的作用。

艺术美教育对护理专业艺术性有指导作用。艺术美教育对人的思想起到潜移默化的作用，护理人员应有意识地用艺术美来陶冶自己的性情，激励病人树立战胜疾病的信心，并利用艺术美提高专业艺术性。同时，艺术美对疾病的康复有积极的治疗作用，如现代医学从音乐使人愉悦的这一功能出发，创立了音乐疗法，根据不同的病情选择不同音乐，可以减轻疼痛，缓解病情；在妇产科开设康乐待产室，使产妇在轻柔、舒缓的音乐中体验做母亲的幸福之感。

《最后一片落叶》
——欧·亨利的代表作品之一

女画家琼西躺在病床上不停地咳嗽。她患了严重的肺病，几乎已经病入膏肓了。那时还没有发明治疗肺病的特效药，要挽救她的生命实在太难了。

琼西的朋友非常关心她，恳求医生想想办法。

"她的病如此严重，我们已经尽力了。"医生无可奈何地说。

"一点希望也没有了？"

"那倒不是，她的病还有十分之一的恢复希望。"

"这十分之一的希望是什么？用更好的药还是试用偏方？还是……"

"药物对她已无能为力了，这一分希望，"医生突然停了下来，然后十分严肃地，一字一字吐了出来，"就是她想要活下去的念头。"

"琼西，你要顽强地活下去！你不是想到那不勒斯的海湾去画画吗？等你病好了，我们一起去。"朋友劝琼西。

琼西一声不响，挫折、疾病已把她折磨得失去了生活的信心。她的双眼直溜溜地看着窗外。

"琼西，医生说你的病有希望治好，你要乐观一些！"

琼西还是不回答，两眼紧盯着窗外。

"琼西，你在看什么呀？"朋友顺着她的目光，发现窗外有一棵老极了的长春藤，枝干攀在砖墙的半腰上，秋天的寒风把藤上的叶子吹得只剩下几十片了。

"我的生命与那藤叶相连，"琼西突然开了口，"到那最后一片藤叶掉下去的时候，我也要摆脱一切，随它而去了。"琼西轻轻念叨着。

天气越来越冷，外面寒风越来越强烈，窗外长春藤的叶子一天天减少。琼西天天数着藤叶。"还有五六片叶子了，我的生命快要完结。"琼西边数着边念叨着。

一天夜里，突然来了强烈的寒流，寒风呼啸着，把门窗吹得直晃悠。寒风夹杂着雨点"乒乒乓乓"打着窗子的玻璃。琼西一夜没睡好，她想：这肯定是自己最后的一夜，长春藤的叶子肯定掉光了……

第二天早上，护士拉开窗帘，琼西挣扎着坐了起来，向窗外望去，只见老藤树上还挂着一片藤叶，绿绿的，嫩嫩的。琼西想：我还不能死，那片叶子还挂在藤上。

过了一天，又过了一天，那片叶子仍然在那里，顽强地生存着。琼西感动了，她想：小小的藤叶竟然不怕风寒，顽强地生存下来，我为什么不能呢？琼西从具有倔强生命力的藤叶身上，汲取了力量，几乎已随她身体一起躺倒的精神，重新振作了起来……

不久，琼西神奇般地站了起来，重新投入了新的生活。

琼西所不了解的是，那片长春藤的叶子，是她的朋友为了抢救她的生命，请一位技艺高超而不得志的画家画的，他画得如此逼真，如此有顽强生命力，竟然骗过了身为画家的琼西。

《最后一片落叶》中那最后一片藤叶以其独特的魅力吸引了琼西，使她的心理空间逐渐被生命的绿叶所填充，失望悲观寻死的意念最后销声匿迹，一个新的自我诞生了。这个故事说明，审美能够创造奇迹，审美可以使人的思想感情升华，审美能赋予人新的生命，鼓舞人生存下去，奋斗一生。

（二）自然美教育与专业的自然性

自然美是迷人的，千姿百态而又变化无穷，与自然接触，可以身临其境地感受到美的质朴、美的活力、美的遐想，受到多方面的感染和熏陶。日出云霞、月涌江流、碧波寒烟、松涛林海、鸟语花香、雄鹰展翅、孔雀开屏，无一不是用其独特的形式，展示出它们美育的功能。自然美的美育功能主要有：

1.激发人们热爱生活，热爱祖国的爱国主义情操

热爱生活，奋发向上是一种积极、健康的情感力量。人们欣赏自然美，通过各种感觉器官不仅观其景、听其声，而且闻其味、触其物，引起生理心理舒畅，进而导致情感升华。当人们工作和学习之后，投入大自然的怀抱，去感受自然之美，顿觉耳目一新，神清气爽，个人的荣辱、毁誉、得失顷刻间烟消云散。观赏自然美，会使人思索生活，领悟人生哲理。我国是一个幅员辽阔，山河壮丽、景色迷人的国家，历经劳动人民的改造加工，更体现了祖国的伟大和可爱。当我们尽情领略祖国的大好河山，流连于旖旎秀丽的如画般自然景观时，一种对祖国大地深沉的爱，一种自豪的爱国情感会油然而生，欣赏自然美，可增进对祖国大好河山与民族文化的了解，培养和深化爱国主义的思想情感。

2.陶冶人的性情，净化人的心灵

自然美可以培养人们优美的情操，寄托自己的理想。贝多芬在与朋友谈到《田园交响乐》时说："周围树上的金翅鸟、鹑鸟、夜莺和杜鹃是和我一块作曲的"，正因为他如此热爱大自

然，才能谱写出优美、动人的乐意。

山清水秀的自然环境有着潜移默化的启迪和教育作用，孔子说："知（智）者乐水，仁者乐山"。人的性格形成与发展，与环境有密切的关系，人们常说："人杰地灵"，人们还喜爱以自然物象征人品、人格，如"岁寒三友"、"松梅兰竹"四君子。

3. 丰富和美化人的生活，增加生活乐趣

在庭院、阳光下栽花种草，摆弄花卉盆景可调节单调、枯燥的生活。夏夜，碧空如洗、月色溶溶，清风吹拂，树影婆娑，此刻漫步于江边，憩息树下，会获得一种无比舒适、甜美的感受。寒冬，在窗台上放一盆盛开的水仙花，花瓶中插几枝含苞待放的腊梅，使居室充满一种春天的气息，你也会被大自然的勃勃生机所感动。

4. 激发人们对美好事物的求索，提高审美欣赏和审美创造能力

大自然物种千差万别，其形、色、味、音多种多样，加上人类有目的地加工改造，使其呈现出变化无穷、千姿百态的美。如形象美、色彩美、线条美、形态美等等，当人们身临其境观赏自然美时，会情不自禁地被打动，或赞叹、或想象、或移情，这种情感体验会激起人们再现和表现自然美的创造激情，引发创造美的艺术冲动，由此拨动了园林艺术、工艺美术、城乡美化等等的发展。

护理人员作为人类健康的服务者，对自然美应有着特殊的感受，美丽的自然风光，能促进、保持、恢复人们的健康，在社区、家庭、医院应注意人化的自然美的作用，如绿化、装饰、园林艺术等的作用。护理人员比普通人更懂得生命的珍贵，更热爱生活和珍惜生命，采取各种护理措施，保护人体自然美。人体美是自然美的最高形式。

（三）社会美教育

社会美是指存在于社会生活各个领域的事物美，它的核心是人和劳动。社会美是以人的实践活动、人所创造的各种产品、人的品行及人的生活环境等具体形象出现的，体现人的智慧和力量。人类社会实践的形式是多种多样的，既包括改造自然的生产活动，又包括改造社会的各种社会活动。因而，社会实践所创造的美也是丰富多彩的。从人类最基本的生产实践，到社会生活、社会斗争，到处都显现美的光辉。人类在广阔的社会生活海洋中自由遨游，随时随地、有意无意地接受着美的教育。社会美的美育功能有：

1. 生产劳动的美育功能

生产劳动活动具有审美价值，通过劳动产品进行美育，主要是引导人们采取积极参与的态度，在改造客观世界的实践活动中亲身感受社会美，理解和懂得生产劳动的价值，达到美育目的。首先，通过劳动活动，获得审美体验。劳动产品体现人的本质力量的对象化，并由此人类反观自身，获得审美体验，即人们按照美的规律生产出美的劳动产品，不仅具有实用价值，而且具有审美价值，同时人们可看到自己的智慧与力量，获得愉悦的情感，并可激发创造美的情感，提高创造美的能力。

其次，人类劳动只有有序地进行，才能获得积极的成果。劳动过程的有序性、劳动者有组织的活动，是符合审美创造规律的。

再次，社会美可以培养尊敬劳动者，以劳动贡献为自豪的美的情感。社会由个人组成，人离不开社会，而劳动活动是社会性活动，个人的能力、聪明才干不仅证实了个人的价值，而且会受到社会的认同和尊重，具有社会价值。

2. 改造社会实践活动的美育功能

改造社会的实践活动具有巨大的审美价值，它包括推翻、改革旧制度、旧思想、旧习俗，

建立和完善新制度、发展经济等内容。改进社会的实践活动，能激发人们的斗志，为争取实现美好的社会制度，发达的国民经济而奋斗，同时能够使人们模仿、学习先进人物，形成良好的社会环境。

3. 日常生活美的美育功能

社会美对人的影响是普遍的、深刻的，而日常生活美对人的影响则是具有普遍性、经常持久性。首先日常生活美有利于家庭、工作生活的美化。清洁舒适、优美的生活环境，可提高工作效率，使人精神愉快、身体健康。其次，日常生活美有利于潜移默化、净化社会风尚，开展美化日常生活的审美教育，使人们认识美化生活的意义，并帮助人们从旧理念、旧风俗习惯中解脱出来，逐渐净化社会风尚。

五、护士审美修养

（一）护士审美修养的含义

"修养"的含义很广泛，"修"是整治、提高，"养"是培育、培养，合起来即为修身养性、自我改造的意思，它包含两方面的意思：一指在某方面进行学习、锻炼的过程和功夫；二指通过学习、锻炼之后在这方面达到的水平或境界。修养是我国教育的一个优良传统。孔子作为一个思想家，除强调教育外，十分重视修养。他一生都提倡"修己""修正""修己以安人"等，就是强调自我修养。同时他又提出如何进行自我修养："己所不欲，勿施于人""里仁为美""逝者如斯夫，不舍昼夜"等等。孟子提出"养心""专心致志"。孟子的"养心"，重在心性的培养、锻炼，属于道德、学问，也涉及审美，如"充实之谓美"，把内心善的充实视为美。庄子把养生与审美统一起来，顺应自然，也就是"备于天地之美"了，同时提出走向这种审美境界的修养途径，即"心斋"，可以说这是最具审美修养含义的。

审美修养是指个体按照一定时代、社会的审美价值取向，自觉进行的性情、心性的自我锻炼、陶冶、塑造、培养、提高的行为活动，以及通过这些行为活动所形成或所达到的审美能力和审美境界。审美修养是一个丰富和完美人生的过程。审美修养的实质是个体审美心理结构的自我塑造、自我完善，它表现为通过自觉的审美塑造和陶冶，求得审美能力的提高，审美需要的形成，审美观念的确立，审美态度、审美境界的呈现等。审美修养的实质还在于通过个体审美心理结构的完善去实现人与社会、自然的统一。因此，审美修养是个体自觉地求得素质的全面发展，求得与社会、自然的协调发展过程。

护士的审美修养是指护士通过学习和应用美学理论，在护理实践活动中进行自我教育、自我改造、自我锻炼、自我涵养提高过程中所达到的发现美、鉴赏美、追求美、创造美的水平和能力。既是护士造就理想人格的途径，也是护理职业适应社会需要的本质表现。

（二）护理审美修养的方法

"审美"是现代文明社会和民族不可缺少的组成部分，审美修养的范围十分广阔，除了艺术教育，在社会交往、生产活动、日常活动领域中，都可以进行审美的修养。但文学艺术是进行审美修养的最佳也是最有效的途径。

1. 绘画欣赏

绘画又称为"空间艺术""视觉艺术"，它借助笔、墨、刀、纸、颜料、布等材料，通过构图、设色等手段，创造出可视形象的艺术，它是最古老的艺术之一。

中国画又叫国画，是用毛笔蘸墨汁或颜料，将形象画在宣纸或绢上，中国画可留空白，是线的艺术，且集诗、书、画为一体，注重传神写意。而西洋画或油画，是用油画笔蘸上油彩，将形象画在麻布或其他材料上，油画不留空白，满幅是画，是团块艺术，注重写实、写真。绘画欣赏的方法：观看其线条、色彩、造型、构图是否优美动人，以形传神。齐白石的虾画得灵巧十足。徐悲鸿的马，自由奔放，给人积极向上的力量，他的多幅骏马图深受广大人民群众的喜爱，抗战时，曾鼓舞我国人民、广大将士奋起反抗日本法西斯。了解作品时代背景和文化知识，正确理解画家的思想、追求及意趣。了解一幅画要具备一定的历史知识、文化修养和相关技能。如北宋张择端的《清明上河图》，描绘的是宋代首都汴梁（今开封）汴河两岸的繁体与世俗，而非有人以为画的是清明时节一条河上的人与事。达·芬奇的《最后的晚餐》，你必须了解外国宗教文化知识，否则就不能完全理解和深入欣赏。多看原作，反复体会，不断提高自身修养及对绘画的鉴赏能力。

2. 书法欣赏

书法艺术是我国的特有艺术，是民族的骄傲，从甲骨文与篆文到隶书、楷书、行书、草书等，书法家辈出，人才济济，如颜真卿、柳公权、欧阳询的楷书为后世推崇。王羲之的行书《兰亭序》被奉为"天下第一书"。

书法欣赏的方法：

质地美：质地是指质感、份量、力度。字的点画要写的饱满和润、形态优美、骨肉相称、刚柔相济，充分显示出墨色之美，才能达到书法的质地美。

韵律美：书法的韵律美，主要是指用笔应讲究徐疾有致、轻重缓急，不能只是一样的快慢、一样的轻重，要在有变化的节奏与旋律中运笔而书。

结构美：字的骨架要搭好，才能显得稳重、漂亮。笔画之间或严密，或疏朗，或宽博，或峭拔，字在纸上整体上要让人看着整齐、舒展、大方。

自然美：无论何种字体、什么流派，能把字写得自然、朴素，笔画粗细、长短都很得体，字的大小、搭配都有章法，就能体现书法的自然美。

风格美：风格即人。在书法中能体现出个性是很不容易的。只有少数书法家才能在书法中显示出个人精神、修养、气质、风度，非一时之功可取得。

3. 音乐欣赏

黑格尔曾经说过："通过音乐来打动的就是主体内心生活；音乐是心情的艺术，它直接针对着心情"。音乐是听觉艺术，是声音的艺术。音乐的美是通过艺术化的声音组合表现出来，它不同于一般的自然声音，也不同于人的语言音响。通过音乐，人们可以宣泄心中喜怒哀乐各种情感，即使语言不通，不同国籍的人也可以通过音乐交流情感，达到心灵的沟通和融合。

音乐最擅长于表现和抒发情感，所以它也能强烈地激发人们的情感。旋律和节奏是音乐最为鲜明的特征，同时音乐又是情感的载体，音乐的情感主要通过节奏、旋律等手段来表现。旋律是音乐中最能表现情感，最富于感染力的因素，是情感的速写。不同的旋律能表现不同的情感。音乐的感染力量实在是惊人的。哀乐声起，马上能让人心情沉重；一曲欢歌，又可以使人顿时兴致勃发；而热烈雄壮的进行曲则使人精神振奋。

音乐是一种抽象艺术，必须靠听者的想象在心中描绘可感的形象。应当说音乐形象的创造是在听众参与之下共同完成的。音乐中大多数旋律、音响所代表的含义是不明确的、含蓄的，有时只可意会不可言传，我们在欣赏音乐的时候特别要发挥联想与想象，在领悟到表现某种情感时，也可随之在想象中出现与这种情感相对应的情景，即所谓"音响画面"。音乐是灵魂的语言，主要用来传达人的情感，听音乐不仅要用耳，更要用心，寻求心灵情感上的共鸣。

4. 文学欣赏

文学是语言的艺术，即用语言塑造形象以反映社会生活、表达作者思想感染的艺术。文学是以语言文字来表现现实生活和表达作者审美意识的。文学最常见的表现形式有诗歌、散文、小说、戏剧等体裁。

文学艺术的审美特征主要有反映生活、塑造形象的全面性、间接性与深入性。全面性是指反映生活现实的全面性。文学可以表达世界上的一切情景、事件、色彩、声音、感觉、人的心理状态等。间接性指文学通过词语来传达它们所塑造的形象，是诉之于想象而不是诉之于感觉直观的，文字形象中的"如见其人""如临其境""如闻其声"等都是想象中的所见所闻。深入性指文学反映生活的深度，借助词义通过鲜明生动的艺术形象传达出自己的认识、判断、情感和思想。

例如：范仲淹的《岳阳楼记》在描写洞庭湖风光的同时，表达了作者"先天下之忧而忧，后天下之乐而乐"的崇高情怀。

岳阳楼记
范仲淹

庆历四年春，滕子京谪守巴陵郡。越明年，政通人和，百废具兴。乃重修岳阳楼，增其旧制，刻唐贤今人诗赋于其上。属予作文以记之。

予观夫巴陵胜状，在洞庭一湖。衔远山，吞长江，浩浩汤汤，横无际涯；朝晖夕阴，气象万千。此则岳阳楼之大观也，前人之述备矣。然则北通巫峡，南极潇湘，迁客骚人，多会于此，览物之情，得无异乎？

若夫霪雨霏霏，连月不开，阴风怒号，浊浪排空；日星隐曜，山岳潜形；商旅不行，樯倾楫摧；薄暮冥冥，虎啸猿啼。登斯楼也，则有去国怀乡，忧谗畏讥，满目萧然，感极而悲者矣。

至若春和景明，波澜不惊，上下天光，一碧万顷；沙鸥翔集，锦鳞游泳；岸芷汀兰，郁郁青青。而或长烟一空，皓月千里，浮光跃金，静影沉璧，渔歌互答，此乐何极！登斯楼也，则有心旷神怡，宠辱偕忘，把酒临风，其喜洋洋者矣。

嗟夫！予尝求古仁人之心，或异二者之为，何哉？不以物喜，不以己悲；居庙堂之高则忧其民；处江湖之远则忧其君。是进亦忧，退亦忧。然则何时而乐耶？其必曰"先天下之忧而忧，后天下之乐而乐乎"。噫！微斯人，吾谁与归？

阅读优秀的文学作品对于提高自身的审美修养和写作水平有着潜移默化的影响。优秀和经典的文学作品使我们终身受益，在帮助我们认识生活的同时，教育我们对待人、对待生活要采取正确的看法和态度，树立起正确的人生观和世界观。

5. 舞蹈欣赏

舞蹈是以人体为艺术表现工具，通过艺术提炼加工，美化人体动作，表现人们的思想情感和反映社会生活的表演艺术。舞蹈中的动作、姿态、节奏、表情都源于生活，又更加形象鲜明、发挥着供人欣赏、娱乐、教学、表达编者与舞者思想感情的作用。

舞蹈的美学特征：

动作性：离开人体的动作，舞蹈便不复存在，不同的舞蹈以富有韵律感和节奏性的动作，塑造形象，传达情感，感动观众。

抒情性：人的喜、怒、哀、乐等内心情感，以动作表现。快速奔腾跳跃一般表示欢乐、舒畅，缓慢的动作表示忧郁哀伤，轻柔的动作表达细腻的情感。

音乐性：舞蹈表演大多要跟随着音乐展开，音乐指挥着舞者完成一个个动作，又为舞蹈烘托了气氛，同时音乐也感动着观众，给观众带来美好的视听享受。

舞蹈欣赏的方法：

欣赏舞蹈动作，领略美的形式。

舞蹈的魅力在于人体美的动作造型性，它通过有组织、有节奏、有变化的人体美的动作和姿态，来反映生活的艺术。

舞蹈中的一切形体动作都有它的优美造型性。例如舞蹈《敦煌彩型》舞，模仿中国古老的敦煌艺术造型，将人体通过 S 形造型显现出优美的身体线条，在有节奏的音乐旋律下，用各种优美动人的姿态，使演员的动作效仿"飞天"和"使乐天"，舞姿流畅飘逸。

欣赏舞蹈情节，领略情感美。欣赏具有情节的舞蹈，不仅使人产生审美愉悦，更能领略人物的思想感情，受到不同程度的教育，批驳与谴责假、恶、丑，赞美与同情真、善、美。舞蹈具有综合艺术美的特点，它集文学、音乐、美术、服装、道具、化妆等多种艺术为一身。舞蹈意境还在于以形传神、形中见神。

六、护士审美修养的途径

我国近代教育家、美学家蔡元培先生提出美育的途径包括三大方面，即家庭教育、学校教育和社会教育，三者互相联系、互相促进、缺一不可，护士审美修养主要有以下几方面：

（一）家庭教育是提高审美修养最基本的途径

家庭作为社会的细胞，是人们工作、学习、生活和接受教育的重要场所，家庭美育是人生美育的起始点。一个人后天美感的发展在很大程度上取决于儿童期所接受的教育，英国哲学家洛克曾将儿童最初的心理比喻为一块白板，一块未写一个字的蜡板，因而最有可塑性。儿童幼小的心灵洁白无暇，且又对美有着特殊的敏感性和乐于接受审美教育的特性，正是由于儿童这种独特的心理特征，更体现出家庭在增强审美修养中的重要性。通过家庭教育，培养爱心、细心、同情心等护理职业情感。家庭美育主要包括以下几方面：

1. 家庭的自然环境美

家庭自然环境美主要指居住的室内美、室外美。家庭应选择空气新鲜、绿树成荫，具有良好社会功能的社区居住，室内应保持简约、整洁的居家风格，色彩协调，摆设疏密相间，做到窗明几净，在这种环境中有利于培养青少年的健康的审美趣味和对生活的热爱。

2. 家庭的社会环境美

家庭的社会环境美指良好和谐的家庭人际关系和父母的榜样作用氛围，在家庭美育中父母及长辈的世界观、审美观、仪表、风度、谈吐、举止是儿童模仿的对象，对他们行为规范、审美观、价值观的形成具有重要的影响和潜移默化的作用。家庭中相互关心、尊老爱幼、和睦相处、富于同情心、爱心、责任心会使儿童养成高尚的情操和审美情趣，有利于细心、爱心、同情心等护理优良品质的培养，为今后成为一名优秀的护理人才奠定良好的基础。"岳母刺字"是家喻户晓的故事，寓意早期良好的家庭教育对青少年培养道德品质的重要性。

（二）学校教育与科学品质、职业素质教育相结合

学校教育是实施美育的主要场所。学生在校学习期间正处于成长发育阶段，是形成正确的世界观、道德观、审美观及培养良好护士职业素质和科学品质的关键阶段，具有可塑性。因此，护理审美学校教育应始终与护士职业素质教育相结合，并贯穿其中。

随着护理事业的迅猛发展，护理已成为一门独立的学科。整体护理的推行，使护理思

想、观念发生了重大改变，人们对护士提出了更高的素质要求。要在学校教育中提高护士审美修养，要做到：第一，构建科学的知识结构，培养广泛兴趣爱好。这样才能更好地适应护理多元化发展及发掘审美修养的潜能，有助于启迪智慧，使自己在众多领域有所作为。第二，通过课堂教学和临床实践加强护士的审美修养。护理教师在护理教学中有意识地进行审美示范教育，既能丰富教学内容，又能使学生在美的享受中掌握护理知识和技能。而在临床实践中，在承袭护理工作者优良的审美品质的同时，又可以形成自身的审美修养，在实践中发现、体验、鉴赏美感的形式和内容，矫正自己的审美品行，积淀自己的审美功力。

1. 寓护理审美教育于公共课教育之中

寓护理审美教育于公共课之中是学校审美教育的基本手段。首先，要充分重视艺术课的教育作用，如音乐、美术课。艺术教育是美育的基本途径，艺术美来源于现实美，但它比现实美"更高、更强烈、更集中、更典型"，并能反作用于现实美，促进和推动现实美的发展。

2. 寓护理审美教育于人文学科教育之中

随着护理学的发展，学科领域的扩展，伦理学、心理学、管理学、教育学、社会学等人文学科对护理学科的渗透，加快了护理美学的发展。

护理伦理学是以一般伦理学的道德原则解决医疗、护理实践和医学科学发展中人与人之间的相互关系，研究由生物医学模式发展至生物 – 心理 – 社会 – 医学模式而带来的新变化、新问题的伦理，如器官移植中的护理道德、临终关怀中的护理道德。护理伦理教育可以培养护士正确的道德观，良好的行为，文明礼貌的语言，端庄大方的仪表。

护理心理学是从护理情境与个体相互作用的观点出发，研究在护理情境这个特定的社会生活条件下个体心理活动发生、发展及变化规律的学科，通过学习护理心理学能培养护士优良的心理品质，塑造良好的自我形象。

3. 开设护理美学课，讲授美学原理基础知识

护理美学理论，对于培养学生树立正确的审美观、树立崇高的审美理想具有重要意义，通过绘画、雕塑、音乐、舞蹈、形体训练等将审美知识转化为审美能力。

4. 在护理专业课教学中进行审美教育

不同的专业课教育中要注意培养学生审美能力，进行审美教育，如人体解剖学充分体现人体的自然美。正常的人体结构是一种对称美，而人体的各系统之间功能互相配合共同完成新陈代谢，又体现了互相联系的和谐美。内、外、妇、儿等专科护理又体现了护理的美在追求高质量生命活动过程中的重要作用，显示出"健康着是美丽的"。

5. 寓美育教育于护理基础实验课中

护理学基础课程中实验课的比重较大，通过实验课，培养学生的动手能力、实际操作能力，并能理论联系实际，同时在实验课中获得美的享受，反过来又可增进学生对实验课的兴趣。

6. 教师言传身教的美育作用

学生在校读书期间正处于世界观形成时期，尚未形成正确的人生观、价值观、审美观等，而教师通常是学生模仿、学习的主要对象，因此通过教师正确的示范作用使学生受到启迪，逐步树立正确的世界观、审美观，培养优良的护士素质。教师应热爱教师工作、热爱护理专业，做到言传身教，关爱学生，具有良好的师德。教学中注意仪表大方、端庄、表现出语言美、板书美，护理操作示范应规范、准确、优美、敏捷，充分体现护理操作技艺美，使学生在美的享受中既掌握了护理理论知识又陶冶护理情操，培养正确的审美观、高度的责任感，一

丝不苟，严肃认真的工作作风和美德。

（三）社会教育与专门教育、终生教育、自我教育相结合

学校审美教育具有阶段性短、范围窄的特点，而社会美育具有比家庭美育、学校美育范围更广、时间更长的特点。社会是一所大学校，社会美育主要在社会中才表现出来，只有在社会生活实际中，受教育者才能真正认识到受教育的意义，认识到他所获得的审美知识、技能的社会价值。当护士离开学校走向社会，走向工作岗位后，各种社会影响包括正面的、反面的影响都会使护士的思想、行为发生改变，尤其是不良的社会影响，使护士产生新的心理矛盾并使护士素质下降，因此，护理审美社会教育就尤为重要。护理审美社会教育应做到与专门教育、终生教育、自我教育相结合。通过社会教育，并与专门教育、终生教育和自我教育相结合，不断完善护理职业情操、坚定自己的信念。

审美教育伴随着人的一生，人们对美的感受和理解能力，创造美的能力的形成不是几天或几次教育完成的，而是人们在长期的社会生活实践中形成的。社会美育是一种终生美育，护士要树立终生教育观念，不断的持久的接受护士职业素质教育，不断的完善和坚定自己的信念。

护理审美社会教育还体现在护士对自身职业道德、技术能力、工作能力等自身发展和完善这种自我教育上，护士在护理岗位的护理实践中应善于发现美、创造美，不断的深入学习美学理论，并自觉运用到护理实践中，提高对美的感知和创造能力，不断完美护士自我人格，提高护理技艺美。

第五节　护理审美评价

护理审美评价是人们在了解美的本质及美感形式过程的基础上，依据一定的审美标准，对护理活动的审美价值，包括自然与社会两方面的美与不美，以及美丑程度所作的一种判断。

护理审美评价的作用：护理审美评价具有反馈与调节、激励与导向的重要作用。

一、护理审美修养的前提

（一）要以人的健康美为目标

现代护理学的发展经历了以疾病为中心、以病人为中心和以人的健康为中心的发展阶段。根据世界卫生组织对健康的表述以及美学对人体健康美的研究认为，人体健康的标准其一没有病症，这是衡量健康美的首要、基本的条件；其二坚强的骨骼、发达的肌肉、光洁的皮肤、漂亮的头发，这些是人体健康自然美的标准；其三端正的五官、匀称的形体姿态、优美的轮廓线条等，这些因素的和谐是人体健康美的表现形式，这三层构成了人体健美的统一体系。因此护理审美首先要立足于这个目标，护理工作者在工作中，要努力以这三个标准来帮助病人获得健康美。

（二）要以护理职业道德修养为条件

护理职业道德的基本要求是把病人的安危放在工作首位，把一切为病人的利益作为自己工作的出发点和归宿。护士审美修养是以护理职业道德修养中的善为条件。从南丁格尔创立护理专业之日起，护理工作便与人道主义精神和以关爱生命、救死扶伤为核心的职业道德密切联系在一起，受到社会和公众的尊重和敬仰。

(三)要以护士内在美与外在美的统一为基础

护士的内在美与外在美是护士审美修养的两个重要方面。护士是护理活动的主体,若自身缺乏美的要求,那么护理美就失去了动力。护士的外在美,包括仪表美、语言美、行为美、表情美;内在美主要是指护士的心灵美;护士的内在美与外在美是统一的,内在修养美是护理美的依据,是外在美能够施展的根源。如果内在美不转化为外在美,人们就无法去捕捉、去感受外在美是多样的,内在美是稳定的,外在美是多变的,内在美是持久的。护理人员的思想境界、言谈举止和审美修养的状况,直接显示了护理人员的责任心、工作态度、人道主义精神和审美水平。护理人员通过审美评价,获得相应的护理审美感受能力、鉴赏能力和创造能力,并在实践中从美学的角度审视护理活动,调整自己的行为,赋予护理实践活动一定的美学内涵;运用美学知识指导自己的仪表、体态、语言和处事方式,保持健康愉快的精神生活,增进自身的健与美;同时,推动护理人员加深对护理美学规律的认识,有效的促进护理人员不断改善工作作风,提高服务的效果。

二、护理审美评价的意义

(一)有利于重塑护士的整体形象,提高护理队伍的素质

每个人想象中的"天使"形象是不同的,而每一个"天使"又都是相似的,她们总是在人们最痛苦而无助、最需要温暖关爱时出现,带给人们美好和希望。是护士的形象使人们想象中的渴望变成了现实,因此,当与病魔抗争过后的人们看到护士的时候,那"白衣天使"的赞叹是发自内心深处的。所以,护士美好的群体形象是人们对从事护理这项崇高职业的人的美好愿望和客观需求,通过护理审美评价使护士自觉摒弃不利于职业美好形象确立的语言和行为,注重内在美与外在表现美的结合,塑造受人们欢迎和爱戴的"天使"形象。

(二)有利于提高护理工作质量,使治疗和康复得以顺利实施

护理审美评价促使护理人员不断加强专业知识的学习,不断提高业务技术水平和完善自我形象,将美的内涵融入护理实践中,不断提高护理服务质量,以符合社会对"天使"的期望;同时,护理审美评价也有利于促进护理科学技术的发展。一些新兴医学技术如移植、整容、人工生殖技术等的应用,在解决医学难题的同时,也丰富了护理审美内容,审美评价可以促使护理人员对新的技术、方法、思路的探讨,加速护理科学技术的发展。

另外,治疗和康复的过程是展现护理艺术的重要环节,护士对护理艺术把握及运用的娴熟程度,对治疗和康复所起的作用是不同的。通过护理审美评价,使护士深切地感受和体会到护理艺术的精深,自觉地学习并将其运用到护理实践之中,加速治疗和康复的进程。

(三)有利于护理管理水平的不断提高

护理审美评价对护理管理过程做出审美价值的评价,对管理工作能起到启迪和导向作用。审美评价使管理者了解和掌握护理工作质量,工作效率和人员情况,了解工作中优点和不足,为以后的工作提供信息;另外,护理审美评价还能促进管理人员接受审美教育和修养,不断地将审美意识渗入到实际工作中,以提高医院管理水平。在护理管理审美中,要从新的角度、用新的内容和方法来评价护理管理的科学性和艺术性,使护理管理水平得以提高。

三、护理审美评价的标准

客观、科学的护理审美评价标准的确立,是以护理审美的本质和规律,以及社会的普遍认可为前提,需要从真、善、美三方面入手进行研究和探讨,从而得出比较切合实际的评价

标准。

（一）"善"是护理审美评价的道德标准

护理审美评价涉及到人的社会美的范畴，其社会功利价值的主要内容是伦理道德领域的善。护理审美评价中的善蕴涵在护理艺术的表现之中。护士的道德意识、伦理观念、情感情操以及人道主义精神通过其言谈举止表现出来。人们可以透过护士那专注的神情、诚恳的态度、关切的语言、细微的动作洞察到护士的善。从而真切体会到护理是一门精湛的艺术，是伟大而崇高的事业，护士是善良可敬的天使。

（二）"真"是护理审美评价的前提条件

真的内容是护理实践及其固有的规律。护理技术与护理行为本身是客观存在的，是我们在护理实践中认识美、感受美的前提。既然美是符合规律性的护理实践活动在感官上的反映，那么当我们在某种护理行为中发现了护理艺术能力的时候，这种行为也就有了美的品格、美的价值。能够透过现象把握的本质越多、越深，这种美的显现就越清晰可辨。因此，能否从护理现象中发现护理的真谛，就成为判断护理是否具有艺术性，以及判断其艺术程度高低的客观标准之一。

（三）"美"是护理审美评价的重要尺度

美的事物总是表现为具体可感的形象。形象美是美的基本特征，真与善相统一的内容所表现出来的外在客观形象是美的本质力量的感性体现。护理审美评价是护理艺术美的内容与形式的统一。护理的内容本身是对病人的一种实实在在的帮助，护士的形象常常使处于危难中的病人体验到一种近似于母爱般神圣的感觉，这种美好的感觉使人领略到护理艺术的美。护士美的仪表仪态、语言行为以及美的环境构成护理形式外在美的基本表现。因此，护理内容与形式的完美结合，护士"天使"形象的确立，以及医院整体环境的优美舒适等就成为护理审美评价的重要标准。

例如：在手术室工作中：

护理人员根据病人的情况恰当配合手术路径，观察病人病情及手术进展，根据药物特点调节适合的输液速度与用药方式，表现了护理活动的科学美，体现"真"的内涵；

在行为态度上，对病人倾心关注、理解，最大程度地减少病人的痛苦，对病人的苦痛有理解宽慰之心，表现了护理活动的道德美，体现"善"的内涵；

在操作过程中，动作流畅、行为优雅、语言准确、服饰符合无菌要求，表现了护理活动的形式美，体现"美"的内涵。

真、善、美三者的完美结合，造就整体的美感。

四、护理审美评价的依据

护理审美评价是在了解美的本质及美感形成过程的基础上，对护理艺术美的评判。因此，这种评价是有其客观依据的。虽然审美意识或审美心理带有很浓重的主观色彩，然而通过对护理工作内涵美的感受和探究，在护理审美评价过程中却能够从审美形态等领域找到共同的客观规律，并以此为基点和依据进行新一轮的评价，以促使护理艺术不断趋于完美。

（一）审美形态的共同性与差异性

1.审美形态的共同性

所谓审美形态是指人的审美能力的形态展现，这种展现主要表现在"悦耳悦目""悦心悦意""悦志悦神"三个方面。

（1）悦耳悦目：是指人的耳目的快乐。这种看来非常单纯的感官愉快，包含着感觉、想象、情感等多种功能的动力综合。这种生理性能能够与社会结构相互交织，并以社会性的方式实现所谓人化的自然。护理艺术的美有许多表现形态能够直接作用于人的感官。人的视听感觉需要不断得到新的信息，寻求新的变化，否则，就会产生视听疲劳，而且，这种变化始终保持与社会发展的同步。20 世纪 80 年代末，护士工作时要求一律不准化妆，到几年之后又提倡护士淡妆上岗，是社会进步及人对美的追求在外部感官上的体现。这样，不仅使护士更为自信，确立美好的护士形象，而且使病人因护士精神面貌的改观而得到感官上的愉悦，进而感到生活的美好。并增添战胜疾病的信心和勇气。

（2）悦心悦意：从悦耳悦目的美感中可以看出，审美愉快虽有自然生理的愉悦满足方面，但其内容却已远远不止于此。通过耳目，愉悦走向内在心灵，也就是悦心悦意。悦心悦意作为感性与理性、社会性与自然性相统一的结果，其内容、层次、等级、类型、范围是极为广泛的，通过审美使人们被压抑的精神和心绪获得解放和宣泄。护理艺术的美常常可以通过有限的感知形象，使人不自觉地感受到某种意念之外的心灵撞击。医院里护士忙碌的身影、护士的仪表行为、举止言谈形成人们对护士及护理工作的感性认识。而当交往发生的时候，人们对护理艺术的感受同样产生于护士的表现，如护士的眼神、表情、手势、语言等无不成为人们评价的内容。他们从与其交往的某一个护士身上捕捉着护士们的共性特征，常常是在无意识的状态下在心中勾勒出具体可感的护士形象。因此，只有每一个护士都能够在角色限定的范围内约束自己的言行，才能构成护士群体的美好形象，得到人们发自内心的赞誉。

（3）悦志悦神：是在道德的基础上达到某种超道德的人生感性境界。所谓"超道德"，不是否定道德，而是一种不受规律包括不受道德规则、更不受自然规律的强制、束缚，却又符合规律（包括道德规则与自然规律）的自由感受。护理艺术美常常表现于细微之处，护士美好的心灵和助人为乐的高尚情操，往往体现在护士对病人的悉心呵护。

例如：一位护士发现有一位病人在每次探视过后情绪低落；并迁怒于护士。护士通过细心观察发现，病人的妻子很少在探视时间出现，而在每个探视时间来临之前护士分明从病人的眼神中读出期盼。于是护士找来病人的妻子谈话。问题的结症找到了，病人脸上绽放出灿烂的笑容，使护士也倍感欣慰，而病人对护士乃至护理工作的认识不再只停留在表面，护士的形象与情操、护理工作的平凡与崇高成为立体可感的真实，从而使护患关系得到升华。这种近乎自然又超乎自然的行为，说起来平淡无奇，但如静水投石般激起的涟漪，作用于人的心灵，使人能够长时间地停留在精神愉悦的感受之中。

2. 审美形态的差异性

具体的审美现象是很复杂的。每个人对事物的美丑评价都是不同的或有差异的。这种差异性主要源于审美个性，即审美意识、审美心理的特殊性，它与审美个性的形成有关，同时受到情绪、情感及环境等因素的制约。正确认识并把握护理审美评价中的差异有助于提高鉴别护理艺术美丑高低的能力。任何美的东西都是随着时代发展而变化的。所以，对护理审美评价也要用发展的、全面的、联系的观点和具体问题具体分析的方法，切忌只顾共性而忽略个性、静止或孤立地看问题，从而使护理审美评价始终沿着正确的方向发展。

（二）护理手段与效果的统一

在各项护理工作的实施过程中，需要采取相应的护理手段，以达到良好的护理效果。反之，通过对护理效果的评价，又可以检验护理手段的正确与否，两者之间存在相互依存、相互影响、相互促进的关系。因此，评价护理手段要观察护理效果；评价护理效果必须联系护理手段。即在护理审美评价中要将两者联系起来进行分析研究，从护理手段与效果的统一上评价和把握护理艺术的美感，这是一个很重要的评价依据。

五、护理审美评价的实施

护理审美评价具体实施的内容十分广泛，涉及到护理工作的方方面面。本节主要通过对护理道德、护理形象、护理语言、护理操作、护理交往及护理环境审美的评价来说明护理审美的实质、方法和意义，以达到从整体上把握护理审美评价的目的（表4-1，表4-2，表4-3，表4-4）。

（一）护理道德审美的评价

道德是指人们共同生活及其行为的准则和规范。护理道德是指护士在进行护理工作过程中应共同遵守的行为规范，是护士心灵美的核心内容（图4-15）。护理专业及护士角色要求护理人员具备高尚的道德修养、道德意识、道德情操。通过审美活动以及对护理工作认识的提高，确立积极的情感，塑造完美的人格和诚实的美德，拥有高度的责任感和工作自觉性，形成"忍屈伸，利他人"的宽容的职业性格。

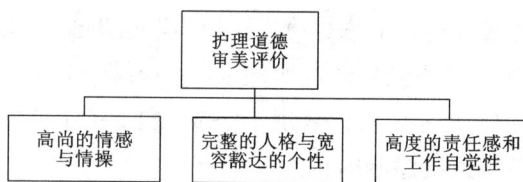

图 4-15 护士心灵美

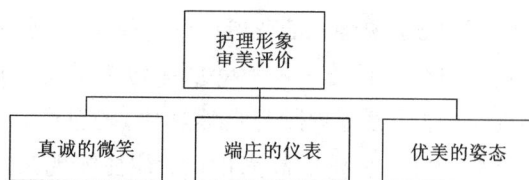

图 4-16 护士形象美

（二）护理形象审美的评价

护理形象的美丑取决于护士个体形象的塑造，是护士美好心灵的外在表现。护士的仪表仪态、动作表情等内容构成了护理形象美的共性特征（图4-16）。护士形象美既要有利于职业目的的实现，又要端庄大方、优美脱俗，使病人产生愉快感，有利于促进病人的身心健康，提高服务质量。

（三）护理语言审美的评价

护理语言是护患沟通及实施整体护理的重要工具，是进行护理交往的重要方式，同时也是进行心理护理的重要手段。在临床工作中，护士应注意把握语言的内涵，口语交流还是书面用语，都需要认真研究、合理应用。使语言文明、礼貌，注意声调

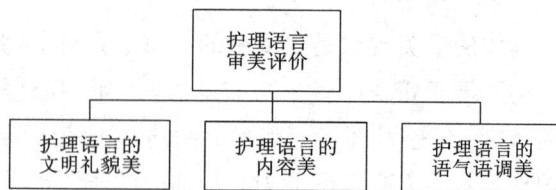

图 4-17 护士语言美

美，既要注意医学术语的准确性，又要注意通俗易懂（图4-17）。如护士在向病人交代完一件事情后问："你明白了吗？"应改问："我说清楚了吗？"两句话所要表明的意图是一致的，但病人更愿意接受后一句。因为前一句话把不明白的责任推给病人，无意中是对病人自我价值

感的否定;而后一句话则把病人不明白的原因归于护士,满足了病人自尊的需求。这正是交往语言的艺术性的具体表现。

(四)护理交往审美的评价

护理交往的广泛性是由护理工作的性质和内容决定的。首先,在实施治疗与护理过程中,护患交往频次最高;其次是护际交往、医护及护士与医院内其他人员(医技、行政、后勤等)的交往。各种交往的对象、内容及目的不尽相同,但交往的原则、本质及规律却大体相似,即一视同仁、不卑不亢、文雅大方的风范;诚恳、尊重、谦逊、和蔼的态度;以及适度、有效、灵活的方式。这些也正是护理交往审美的共性内容。因交往对象的不同,在审美上也存在着一些差异。

1. 护患交往审美的评价

护患关系融洽与否是护理交往审美评价的核心内容。其主要表现在恰当的交往类型(主动—被动型、引导—合作型、相互参与型)的选择、语言及肢体语言的正确运用。特别是肢体语言的作用不可低估。因此,护士的动作表情,既要显露出对病人的关怀体贴,又不失端庄文雅。专注的目光、微笑的表情、沉稳的动作,可以增进护患之间的情感沟通,以达到相互尊重、相互理解、相互帮助、和谐的护患交往关系。此外,护士与病人家属的交往也很重要,护士应和蔼、耐心、主动与之沟通,应用诚恳、礼貌的语言,而不能驱使、斥责,以减轻其心理负担,增强其对护理工作的信任感,从而得到他们的良好配合。

2. 护际交往审美的评价

护际交往是指护理人员之间的交往与合作。护际交往是以相互理解、尊重、友爱、帮助、协作为基本前提。护理工作的顺利完成,就像一台高速运转的机器,需要护士之间密切配合。因此,应避免因小是小非产生隔阂或冲突,要团结互助,相知互补,多从护理集体的共同利益出发思考并解决问题;从而树立良好的护士联体形象。

3. 医护交往审美的评价

医疗与护理就像一台机器上的两个相互咬合的齿轮,互相协调、互相影响着机器的正常运转。医护之间的工作关系最为密切,在交往中应以相互尊重、相互支持为原则,保持医护交往的严肃性。护士应以自尊为前提,表现出对对方的尊重,表情严肃认真,仪态端庄大方,举止文雅适度,语言礼貌诚恳。这样才能形成融洽和谐的医护关系,有利于医疗及护理工作的顺利实施。切忌不礼貌的称呼和轻浮粗俗的举止,避免在病人面前嬉戏打闹,或不文雅的行为举止,否则,病人会因此而对护士产生不信任,甚至会因此而厌恶护士。

4. 护士与其他人员交往审美的评价

在护理工作中,护士要经常与医技科室和后勤单位各类人员进行交往,得到他们的协作和支持才能确保护理工作的顺利进行。护士应本着平等、尊重的态度与之交往,注重语言、行为、动作,特别是表情在沟通中的作用。不要流露出轻视、反感的情绪,不要使用指责埋怨的语言,要因势利导、因人而异、恰到好处地运用沟通的技巧,以避免产生摩擦和矛盾,使其乐意配合护士完成各项工作,保证医院整体工作的顺利进行。

(五)护理操作审美的评价

护士在进行基础护理和各项护理技术操作过程中,不但要遵从各项操作程序,执行护理原则,选择护理方式,以达到治疗及护理目标;还要不断研究每一项操作、每一个过程、甚至每一个动作是否科学、节力，达到动作协调美观、紧张有序、忙而不乱、弛张有度、干净利索的护理艺术美的高度。这样，一方面体现了护理技术操作艺术的精湛美，另一方面，能给病人带来极大的心理安慰和身体康复的信心。

(六)护理环境审美的评价

环境能够对人的生理和心理形成正面或负面的影响。护理环境主要是指与病人的情感、情绪、治疗、康复有关的环境因素(图4-18)。优美舒适的休养环境，有利于病人的身心健康。因而，要对形成护理环境的各种因素进行分析和美化，如色彩、声音、光

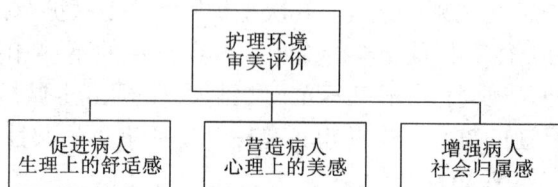

图4-18 护理环境美

线、温度、湿度、气味等;对与护理环境相关的因素进行合理的改进及完善，如物品、人员、卫生等管理状况。既要符合美学观点，也应符合安宁、和谐、舒适、愉快和实用的诊疗要求，有利于促进病人的康复和医疗护理工作的开展。

附:护理审美评价表

1.护士素质品评表(表4-1)

表4-1 护士素质品评表 　　　　年 月 日 评价者

项目	品 评 内 容	分数	品 评
纪律	1.自觉遵守纪律和规章制度，按时完成任务	5	
	2.能遵守纪律，但不够自觉	4	
	3.偶有违犯，但情节不严重	3	
	4.违犯2次以上，或1次但情节严重	2	
公德	1.自觉遵守社会公德，助人为乐，有爱心	5	
	2.能遵守社会公德，愿意助人，有同情心	4	
	3.缺乏自觉性，帮助他人不够主动	3	
	4.不守公德	2	
态度	1.谦逊有礼，热情大方，关心病人	5	
	2.待人有礼，不够热情大方	4	
	3.偶有失礼，如冷漠、傲慢等	3	
	4.骄傲自负、生硬、矫揉造作	2	
性情	1.温柔宽容，稳重	5	
	2.宽容、偶有急躁	4	
	3.性情急躁，偶迁怒于人	3	
	4.粗暴，爱计较	2	

续表 4 – 1

项目	品 评 内 容	分数	品评
言语	1. 言语亲切、文明、表意清楚	5	
	2. 言语基本达意、文明，但不够亲切	4	
	3. 言语基本达意，偶有粗声大气或不文明言语	3	
	4. 言语粗俗、词不达意	2	
举止	1. 举止端庄得体、动作轻稳	5	
	2. 举止端庄、动作欠轻稳	4	
	3. 举止较随便、偶有动作粗鲁	3	
	4. 举止懒散、放肆、动作粗鲁	2	
条理性计划性	1. 环境整洁、物品放置有条理、办理有计划性	5	
	2. 环境基本整洁、物品放置有条理，但工作计划性不强	4	
	3. 环境基本整洁、物品放置有条理，办事偶有拖沓	3	
	4. 环境脏乱、物品放置杂乱，办事无计划性	2	
人际关系	1. 关心和团结同志，与周围人员关系融洽	5	
	2. 基本能搞好团结，与周围人员关系欠融洽	4	
	3. 基本能搞好团结，与周围人员偶有冲突	3	
	4. 不能搞好团结，与周围人常有冲突，关系紧张	2	
仪表	1. 穿着平时符合军容风纪要求，实验室着装整洁、美观	5	
	2. 平时着装及实验室着装基本符合要求	4	
	3. 大致整洁、偶有违反军容风纪现象，实验室着装大致合要求	3	
	4. 着装欠整洁，时有违反军容风纪行为，实验室着装经常不合要求	2	

2. 护生临床见习期素质品评表（表4 – 2）

表4 – 2　护生临床见习期素质品评表　　　年　月　日　评价者

项目		优	良	及格	不及格
思想作风服务态度	1. 工作积极性与责任心 2. 对伤病员的态度 3. 仪表端正，作风严谨 4. 热情主动团结互助				
学习态度	1. 尊敬老师、勤学好问 2. 勤于思考、关心病人 3. 勤作笔记 4. 勤于实践 5. 参与健康教育活动 6. 对护理工作有新的贡献				

续表4–2

项 目		优	良	及格	不及格
技术操作掌握情况	1. 工作计划性、条理性 2. 完成见习计划对技术操作的要求 3. 操作正规、准确 4. 动作轻稳、利索				
遵守规章制度情况	遵守医院规章制度 无医疗事故 遵守劳动纪律 听众安排、服从分配、完成任务好 爱护公物				

3. 护生临床实习期素质情况调查甲表(表4–3)

表4–3　护生临床实习期素情况调查甲表　　年　月　日　评价者

调查内容		表 现 情 况			
		很好	好	一般	较差
对该学员总的评估					
思想品德	热爱护理专业、专业知识				
	护德护风				
	进取心				
	工作责任心				
	遵守纪律				
	勤俭节约				
	吃苦耐劳				
业务能力	思维敏捷				
	观察细致				
	理论知识掌握				
	动手能力				
	求知欲(如钻研精神、新知识了解)				
	应变能力				
	护理文件书写能力				
	工作计划性				
	管理病人能力				
	执行医院规章制度				

续表 4 −3

调查内容		表 现 情 况			
		很好	好	一般	较差
人际关系	师生关系				
	护患关系				
	医护关系				
	与其他人关系				
护士修养	行为举止				
	护士语言				
	待人接物				
	仪表着装				
	宽容精神				
	性格温柔				
	耐心、同情心				
	自我控制力				

4. 护生临床实习期素质情况调查乙表(表 4 −4)

表 4 −4 护生临床实习期素质情况调查乙表 年 月 日 评价者

调查内容		表 现 情 况			
		优秀	良好	及格	不及格
对自己总的评估					
政治思想	护德护风				
	热爱专业				
	工作精神				
	遵守纪律				
	服从领导				
	积极进取				
	吃苦耐劳				
	助人为乐				
专业学习	学习认真				
	态度虚心				
	运用理论指导实习				
	实习中自学情况				
	操作技能				
	工作计划性				
	护理文件书写能力				
	管理病人能力				
	执行医院规章制度				

续表 4-3

调查内容		表 现 情 况			
		优秀	良好	及格	不及格
人际关系	师生关系				
	护患关系				
	与医院其他人关系				
	同学间关系				
护士修养	行为举止				
	仪表着装				
	护士语言				
	自我控制能力				
	自尊自爱				

第六节 护士职业形象美

护士的仪容仪表代表医院的形象，体现了护理人员的个人修养、精神风貌和工作态度，会直接影响护士与病人之间的沟通。愉快亲切的表情、真挚诚恳的眼神，能给病人留下美好的印象，增加病人的信任感。在校护理学生作为未来的护理工作者，必须通过仪容礼仪的学习来提高自身的职业素质。

和他人交往接触，第一眼给人留下的礼仪印象来自你的外在形象，也就是仪容礼仪。仪表是一种文化和修养，也是一种语言。一个人的仪表不但可以体现个人的文化修养，也可以反映审美趣味。修饰得体，不仅能赢得他人的信赖，给人留下良好的印象，还能够提高与人交往的能力。

护士职业形象美的基本内容是十分丰富的，归纳起来主要包括护士内在美与外在美，内在美包括气质、性格、道德情操、护士素质等方面的内容，外在美（图4-19）包括仪容美、仪表美和仪态美。内在美是塑造护理职业形象美的基础，外在美是塑造护理职业形象美的表现，内在美与外在美的有机结合是护理职业形象美的最佳体现。护士的外在学习美是良好护患沟通的前提，护士应对于自己的自然容貌和仪表美有一个完整的认识，使外在美与自己的社会角色协调，与社会的角色期望相一致。让自己的一颦一笑、一举一动都展示着美，美的仪容、美的行为、美的语言、美的人性，使护理服务对象在接受护理服务时始终感受着美、欣赏着美。

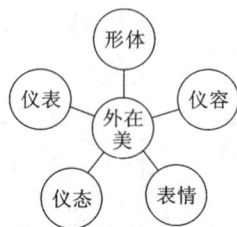

图4-19 外在美内容

人际交往活动的第一阶段即为"六秒钟的震撼"，六秒钟内一个人会在交往对象的心目中留下非常强烈的第一印象，即心理学上所说的"首因效应"。它包括人的形体、服饰和仪容，这也是个人形象的关键，第一印象好与坏就取决于此。

举一个例子：1960年9月，尼克松与肯尼迪二人举行竞选总统的第一次辩论，当时两人的声望与才华不相上下，据大多数评论员估计，尼克松是经验丰富的"电视演员"，击败缺乏电视演讲经验的肯尼迪应该是情理之中的事。然而，事实却出人意料，肯尼迪最终获胜。

据当时美联社的民意调查显示，有80%以上的民众认为肯尼迪精力充沛，有管理好国家的能力。后来电视台的化妆间走漏了风声：尼克松没有听从电视导演的劝告，面部化妆用了深色的粉底，在屏幕上显得疲惫不堪、精神萎靡，最终导致竞选失败。而肯尼迪竞选之前做了大量的准备工作，还到海滩上晒太阳，养精蓄锐。结果，当他出现在电视屏幕上时，红光满面、精神焕发，给人一种形象的震撼。加之肯尼迪应变自如，所以最终当选美国历史上的第三十五任总统。

由此可见，个人形象的好与坏，能决定一个人在他人眼中的印象，这几秒钟给人留下的印象甚至能影响到事业的成败。

古往今来，人们常说不可以貌取人。但实际上，人们却经常通过观察所结交对象的形象来判定他人的精神状态和文明程度，进而确定其地位和身份。可以说，形象是否得体，不仅是个人的嗜好问题，而且也体现了他的生活态度和品德修养。试想，在一个豪华的社交宴会上，突然出现一位不修边幅、衣冠不整的不速之客，宴会上宾客的心情怎能不受到影响！

所谓印象就是接触过的客观事物在人的头脑里留下的迹象。生活中我们第一次见到某某人的时候，心中总会有一个对他的印象，这个印象实际上就是指第一印象或最初印象。在社会心理学中，由于第一印象的形成所导致的在总体印象形成上最初获得的信息比后来获得的信息影响更大的现象，称为"首因效应（primacy effect）"，也叫最初效应，它在人际交往中起着至关重要的作用。

最初印象对于后面获得的信息的解释有明显的定向作用。也就是说，人们总是以他们对某个人的第一印象为背景框架，去理解他们后来获得的有关此人的信息。《三国演义》中凤雏庞统当初准备效力东吴，于是去面见孙权。孙权见到庞统相貌丑陋，心中先有几分不喜，又见他傲慢不羁，更觉不快。最后，这位广招人才的孙仲谋竟把与比肩齐名的奇才庞统拒于门外，尽管鲁肃苦言相劝，也无济于事。众所周知，礼节、相貌与才华绝无必然联系，但是礼贤下士的孙权尚不能避免这种偏见，可见第一印象的影响之大！

无独有偶，美国总统林肯也曾因为相貌偏见拒绝了朋友推荐的一位才识过人的阁员。当朋友愤怒地责怪林肯以貌取人，说任何人都无法为自己的天生面孔负责时，林肯说："一个人过了四十岁，就应该为自己的面孔负责。"虽然林肯以貌取人有待商榷，但我们却不能忽视第一印象的巨大影响作用，因而必须通过提高自身修养来整饰自己的形象，为将来的成功奠定基础。但是"路遥知马力，日久见人心"，仅凭第一印象就妄加判断，"以貌取人"，就会犯唯心主义错误。在与别人的交往中，注意不要仅仅凭借对别人的第一印象给他定性。每一次交往都能给你有关你的交往对象的新的信息，你应该根据这些信息随时调整你对他的印象和看法，这里只说明第一印象的重要性，并不是说此为判断一个人的唯一方法。

决定第一印象的要素：

1. 重视外观形象的建立

第一印象在75%左右决定了对一个人的观感，而且很少会改变其最初的判断。也就是说，给人的第一印象很好，即使往后在表现上有什么不尽如人意的地方，别人仍会采取接纳、原谅的态度。但如果给人的第一印象是负面观感，往后即使加倍用心，也很难脱离坏印象的阴影。很不幸的是，通常最初的印象破坏了，大都没有机会再去制造第一印象了。这正是"人永远无法给对方留下第二次第一印象"。人际交往中的仪容仪表作为第一印象中的首因能给人一个模糊的整体定性。仪容和气质是可以后天培养的，所谓"三分长相，七分修炼"就充分地说明了这一点。

2. 注意肢体行为

在日常生活中，更多的大学生，在接触陌生人时，在新的社会情境中都不知道如何恰当地进行自我表现，他们在新情境中的自我表现往往拘谨，自我感觉也不自然，从而很难给别人留下积极、深刻的良好印象。怎样表现自己，才能给别人留下良好、深刻的印象呢？

社会心理学家艾根根据研究发现，在同陌生人相遇的开初，按 SOLER 模式来表现自己，可以明显增加别人对于我们的接纳性，使我们在别人心目中建立起良好的第一印象。SOLER 是由五个英文单词的词头字母拼写起来的专用术语。其中：S 表示"坐（或站）要面对别人"；O 表示"姿势要自然开放"；L 表示"身体微微前倾"；E 表示"目光接触"；R 表示"放松"。从描述中我们可以看到，当我们按照 SOLER 方法来表现自己时，会给人一个"我很尊重你；对你很有兴趣；我内心是接纳你的；请随便"的轻松、良好的印象。

一、护士的形体美

形体美也称人体美，是指人体自然形象和自然形象所表现出的形式美，即人的整体形态的美。现代女性形体美有苗条美、丰腴美、健壮美等标准，但要注意苗条而不干瘪，丰腴而不肥胖，健壮而不粗壮，女性之美要体现在柔美的曲线、匀称的体型、柔和的肢体，并能通过外表表达内心的智慧和崇高。护士每天穿梭于病房，与病人进行交往，形体美是良好的身体条件，使之行动敏捷，令病人产生愉悦之感，有利于护患之间的沟通。

（一）人体体型的分类

体型是指身体的外形特征和体格的类型。骨骼的发育、肌肉的形态和脂肪积累程度是构成体型的三大基础。体型的分类方法很多，这里仅介绍几种：

1. 按人体脂肪的蓄积量和肌肉的发达程度

（1）瘦弱型：体质瘦、体重轻、皮下脂肪少，男性脂肪量低于体重的 25%，女性低于 22%。肌肉不发达，头小、颈细、肩窄、胸部狭长而扁平，胸围小，肋间隙大，女性乳房不丰满、四肢细、手足小。

（2）匀称型：介于瘦弱型与健壮型之间，皮下脂肪薄，肌肉欠发达。

（3）健壮型：体质健、稍高于平均体重，皮下脂肪丰满，肌肉发达，头大、颈粗、四肢发达、手足粗大。

（4）肥胖型：介于健壮型与特胖型之间，肌肉和骨骼发育与健壮型相似，但脂肪量超过正常标准，男性脂肪量占体重 25% 以上，女性占 30% 以上。

（5）特胖型：皮下脂肪超常沉积，肌肉发育和骨骼发育与皮下脂肪量不成比例，头大、颈部长度几乎消失，腹部前突，腿间缝消失。女性脂肪含量达到体重的 50%。

2. 以营养状态为标准

（1）营养不良型：表现为营养不良体态，常见原因有消化道吸收不良，慢性消耗性疾病和厌食症。按消瘦程度可将营养不良分为三度：轻度、中度和重度。

（2）正常型：营养状态及发育良好，皮下脂肪量与体重的百分比在正常范围，男性脂肪量（F%）为 15%～25%，女性 22%～30%。体重与标准体重相比，误差不超过 10%。

（3）肥胖型：肥胖多指构成身体成分中的脂肪组织量比率已超出正常范围，体重也超出正常范围。肥胖可分为单纯性肥胖和症状性肥胖。肥胖体型依据标准体重、脂肪百分率和体重指数可分为四型：超重、轻度肥胖、中度肥胖、重度肥胖。

3.根据个子高矮

（1）长型：头小、个子高、躯干、肩和骨盆较窄、四肢长、而躯干比较短。

（2）中型：头适中、中等个子、男性身高约170 cm，体重约62 kg。女性身高160 cm，体重50 kg。躯干较长而宽，上下肢较短。

（3）短型：头大、个子矮、四肢短，躯干是中型的身体结构。

4.按肌肉的发达程度骨骼情况

（1）无力型：肌肉不发达、力量弱、骨骼细长发育，具有瘦弱型特点，但个头偏高，俗称"豆芽菜体型"。

（2）正力型：肌肉发育和肌力中等，具有匀称型特点，身高中等或偏高，躯干和四肢匀称和谐。

（3）超力型：肌肉发达、四肢短粗、身高较矮、肌力超常。

（二）形体美的基本要求

形体美的基本要求包括：健康、匀称、和谐、充满活力健康是人体美的基础。是力量与活力的标志。和谐匀称要求人体各部分比例协调，左右对称，五官端正，躯体线条富于变化。就人体美的本质而言，必须充分体现人类蓬勃向上的生命活力。形体美的最高原则是健、力、美三者的和谐统一。

（三）健美体型的标准

我国当代医学美学认为，任何人体美的标准，都必须遵循对称、均衡、和谐、主次、节奏、完整、多样统一以及黄金分割律等人体形式美的基本规律。同时，一个人只有同时具备容貌形体美和气质美才能算是真正的美。统一的体型健美的标准是不存在的。任何体型健美的标准，都只是一种相对的参照。现仅介绍一般常用的两种标准供教学参考。

1.基本标准

（1）骨骼发育正常，关节不显粗大。

（2）肌肉发达匀称，皮下脂肪适量。

（3）五官端正，与头部配合协调。

（4）双肩对称，男宽女圆。

（5）脊柱正视垂直，侧视弯曲正常。

（6）胸廓隆起，背面略呈"V"字型。

（7）女性乳房丰满而不下垂，侧面有明显曲线，下腰紧而圆润，微呈圆柱形，腹部扁平。

（8）男性腹肌垒块隆现，臀部圆满适度，腿长，大腿线条柔和，小腿腓侧稍突出。

2.世界卫生组织提出的"健康美"标准

世界卫生组织提出的"健康美"的标准是：体重适当，身体匀称，站立时头、肩和臀的位置协调；肌肉丰满，皮肤富有弹性；头发富有光泽，无头屑；眼睛明亮，反应锐敏；牙齿整洁，无龋齿，牙龈色泽正常；能抵抗一般性感冒和传染病；有充沛的精力，能从容不迫地担负起日常生活和繁重的工作而不感到过分紧张和疲劳；态度积极，处事乐观，乐于承担责任，事无巨细而不挑剔；善于休息，起居规律；善于用脑，应变能力强，能适应外界环境的各种变化。

（四）形体与健康的关系

人体之所以美，是因为人体符合美的规律。而其中健康是人体美的首要条件。从生物医学观点看，人体各器官发育良好、功能正常，体质健壮，精力充沛就是健康。人体有八大系统。运动系统发育良好、各部形态和比例均衡是构成体态美的重要因素。循环系统、呼吸系统、消化系统、神经系统及内分泌系统、生殖系统及泌尿系统发育良好，就必然促进人体各器官正常工作，使人肤色、发质、以及第二性征按正常状态发育，才会形成人的健美体型。内分泌系统与人的生长发育关系特别密切。垂体分泌旺盛，人就发育成"巨人症"；其分泌低下，则人就发育成"侏儒症"。这些体型没有按正常生长规律发育，难以使人产生美感。健康还有一个重要内容就是人体各个系统、各个器官功能正常。这也是人体美的必备条件。如腰部有疾患，行走时步履维艰，姿态僵直生硬，便失去美感。又如面神经麻痹者，虽然发育良好，但神经传导发生障碍，不能支配所属肌肉活动，出现吊眼、歪嘴等症状，破坏了面部对称和谐的关系而使美感消失。这些都说明，只有各个器官的功能正常，才能显示出人体之美。

随着现代医学的进步，医学正由传统生物医学模式向生物–心理–社会医学模式转变。随着医学模式的转变，人们的健康观念亦发生了变化。健康，不应仅仅理解为没有疾病，而且在精神上也要处于完满状态。为此，联合国卫生组织为人的健康制订了 10 条标准：

（1）有足够充沛的精力，能从容不迫地应付日常生活和工作压力而不感到过分紧张。

（2）处事乐观，态度积极，乐于承担责任。事无巨细不挑剔。

（3）善于休息，睡眠良好。

（4）应变能力强，能适应环境的各种变化。

（5）能够抵抗一般的感冒和传染病。

（6）体重合适，身体匀称。站立时头、臂、臀位置协调。

（7）眼睛明亮，眼睑不发炎，反应敏锐。

（8）牙齿清洁，无空洞，无痛感，齿龈颜色正常，无出血现象。

（9）头发有光泽，无头屑。

（10）肌肉、皮肤富有弹性。走路感觉轻松。

以上 10 条标准，6 条属于身体健康的同时，有 4 条是心理健康的内容。新的健康观念要求人们在重视身体健康的同时，还注重心理健康。

健康在人体美中占有举足轻重的位置，健康是人体美的根本所在。美是健康的外在表象，只有健康的美才能充满活力，只有健康的美才是真正的美。有人曾提出"病态美"，这是一种"弱美"的"审美观"，与"健康美"是格格不入的。

（五）形体美的必备条件

有了健康的身体只是有了健美的基础条件，健康的人不一定都是美的。人体美还必须具备一些必备的条件，就是比例匀称和整体和谐。

1. 人体比例美

毕达哥拉斯学派提出了"美是和谐"的观点，偏重于美的形式的研究，认为一切平面图形中最美的是圆形，一切立体圆形中最美的是球形。他们最早发现了所谓"黄金分割"规律，而获得关于比例的形式美的规律。

毕达哥拉斯（图 4 – 20）学派认为"美就是比例的和谐"。人体的美就表现在人体结构各部分之间的比例恰当。人体比例美就是这种比例协调时所显示的美感。古

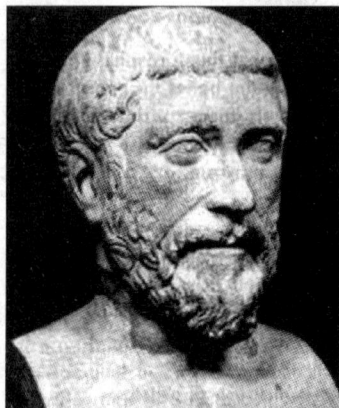

图 4 – 20 毕达哥拉斯

人很早就知道人体的这种比例关系。古人关于面部的
"三停五眼"之说，至今仍然沿用。人体各部分之间的比
例关系，不仅影响整体形象，同时对于各个局部也有影
响。比例严重失调，便会产生畸形。例如巨指畸形。就
是手的某一指发育成巨指，与其他指不成比例，必然也
影响整个手的功能，整个手亦无美感可言。

　　人体比例包括许多内容，过去只重视头身之间的比
例而忽略了人是立体三维结构。人体比例包括面部的比
例、头身的比例、上下身的比例、身高与体重的比例、
体围的比例等。

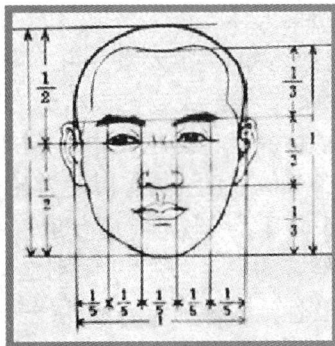

图 4 - 21 "三停五眼"比例

　　2. 中国画中的"三停五眼"比例

　　中国的传统审美观念对人的面部美特别重视。中国
画论中早就有关于人的面部比例"三停五眼"之说。它阐明人体面部正面观的纵向和横向的
比例关系(图 4 - 21)。"三停"是指将人面部正面横向分为三个等分，即从发际至眉线为一
停，眉线至鼻底为一停，鼻底至颌底线为一停。"五眼"是指将面部正面纵向分为五等分，以
一个眼长为一等分，即两眼之间距离为一个眼的距离，从外眼角垂线至外耳孔垂线之间为一
个眼的距离，整个面部正面纵向分为五个眼之距离。凡符合"三停五眼"的比例的人面部比例
是和谐的。

　　3. 西方的黄金分割法

　　在比例匀称这一规律中最有意义的是毕达哥拉斯学派提出
的"黄金分割"(即把一条线段分成两部分，其中一部分和全长的
比值等于另一部分和这部分的比值，这个比值大约为 0.618，最
美的线形就是长和宽的比例为此的长方形)。从"维纳斯"雕像
(图 4 - 22)到达芬奇的"蒙娜丽莎"等传世佳品，人们都可领略到
和谐的比例所创造的美的典范。"维纳斯"是举世闻名的古希腊
后期的雕塑杰作，被公认为是迄今为止希腊女性雕像中最美的一
尊。美丽的椭圆型面庞，希腊式挺直的鼻梁，平坦的前额和丰满
的下巴，平静的面容，流露出希腊雕塑艺术鼎盛时期沿袭下来的
理想化传统；微微扭转的姿势，使半裸的身体构成了一个十分和
谐而优美的螺旋型上升体态；双臂虽然已经残断，但那雕刻得栩
栩如生的身躯，仍然给人以浑然完美之感。

　　通过研究断臂"维纳斯"，人们发现其形体完全是根据黄金
分割率塑造的，她的各种测量数据符合黄金分割率。维纳斯的脚
底至肚脐:肚脐至头顶 = 1 : 0.618；肚脐至咽喉:咽喉至头顶
= 1 : 0.618。多么奇妙的 0.618。美学家研究发现，凡是健美的

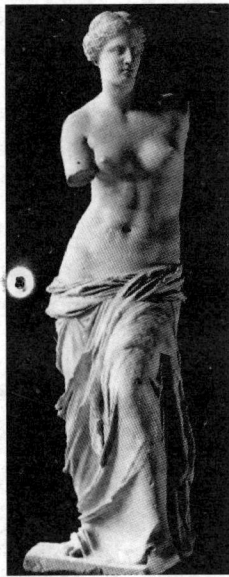

图 4 - 22 "维纳斯"雕像

人体均包含丰富的黄金分割点，才形成匀称的体型，和谐的五官，协调的步履。美的人体就
是黄金分割的聚合体。我国的两位医学美学家彭庆星和孙少宣对人体美的"黄金分割"进行
研究后，发现容貌和体形健美的人其形体结构包含有 18 个"黄金点"，3 个"黄金三角"，15
个"黄金矩形"和 6 个"黄金指数"。

（六）人体线条美

所谓人体线条美是指形成人体形态的线条所具有的美感魅力。人体的线条是人体空间框架结构重要的美学要素。由于人的生理因素和心理因素，使线条本身具有性格特征和审美意义，例如直线给人以挺拔壮美之感，曲线给人以柔和优雅之感。

人体的线条美是人体独特的风景线。由于性别的不同，线条特征也不一样。男性的线条是一种开放式的、具有爆发力的长方形线条。男性一般具有平直的肩线以及"倒三角形"的体型，头方耳大，显得有棱有角，胸腹腰背则刚柔有度、强劲有力。这种线条美，使男子表现出魁伟雄奇的力量，称为"阳刚之美"。

女性则表现为特有的曲线美。女性的线条美集中表现在面部及躯体侧面的轮廓线上。女性面部侧面为四个"S"形，整个躯体是一个大"S"形。故女性侧面轮廓线从上至下共有五个"S"形。女性躯体的曲线主要是乳峰、腰及臀部，这是女性最具有魅力的部位。从正面看，女性的躯体由无数条弧度不同的曲线和直线构成。这些线以转折圆滑、流畅、柔和、秀媚、多变为主要特征。这种曲线是封闭式的，给人以柔和的感觉，同时还表现出一种弹性的质感美，即所谓的"阴柔之美"。

人体曲线的变化会影响人的形体美。例如躯体轮廓线弧度减小，或紧贴中轴线，此时人的体形显得凹陷干瘪；反之，曲线弧度加大或变化减少，人的形体则显得臃肿。人的动态曲线也是这样。正常人的动态曲线，在一颔首、一回眸、一投足、一扭身之间会发生变化，形成姿态万千的线条美。

（七）护士形体美与护理工作的相关性

护理工作是创造人类健康的高尚职业。健康是人体美的基础，常言道："爱美之心，人皆有之"。护理工作是为人的健康服务的职业，应该重视健康与美的关系，正确理解健美的各要素与形体美的意义。

1. 健美是人体美的基本内涵

什么是健美的人体？健美的人体是指在健康状态下的形式结构、生理功能、心理过程和社会适应等层面上全方位合乎目的的协调、匀称、和谐和统一的人的有机整体。这是人的全面本质在人的生命活动中的显现，是自然进化与劳动实践相结合的产物。

2. 健美人体的基本特征

人既是审美的主体，又是审美客体。作为主体，人具有审美能力，可从事审美活动；作为客体，"人"本身就是世界上最完美的一类多样性统一的整体，也是审美的对象。

当健美的人体作为审美的客体被观照时，它具有如下基本特征：

首先，从整体性审美观点看，健美的人体是一种复杂的，然而又是一种和谐统一的有机整体，即通常所说的"人体的和谐统一整体美"。它集中表现在局部与整体、局部与局部、机体与环境、躯体与心理等对应关系的协调和谐上。这一特征，只有健康的人才存在，伤病者并不完全具备。假若某人不幸发生胫骨开放性骨折，这虽然是个局部问题，但不仅患部会出现出血、变形、肿痛等症状，同时也会出现全身冒汗，甚至休克，以及心身失衡等全身性表现。这样也就破坏了人体的和谐统一。

新的健康概念：健康是人类生活和工作（或劳动）的基本条件，是每个人都渴望得到、并能始终保持的一种良好状态。因此，自古以来，人们通过许多途径寻求保持健康的方法，但因对健康概念不认识和理解不同，所采取的方法也不一样。过去认为："机体没有疾病，就是健康"，于是采取一些使机体不致患病的方法，以保持健康或恢复健康。世界卫生组织

（WHO）1948 年就提出："健康不仅是不生病，而且是身体上、精神心理上和社会适应上均处于完好的状态。"

我国著名医学家傅连暲指出："健康的含义应包括：①身体各部位发育正常，功能健全，没有疾病；②体质坚强，对疾病有高度的抵抗力，并能吃苦耐劳，担负各种艰巨繁重的任务，经受各种自然环境的考验；③精力充沛，能经常保持较高的效率；④意志坚定，情绪正常，精神愉快。"

关于心理健康的概念：心理学家王极盛认为，心理健康应包括：①智力正常；②情绪稳定而愉快；③意志坚定；④统一协调的行为；⑤人际关系的心理适应；⑥行为反应适度；⑦心理特征符合年龄。

从人体健美的本质来看，健美人体之美是"人的本质力量"在人生命活动中的能动的升华和展现。这是最本质的一个特征。可从以下四层意思加以表述：

（1）生命是人体美的载体：生命是形态结构及功能活动相协调的合乎目的的统一体。在一般生命过程中，都要经历生长、发育、生殖、衰老和死亡等几个阶段。人体的形态结构和功能是在生命过程中逐渐完善和发展，而形态结构和生理功能正是构成人体美的两个基本要素。也就是说，只有生命美才能赐予人体美。

（2）健康使人体美增艳：一个健康的机体首先必须具有健全的身体结构；各器官系统具有健全的功能。健全的神经体液调节功能，能够调节、代偿和适应体内外环境的变化。健康的真正意义，就是具有充沛、蓬勃的生命力。一个健康的人，应是全身的肌肤发育丰满，脸色红润，眼色有神，坐立挺拔，步履矫健有力。健康使人体增添艳丽的色彩，增强了人体美。

（3）疾病和衰老使人体美减色：疾病是机体与外界环境间的适应性被破坏所造成的特殊状态。它往往会给机体带来病理性的改变，使某些器官或系统的结构和功能发生异常，从而损害人体美。例如患慢性支气管炎的人，由于通气功能减弱，病程持久则引起呼吸功能障碍，最后导致胸廓异常，出现桶状胸。衰老也会使人失去健美的风姿。人体进入衰老期之后，各种生理功能逐渐衰退，能量代谢率逐渐下降，肌肉松弛，体形的发展有的趋于肥胖，有的趋于消瘦，使原有健美的体形减色。

（4）死亡使人体美消失：死亡是人体生命活动的终结。即便是一个天使般的美人，在他死后也是令人生畏的，这是因为原先在其生命活动中闪光的人体美，随着生命活动的终结而消失了。

（八）疾病对人体美的影响

任何疾病的发生，不仅会在不同角度和不同程度上影响人体的健康，同时也会在不同角度和不同程度上影响人体之美。疾病影响人体美的主要表现是：

1. 破坏机体的和谐统一

机体的和谐统一，是人体美的基本特征之一。如果某人罹患某种疾病，其机体原有和谐统一的协调状态就遭到破坏。疾病破坏机体的和谐统一的主要方式是：

破坏局部与整体之间的平衡。例如，肝胆系统，造血系统疾患引起的黄疸，可使皮肤巩膜呈现出柠檬、桔黄、金黄等各种黄色，这种颜色不但不能给人以色泽艳丽的美感，相反使人觉得是一种病态的异常表现，就是因为黄染部位与整体之间失去了正常色泽的平衡美。此外，还有心肾疾患出现的水肿感染性疾病导致的发热等等，均可因局部与整体之间失去平衡而给人以病态外观。

破坏机体与环境之间的平衡。人体由于各系统器官的健全和功能的完整，使得机体能适应各种不同的环境，和外界环境之间始终处于完美的平衡状态。内科病人由于某些系统器官的功能不全而导致机体与外界环境失去平衡，如过敏性体质的人，由于对某些花粉尘埃的过敏，在鸟语花香的春天，在游人如织的旅游胜地，当常人受外界环境陶醉而赏心悦目，心旷神怡之时，而过敏性病人却因过敏而发生诸如哮喘、鼻腔流涕、皮肤奇痒而感到难受。

破坏局部与局部之间的平衡。例如，患面神经瘫痪的病人，其脸部两侧明显不对称；地方性甲状腺肿病人、淋巴瘤病人的颈部肿块等等。外观上因局部与局部之间失去平衡协调而破坏人体美。

2. 损害形体的均衡匀称

健康人的形体之所以美，还体现在均衡和匀称上，但有的疾病却直接损害着人体的均衡匀称。例如，有些疾病病人所表现的满月脸、水牛背；腹水病人的蛙腹；重度脱水病人的舟状腹，都是因为形体均衡匀称受到破坏而影响形体美。然而，疾病给体形的损害，一般属于暂时的，是可以逆转的，它会随着疾病的好转而自然消失。

3. 导致审美心理的特异变化

人们的美感和审美心理结构是系统内的统一性与系统性的差异的对立统一，每个人的审美心理可能有很大不同，而每个人的审美心理也不是固定不变的，它必然会随着社会生活的发展而发展，并随着环境的改变而改变。

4. 影响正常的生活节奏

疾病往往使患病的人不得不在饮食方面施加人为的限制，在社会活动方面设置障碍，原来的生活节奏和秩序被打乱。如肝炎病人，由于害怕复发和避免转变为慢性肝炎，不得不迫使自己改变原有的生理需要，控制参加社会生活的活动量。许多疾病既损害了体形的健美，又改变了生活的时态节奏，从而导致病人的异常心理状态，同时也为形体健美带来不利的影响。

实践证明，生理、病理的因素会影响人们的美感。正常的人乐于欣赏各种艺术的美，如歌剧、舞蹈会使人振奋和陶醉，随之可不由自主地"手舞足蹈"；若让一个受着严重的病痛折磨的病人观看，反而会使他心烦意乱。疾病也会使原来善于交谈，喜欢热闹的人会变得沉默寡言，选择孤寂。这是由于疾病带来的烦恼使病人承受了心理上的巨大压力，抑制了审美的心理功能，导致了一系列的审美心理的特异变化。例如，不少慢性病的病人，病前性情温和，待人和气，但得病以后，脾气变得急躁，很难与人相处好。

（九）审美活动与身心健美

审美是人类特有的。它可以通过审美体验、审美评价、审美创造途径来调整和促进人体功能的运转和发挥。人们通过维护和塑造美的医学实践和审美实践，可以消除疾病，重归于自然赋予的审美形式中。

一个人的身心健康，离不开塑造人体完好状态的社会背景。这个背景是一个国家、民族、地区健康文化的显示器。这就要求社会以大健康价值观，通过健康文化来影响全社会公民的素质，并以法律来保障人们追求生命活力美的权利。一个人不仅要努力达到躯体上的健康，还应努力达到人格上的完整。为此，首要的是消除精神疾患或心理障碍。以一些有先天缺陷，或后天无法恢复人体完整的个性，再造他们的心灵美是对个体身体缺陷的心理补尝，从心灵上补偿一个生理缺陷的生命，能使他从更高层次上体验生命活力美的价值和意义。

同时，要建立起维护生命质量的保护设施和制度。社区保健医院、救护中心、生命保险基金、反恐怖机构、生命健康教育法规等，来预防和消除危及生命健康的各种因素，使个体的身心健美与社会的适应形成良好的互动。例如，通过断肢再植、瘢痕修复、修整创伤缺损等医学手段，可使人体归于完整和统一；通过运动和文化娱乐活动可以修炼机体和健身，使人体功能得到均衡而富有节奏；通过营养的不断补充和调理，可使人体在和谐协调的状态中激发出生命的矫健和光华。

我国医学美学学者秦守哲认为，一般可通过以下几方面的审美活动来实现身心之健美：

1. 体验生命意识，促进自我意识的发展

在审美过程中，审美的体验与主体的自我是一个沟通、认同和融合的过程，从审美的体验激发着自我的体验，生命体验的肯定增强自我认识，到情感的自由和释放，最终推动自我功能的调节，都会使以真善美为特征的情感和认识，在人们的人格结构中沉淀下来。自我意识的发展受主客观世界的限制和约束，而审美活动则通过审美体验使主体从心理上摆脱主体意志的压力，甚至可以摆脱外在环境的各种束缚和联系，使主体处于一个完美的审美世界之中。

2. 激励个性进取，塑造完善人格品质

审美是一个动态、连续的过程，审美体验的和谐性和完整性，促使了主体审美感受、审美评价和审美创造能力的提高，使他们对生活充满信心，有远大理想，心胸宽广，彬彬有礼，正直善良，富有社会责任感等，这些品质借助审美体验，整合于人们的心理结构之中，使人格日趋完善。健全、独立的人格是心理健康的特征，也是身心健康的重要标志。

3. 调整心理定势，消除心理疾患

审美借助审美情感的感染、化解和渲泄等，调整心理结构，引发人们积极、能动、健康向上的激情和反应，达到恢复正常的心理状态，减轻或消除身心健康。审美作为一种有组织的情感活动，其审美情感最显著的特点是具有快乐感，可以化解已形成的心理定势，使心灵上笼罩着阴影的人们产生欢乐和喜悦的情绪，并可以从紧张焦虑的心境中解脱出来，真正体验属于正常人的情感。

4. 丰富情感空间，协调人际环境关系

通过审美，主体的视野里就可以展现出无穷无尽美的形态，这些形态成为情感王国丰富的原材料，极大地丰富了情感空间的广度、高度和深度。它能自然地陶冶审美主体的情操，促使审美者精神境界的升华，同时使人与人之间、人与自然、人与社会之间都因审美情感而增添良好运行的"润滑剂"。人们将会用更加现实、更友善、更温馨的方式去处理他们间的关系，最大程度地避免人际关系失和，减少身心疾病的形成和发展。

系统论认为，整体不是各种要素的杂乱无章的偶然堆积，而是整体的各要素合乎规律的有序集合。人作为一个有机的整体，就是人的各要素的合乎规律的有序集合，即人体的生理、心理的结构与功能合乎规律的有序集合。犹如任何整体事物的各要素合乎规律的有序集合一样，也表现为其形式的均衡、和谐和统一。这显然是一种美，一种自然生命力的最高层次的美，一种人的生命活力之美，并给人（包括其自身个体和社会人群）以生命活力之美感。

人作为一个生命有机体，是自然生命力的最高层次的表现。人的活动，是有生命的人的活动，其实质是人的生命活力的外在表现；而生命活力又包含着一个物体的全部特征。人之所以是一个系统整体，就在于人的生命活动存在于生命有机体的活动之中，即人的生命活力所推动的人的一切行为活动之中。因此，人的整体性，就是人的生命活动的全部特性，是人的生命活力的外在整体的集中表现。

人体的健美是强大生命活力美的外在表现。人的生命活力所推动的人的一切行为活动，是人的自由自觉的活动。所谓自觉就是有意识，有意识的活动才是自由的活动。这是人的生命活动区别于动物的生命活动的"类"的特性，就是具有美的创造性意义的社会实践。可见，任何社会实践都是人的生命活力的全部特性的体现，它包含着人的生命活力美感的全部信息，也包含着自然生命力的全部信息。

人体的健美，是人的生理价值、医学价值和社会公益价值的高标准、高质量的体现。人体的健美的形成，对于该生命个体（人）的生命史来说，是一种可贵的生活机遇，也是一种导致良好审美情趣的内在条件和环境；对于其他个体生命（人）来说，又是他们的一种可贵的审美对象，也是一种能使它们导致良好审美情趣的外在条件和环境。就是说，人体健美的存在，无论对于该个体还是其他个体和群体来说，都提供了一种特定的良好的审美境遇，并有助于各自的审美情趣由较低层次向更高层次的升华。

人及人的活动是自然生命力通过人来施展的现实，是自然生命力的升华；而自然生命力则是美的本原。因此，任何具体现象都蕴含其现象本原的全部信息。当人们接收到这种信息时，就能从有限中见到无限，在刹那中见到永恒，从而唤醒人的审美意识，产生了美感。人体美所以能给人以美感，就在于人们接受了人的生命活力这个本质所反映出来的那些和谐的信息。医学美之所以能给人以美感，就在于把人的生命活动作用于人的生命本质时，显示出了人的生命的全部信息，生命机体系统的和谐及其自由自觉的活力。因此，人体的健美就是强大生命活力的外在表现。健美的人体，就是人的生命活力美所培育的一朵朵健美生命之花。

（十）护士形体美必要性

（1）是护理人员生理健康的表现之一。

（2）是护理人员自身心理健康的重要因素。

（3）是搞好护患关系及其他人际关系的需要。

（4）是完成繁重的日常护理工作的需要。

（5）是体现护士生命活力及良好的精力与精神状况的因素。

（6）是护士素质的整体要求之一。

（7）是现代护理提出的更新和更高的要求。

无论从事临床护理，还是在社区从事护理工作，护理人员的体形和仪态表现，都具有十分重要的意义。一方面，形体美不仅能使病人产生良好的第一印象，而且还有助于护理人员自身操作技能的发挥。另一方面，直接影响着医院的整体形象。因此，强调护士的形体美，是医院护理管理在不断总结经验的基础上，对护理人员提出的新要求。

人们用"白衣天使"来赞美护理人员，说明护理人员在人们心目中是一种美的象征。在护理实践中创造美好的形象，不仅适合于病人疾病的诊断和康复所需要的环境，而且对护理人员的职业追求，通过美的陶冶，给人以积极向上的引导。

（十一）护士形体美的培养

要使自己的形体健美，有两个基本途径：一是参加形体训练；二是合理用膳，讲究饮食营养。

形体美培养的方式主要是形体训练。形体训练是通过徒手或器械的练习锻炼身体、塑造体型、训练仪态，是一个有目的、有计划、有组织的教育与培养过程。

形体训练以健美为基本内容。健美的含义有二：一要健康；二要符合人体美的标准。一个疾病缠身、孱弱无力的人，尽管身材适中，也很难表现出良好的气质和形体美；一个有健康身体的人，若体型过胖或过瘦，也谈不上健美。所以，健美是身健和体美的总和，两者不可分割。

主要的方法：

（1）给予关注，重视并定期观测个人体型与体重的发展状况。

（2）坚持进行科学、系统的形型训练，如参加定期的健美培训班并持之以恒，是维护良好体型的关键。运动不仅能保持体重的正常，而且能提高人的灵敏度与反应能力，并且能促进人的身心愉悦。

（3）注意均衡膳食，满足生命的基本需要，但又不造成营养物质的过剩，不偏嗜油炸食品、甜食等，少吃零食，注意饮食的清淡，并注意补充水分与维生素。

（4）注意体型改变的几个关键时期，如女性青春期、妊娠与产后、更年期等，如在青春期注意体型的发育，在学校学习时注意形体训练，在产后注意体形的恢复训练，在日常注意合理进食，积极运动等，以保持理想的体形和灵巧的运动能力。

附

标准体重公式（kg）＝身高厘米数－100（男性）或＝身高厘米数－105（女性）

体重指数（BMI）＝体重（kg）÷身高（m^2）

正常男性 BMI 值为 22，女性为 20。

超重：实测体重超过标准体重，但小于标准体重的 120%，BMI < 25。

附表 4－1　我国女性身高、体重及体形美学数据

身高（cm）	标准体重（kg）	美学体重（kg）	胸围（cm）	腰围（cm）	臀围（cm）	股围（cm）
145	45.0	41.0	77.5	54.1	81.8	45.8
148	46.8	42.1	78.0	54.8	82.0	46.3
150	48.0	43.2	79.5	55.5	83.0	46.8
152	49.2	44.3	80.6	56.2	84.8	46.9
154	50.4	45.4	81.6	57.0	85.2	47.8
156	51.6	46.5	81.6	57.7	86.3	48.6
158	52.8	47.6	82.7	58.5	87.4	48.9
160	54.0	48.0	83.7	59.2	88.5	49.4
162	55.2	48.6	84.8	59.9	89.6	49.9
164	56.4	50.4	86.9	60.7	90.7	50.4
166	57.6	51.6	88.0	61.4	91.8	51.0
168	58.8	52.8	89.0	62.2	93.0	51.5
170	60.0	53.9	90.0	62.2	94.1	52.0
172	61.2	54.8	91.0	63.7	95.2	52.5
175	63.0	55.6	92.5	65.2	97.0	54.0
180	66.0	56.8	95.0	66.7	99.8	56.5

二、护士的仪容美

敬爱的周恩来总理在天津南开中学上学时，学校在一面大镜上悬挂这一副格言，上面写着："面必净，发必理，衣必整，钮必扣。头容正，肩容平，胸容宽，背容直。气象：勿傲、勿暴、勿急。颜色：宜和，宜静，宜庄。"周总理一生便是以此40字镜铭作为言谈举止、仪表仪容规范的准则。因此，在他光辉的一生中，永远保持这举世公认的独特气质和优雅的风度。

（一）仪容的概念及仪容美的意义

仪容通常是指人的外貌、外观。仪容美是指容貌上的美化和修饰。对于职业女性来说，美好的仪容，既反映了个人爱美的意识，又体现了对他人的礼貌和尊重；既表现了个人良好的修养，又展示了所从事专业的社会形象；既振奋了自己的精神，又表现了所在单位的管理意识和水平。因此护士仪容是护理管理中不可忽视的内容之一。

（二）仪容美的内容与要求

仪容美具有三层含义，仪容的自然美：先天的相貌、外观；仪容的修饰美：依据个人条件和规范加以设计、修饰、塑造的个人形象；仪容的内在美：是指通过努力学习，不断提高个人的文化、艺术素养和思想、道德水准、培养出高雅的气质与美好的心灵，使自己秀外慧中，表里如一，这是仪容美的最高境界。

一个人天生丽质，无疑是令人赏心悦目的，感觉愉快的，但它只是人们心中的一个美好愿望，并非人人都具有良好的先天条件。所谓"身体发肤授之父母"，先天的条件是遗传决定的，我们不能改变，但我们可通过对仪容必要的修饰，扬其长，避其短，设计、塑造出美好的个人形象，在人际交往中显得有备而来，自尊自爱，这是容貌美关注的重点。一个心地善良、道德高尚的人所表现出来的外在形态和待人接物的态度，能使人信任，引起好感，这就是仪容的内在美所获得的成功。

1. 仪容的自然美

自然长相美是女性的骄傲，特别是对年轻的护士而言，青春的朝气和姣好的面容对病人来说无疑具有美的感召力。仪容美的真谛并不在于"改头换面"、浓妆艳抹，而在于体现自身的一种自然、和谐。所谓仪容的自然和谐，主要是指仪容应充分体现个体的自然特征，体现与自身年龄、身份、职业及所处的环境等和谐一致。对于护理人员来说，仪容的自然美就是要展现护士镇静优雅、恬淡大方、端庄平和的形象，体现与护士职业、医院环境的自然和谐。

2. 仪容的修饰美

要做到仪容的修饰美，自然要修饰仪容，修饰仪容的基本原则是整洁、得体、美观、自然。

（1）头发的护理

头发是人们脸面中的脸面，要使自己拥有一头乌黑亮丽的秀发，正确的护理是十分重要的环节。头发的护理包括头发的梳理、洗涤和头皮的按摩。

◆梳理头发：

正确梳头的方法应从前额两边向后梳，后面从发根起向前梳。长发打结时要从发梢开始，慢慢下移梳顺。梳发时用力均匀，不要猛然拉扯，以免损伤头发。护士的头发梳理有护士职业的规范与要求。

◆清洗头发：

洗发时要注意洗发的次数、洗发的水温和洗发剂的选择。

洗发的次数与头发的性质、季节、洗发剂的品质等因素有关。油性发质者每周 2 ~ 3 次，中性发质者每周 2 次，干性发质者 1 ~ 2 次，但要根据季节的不同调整洗发次数。海水中的盐、碱和游泳池里的漂白粉对头发均有伤害作用，如沾染要及时清洗。

过冷和过热的水会直接影响到头发鳞状纤维组织的坚固作用，一般以 40℃ ~ 45℃ 水温为佳，但也要根据个人的具体情况和不同的季节进行调整。

洗发时应禁用含碱过多的洗发剂，以免把头皮上的油脂洗去太多，使头皮干燥，产生更多的头屑。选用何种洗发剂要根据个人的发质而定。

◆头部按摩

头皮的按摩有助于头皮的血液循环，能松弛紧张的肌肉。正确的按摩方法是用手指指腹从前额沿发际向头顶缓慢地按压、揉动，然后由两鬓向头顶按摩。按摩时用力要均匀。对油性发质者按摩要轻，避免刺激皮脂腺过度分泌。对干性发质者，按摩时可在手指上蘸些油质护发剂以滋润头发。

◆焗油与倒膜

日常要注意对头发的养护，定期使用护发品加强护发，特别是秋冬季，气温干燥，头屑多，易脱发，头发的新陈代谢减弱，应减少洗头次数，给头发补充营养，如焗油与倒膜，并适当按摩头发，以保持头发的光滑亮泽。

（2）发型的修饰

发型的变化丰富多彩。要评价发型的美，除了要造型美观外，还要与个人的脸型、年龄、性格、气质、环境、职业、身材、季节等相协调一致，从而达到整体统一的和谐之美。要使发型起到很好装饰容貌的作用，最重要的是同脸型相配合，根据脸型的特征，选择与之相适合的发型，突出脸庞的动人之处，弥补其缺陷，为容貌美增色。

另外，发型要与职业相适应，不同职业对人的发型各有特殊的要求。医务工作者、厨师和饮食行业营业员则以选用简洁、卫生、庄重的发型为宜。纺织工人、建筑工人的发型要考虑工作性质，要注意方便、安全，故不留长发。运动员选择发型要以简洁、便于运动、不妨碍视力及便于清洗为原则。文艺工作者的发型要求新颖、潇洒、奔放和富于时代气息。而教师、干部的发型则以典雅、自然、庄重为宜。中学生和大学生的发型应朴实、自然、秀丽，力求健美、大方，以显示青春活力。

（3）发型的搭配（图 4 - 23）：

根据身材：

◆身材高大者，在发型方面有较多选择。直短发，披肩长发，烫发等各种发型都可以表现出她们在身材方面的优势；

◆身材矮小者，选择长发型，往往会显得更加矮小，最好是选择短发，以便利用人们的视觉差，使自己显得高些；

◆身材矮胖者，不宜留大波浪、长直发，也不应将头发做得蓬松丰厚。可选择淡雅舒展、轻盈俏丽的短发，体现温柔和敦厚之魅力；

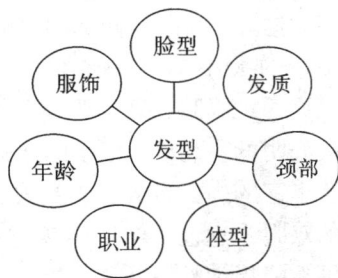

图 4 - 23　发型的搭配

◆身材瘦高者，不要将头发削得又少又短，或者将头发盘在头顶，这样会愈见其瘦。若留长发或卷发，则可使自己显得丰盈些。

根据脸型：

◆圆型脸适宜采用的发型：一般来说，圆型脸是个缺点，圆型脸人选择发型的原则是破这个圆，故可以把头发留得长些，可以从头顶垂到两耳，头发要偏分，形成波浪，一侧头发稍稍遮盖面颊，这样可以增加脸的长度感，使脸看起来不显得太圆。圆型脸人在选择发型时，忌短发，忌留刘海，忌头发太蓬松、太卷曲，因为这些都使圆型脸更加突出。

◆椭圆型脸人适宜采用的发型：这种脸型是女性中最优美的脸型，无论采用什么样的发型均适宜，无需作特别处理。但有一点稍加注意，即切勿使头发遮盖脸庞，以免破坏脸型的美。最佳的选择是梳理自然、松散的发型，使人看起来洒脱、飘逸、温柔、秀雅。

◆方型脸人适宜采用的发型：方型脸的人，头发应尽量留长一些，卷曲成波浪形，但要往里卷，不要向外扩散，这样才可以使方脸不显眼，方型脸人忌留"娃娃头"，也不要把两侧烫成蓬松的花卷。方型脸人也不宜梳"马尾式"头，因这种发型会将方脸暴露无疑。

◆长型脸人适宜采用的发型：长型脸人忌留发太长，应留短发，头发可蓬松，使两侧卷曲、饱满，前额可留刘海，以便从视觉上缩短脸的长度。

◆三角型脸人适宜采用的发型：正三角型脸的人，应把头发向上、向后梳，使额头显露大一点，额两侧的头发可烫些花卷，使额部显得丰满些。倒三角型脸的人则相反，应把头发往前梳，留少许刘海，遮住前额；或将头发偏分，较长的一边做卷曲波浪形掠过额侧，这样可以缩小前额宽度。

根据季节：

◆夏天应留凉爽、舒畅的短发，若留长发，可梳辫或盘髻。

◆冬天衣服穿得厚，衣领高，留长发既美观，又起到了保暖的作用。春秋季节发型较为随意，长短皆宜。

（4）眼睛与眉

泰戈尔说："一旦学会了眼睛语言，表情的变化将是无穷无尽的。"

眼睛是心灵之窗。眼睛通过不同的方式表达思想情感，即"眼语"。眼睛是心灵的窗户，是非语言交流的途径之一。护患交流时，护士的眼神应平视、和蔼、亲切，而不能居高临下，漫不经心。

眼睛为魅力之源，是人际交往中被他人注视最多的地方，因而是修饰面容时首当其冲之处。眼睛的大小并不是眼睛美的唯一标准。明眸机灵的大眼睛，显得明亮、华丽，使人产生黑白分明的生动感，细小的小眼，亦能很好

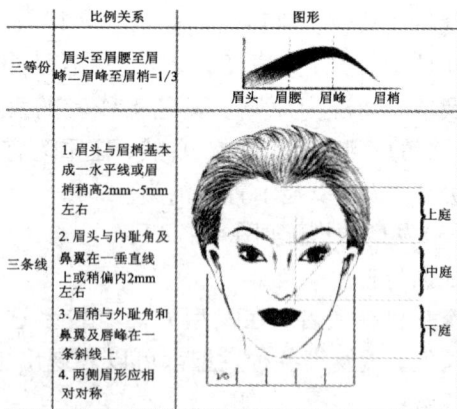

图4-24 眉型与眼、鼻、唇的比例关系

地表达丰富的内心世界，如温柔、忧愁等。最重要的是能真实的表达思想、感情，否则茫然空洞的双眼永远也不会产生美感来。眼睫是构成眼部美的一部分，睫毛的修饰可为美目增辉。眉毛的粗细长短及眉型因人而异。我国古代人喜欢女性细长的"柳叶眉"，它能表达女子的美和温顺；现代女性更赋予眉以个性感，有"一"字眉，使人觉得成熟与沉静；有眉尾略带峰的"剑"眉，略有阳刚之气，表达职业女性的果敢。男性则要求浓眉，以显大气。眉型与眼、鼻、唇还存在着一定的比例关系（图4-24）。

在修饰眼部时要注意以下两方面：

保洁：一是要及时清除眼睛的分泌物；二是如果眼睛患有传染病，则应自觉回避社交活动，免得让人提心吊胆，近之难过，避之不恭。

眼镜的佩戴：佩戴眼镜要安全、舒适、美观，眼镜应保持清洁。不同肤色、脸型和年龄的人，应该选择与之相适应的眼镜，长脸型的人应选配透明框或无框底边的镜架，短脸型的人则相反；圆脸型的人配戴长方形镜架，不可用大方圆形镜架；方脸的人一般高眉宽额，以用浅窄型镜架为佳，镜架不宜过高，镜腿最好稍带尖角以分散别人的注意力。过去，人们戴墨镜本是为了遮挡阳光保护眼睛，但现在的墨镜的装饰作用远远大于其实用功能。身材魁梧的男性戴上一副方框墨镜，会愈加显得棱角分明，刚健雄美。椭圆形大墨镜，会给苗条娇小的女性脸上增添妩媚的风采。戴墨镜要与服装和谐搭配。春天着风衣再配墨镜，可以突出个性，增加潇洒感。夏天穿衬衫或 T 恤衫时很合适戴墨镜。但是，女性冬天穿中式衣服，或穿旗袍时均不适合戴墨镜，否则会给人以不伦不类的感觉。在工作中或社交场合，按惯例也不能戴太阳镜，免得让人产生"不识庐山真面目"，或给人以拒人千里之外的感觉。

（5）耳

耳的轮廓、形状、大小也是人们注意的要点，特别是在耳垂上加戴多种饰物，更能展现女性优美的耳廓。不同脸型的女性戴上不同形状的耳饰，可以使面部丰满、协调、漂亮。耳饰大致可以分为三类：一是长形的耳坠；二是圆形的耳环；三是耳坠与耳环的结合物。但护士在工作时不宜戴耳饰。

耳饰的佩戴：

★耳坠是用小珠子连缀起来长而下垂的坠子；女性戴上它，走起路来耳坠不停地摇曳，可使女性的步态更加妩媚。耳坠最适宜圆脸型的女性佩戴，长长的耳坠向下垂挂，能使面孔产生椭圆形的美学效果。

★耳环是圆形的或圆球形的，它比较适合瘦长脸型的女性佩戴，可以将脸型衬托得较为圆润丰满。面部丰满的女性，不宜戴大而圆形的耳环。脸型大的女性，可用较大的耳环紧贴耳朵；也可以佩戴三角形耳环，但长度不超过耳朵两厘米。

★耳坠下端挂一耳环，就成了今天最时兴的耳坠和耳环结合的产物。圆脸型的人，宜用长而下垂的方形或三角形耳饰；方形脸的人，宜用较粗大的悬吊型的耳饰或粗大紧贴耳朵的悬挂式耳饰。

★体积大的耳饰比较具有性感，显得情调浓郁而有浪漫气息。戴透明素净的耳饰，可使人显得清秀而脱俗。耳朵长得不太美的人，可佩戴较大的耳饰，以遮掩不足。耳朵长得美的人，应佩戴耳坠，以显示耳之美俏。

★耳饰的颜色应与服装色彩达到整体的统一，以使之有和谐之美。也可以用色调与服色对比强烈的耳饰。例如深色服装虽给人以庄重之美，但它缺乏活力，显得沉闷呆板，如果戴上金色的耳环，就会给人以明快和高贵的感觉。年轻女性佩戴几何耳饰能增添天真、活泼感。钻石耳环、金耳环可使中年女性显得成熟、高贵和庄重。短发的女性，如所戴耳环、坠子与发梢同长，会影响美感，适宜佩戴短的耳饰。长发的女性佩戴耳坠会显得漂亮醒目。

（6）口鼻部

鼻位于面部的正当中，由于它的位置突出，所以十分醒目，对容貌的影响非常大，鼻梁的挺直可增强鼻部的立体感。鼻孔内清洁，无鼻毛伸出是鼻部美观的基础。

（7）唇与牙

唇在面容的下部，它对容貌的影响仅次于眼睛，唇的运动幅度最大，它的可塑性也很大，无论是闭唇、说话或是微笑，唇形是十分重要的。唇部美的评价标准就是轮廓清晰，双唇厚薄适中、唇色红润。

现代美牙术的发展为美容塑造了良好的条件，如清牙术、牙整形术、四环素牙修整等。唇红齿白更显健康之美。

（8）颈项与双手

手是人的第二张脸，一双修长、整洁的手是仪容美的一部分。双手（图4－25）应保持清洁、滋润，经常修剪指甲。颈项支撑着头部，应以挺直无皱折为美。颈项粗短的女性，应用衬衣领和发型来修饰。

（9）肤色

皮肤的美应是健康、清洁、润泽的。不同的民族肤色是不一样的。我国以黄种人为主，肤色以微黄、偏白，白里透红为最美的肤色。

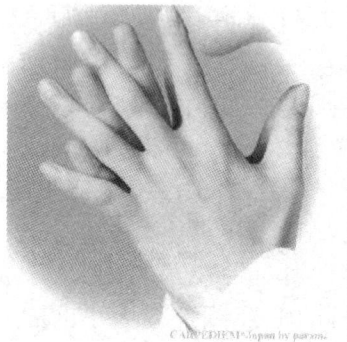

图4－25 整洁的双手

（三）护士仪容美的特殊要求

1. 头发

护士在修饰头发时，应注意保持头发清洁，发型要整洁大方。头发应经常清洗，做到无异味、无异物、有光泽。护士染发、烫发、选戴假发要力求朴实、简洁，不可过于张扬。在工作中，要求前额头发的刘海不能挡住眉眼，后面的头发不能披肩，以不过领为度。长发应盘起，用发卡固定或用发网束于脑后。女护士在戴圆帽时头发不能外露于护士帽之外，戴燕尾帽时必须用发网或发夹固定好头发。上岗护士原则上不佩戴发饰，发网及固定头发的发夹应与头发颜色相似，固定白色或浅色燕帽的发夹应为白色。

随着护理观念的改变，越来越多的男护士加入到护士队伍中来。男护士的仪容应当体现男性干练、刚毅、潇洒的一面，也同样应当表达护理专业特有的严谨、圣洁、负责的职业情感。男护士不能留长发，留鬓角，发帘也不可过长，以不触及衬衫领口为宜。

2. 手

双手应保持清洁、滋润，经常修剪指甲。在工作中，与病人接触最多的部位是手。护士手的修饰，不能过于张扬。指甲不以超过指尖为度，及时修剪指甲；不能涂指甲油，以免引起病人的反感、不安。手上不宜戴戒指和各种饰物。

3. 耳

护士上岗时耳上不宜佩戴耳饰。

4. 护士的职业淡妆

护士上岗时应对自己的容貌加以修饰，要求淡妆上岗，这不仅是对病人的尊重，也有利于护患之间的良性交往。

护士的职业淡妆源于生活淡妆，但有别于生活淡妆。护士的职业淡妆要求中，非常明确的一个基本原则就是病人不但能够接受，而且感到精神愉悦。如对眉毛的画法，在一般的生活场景中可以有较大的回旋余地，没有具体细节要求，只要与交际的场景和对象没有太大的反差即可。但在化护士职业淡妆时，注意眉型应以贴近自然为标准，选择文眉时要慎重，颜色应与肤色、发色统一协调，避免使用怪异的色泽，眉峰不能过于陡峭，眉尾的处理应自然收止于唇角与外眼角连线的延长线之交点处。腮红与口红的使用和画法都与此同理，要注意颜色的自然搭配，使修饰后的整体相貌呈现一种自然美。上班时禁止涂彩色指甲油，不准留长指甲，并应保持手部皮肤的清洁与滋润。护士的头发除要求清洁润滑外，上班时不能披肩散发，长发过肩者应用发网将头发束于脑后。短发长度以前发齐眉（不超过眉毛），后发不过肩，以齐耳垂下沿为好。

（四）仪容美的维护

1. 心理

心情开朗乐观、情绪心态正常，是保持姣好仪容的第一步。正常的心理状态和稳定的情绪能够维持人体各器官功能的平衡稳定和生理功能的正常发挥，才能使皮肤功能保持正常。传统医学认为："心主神志、主血脉，其华在面"，肯定神志和面色有直接的关系，并且认为"喜伤心，忧伤肺，思伤脾，怒伤肝，恐伤肾"。这些都提醒人们要注意精神和情绪的调养，要做到：

（1）精神愉快，生活有规律，注意劳逸结合。俗话说"笑一笑，十年少"，应保持愉快的心情和情绪稳定。

（2）遇事要慎重、冷静，善于克制。古人讲究修身养性，主张喜怒不形于色，每临大事有静气，这不仅对思想、心情有益，对皮肤也有好处，它能使皮肤的新陈代谢保持稳定状态。

2. 生理

生活有规律，可使各器官的生理功能正常进行，有利于保持仪容的青春、健康。早睡早起，定时进食和大便，可减少便秘，排除肠内的毒素，保持胃肠健康和中毒。坚持体育锻炼，能加强代谢，促进呼吸，使身体多吸氧，排出二氧化碳、毒素以及代谢产物，增加身体抗病能力和促进细胞的更新。

3. 皮肤保养

（1）皮肤清洁

保持皮肤清洁，可以促进皮肤血循环，增强皮肤抵抗力，保持皮肤的毛孔的通畅、减少粉刺等皮肤问题的出现。

正确的洗面方法：

洗脸水的温度不宜过高，可以早上用冷水洗面，晚上用热水洗面，水温一般在40℃左右，应选择软水（如自来水、河水、湖水）。洗面的方向应从下向上，从内向外，中性及干性皮肤不必每天用香皂，以减少碱性的刺激，油性皮肤要用去污力较强的洗面乳，以便使面部清洁。长期养成习惯，可以防止肌肉下垂。不同皮肤的有不同的洁面方法（表4-5）。

表4-5　不同皮肤的洁面方法

皮肤类型	皮肤特点	洁面用物选择	洗脸方法	注意事项
偏油性	皮脂分泌旺盛，出痘，粗糙	洗净效果好、温和，有润泽感的；出痘时用有消炎作用的洁面乳	中指、无名指沿下巴向上打圈并按摩；三角区多洗	成熟皮肤忌用青春期专用痘疱洁面乳
紧绷干性	洗脸后有紧绷感	含有长效保湿成分的洁面乳	手法轻柔，注意渗透	忌用含酒精成分的洁肤品和保养品

续表 4-5

皮肤类型	皮肤特点	洁面用物选择	洗脸方法	注意事项
敏感干性	红肿、发痒、小颗粒、疼痛、发炎等过敏表现	温和、轻微消炎作用、稳定性高、脱脂力弱的低刺激洁面乳	轻柔,时间不宜太长,不要用温水冲洗太久	选择具有抗敏作用的专业洁面乳
提前老化	干燥、弹性差、小细纹	含有高比例维生素、植物性油脂、胶原蛋白洁面乳	手向斜上方打圈,每个动作都起到提拉作用	忌向下打圈,忌用香皂;洗脸后选择保湿效果好的化妆水配合
混合性	有干燥、有出油处,易受季节气候的影响	能彻底清洁毛孔污垢、洗净力好的洁面乳	出油处用温水洗净后,再用冷水收缩毛孔	用收缩毛孔的化妆水调节油脂分泌

(2)按摩

按摩可促进血液循环,使氧气和营养物质涌向按摩部位,加快新陈代谢,增强细胞再生能力,使皮肤红润、有弹性、减轻皱纹,防止皮肤松弛。按摩还可刺激皮下弹性纤维组织,消除肌肤疲劳,减少过多脂肪堆积,保持皮下脂肪的正常厚度,使面肌匀称、光滑,并且能调节皮肤附件的功能,如皮脂腺、汗腺的功能,有利于排出体内废物。

按摩的方法:

有很多,一般应使用按摩膏,可以用两手掌相互磨擦发热,然后顺着脸部肌肉的生长方向,要与皱纹成直角,由上而下,由内向外进行按摩,指法要轻;也可以用经络美容法,按摩有关的经络和穴位,使皮肤健康柔润。

(3)皮肤再水化

皮肤再水化,就是给皮肤以充分的水分,不仅可防止皮肤干燥,同时皮肤吸收水分还能消除皱纹。再水化有以下几种方法:

1)内部喂水:即每天饮水 6~8 杯,早晨起床后喝杯白开水,每顿饭前饮一杯水或汤,日间再喝点饮料及茶,基本上可达到皮肤内部供水的要求。

2)外部供水:早晚用水洗脸;每次按摩皮肤后除涂保湿剂外,还可用棉球浸矿泉水轻轻拍在皮肤上。

(4)涂营养霜

完成上述保养程序后,可涂用适合个人需要的营养霜,为皮肤补充营养;有条件的可每周到美容院做一次面膜。

4. 营养

从食物中摄取各种营养成分,其美容功效非任何化妆品所能及,避免偏食,应注意摄取较丰富的蛋白质、维生素和矿物质。许多与皮肤美容有关的食品,如薏米、百合、黄豆芽、黑小豆、冬瓜、萝卜、豌豆、白瓜子等,这些食品有助于皮肤的白嫩,减少黑斑和白发等。在干鲜果品中,大枣、菠萝蜜、樱桃、水蜜桃等能使人脸色红润,保持丰满。食物中盐分应少,勿饮过量的咖啡和浓茶。酒精和辛辣食物能扩张面部毛细血管，持久会损害其弹性。

(五)化妆术

化妆(apply cosmetics)是运用化妆品和工具，修饰、美化人的容貌，实现个人对美的追求以及适应特殊场合的一种手段。在社交场合及日常生活中，进行适当的化妆也可以体现出对交往对象的尊重。化妆是一门综合艺术，涉及美学、生理、艺术等学科，应遵守有关原则和礼节。化妆并不是女士的专利，男士也有必要进行适当的化妆。

护理工作者化妆是自尊自爱、热爱生活的直接体现，能创造和挖掘自身的魅力，体现了积极健康的人生态度。护士由于职业的关系，化妆后应有一种"清水出芙蓉"的效果，切不可浓妆艳抹，要使"秀于外"与"慧于中"二者并举。淡妆上岗，既能够容光焕发，充满活力，又可以让病人从心底感到很舒畅，唤醒他追求美的天性，树立战胜疾病、回归社会的信心。

1.化妆的原则

(1)美观：爱美之心，人皆有之，化妆意在使人更加美丽，因此化妆时要注意适度矫正，修饰得法，彰显相貌的优点，遮掩相貌的瑕疵，达到避短藏拙的效果。

(2)自然：做任何事情都贵在适度，化妆也不例外，过分醉心于美容，化妆浓艳，不仅有损于皮肤的健康，而且还有损于别人的观瞻。化妆的最高境界是"妆成有却无"，既要求美观、生动、具有生命力，又要求真实可信，做到没有人工美化的痕迹而恰似天然一般。

(3)得体：化妆要讲究个性和注意场合。化妆可体现个性特点及喜好，但应依"法"行事。还需注意，工作场合、日常办公，化妆宜淡；出入宴会、舞会场合，妆可浓些。

(4)协调：高水平的化妆，强调的是整体协调效果。所以化妆时应使妆面自身协调，并与全身服饰协调、与场合协调、与身份协调。

2.化妆的礼节

(1)勿当众化妆：应事先做好或在专用的化妆间进行。化完妆是美的，但化妆的过程则可能不雅观。若当众化妆，有卖弄表演或吸引异性之嫌，而且显得肤浅，甚至有时还会让人觉得身份可疑。

(2)勿在异性或病人面前化妆：在异性面前化妆，对关系密切者而言，会使其看到自己本来的面目；在关系一般的人面前化妆，则有"以色事人"之嫌会使自己的形象大打折扣。工作妆应在上班之前完成。护理工作者在病人面前化妆也是禁忌的，会给人以不安心工作，没有把重心放在病人身上的感觉。

(3)勿化浓妆：社交场合不要浓妆艳抹。妆化得过浓、过重，且香气四溢，令人窒息，会妨碍他人。

(4)勿使妆面残缺：如果妆面出现残缺，应及时避人补妆。若置之不理，会让人觉得低俗、懒惰、没有素养。

(5)勿借他人的化妆品：借用他人的化妆品不卫生，容易造成交叉感染，而且是不尊重他人的行为，故应避免。

(6)勿评论他人的化妆：化妆系他人之事，对他人的化妆不要妄加评论。

3.简易化妆法

(1)洁面

洁面就是清洁皮肤。化妆一定要在干净的脸部进行，这样不仅有利于保护皮肤，还能使妆面保持持久。洗脸的水温不宜过高。应根据肤质选用不同的洁面产品。

(2)护肤

使用化妆水：爽肤水、柔肤水、收敛水统称为化妆水。可以起到清洁皮肤，去除皮肤表面脏物、紧肤、收敛毛孔、滋润、调整面部水分和油分，使之柔软滋润的作用。使用时将化妆水倒在化妆棉上轻轻地擦拭脸部及脖子部位，或将化妆水用手轻拍，促进皮肤的吸收。

使用润肤霜：保护滋养皮肤，以便更均匀地涂抹粉底，同时也可以起到隔离妆面的作用。可根据皮肤选择乳液、面霜或精华液。

上粉底：上粉底可以起到统一、改善皮肤色调，隔离紫外线，增加化妆品的附着力的作用。根据自己的肤色选择粉底，不能因一白遮百丑，一味地追求白，而应选比肤色稍浅一号粉底。涂抹粉底的方法有两种，一为点拍法，用海绵或手指指腹轻轻拍打，多用在皮肤皱褶较多的地方，如眼周、鼻翼、嘴角等，可以增强粉底与皮肤的附着力；二为涂擦法，是用海绵或指腹拍下去马上擦向一边，速度较快，多用于大面积涂擦粉底。

塑造高光和阴影：可以起到矫正脸型，强调脸部的轮廓和立体感的作用。在希望突出的部位塑造高光，即使用亮粉；在凹陷处和希望某个部位看起来消瘦的地方做阴影，即使用暗粉或深色粉底。通常使用高光的部位有额头、鼻梁、下巴、眉骨，使用阴影的部位有鼻翼两侧、外轮廓，使用时应注意与旁边色彩自然过渡。但不是所有人都在这些部位应用，应根据脸部特征选择使用。

（3）修饰眉毛

眉毛的印象：眉毛是脸部非常突出的部位，颜色较浓。它的形状往往会给人不同的个性印象。眉毛的印象因眉毛的形状、宽窄、长短、疏密、曲直等而产生。眉毛在脸形中是横向的线条，因此在做化妆造型时，常常利用眉毛的形状和色调来调整脸形，增加表现力，以突出造型的个性特征。眉毛的造型应当衬托与协调整个妆面，而不能孤立地出现，使妆面显得突兀，破坏妆面的整体感。

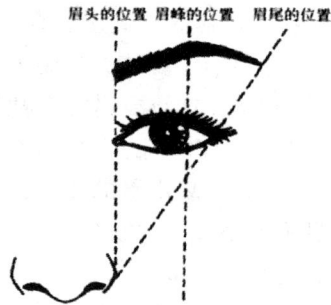

图 4-26　眉眼的比例

眉毛由头、峰、梢三部分构成。眉毛的眉头正好垂直于内眼角的位置，眉梢的位置正好是鼻翼与外眼角的连线相交处。眉峰在眼球正视前方，其外缘向上做垂线的延长线上。眉头与眉梢高度基本在同一水平线上，不可相差太大（图4-26）。多余的眉毛可以用眉刀或是眉钳去掉。

根据脸型选择眉形：

①圆脸：眉形宜成上扬趋势，可适度描一定的角度和层次，表现力度和骨感，减弱圆润、平板的感觉。眉峰可略高挑，有拉长脸形的效果，且眉毛也宜稍粗一些。也可用略短粗的拱形，不宜选择平直短粗眉形和弯挑细眉。

②长脸：应该选择横向水平拉长的眉毛，且眉梢略向下弯，以打破修长的感觉，也可描成短粗智慧眉。不适合弧度弯、上挑、纤细的眉形。

③方脸：眉形宜呈上升趋势，但为了与方下颌呼应，眉峰最好在外四分之三处。眉峰转折棱角分明，不宜选择平直细短的眉形。

④菱形脸：平直略长为宜，不适合弧度大的眉形。

（4）描眉：用眉笔或是眉粉对眉毛进行描颜色要以接近头发颜色为佳，稍淡些也可，不要用太深太黑的颜色，会使人看上去很凶。描画时应注意符合眉头粗眉尾细，眉头色浅眉尾色深的原则。

（5）修饰眼睛

上眼影：能表现眼部立体感，还能体现化妆的整体风格和韵味。选择与化妆整体风格协调的色彩，用眼影刷沿睫毛边缘，从眼尾往眼头方向约 1/4 处重复涂抹晕染。

画眼线：可给人睫毛浓密、眼睛轮廓清晰的感觉，还可使眼睛看起来大一些，突出眼睛的神韵。画眼线时宜选择笔芯较软的防水眼线笔，上眼线从内眼角沿睫毛根部向外描画，下眼线可从眼尾向下眼睑中部描 1/3，内眼角不画。

（6）涂刷腮红

腮红可以表现肤色的健康状态，使脸部看起来光彩照人，也可使脸型更立体。按照脸型从颧骨和颧骨下方向外上方向晕染，同时应注意选择与自己肤色相符的腮红颜色。

（7）唇部修饰

和谐的唇部修饰可以表现出嘴唇鲜艳的色泽和有魅力的外观。唇彩或唇膏色彩的选择应与服装和眼影的色彩保持协调。先用唇线笔勾勒出唇形后涂上口红，再酌情选择搭配的唇彩。如为日常妆面只需用唇膏将唇部涂匀即可展现自然的美感。

三、仪表美

（一）仪表及仪表美的概念与内涵

仪表，是指人的外表，一般包括服饰、容貌、姿势、神态及风度，是一个人的精神面貌、内在素质的外在体现。（因其他内容均在相关章节已有介绍，故本节重点介绍服饰方面的内容。）

仪表美是一个综合概念，它的内涵有三层：其一，仪表美是指人的容貌、形体、体态的协调优美，是一种自然美，是仪表美的基础；其二，仪表美是指通过修饰打扮以及后天环境影响产生的美，是一种创造的美，是仪表美的发展；其三，仪表美是一个人纯朴高尚的内心世界和蓬勃向上生命活力的外在表现，是一种深层次的美，是仪表美的本质。可见，仪表美不仅是物质躯体的外壳，也反映抽象的内在灵魂，它们互为表里，相得益彰。

（二）仪表美的基本要求

仪表美的外在表现主要在于一个人服饰，一般包括服装及饰品。服饰既可用来遮体御寒，同时也是一种文化，能够反映一个国家、一个民族的经济水平，文化素养、精神与物质文明发展的程度。服饰又是一种无声的语言，它显示着一个人的社会地位、文化品位、审美意识以及生活态度等。

（三）仪表服饰着装的原则

1. 遵循 TPO 原则

服饰是一种造型艺术，其穿着原则是"量体裁衣"。所谓"量体"，不仅是指量人的体型，如高矮、胖瘦，还要"量"人的内在精神、气质、文化素养以及着装的具体客观环境。国际上公认的着装原则是"TPO"。其中 T（Time）代表时间、季节、时令；P（place）表示场所或地点；O（Object）表示情况及对象。这个原则要求人们着装时不忘考虑客观因素，在追求服装的个性完美的同时，千万不可忽视"共性"对它的制约，不能撇开环境去孤立地强调"个性"，否则，不但产生不了美的效果，还会使着装者处于尴尬境地。例如穿上时髦性感的裙装去参加庄重的会议，显然是不合适的。

2. 整体性原则

培根所说："美不在部分而在整体。"正确的着装，能起到修饰形体、容貌等的作用，形成一种和谐的整体美。服饰的整体美构成因素是多方面的，包括人的形体和内在气质，服饰的款式、色彩、质地、工艺及着装环境等。服饰美就是从这多种因素的和谐统一中显现出来的。也就是说，如果孤立地看一个事物的各个部分可能都不美，但从整体看却可能显得很美。色彩的不协调也可能破坏服装的整体性的美感。

3.个性化原则

着装的个性化原则，主要指依个人的性格、年龄、身材、气质、爱好、职业等要素，力求在外表上反映一个人的个性特征。而现代人的穿着风格主要讲求美观、实用、突出个性，因此，服饰也就呈现出越来越强的表现个性的趋势。选择服装要因人而异，其着重点在于展示所长，遮掩所短。各式服装有各自的风格和内涵，只有个性化的着装，才能在人与物和谐统一的同时显现其独特的个性魅力，塑造、展示出最佳形象和风貌。

4.体现文明、整洁

着装应文明大方，符合社会的道德传统和常规做法。在公务场合，应忌穿袒胸露背、暴露大腿、脚部和腋窝的服装。着装要保持整洁，对于各类服装，都要勤于换洗，不应使其存在明显的污迹、油迹、汗味和体臭。

（四）服饰着装的技巧

1.服装的类别

不同社交场合，对服装的要求是不同的，比如参加宴会、晚会等重要社交活动的服装与郊游、运动或居家休息的服装，就有很大区别。为了着装得体，就要了解在什么场合应穿什么衣服，什么服装适合在什么场合穿。

（1）正式服装

正式服装用于参加婚葬仪式、会客、拜访、社交场合。这类服装式样，一般是根据穿用目的、时间、地点而定。现在的正式服装正在简化，但是保持着它的美感和庄重感。在穿着正式服装时，要注意与自身条件相协调，并慎重选择款式和面料，才能给人以雅致的印象。

（2）便装

便装指平常穿的服装，使用范围比较广泛，根据不同的用途和环境，便装又分很多种。街市服比礼服随便得多，例如上街购物、看影剧、会见朋友等可以穿着。它很大程度上受流行趋势影响，是时装的重要组成部分。每个人可根据自己的爱好及自身的客观条件选择各式各样的街市服，但穿着时一定要注意到它是否符合将要去的环境与气氛。旅游服、运动服等依据具体情况做准备，重要的是舒适、实用、便于行动。家庭装与家庭的气氛相称。在家里要做家务，还要休息，以便养精蓄锐，所以家庭装应随意、舒适、格调轻松活泼。早晚穿着的有晨衣、睡衣等，但不能穿这类服装会客。

（3）职业装

职业装即工作服装，适合各自职业的性质，工作环境，实用又便于活动，给人整齐划一、美观整洁之感，能振奋人心，增强职业自豪感。如果是旅游接待人员的工作服，应便于人体的各部分活动，自然得体大方；而作为教师，其职业服装应显出端庄、严谨并富有亲和力的特征；护士的职业服装，应与救死扶伤的工作特点及"亲切、端庄、简洁、明快"的职业形象相适应。

2.着装注意事项

（1）注意协调

所谓穿着的协调，是指一个人的穿着要与他的年龄、体型、职业和所处的场合等吻合，表现出一种和谐，这种和谐能给人以美感。

穿着的服饰与性格、年龄相协调。比如，性格活泼者穿色彩鲜艳、线条多变的服装，才更能充分展示其内在的活力；性格文静者，穿色彩素雅的服装则显得更加娴静；年轻人应穿着鲜艳、活泼、随意一些，体现出年轻人的朝气和旺盛的精力，而中、老年人则应选择庄重、典雅、整洁的服饰，以体现出稳重和成熟。

服饰与人体的和谐，还要考虑身材、体型与布纹、色彩的关系。身材高的人，宜穿横条衣服；而身材矮的人，宜穿竖条衣服；体瘦的人，着装宜浅色而不宜深色。在服装的款式方面，瘦人宜选择宽松的服装，领型宜选圆领、方领和立领，这样会使瘦人的体型显得丰满一些；胖人应选择深色、质硬的面料，款式应简明，线条宜流畅，领型则以"V"字型和鸡心型的为上。

服饰还应与环境和谐。娱乐时以穿轻松轻便的服装为好；参加庆典时则以庄重的西服为上；运动时则以便于活动的服装最佳，同时也要注意与气候环境相适应。

（2）注意服装的色彩搭配

服装的色彩搭配应以"整体协调为主"为基本准则。全身着装颜色搭配最好不超过三种颜色，即"三色原则"。而且以一种颜色为主色调，颜色太多则显得乱而无序，不协调。灰、黑、白三种颜色在服装配色中占有重要位置，几乎可以和任何颜色相配并且都很合适。

①几种常见的色彩搭配法：

统一法：即配色时尽量采用同一色系中各种明亮度不同的色彩，按照深浅不同的程度进行搭配，以创造出和谐之美。

对比法：即在配色时运用冷暖、深浅、明暗两种特性的相反的色彩进行组合的方法。它可以使着装在色彩上反差强烈，静中有动，突出个性。

呼应法：即配色时在某些相关的部位刻意采用同一种色彩，以便使其遥相呼应，产生美感。例如，穿西装的男士讲究鞋和包同色，就是运用了呼应法。

点缀法：即在采用统一法配色时，为了有所变化，而在某个局部小范围里，选用其他某种不同的色彩加以点缀美化。

②色彩的感觉：

色彩给人以感觉，感觉得到的色彩总会给人以种种联想，总会调动人的某种情绪，激起情感世界的阵阵波澜。由于人们长期生活经验的积淀，色彩的象征性也慢慢形成一种社会约定，并逐渐形成一种普遍的色彩心理。

红色：兴奋、热烈，象征胜利、吉祥、喜庆，使人联想到生命的跳动，但有些地方的红色会给人以紧张、烦躁之感。

粉红色：含蓄、稚嫩、温柔，使人联想到含苞欲放的春天。

棕色：厚重、稳实，深秋之色，略显神秘感。

橙色：饱满、华丽、温暖、欢快，但看久了会使人感到疲劳。

黄色：明快、纯净、高贵、辉煌，象征崇高、威严，是中国古代的皇权之色。

绿色：平和、稳定，象征生命、和平和青春，使人联想到生气盎然的大自然。

黄绿色：高雅、尊贵。

蓝色：安祥、宁静，略有空虚感。

紫色：神秘、高贵，略有忧郁之感，纯紫色略有恐怖感。

白色：雅致、坦率、明亮，象征纯洁无瑕，或空虚、无望。

黑色：稳重、深沉、肃穆，有神秘感、恐怖感，或刚强、坚定、冷峻。

灰色：朴素、大方，和气文雅，或有抑郁、寂寞感。

总体上，暖色兴奋，冷色沉静。

（3）兼顾身材特点

身材矮小者，应选择垂直的长线条花纹的衣料，可以穿着鲜亮，明亮度高的服装，整套颜色的变化太多、太复杂，选色要简洁明快，不宜穿横条花纹的服装；身材高大者，整套服装不要只有一种颜色，要有适当的色彩点缀，不宜穿色彩鲜艳的服装；身体瘦弱者，服装色彩要鲜艳，避免用单调灰暗的颜色；体型肥胖者，应尽量用单色，明亮对比不大的调和色，衣服要宽窄合适，穿上散开的裙子比筒裙更好看，黑色、藏青色会使人显得苗条。

（4）考虑自身的肤色

服装的色彩应与个人的肤色和谐。肤色白皙者，对色彩选择余地较大，或明亮或深沉，都会穿出或朝气勃勃或冰清玉洁的效果；肤色黄灰者，适合穿白底小红花、白底小红格等服色，以便让面部肤色富有色彩感和细腻一些，一般不选用米黄色、土黄色、灰色色调的服饰，这些色彩会使肤色显得没有光泽，也不宜穿粉红、鹅黄、嫩绿之类娇嫩色彩的衣服，以免对比显得皮肤更粗糙、脸色更黄；肤色深暗者，适宜穿浅色、明净或深色彩的服装，在形成黑白对比时，增加了明快感与大反差的魅力，要避免穿、用深褐色、深咖啡色、黑紫色或纯黑色服饰；肤色红润者，宜穿茶绿色、墨绿色服装，显得活泼有朝气。

（5）主要场合

根据不同的场合进行穿着打扮。在不同的环境场合选择与之相适应的服装。如在一场高雅的晚会上穿着一套职业套装是不恰当的；国家领导人正式会见外宾时，无论气候怎样，均以身着正式的西装出现，显示出对来访者的尊敬，但若邀请外宾进行休闲活动时，则不需着西装、领带，运动系列的服装是合适的。

（五）护士职业服饰的特殊要求

护士的仪表应给病人带来信任、安慰、温暖和生命的希望。护士着装仪表应遵循"整洁、得体、适度"的原则。护士服装应注重清洁、长短适宜、松紧适体、方便工作；护士帽、袜、鞋都应干净、舒适、规范。

1. 护士服

护士服一般要求：清洁、平整、无褶、庄重、大方、适体，无污渍、血渍；衣扣要扣齐；长短应适宜，以身长刚好过膝、袖长至腕部为宜；腰部用腰带调整，宽松适度；不外露内衣，毛衣的领子不得高出护士服的衣领，夏天的裙子长度不得超出护士裙服，下着白衬裙或白裤；口袋里不宜放置过多的东西；护士服的面料应透气、不透明、容易清洗、易消毒。此外，护士服可根据工作环境、对象选择不同颜色、款式。例如：儿科可选择粉色或彩色的衣服，孩子们容易接受；监护室、手术室可选择短上衣和裤子，以方便工作，颜色可选择绿色，因为绿色象征着健康，生机勃勃，可给人一种回归自然的感觉等。

2. 护士帽

护士帽代表的语言："我是一名护士，我为您的健康服务"。护士帽的种类有圆帽和燕帽两种。

燕帽：造型端庄、可爱，像白色的光环，圣洁而高雅。护士的燕帽使护士的着装更加美丽大方，显示了护士特有的精神风貌，是护士职业的象征。燕帽边缘的彩道多为蓝色，象征严格的纪律，是责任和尊严的标志，同时有一定的含义：横向的蓝色彩道是职称高低的象征。一道横杠是护士长，两道横杠的科护士长，三道横杠是护理部主任；斜行的蓝色彩道是职称高低的标志：一条斜杠表示护师，两条斜杠表示的是主管护师，三条斜杠表示的是主任护师。"授帽仪式"为护生成长为护士的重要的标志之一,足可见护士帽在护士的服饰和仪表中的重要性。

圆帽:传统的护士圆帽主要是防止由于头发或头屑造成或可能造成的污染,及保护护理人员免受异物污染。目前国内许多医院的手术室、骨髓移植室、重症监护室等科室的护士均佩戴圆帽。

(1)护士帽的戴法

戴燕帽:短发前不遮眉,后不搭肩,侧不掩耳为宜;长发要梳理整齐盘于脑后,发饰素雅、庄重;无论长发短发都要清洁无异味;燕帽洁白平整无皱折并能挺立;系戴高低适中,戴正戴稳,距发际4~5 cm;用白色发卡固定于帽后,发卡不得显露于帽子的正面。

戴圆帽:前达眉睫,后遮发际,将头发全部包住,不戴头饰;缝封要放在后面,边缘要平整。

3.护士袜

以白色或肉色为宜,袜口不宜露在裙摆或裤脚外边;若着衬裙时袜与裙之间不应有过渡,即袜边不外露于裙摆之下;着裙装应穿连裤袜或长筒袜,并配以白色或浅色鞋。切忌穿着挑丝、有洞或用线补过的袜子。

4.护士鞋

护理工作繁忙,工作时间内走动较多,为了减少护士的劳累程度,且不影响病人的休息,护士鞋的选择应是(图4-27):软底、坡跟或平跟、防滑的。护士鞋的选择要注意与服装协调,以白色或乳白色为主,并始终保持护士鞋面的清洁。

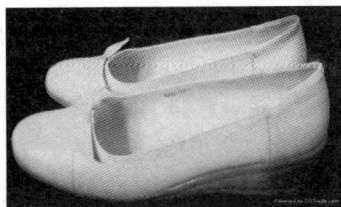

图4-27　护士鞋

(六)与工作有关的饰物

1.护士表

护士表是护士工作中不可缺少的饰物。护士表最好佩戴在左胸前,表上配有短链,用胸针别好,或用胸卡别好。由于护士表盘是倒置的,低头或用手托起表体即可察看、计时。这样既卫生又便于工作,亦可对护士服起到装饰作用,更能体现护士特有的形象。

2.发卡

用于固定护士帽的非装饰性饰物。一般情况下,护士的燕帽需要发卡来固定,发卡的选择应是白色或浅色,左右对称别在燕帽的后面,一般不外露。一般情况下,护理人员在工作时间头部不宜佩戴一些醒目的饰物。

3.胸卡

胸卡是护士工作的身份证,护士上岗要佩戴胸卡,并要注意保持整洁、干净。歪歪扭扭、粘贴胶布的胸卡会影响到护士在工作中的形象。

4.其他饰物的佩戴

饰物是一种点缀。但是作为护士,工作时要求不佩戴各种张扬的饰物。一方面,佩戴饰物不便于工作,因为护士工作很多都需要保持无菌,如果佩戴了手链,难免会造成污染,如果手上佩戴有戒指,也会影响手的清洁、消毒;另一方面,佩戴了许多花哨的饰物,会使护士在病人心中庄重、纯洁、大方、自然的"天使"形象大打折扣。医院是一个整洁、安静、严肃的场所,过于修饰会使自己与医院这个大环境不和谐,与自己的职业不协调。

四、仪态美

培根说："在美方面，相貌美高于色泽的美，而优雅合适的动作之美又高于相貌之美。"

（一）仪态的概念及仪态美的标准

仪态是指人在行为中的姿势和风度。姿势是指身体所呈现的样子，风度则属于内在气质的外化。每个人总是以一定的仪态出现在别人面前，一个人的仪态包括他的所有行为举止：一举一动、一颦一笑、站立的姿势、走路的步态、说话的声调、对人的态度、面部的表情等，而这些外部的表现又是他内在品质、知识能力等的真实流露。一般来说，男士的举止要表现有力度、健壮、自然、大方、沉稳，而不是装腔作势，冒冒失失或扭捏做作；女士则应面带微笑、动作轻盈、敏捷，而不是矫揉造作，躲躲闪闪。护士良好的仪态是取得病人信任、建立良好护患关系的"通行证"。

仪态美遵循的总的要求原则为：文明、礼貌、优雅。文明，是指举止自然、大方，高雅脱俗，有教养；优雅是指行为举止规范美观，有风度，颇具人格魅力；礼貌是指行为举止彬彬有礼，对人友好、和善，尊敬他人，体现出对他人的尊重和善意。

（二）护士仪态美的要求

护士仪态美应该表现出尊重病人、尊重习俗、遵循礼仪、尊重自我。护士的行为举止，应该文雅、活泼、健康、有朝气、稳重。具体来说，包括以下方面。

1. 站姿

站姿是生活中最基本的造型动作。站立是护理活动与人际交往中最基本的姿态，护士的站姿应给人以挺拔向上、舒展、俊美、庄重大方、亲切有礼、精力充沛的印象。

站姿的要领：

★一平：头平正，双肩平，两眼平视

★二直：腰直，腿直，枕区、背、臀、足成一直线

★三高：重心上拔，使看起来显得高

（1）正确的站姿

抬头，颈直，下颌微收，目视前方，目光平和自信；挺胸收腹，立腰，肩平；双臂放松，自然下垂于身体两侧，或双手相握于腹前；双腿并拢，脚跟靠紧，脚尖分开呈"V"字型，或双脚成"丁"字型站立，使人体重心落于双脚间。这样的站姿可显得护士体态庄重、文雅，同时也能显示出女性的阴柔之美，体现节力原则。

（2）不雅的站姿

站立时身体东倒西歪，重心不稳，更不得倚墙靠壁，一副无精打采的样子。另外，双手不可叉在腰间或环抱在胸前，貌似盛气凌人，令人难以接受。

（3）站姿的训练

可在室内靠墙站立，脚跟、小腿、臀、双肩、后脑勺都紧贴着墙，收腹、平视、面带微笑，如果配上音乐，可以使心情愉快，站姿优美，也能减少痛苦，每次坚持15分钟左右，养成习惯；也可到室外广场上、道路旁人员众多的地方面带微笑站立，这样更容易培养人们多方面的素质。为了使站姿规范、优美，还可以配合健美训练，通过科学而系统的训练，可以增强体质、改善形体和姿态，陶冶情操。

站姿训练要靠日积月累，除了坚持训练外，在日常生活中，应处处自觉地要求自己保持正确的站姿，天长日久，形成习惯，才能真正做到站姿优美。

（4）站姿的禁忌：

★东倒西歪

★耸肩勾背

★双手乱放

★脚位不当

★做小动作

2. 坐姿

（1）正确的坐姿

所谓坐有坐相，是指坐姿要端正。一般要兼顾角度、深浅、舒展等三方面的问题，真正做到"坐如钟"。角度，即人在取坐位后，躯干与大腿、大腿与小腿、小腿与地面间所形成的角度，这种角度的不同可带来坐姿的千姿百态；舒展，即入座前后身体各部位的活动程度；深浅，即入座后所占椅子的面积。为了使自己坐姿从入座到离座都表现出一种端庄、舒雅、自然的姿态，护士不仅要注意坐姿，还要顾及入座和离座时的姿态，以避免出现令人尴尬的局面。护士的坐姿应该体现出护士的谦逊、诚恳、娴静、稳重。护士坐姿的要领如下：

入座时走到座位前方，距身后的椅子约半步距离，一腿向后撤，用腿部感觉坐位的远近后，再轻稳坐下，入座时用双手抚平护士服裙摆，随后坐下，以显得端庄娴雅，在入座及调整坐姿座位的过程中，都要不慌不忙，悄无声息，以体现自己良好的修养。

坐定后，一般只坐前 1/2～1/3 的椅面，头面向谈话对象，目光注意交谈对方，要做到立腰、挺胸、上身正直、双肩平正放松，两手自然放于双膝部或椅子扶手上，或两手轻握置于两大腿之上端中部，双腿可有一些变化。

离座时，与入座一样，都要注意轻盈、稳健无声，注意使身体保持平衡、自然，可以一脚先向后方收半步，而后平稳站起再离座为宜。切不可突然跳起，惊吓他人，或慌慌张张发出声响，或丢三落四离座又返。护士的坐姿要体现谦逊、诚恳、娴静、端庄之美。

男护士坐姿：强调动作的潇洒、大方、刚毅、洒脱，也可略随意一些，如双膝、双腿可略分开，以充分显示男士的阳刚之美。

（2）不雅的坐姿

半躺半坐，前倾后仰，左顾右盼；将两腿伸直翘起或过于分开，翘二郎腿并抖动；用腿勾椅或将腿放在桌子、扶手上或随意脱鞋；将手放在大腿中间或垫在大腿下；脚尖冲着他人，不停抖动等，会给人以轻佻之感；大腿并拢而小腿分开，或双手放于臀下。

（3）坐姿禁忌：

★不要坐满椅子。

★切忌脚尖朝天。

★切忌坐椅时前俯后仰、东倒西歪。

★不可摇腿、抖脚。坐立时，腿部不可上下抖动，左右摇晃。

★忌双脚直伸出去。

★忌以手触摸脚部。

★忌以脚自脱鞋袜。

（4）坐姿训练

按坐姿基本要领，着重脚、腿、腹、胸、头、手部位的训练，可以配舒缓、优美的音乐，可以减轻疲劳，每天训练20分钟左右。训练的重点是要求背部挺直和腿姿健美。

3. 行姿

行姿属动态之美，护士的走姿应协调、稳健、轻盈、自然。良好的行姿能给人以美的享受。护士的走姿应该体现出护士的文静、风雅、健美、有朝气。规范的走姿要领如下：

头正：双目平视，收颌，表情自然平和。

肩平：两肩平稳，防止上下前后摇摆。双臂前后自然摆动，前后摆幅在30°~40°，两手自然弯曲，在摆动中离开双腿不超过一拳的距离。

躯挺：上身挺直，收腹立腰，重心稍前倾。

步稳：步履轻捷，柔步无声，步幅适当，行进的速度保持均匀、平稳，不要忽快忽慢，在正常情况下，步速应自然舒缓，显得成熟、自信。

(1)正确行姿

◆保持正确站姿，做好起步准备。起步重心前移，以大腿带小腿，行走时，应伸直膝盖，尤其是前足着地和后足离地，膝部不能弯曲，步幅以一脚距离为宜。

◆抬脚时，脚尖应正对前方，不能偏斜，否则就会出现"外八"或"内八"，使走姿不雅。

◆行走时，沿直线行走，即两脚内侧应落在一条直线上，双肩平稳，双眼平视，挺胸收腹，双臂前后自然摆动，掌心向内，手掌向下伸直，摆动幅度以30°~35°为宜，以含蓄为美，步履轻盈、稳健、柔和无声。男护士的步履应雄健、有力、潇洒，展现刚健、英武的阳刚之美。

(2)不雅行姿

走路时不可弯腰驼背，大摇大摆或左右晃动脚尖呈"内八"或"外八"字型，脚拖地面忽快、忽慢、方向不定也是不雅、不礼貌的走姿。多人行走不要并排前行，以免影响有急事的他人行走。在走廊等较窄的地方时，如果有病人从对面走来，护士应主动侧身站立一旁让位。

(1)切忌身体摇摆。

(2)双手不可乱放。

(3)有急事莫奔跑。

(4)同行不要排成行。

(5)在抢救病人时须快步行走保持上身平稳，步履紧张有序，切忌奔跑，给人慌乱之感。

(3)走姿训练。

许多人走路都有不良的习惯，要使步态符合规范，必须加强训练。训练可按以下步骤进行：

1)双臂摆动训练：身体直立，双臂以肩关节为轴，按摆动幅度的要求前后自然摆动，这样可以纠正双肩僵硬，双臂左右摆动的毛病，使双臂摆动优美自然。

2)步位、步幅的训练：在地上划一直线，行走时两脚内侧落在线上，并检查自己的步幅大小，这样可以纠正"内八"、"外八"及脚步过大或过小的毛病，使步态有节奏感。

3)行走训练：头顶一本厚书，先缓步行走，待协调后再加快脚步，这样可以克服走路时摇头晃脑、东张西望的毛病，保持行走时头正、颈直、目视前方的姿态。

4)步态综合训练：训练行走时各部位动作的协调一致，行走时配上节奏感较强的音乐，掌握好行走时的节奏速度，上身平直，双臂摆动对称，步态协调优雅自然。

(4)行走中的礼仪

人们往往会在不同场所中展现行姿，在不同情况下，既要遵守礼仪要求，也要针对具体情况具体对待。适度的行进速度可很好地体现走路时的良好姿态，过快，会给人匆忙、不稳重的心理暗示；过慢，又会给人以拖沓、懒散的感觉。过快或过慢都无法保持良好的姿态。护士在工作岗位上的行姿应轻盈、敏捷，给人以轻巧、美观、干练之感，彰显出护士的端庄、文静、优雅和朝气。因此，要求护士在日常工作时行走节奏快慢适当，给人一种矫健、轻快，从容不迫的动态美。

一般情况下，男护士的步速为100～110步/分钟为宜，女护士的步速以110～120步/分钟为佳。但在抢救病人、处理急症等情况下，通常需要快速行进，争取时间，挽救生命。如果护士、医生都在病区内跑起来，势必会制造紧张气氛，影响病人；另外，又在无意之间传递出护士或医生不成熟或不稳重的信息，容易使病人及家属产生不信赖的感觉。所以，最好的方式是采用"快行步"以达到"跑"的目的。"快行步"的步速应达到每分钟140步左右，而要达到这个速度，步幅应该减小，保持上身平稳，全身配合轻盈、灵敏，给人以轻巧、美观、柔和之感，显示护士端庄、典雅、温柔、成熟的内在之美。

1）漫步：

漫步又称散步，它是一种休息方式，其表现形式是随意行走，一般不受时间、地点、速度等条件限制，但应当避免在人多拥挤的道路上漫步，避免造成对他人的妨碍或对自己安全的影响。

2）上下楼梯：

①单行单走：上下楼梯时，都应该单行单走，不宜多人并排而行。

②右上右下：上下楼梯时，都应靠右侧行走，即应右上右下，将自己左侧的通道留出，以方便有紧急事务者快速通过。

③带路在前：上下楼梯时，如果为别人带路，应走在前，不应位居被引导者之后。

④注意安全：上下楼梯时，最好避免与人交谈或浏览手机，因为大家都要留心脚下，注意安全。亦不要站在楼梯口或楼梯转角处与人进行深谈而妨碍他人通过。

⑤避免闪失：与长者、异性一起下楼梯时，若阶梯过陡，应主动走在前面，以防身后之人出现闪失。

⑥谨防碰撞：上下楼梯时，不仅要注意阶梯，还要注意与身前、身后之人保持一定距离，以防碰撞受伤。

除此之外，还要注意上下楼梯时的姿势、速度。不管自己的事情有多急迫，在上下楼梯时都不应推挤他人，或是坐在楼梯扶手上快速滑下。上下楼梯时快速奔跑也是欠妥当、有失礼仪的。

3）进出电梯：

①注意安全：当电梯门关闭时，不要用力扒门，或是强行挤入。当电梯超载报警时，不要心存侥幸，硬挤进去。当电梯在升降中因故暂停时要耐心等候，不可冒险攀爬而出。

②注意出入顺序：在与不相识者同乘电梯时，进入电梯要讲先来后到，出来时则应由外而里依次而出。与熟人同乘电梯，尤其与长者、女士、客人一起时，一般视电梯类别而定：有人管理的电梯，应主动后进后出。无人管理的电梯，则应先进后出，目的是控制电梯，主动服务于人。另外，当乘坐自动扶梯时，按照国际礼仪惯例，应站立于右侧，留出左侧作为紧急通道。

4）通过走廊：

许多房间往往由长短、宽窄不等的走廊连接在一起。走廊虽有室内走廊与露天走廊之分，但行路礼仪却基本相近。

①单排行进，主动行于右侧，这样即使有人从对面走来也互不相扰。

②若是在仅容一人通过的走廊上与对面来人相遇，则应面向墙壁，侧身相让，请对方先通过。若对方先这样做了，则应向其表示真诚感谢。

③缓步轻行，悄然无声。一般来说，走廊多与房间连接，切勿快步奔走，同时也要避免大声喧哗。

④循序而行。不要为了走捷径、图省事、找刺激而去跨越某些室外走廊的栏杆，或行于其上。

4. 蹲姿

"蹲姿"是在进行低位操作或低位拾取物品时常用到的动作，蹲姿应体现典雅之美。

常用的蹲姿有单膝点地式、双腿高低式，然而无论何种蹲姿，都要力求做到优美。如用一手拾物品时，以双腿高低式最为优美，走到物品左边或右边，一脚踏出半步后再蹲下身来。采用蹲姿时，切忌转身或撅臀。

(1)女子的蹲姿：女子下蹲时，左脚在前，右脚稍后，两腿靠紧，向下蹲。因为女子多穿裙子，所以两腿要靠紧。

(2)男子的蹲姿：要注意的是，下蹲时无论采取哪种蹲姿，都应掌握好身体的重心，避免在病人面前滑倒的尴尬局面出现。

5. 手势

古罗马政治家西塞罗说："手势恰如人体的一种语言，这种语言甚至连最野蛮的人都能听懂。"手势是社交场合和服务工作中经常用的"体态语言"。正确规范地使用手势，不仅能明确地传递信息，而且是动态美的体现。

(1)垂放

是最基本的手势。护士站立时，双手自然下垂，掌心向内，相握于腹前或分别放于大腿两侧。

(2)持物

护理工作中，护士持物最多的是端治疗盘、持病历夹、推车等。

1)端治疗盘：双手握于盘两侧，掌指托盘，双肘靠近腰部，前臂与上臂呈90°，双手端盘平腰处，重心保持于双臂，取放、行进平稳，不触及护士服。进出房门时可用肘部轻轻将门推开或关闭，禁止用脚踢门。

2)持病历夹：一手臂自然垂于体侧，一手持文件夹，使其下端在髂嵴上方，文件夹面与身体长轴呈45°角。

3)推车行进：护士位于车后，双手扶把，重心集中于前臂，身体正直，面带微笑，进出病房时，忌用车撞门，忌一手拽着车把或一手随意推着车前进等。

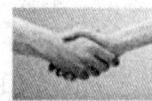

握手：欢迎对方　　挥手：招呼或告别

"V"字形手势　　竖大拇指手势

图4-28　常用手势语

(3)指示手势(图4-28)

在日常生活中有各种手势语。如指示方向时以右手或左手抬至一定高度，五指并拢，掌心斜向上方，以其肘部为肘，朝一定方向伸出手臂，用于为病人或他人指示方向的手势。

（4）递物与接物

递物与接物是常用的一种动作，应当双手递物、双手接物，表现出恭敬尊重的态度。递物时要注意，如果是文件、名片等要将正面对着接物的地方；如果是尖利的物品，要将尖头朝着自己，而不要指向对方。接物时不要漫不经心，在双手接物的同时应点头示意或道声谢谢。

6. 表情

在体态语中，面部表情最为丰富，且最具表现力，能迅速而又充分地表达各种感情。在人际沟通方面，表情起着重要的作用。

护士的表情应该是真诚、亲切、友好的，护士美好的内心世界及护士对病人和蔼的态度是通过面部表情传递给对方的。因此，表情是塑造护理职业形象美的重要组成部分，构成表情的主要因素是目光和微笑。

（1）目光

泰戈尔说："在眼睛里，思想敞开或者关闭，放出光芒或是没入黑暗，静悬着如同落月，或者像忽闪的电光照亮了广阔的天空。那些自有生以来除了嘴唇的颤动之外没有语言的人，学会了眼睛的语言，在这表情上是无穷无尽的，像海一般的深沉，天空一般的清澈，黎明和黄昏，光明与阴影，都在自由嬉戏。"

目光是面部表情的核心。在人际交往中，目光是一种真实的、含蓄的语言。"眼睛是心灵的窗户"，从一个人的目光中，可以透视他的内心世界，在人与人面对面的交往中，信息的交流常以目光交流为起点。目光运用得当与否，直接影响到信息传递和交流的效果。一个良好的交际形象，目光应坦然、亲切、友善、有神。另外，在应用目光交流时，还要注意目光的凝视区域，即人的目光所落的位置。

根据人们交往中活动内容的不同，人的目光凝视的区域也不同，一般划分为三种情况。

第一种，公务凝视区域。公务凝视是在洽谈业务、磋商问题和贸易谈判时所应用的一种凝视。凝视的区域以两眼为底线，额中为顶角形成的三角区。如洽谈业务，如果你看着对方这个区域，就会显得严肃认真，对方也会觉得你有诚意。因此，这种凝视是商务人员和外交人员经常使用的一种凝视行为。

第二种，社交凝视区域。这是人们在社交场所使用的一种凝视。凝视的区域以两眼为上线、唇心为下顶角所形成的倒三角区。当你与人交谈凝视对方这个部位时，能给人一种平等、轻松感，从而创造出一种良好的社交气氛。所以在鸡尾酒会、茶会、舞会和各种类型的友谊聚会的社交场合中，最适合使用这种凝视。

第三种，亲密凝视区域。这是亲人之间、恋人之间、家庭成员之间使用的一种凝视。凝视的位置是从双眼到胸部之间。这种凝视往往带着亲昵爱恋的感情色彩，所以非亲密关系的人不应使用这种凝视，以免引起误解。

目光的表现力极为丰富，也极为微妙，难以规定出一个什么模式。但是，目光常受感情因素制约，在交往中怎样正确运用目光，关键是把握好自己的内心感情，感情把握得当，目光就会发挥更好的作用。护士对病人真诚、友善的情感往往是通过眼神表现出来的。当病人心情沉重时，看到的是护士温和的目光；当病人心烦意乱时，看到的是护士坚毅的目光；当病人焦虑恐惧时，看到的是护士镇定的目光。这些目光对病人来说好比冬日里的阳光、夏天的甘露，融汇成一股股暖流温暖并滋润着他们的心田。

目光接触禁忌：

◆目光飘浮不定。眼神不集中，表现疲惫、心不在焉。

◆不正眼看人。或表现出轻浮或鄙夷神情，让病人产生受辱的感觉。

◆视而不见。护士巡视病房时，对病人求助的目光视而不见，病人内心笃定你是个不负责任的护士。

◆操作时视线不集中在操作部位。哪个病人会安心的交给你接诊。

◆眯着眼睛注视人可表示为鄙视、轻视、仇恨，有时也可理解为调情、挑逗。

◆眼睛始终不看病人表现对他（她）毫不在乎，对话题没兴趣，可以让人觉得你很傲慢、无知、不友好、厌烦、拒绝与他（她）交往，会让对方的自尊心受到伤害，因此对你失去信任。

◆交流时目光躲闪、不敢正视对方会被认为心虚、不诚实，易让人怀疑你的可信程度。

◆将目光移来移去，上下左右反复打量可表示好奇、吃惊，会让病人产生疑虑、不快。

◆目不转睛。对异性病人连续对视时间不宜超过 10 秒，长时间盯视是失礼的。

◆将目光凝聚在对方面部某个部位可能使对方怀疑自己该部位出现什么问题，而陷入窘态。

（2）微笑

微笑不仅在外表上能给人以美感，而且还可以最真实地表达自己热情与友善之意，甚至还能够打破僵局，产生巨大的感染力，以影响交往对象。微笑是"世界通用的语言"。

微笑已成为人际交往中不可缺少的礼节，把真诚友好的微笑贯穿于护理活动的全过程，是对护理人员面部表情的基本要求。微笑应是发自肺腑、发自内心的笑，应该笑得真诚、适度、合时宜。

微笑的基本特征是齿不露、声不出，既不要故意掩盖笑意、压抑喜悦，也不要咧着嘴笑。笑得得体，笑得适度，才能充分表达友善、诚信、和蔼、融洽等美好的情感。护士的微笑，是送给病人的一剂良药，能驱散病人心中的愁云，微笑使护士的相貌变得生动而感人，使护理形象得以提炼和升华。

微笑的运用：

在人的各种笑容中，微笑最常见，用途也最广。微笑是礼貌待人的基本要求。在护理工作岗位中，面对闷闷不乐的人，尤其是面对护理对象和家属时，护士的笑容就像穿透云层的阳光，照亮他们的生活，温暖他们的内心。

微笑时应注意：自然大方，发自内心；笑容应与自己的举止、谈吐很好的呼应，做到表里如一，笑得得体，气质优雅；笑时应确保眉、眼、鼻、口、齿、面部肌肉和声音表现协调，无任何做作之态。所以，平时应多注意进行微笑的技术训练，使自己充满阳光，时刻释放正能量。

可通过如下方法进行训练：

①阳光思绪练习法：在平静的状态下，回忆甜蜜的过去或展望美好灿烂的未来，使笑肌收缩，嘴巴两端做出微笑的口型。

②字母"e"法：口中发英文字母"e"音，进行微笑练习。

③咬筷子练习法：训练时应面对镜子，用门牙轻轻地咬住木筷子，嘴角对准木筷子，两边都要翘起，并对着镜子观察连接嘴唇两端的线是否与木筷子在同一水平线上。保持这个状态 10 秒钟，轻轻地拔出木筷子，维持这种状态。除要注意口型外，不要忘记眼睛的"笑容"训练。可以在笑得令自己最满意的时候，将眼睛以下部位用纸板或书遮挡，观察自己"双眼含笑"时的状态，并时常进行练习、强化。

【实习一】护士基本行为规范训练

护理事业的创史人费洛伦斯·南丁格尔说："护士,其实就是一只没有翅膀的天使。"

护理工作是科学技术和爱的结晶。

护理人员护士面带微笑,着装整洁,训练有素的走站坐等行为规范,秀雅合适;端庄稳重;自然得体;优美大方,不仅体现护士善良美丽,同时也展示护士内在的精神风貌。

第一部分:站

护士站立时,抬头、颈直,下颌微收,目视前方;挺胸收腹,立腰,肩平;双臂放松,自然下垂于身体两侧,或双手相握于腹前;双腿并拢,脚跟靠紧,脚尖分开呈"V"字型,或双脚成"丁"字型站立,使人体重心落于双脚间,这样的站姿可显得护士体态庄重、文雅,同时也能显出女性的阴柔之美,体现节力原则。

第下部分:坐

不雅的坐姿:坐立后上身前俯或后仰,双腿叉开过大或高跷二郎腿,显得既不文明又粗俗。双脚前伸过长,影响他人过路,也是不礼貌的坐姿。

正确的坐姿态为上身挺直、坐正,双腿并拢,两脚尖并拢略后收,两手叠放在大腿上。

站立起来时也应轻而稳。

第三部分:走

行走时,应伸直膝盖,尤其是前足着地和后足离地时,膝部不能弯曲,步幅以一脚距离为宜。抬脚时,脚尖应正对前方,不能偏斜,否则就会出现"外八"或"内八",使走姿不雅。沿直线行走,即两脚内侧应落在一条直线上,避免东伸一腿,西出一脚。

双臂前后自然摆动,肩部、肘部、手腕相互协调。摆动时,用双臂带动双肩,肘、腕自然随之,以身为轴前后摆动幅度为30°~35°,步履自然,手足配合协调,保持整个身体的有机统一,避免呆板僵硬,拘谨造作。

第四部分:蹲

蹲姿也应当是优美典雅的。护理人员在取低处物品或拾取落地物品时,切不可弯腰翘臀,而应使用蹲姿。具体做法是:一脚在前,另一脚在后,两腿靠紧下蹲,前脚全脚着地,小腿基本垂直于地面,后脚脚跟提起,脚掌着地,臀部要向下蹲。

第五部分:手持病历

手持病历时放在左臂的内侧,书写时身体稍向前倾,态度严肃认真。

第六部分:人际交往

护士要注重与病人和同事的交往,态度谦恭有礼。见面时身体行15°礼:目视脚前1.5米处,表示"您好"。与人交流时,注意保持适当的距离,注意声音不要太大以防影响他人,指示方向时手掌朝上,四指并拢配合语言为他人指示方向。

结束:

护理服务的对象是"人",平凡的过程中蕴涵着艺术美和技巧美,对生命的呵护,对老者的扶助,对病者的照顾,对临终者的关怀。无论是操作技术,还是观察技巧,无论是沟通交流,还是基本生活护理,都展现着护理的美。让我们的梦想插上天使的翅膀,在为人类健康的服务中实现。

【实习二】目光训练法

1.点上一只蜡烛,视点集中在蜡烛火苗上,并随其摆动,坚持训练可达目光集中、有神,眼球转动灵活。

2.追逐鸽子飞翔可使目光有神。

【实习三】微笑训练

1.情绪记忆法，即将自己生活中最高兴的事件中的情绪储存在记忆中，当需要微笑时，可以想起那件最使你兴奋的事件，脸上会流露出笑容。注意练微笑时，要使双颊肌肉用力向上抬，嘴里念"一"音，用力抬高口角两端，注意下唇不要过分用力。

2.对着镜子，做最使自己满意的表情，到离开镜子时也不要改变它。

3.当一个人独处时，深呼吸、唱歌或听愉快的歌曲，忘掉自我和一切的烦恼，让心中充满爱意。

微笑的规范：

1.口眼结合。要口到、眼到、神色到，笑眼传神，微笑才能扣人心弦。

2.笑与神、情、气质相结合。这里讲的"神"，就是要笑得有情入神，笑出自己的神情、神色、神态，做到情绪饱满，神采奕奕；"情"，就是要笑出感情，笑得亲切、甜美，反映美好的心灵；"气质"就是要笑出谦逊、稳重、大方、得体的良好气质。

3.笑与语言相结合。语言和微笑都是传播信息的重要符号，只有注意微笑与美好语言相结合，声情并茂，相得益彰，微笑方能发挥出它应有的特殊功能。

4.笑与仪表、举止相结合。以笑助姿、以笑促姿，形成完整、统一、和谐的美。

【实习四】护士职业淡妆的实践与训练

每个人的容貌都或多或少有一些不尽如人意之处，化妆术可以弥补其不足之处。或者由于过度的疲劳，人的面色憔悴，化妆术可以稍加掩饰；或者心情不好，化妆术可以使你看到一个美好的自我，从而增强自信心；想与好朋友聚会，良好的化妆可令你在朋友面前增辉不少；或者你要参加一个面试，一个精心的化妆会让你自信，同时也表示对别人的尊重。所以一个人的化妆意义很大，同时需要化妆的机会也很多。

护士妆容的要求是自然的、不留痕迹的、与身份场合相匹配的、表现出人精力充沛的淡雅之妆。"清水出芙蓉，天然去雕饰。"这是化妆的最高境界。

（一）化妆的原则和禁忌

1.化妆的原则

（1）美观化妆，意在使人变得更加美丽，因此，在化妆时要注意适度矫正、修饰得当，扬长避短。

（2）自然通常，化妆既讲求美化、生动，更讲求真实、自然。

（3）得体化妆，要讲究个性和注意场合。护士在工作岗位上的化妆一定是清新淡雅，社交或舞台妆可以稍浓。香水不宜涂在衣服上和容易出汗的地方，口红与指甲油最好为一色等等。

（4）协调高水平的化妆，强调的是整体的效果。所以在化妆时，应努力使妆面协调、服装协调、场合协调、身份协调，以体现自己品味不俗的气质。

2.化妆的禁忌

勿当众化妆，化妆要事先做好，或是在专用的化妆间进行。在工作场合，不要浓妆艳抹、香气四溢、令人窒息。勿使妆面残缺，如果妆面出现残缺，应及时避人补妆，如果置之不理，会让人觉得自己低俗、懒惰。也应避免借用他人的化妆品，不卫生。

（二）化妆品的选择

选择化妆品应根据年龄、季节、皮肤性质等不同情况来决定。25 岁以下青年，皮肤的条件好,一般选用水包油型化妆品为宜,少用或不用营养霜;25 岁以上 40 岁以下的女性,皮脂分泌开始下降,皮肤开始变得粗糙、干燥,并出现色素沉着或色斑,可适当采用营养性、保湿性的化妆品;40 岁以上的女性宜选用防衰老的化妆品,沐浴后可用蜜类化妆品敷身。

油性皮肤的人宜选用水包油型蜜类化妆品以及雪膏等,干性皮肤的人宜选用油脂较多的油包水型护肤品,如冷霜、香脂、蛋白脂等;过敏性皮肤的人选用化妆品时应先在面部以外的小范围皮肤上(如前臂内侧)试用,24~48 小时后,如无过敏症状,方可在面部擦用。可选择适合自己皮肤的 1~2 种化妆品,固定下来长期使用。

(三)化妆的基本步骤

1. 清洁面部

这是一项十分重要的工作,化妆必须在洁肤护肤之后进行。用洗面乳等清洁类化妆品来洗脸,用水冲净。水温以 30℃ 左右为宜。早晚洗脸要区别对待,早上洗脸只是为了洗去睡眠中皮肤因新陈代谢所排出的皮脂;晚上洗脸除要洗去皮脂、汗水外,还有脸上的彩妆、空气中的污染物等。洗脸的手势非常重要,不能"一把抹"。

2. 使用基础底色

使用底色的目的是遮盖皮肤的瑕疵,统一皮肤色调。应根据自己的脸型施以粉底,突出面部优点,修饰其不足,不用太白的底色,否则会使人感到失真。

3. 定妆

上完底色后用粉定妆,目的是柔和妆面,固定底色,还可以吸收皮肤分泌物,保护皮肤免受阳光、风、灰尘等外部刺激。选用香脂粉要考虑自己皮肤的特征和色调,普通香脂粉分粉红、微黄和白色三种。脸上涂粉不宜过多,粉一定要涂得薄而均匀。

4. 修饰眼睛

包括涂眼影、画眼线及刷涂睫毛液。在做眼部美化的时候,必须与生活化妆的整体风格相协调。

5. 描画眉毛

用眉笔根据自己的脸型修饰眉毛,使其接近标准眉型,再用小刷子轻刷双眉,使眉毛保持自然位置。

6. 涂腮红

面颊是流露真实感情的部位,是显示健康美的焦点。面颊红润,会给人留下生气勃勃、精神焕发的印象。腮红的中心在颧骨部位。腮红的形状和颜色应根据脸型和肤色进行选择。

7. 涂抹唇膏

嘴唇是人身上最富于表情的部位。为达到理想的唇型,可以采用涂抹唇膏的方法,具体程序是:先用唇线笔勾出理想的唇廓线,再用唇刷或唇笔按从上到下,从嘴角向唇中方向涂抹外缘,逐步涂向内侧,直到全部涂满,最后根据需要涂上光亮剂。唇膏的颜色除了要适合自己的具体条件外,还应注意根据不同场合选用不同的唇膏,但无论选用什么颜色,都应使唇色与整体妆面风格协调一致。

(四)卸妆的基本步骤

有不少人很注意化妆,对卸妆却十分随便,甚至还有人带妆过夜,这样会使皮肤受到伤害。正确的卸妆方法如下:

(1)用干净的软纸擦去脸上的汗垢、油脂。

(2)用清洁霜揉搓眉毛,再用软纸擦去。

（3）用清洁霜轻揉眼部，再擦掉睫毛液和眼部。

（4）用清洁霜擦嘴唇，抹去口红。

（5）用清洁霜边按摩边揉擦整个面部。使粉底霜浮起，再用软纸擦去。

（6）用洗面奶或香皂以及温水将脸洗干净。

（7）用化妆水收缩毛孔，最后擦上营养护肤霜。

案例分析：南丁格尔精神与护士美

1.南丁格尔用她那盏油灯，照亮了克里米亚前线的战壕，也向世人展现了护理职业崭新的、美的形象。她所创立的护理形象是真善美的统一，是做一名合格护理人员必须具备的素质。

2.南丁格尔誓言

余谨以至诚

我在上帝及公众面前宣言：

终身纯洁，忠贞职守，

尽力提高护理专业的标准，

勿为有损之事，

勿取或故用有害之药。

谨守病人及家庭之秘密，

竭诚协助医师之诊治，

务谋病者之福利。

——谨誓(1893)

3.发扬护理之光

肩负着护理事业重任的我们，

努力吧，加油吧！

让我们从今天起，努力塑造自己，

一起携手开创护理美好的明天！

练习题：

一、名词解释

1.首因效应：又称第一印象，是指交往双方在首次接触时，根据交往对象的外显行为等作出的综合判断与评价而形成的最初印象。

2.SOLER 模式：注意肢体行为按 SOLER 模式来表现自己，S 表示"坐要面对别人"，O 表示"姿势要自然开放"，L 表示"身体微微前倾"，E 表示"目光接触"，R 表示"放松"。

二、问答题

1.怎样训练才能保持良好的站姿、坐姿、走姿和蹲姿？

2.临床护理工作中如何表现出自己的优雅举止？

第五章 人际关系

一、学习目的与要求

通过本章的学习，熟悉和理解人际关系和人际交往的有关概念和内涵，人际关系的特征，人际交往的相关理论，掌握人际关系的策略，学会如何正确处理护患关系和医护关系。

二、考核知识点与考核目标

(一)护患关系：护理职场必解的方程式(重点)

识记：护患关系的概念。

理解：护患关系的性质与特点；

护患关系的基本内容；

护患关系的基本模式及其特点；

护患关系的发展过程；

护患关系的影响因素；

护患关系的发展趋势。

应用：学会如何建立新型的护患关系。

(二)人际关系策略：成功从做人开始(次重点)

识记：人际交往的原则；

应用：建立良好人际关系的策略。

(三)人际关系概述：人情练达即文章

医护关系：生命战场的同盟军(一般)

识记：人际关系的概念(广义和狭义)；

理解：人际关系的特征、功能、相关理论；

现代医护关系模式：独立(护士)－协作(医护)；

医护关系的影响因素：压力因素、认知因素、沟通因素、角色定位因素；

医护关系的改善要素；

护际关系模式；

护际关系影响因素；

护际关系改善要素。

应用：运用所学的良好人际关系构建策略和相关知识，在护理工作中建立良好的护患、护际和医护关系。

第一节　人际关系概述

一、人际关系的概念

人际关系是人类特有的一种社会现象。人际关系是指人与人之间心理上的关系，心理上的距离，人际关系反映了个人或团体寻求满足其社会需要的心理状态。

广义的人际关系是指人与人之间的关系，包括了社会中所有人与人之间的关系及人与人之间关系的所有方面。

狭义的人际关系是指在社会实践中，个体为了满足自身发展及生存的需要，通过一定的交往媒介与他人建立及发展起来的以心理关系为主的一种显在的社会关系。

二、人际关系的特征

1. 个体性

在人际关系中，角色退居到次要地位，而对方是不是自己所喜欢或愿意亲近的人成为主要问题。

2. 直接性

人际关系是人们在面对面的交往过程中形成的，个体可切实感受到它的存在。没有直接的接触和交往不会产生人际关系，人际关系一经建立，一定会被人们直接体验到。

3. 情感性

人际关系的基础是人们彼此间的情感活动。情感因素是人际关系的主要成分。人际间的情感倾向有两类：一类是使彼此接近和相互吸引的情感；另一类是使人们互相排斥分离的情感。人们在心理上的距离趋近，个体会感到心情舒畅，如若有矛盾和冲突，则会感到孤立和抑郁。

4. 变动性

首先，社会环境的构成因素无时无刻不在变化中，如政治因素、经济因素。其次，人际交往的双方都是能动的主体。

5. 复杂性

人际交往的层次纵横交错，人际交往的内容丰富多彩，人际交往的形式多种多样。

三、人际关系的功能

人际关系的功能，是指人际关系对社会及社会个体显示出的影响和作用。

1. 发展自我意识

自我认知依赖人际关系：自我认知是自我意识的认知成分；自我体验依靠人际关系：自我体验是自我意识在情感方面的表现；自我调节受人际关系的影响：自我调节是自我意识的意志成分。

2. 促进行为改变

每个人在与他人的交往过程中，为了得到他人的认同，会不由自主地相互模仿，相互作用，以达成一种社会共同接受的行为。

3. 增进身心健康

通过人际间关系的建立，增加个人的安全感，消除个人的孤独、空虚情绪，化解人的忧虑及悲伤，维护正常的精神心理健康。

4. 增强群体合力

良好的人际关系有利于提高团体效率。

5. 优化社会环境

在良好的社会心理气氛中，个人健康、合理的心理需要得到满足，从而产生开朗、乐观的情绪，使群体保持一种稳定而融洽的秩序。

6. 利于信息交流

有研究表明，除了睡眠的时间外，人们约有70%的时间用在进行相互交往和信息沟通。

四、人际关系的相关理论

西方社会心理学的人际关系理论主要可以分为两类：一是人际交往理论，二是人际激励理论。

（一）人际交往理论

主要包括符号相互作用论，自我呈现论，社会交换论等。社会心理学家 Mider 是符号相互作用论的奠基者，他认为每个交往者都有自己的一套符号系统，其中最重要的是语言文字符号。语言中所含有的社会背景和文化背景都是人际交往的外在载体。交往者以其在人际交往中所担当的角色来估计他人的反应，所以个人的自我意识会对人际关系有很大的影响。Goffman 的自我呈现理论主要阐述了人际交往中的自我暴露的问题，这个理论认为人在交往中往往会把最有利于自我形象的一面展现给别人。社会交换理论从分析人际关系中双方得到的报酬和付出的代价入手。该理论认为，人际关系首先并且最重要的是建立在自我利益的基础上的，即人们要选择最能使自己获益的他人，同时，为了得到收益又必须给予他人。如 Siebert & Kelly 的代价与报酬的关系理论。

（二）人际激励理论

主要从建立人际关系的动机来分析的，主要包括需要理论、归因理论、期望理论、公平理论。

Maslow 在需要层次理论中指出人有友爱归属的需要，这种交往的需要在整个需要体系中占据中间位置；Suzi 提出了人际需要的三维理论，他认为人际关系的模式可以大致通过三种人际人际需要，即包容的需要、支配的需要和情感的需要来加以解释。归因理论是 Hyde 提出来的，他认为人有两种强烈的需要：一是形成对周围环境的一致性理解的需要；二是控制环境的需要。为满足这两种需要，其中一个要素就是培养自己预见别人将会怎样行动的能力。期望理论是 Fromm 提出的，该理论认为在人际关系中，人们只有自觉的评价自己努力的结果，预测别人的行为对自己的影响，对需要实现的目标作出主观估价，才能提高激励水平，主动与别人建立良好的人际关系。公平理论是 Adams 提出来的，他侧重于研究公平性对人际关系的影响，认为人把人际交流活动看作是以自己的潜能同社会交换的过程。

（三）社会交换理论

1961 年，美国社会学家霍曼斯受经济交易理论的启发，提出社会交换理论，他认为人和动物都有寻求奖励、快乐并尽量少付出代价的倾向，如果某一特定行为获得的奖励越多，他就越会表现这种行为；反之，则不会继续从事这种行为。该理论强调在交往中的利益、报酬，忽视了人际交往中的心理估价问题。

（四）自我呈现理论

理论观点：人总是通过与他人的交往来增加对自己的认识，人际交往是交往者借助于自己的言语行动向对方叙述有关自己的事情。这种动机实际上是一种希望得到他人或组织的认同、称赞、尊重的需要。如果一个人不为他人或组织所了解、得不到赞许，他就容易产生自卑感，缺乏自信，不愿与他人交往。

自我呈现理论过于强调在交往中树立自我形象，以达到对他人行为的控制，但自我呈现理论说明了个人在交往中所起的主导作用以及对他人产生的影响。

（五）社会实在理论

社会实在理论是指为了维护和发展某一群体，其个体通过人际交往参照他人标准，使自己的态度行动与他人保持一致，避免认知失调。这一理论说明了人际交往中的成就动机。

社会实在理论说明了人们在交往中趋向于保持个体与团体认知的和谐，使团体活动能够保持协调一致。

五、人际认知

（一）人际认知的概念

是个体对他人的心理状态、行为动机和意向做出的理论分析与判断的过程，包括感知、判断、推测和评价等一系列的心理活动过程，包括主体根据以往的经验和最新获得的印象进行的信息加工。

（二）人际认知的特点

（1）多变量性：是指认知的双方都是一个多变量体，这些变量都影响到认知的现象。该变量性来自于人际认知过程中双方的需要、动机、感情、态度、性格、能力、品质、社会关系、环境因素等等。

（2）不一致性：是指认知双方的内心状态都存在一定程度的自我矛盾现象，对于被认知者而言，不一致表现为外在表现与内在想法之间具有不对应性，对认知者而言，则表现为自我认知状态总是处于不稳定状态。

（3）互映性：是指认知双方的相互认知往往有相似之处，你对别人持有的认知，往往也就是他人对自己的认知。

（4）制约性：是指人际认知过程中具有很多的制约，这种制约主要体现为认知条件的限制。

1. 人际认知的内容

（1）自我认知：对自己的生理、心理、社会活动以及对自己与周围事物的关系进行认知。

（2）他人认知：社会交往中，认知主体和客体在认识互动中凭借认知素质来认识对方，为了使自己在人际交往中作出正确的判断。

（3）人际环境认知：指对自身交往的小环境、小空间进行有目的的观察，包括自己与他人的关系以及他人与他人之间人际关系的认知，以此判断了解自我和他人在共同生活空间的群体中的整合性、选择性。

2. 认知形成的心理效应

心理效应是指由于社会心理现象、心理规律的作用，使人在社会认识过程中，对人或事所持有的一些特殊反应。

(1)首因效应：是指观察者在首次与对方接触时，根据对方的仪表、打扮、风度、言语、举止等外显行为作出综合性判断与评价而形成的初次印象。在首因效应中，外表、身材以及言谈举止是主要的影响因素。

(2)近因效应：近因效应指最新的印象对人际认知具有重要的影响。首因效应在感知陌生人时起重要的作用，而近因效应在感知所熟悉的人时具有重要作用。

(3)光环效应：主要指人际交往中对一个人的某种人格特征形成印象后，依此来推测此人其他方面的特征。

(4)社会刻板效应：是指社会上的一部分成员对于某一类事物或人物持一种固定不变、概括笼统、简单评价的现象。例如，社会上许多人认为商人精明，知识分子文质彬彬，女性温柔等。

(5)皮革马力翁效应：是指热切的期望与赞美能够产生奇迹：期望者通过一种强烈的心理暗示，使被期望者的行为达到他的预期要求。它又被称作"罗森塔尔效应"和"期待效应"，是由美国著名心理学家罗森塔尔和雅格布森，在一次经典的实验后共同提出的。

(6)免疫效应：指当一个人已经接受并相信某种观点时，便会对相反的观点产生一定抵抗力，即具有一定的"免疫力"。

(7)先礼效应：指在人际交往过程中向对方提出批评意见或某种要求时，先用礼貌的语言行为起始，以便对方容易接受，从而达到自己的目的。

六、人际吸引理论

1.人际吸引的含义

人际吸引是人与人之间产生的彼此注意、欣赏、倾慕等心理上的好感，从而促进人与人之间的接近以建立感情的过程。

2.人际吸引的过程

(1)注意：是指对某一交往对象进行人际感知后，注意到对方的存在，对其产生了一定的兴趣并加以关注的过程。

(2)认同：是指对选择出来的对象更进一步深入的交往，接纳和内化交往对象的行为及表现。

(3)接纳：是指情感上与对方相容，常以喜欢、同情、关心、好感等形式表达与对方的情感联系。

(4)交往：交往的初期，双方尽力约束自己，并努力通过行动显示自己的诚意。

3.人际吸引的规律

(1)接近吸引律：它是指由于交往双方存在着接近点而导致相互之间的时空距离和心理距离缩小，因此产生相互吸引的规律。一般说来，能够产生相互吸引的接近点主要包括时空接近、兴趣接近、态度接近、职业接近等几个方面。

(2)互惠吸引律：在人际交往过程中，如果双方能够给对方带来收益、酬偿，就能增加相互之间的吸引。这种互惠主要表现为感情互慰、人格互尊、目标互促、困境互助、过失互谅等几个方面，当然也包括物质上的"礼尚往来"，利益上的"欲取先予"，道义上的"知恩必报"等方面。

(3)互补吸引律：在人际交往过程中，当双方的个性或需要及满足这些需要的途径正好成为互补关系时，就会产生强烈的吸引力。互相补偿的范围主要包括能力特长、人格特征、利益需要以及思想观点等几个方面。互补吸引律在地位不等、角色不同的上下级关系和家庭关系中体现得最突出。

（4）诱发吸引律：诱发吸引律是由自然的或人为的环境的某一因素而引发的吸引力。在人际交往的过程中，如人们受到某种诱因的刺激，而这种刺激正是投其所好，就会引起对对方的注意和交往兴趣，从而相互吸引。诱发的因素和形式大致有自然诱发、蓄意诱发、情感诱发等。自然诱发是指由人的外貌、气质、风度等自然因素而诱发的吸引力。在初次交往时，一个人如五官清秀、举止从容、风度优雅大方、衣着整洁得体，就会对他人产生很强的吸引力。这种第一印象的吸引力促使人们进一步接触，从而结成良好关系。美貌在异性之间更能引起相互吸引。

（5）光环吸引律：光环吸引律是指一个人在能力、特长、品质等某些方面比较突出，或社会知名度较高，于是这些积极的特征就像光环一样使人产生晕轮效应，感到他一切品质特点都富有魅力，从而愿意与他接近交往。光环效应吸引律最突出体现在能力、成就和品格等方面。

（6）对等吸引律：对等吸引律是指人们都喜欢那些同样喜欢自己的人。这就是古人所说的"敬人者，人恒敬之"、"爱人者，人恒爱之"的心理机制。因为，人们都愿意被人肯定、接纳和认可，他人的喜欢是满足这一需要的最好奖偿。

第二节　人际关系策略

一、人际交往的原则

（一）平等原则
平等是交往的基础和前提，因为每个人都有自己的价值和尊严，都有平等的心理需要。
（二）诚信原则
"善大莫过于诚"。诚信原则要求人们在交往中做到：言必信，行必果。
（三）理解原则
理解原则是指交往双方互相了解，互相换位思考，替对方着想，相互体谅的原则。
（四）宽容原则
指交往中双方需要有一定的忍耐度，能相互包容的原则。
（五）互利原则
互利原则是指在人际关系中，关系主体的双方都能得到一定的精神或物质利益，满足各自的身心需要。
（六）适度原则
适度是指与人交往时，言谈举止、态度、表情及行为等程度适当，把握分寸，恰如其分，恰到好处。

二、建立良好人际关系的策略

（一）重视印象整饰
英国哲学家培根说过："在美的方面，相貌美高于色泽美，而优雅合适的动作美又高于相貌美。"这说明印象整饰对于个人的重要性。

（二）主动提供帮助

以帮助或相互帮助开端的人际关系，不仅容易确立良好的第一印象，而且可以迅速缩短人与人之间的心理距离，使良好的人际关系迅速建立起来。

（三）谦虚谨慎，摆正位置

要做到这一点的关键是正确认识自己的过去，忘记过去的辉煌或阴影，平静地看待周围的人和事，保持一种平和而理智的心态，谦虚待人。

（四）平等相待，真诚相处

人际交往的基础是人格平等，以诚相待。在学习生活工作特别是困难面前，互帮互助。"善大，莫过于诚"，热诚的赞许与诚恳的批评，都能使彼此间愿意了解、信任、倾诉、交心。

（五）心理互换与相容

生活中常常由于种种原因而导致不能很好的理解别人。但当你站在别人的位置看问题时，就会了解别人的所言所行，获得许多从未有过的理解，便会觉得心理上的距离缩短了。另一方面，每个人都有保留自己意见和按照自己意愿去生活的权利，彼此只能用自己的思想去影响别人，而不可能强制改变别人。如果时时处处尊重和理解别人的选择，不过高要求别人，就可以减少误解，有豁达心胸，从而达到心理相容。

（六）合作协助，友好竞争

生活在相同的环境中，彼此间的合作不可避免。你应该在别人午睡时，尽量放轻动作；自己听音乐时戴上耳塞；有同舍室友亲友来访，热情接待。"勿以善小而不为"。当你设身处地地为别人着想时，彼此合作的契机便已来临。在与他人的竞争中，倡导"公平公开，既竞争又以诚相助，既竞争又合作"。

（七）掌握批评艺术

批评要掌握技巧，否则会挫伤对方的积极性与自尊心，措辞应该是友好的、委婉的、真诚的。

（八）学会感激报恩

作为受益人应当记住别人的好处，如果能在适当的时候以适当的方式提及，会使对方铭记于心。

第三节　护患关系

一、护患关系的性质与特点

（一）护患关系的概念

广义的护患关系是指围绕服务对象的治疗和护理所形成的各种人际关系，包括护士与服务对象、家属、陪护、监护人之间的关系。

狭义的护患关系则是指护士与服务对象在特定环境及时间段内所形成的一种特殊的人际关系。

（二）护患关系的性质与特点

护患关系的性质：

（1）帮助性人际关系：护患关系是帮助系统与被帮助系统的关系。其特点是护士对病人的帮助一般发生在病人无法满足自己的基本需要的时候。

（2）治疗性工作关系：护士作为一个专业的帮助者，有责任了解病人的状况，为其制定有效的护理计划，实施有效的护理措施，满足病人需要。

（3）专业性互动关系：护患双方要达成健康共识，本身就是一种专业的互动关系。

（4）持续性指导关系：护患关系是护士与服务对象之间的一种工作关系、信任关系和治疗关系，其实质就是满足病人的健康需要。

护患关系的特点：

（1）独特性：它是发生在特定的时间、特定的地点和特定的人物之间。

（2）相对的短期关系：它是在治疗期间维持的关系。

（3）目的性：护患关系的建立是以促进病人的健康为目的的。

二、护患关系的基本内容与模式

（一）护患关系的基本内容

1. 技术性关系

是护患双方在一系列护理活动过程中所建立起来的，以护士拥有相关的护理知识及技术为前提的一种帮助关系。技术性关系是护患关系的基础，是维系护患关系的纽带。

2. 非技术性关系

是指护患双方由于受社会、心理、经济等多种因素的影响，在实施医护技术的过程中形成的道德、利益、价值、法律等多种内容的关系。

（二）护患关系的基本模式

1. 主动－被动型模式：

此模式过分强调了护士的权威性，忽略病人的主观能动作用，护士处于主导地位，病人处于被动接受护理的从属地位，要求病人绝对服从任何处置和安排，因此，不能取得病人的默契配合。

2. 指导－合作型模式

这是一种微弱单向性、以生物－心理－社会医学模式及疾病护理为中心的护患关系模式。

模式原型是"父母－儿童"，特点是"护士教会病人做什么"。护士在护患关系中仍占主导地位，护患双方的心理为微弱的心理差位关系。

该模式适用于护理急危重症病人、重病初愈恢复期病人、手术及创伤恢复过程的病人。

3. 共同参与型模式

这是一种双向性的、以生物－心理－社会医学模式及健康为中心的护患关系模式，与前两种有着本质的不同。

模式原型是"成人－成人"，特点是"护士帮助病人自我照顾"。护患双方的关系建立在平等地位上，双方的心理为等位关系。

该模式适用于具有一定文化知识的慢性病病人。

三、护患关系的发展过程与影响因素

（一）护患关系的发展过程

（1）观察熟悉期：护患之间相互认识，彼此建立初步信任关系。

（2）合作信任期：指护士为服务对象实施治疗护理的阶段。

（3）阶段评价期：病人出院意味着护患关系将进入阶段评价期。

护患关系的每个阶段都各有重点，三个阶段相互重叠，但满足病人健康需要始终是护患关系的实质。

（二）护患关系的影响因素

1. 护理人员方面

有护理人员为病人服务缺乏耐心，护理专业技术不过硬，给病人增加了痛苦，并且部分护理人员对病人提出的疑问解释得不充分，使病人产生不满而导致冲突。还有部分护理人员缺乏应变能力，导致病人对其不信任而发生冲突。现在护理人员大多是独生子女，自我心理调节能力相对较弱，在与病人交流的过程中容易发生矛盾。

2. 病人方面

部分病人由于文化教育差异，导致缺乏相关的医学知识，但又过高的期望医疗服务，当期望与实际产生较大距离时，将责任归咎到一线的护理人员身上，从而产生矛盾。还有些病人缺乏应有的就医道德规范，对护理工作存在偏见，喜欢提出无端的护理要求。现在各医疗机构都有供就医人员投诉的绿色通道，病人在行使投诉权利的同时，却忽略了自己应遵守的规章制度。

3. 医院、社会方面

在市场经济条件下，有些医院片面追求经济效益，无形之中增加了病人对医院的期望值，加重了医务人员的工作负荷和压力。当疾病的治疗效果没有达到病人的预期效果时，病人就会认为是医疗、护理质量存在问题，治疗费用、时间在一定程度上也导致了护患关系的紧张。另外，目前社会舆论极力要求扩大病人就医的自主权、选择权，一些媒体对医疗纠纷的报道带有浓厚的情感色彩，缺乏客观公正的报道，影响公众对事件的正确判断。

四、新形势下的护患关系

（一）护患关系发展趋势

1. 健康需求多元化

如逐渐出现了"医疗咨询""远程会诊""优质优价"等新型服务模式，护士已不再只是作为医生的助手，而要独立地、主动地开展整体护理工作。

2. 护患交往利益化

强调为病人服务与医院经济利益挂钩，使得护患关系中经济关系的因素明显增强。

3. 关系调节法制化

护患关系应建立在共同遵守国家法律的基础上，运用法律武器保护自己的正当权益。

4. 交往方式人性化

护士除了给予护理专业技术服务外，在医院硬件和软件建设中倾注更多的人文关怀，给予病人人性化护理服务。

（二）新型护患关系的构建

1. 护士角色心理发生转变

需从过去的上位角色心理转变为等位角色心理，从职业的优势心理转变为服务者的常态心理。

2. 护理服务对象发生转变

护理工作已经不再是单纯地满足于为住院病人提供服务，而是更加注意为服务对象提供持续有效的服务。

3. 护理服务内容发生转变

护士不仅要为服务对象提供基本护理技能方面的服务，还要根据服务对象的个体需要提供个性化服务。

4. 护理服务范围不断扩大

护理的范围不仅局限在为医院内的病人提供服务，还包括为社会人群提供与健康相关的各类服务。

第四节　医护关系

一、医护关系

医护关系是护士为了服务对象的健康和安危，与医生共同建立起来的工作性人际关系。

（一）医护关系模式

医护关系模式已由传统的主导（医生）－从属（护士）型模式转变为现代的独立（护士）－协作（医护）型模式，并形成"并列－互补"的新型医护关系。

（二）医护关系的影响因素

1. 教育因素

护士所受的教育与医疗专业相比，护理教育起点低、底子薄，不受社会重视，影响了医护关系的平等健康发展。另外，在当前的医疗护理课程设置中，护理专业课程薄弱，理论课程、护理课程与护理实践联系不紧密，进入临床工作后多数护理人员有职业自卑感，自感专业地位较低。

2. 道德因素

如果医护之间缺乏相互理解、支持与尊重，严重影响护士的工作满意度和自信心。如果医师在言谈举止中表现出优越感或支配欲太强，就会挫伤护士的自尊，医护之间就会产生不信任感，从而影响医护之间的合作关系。

3. 文化因素

医护合作关系中发现，在护士缺乏自主性、医师对于病人的治疗决策具有主导作用，医护关系倾向于主导－从属型；相反，在医护之间角色互补、共同承担责任时，并列－互补型的医护关系更趋于主导地位。

4. 心理因素

医师护士的互补型性格对于医护之间的合作关系有一定影响，一个从众型、内向型性格的护士能很好地配合医生的工作；而独立型、外向型性格的护士在与医师的工作配合中则不容易建立起融洽的医护关系。

5. 技术因素

医护之间的关系建立在为病人提供健康服务的基础上，为病人服务的过程也就是医护之间相互协作、分工的过程。医师期望护士能够迅速、正确地执行医嘱，有扎实的专业理论知识、熟练的护理操作技能，善于观察病人的病情变化，能够对病人进行科学的护理，以保证治疗护理过程的顺利进行；相应，护士期望医师要有精湛的诊疗技术，精通专业业务，医嘱及时明确。

6. 传统因素

根深蒂固的传统观念影响着护士角色的定位，"医师动动嘴，护士跑断腿"，护士一直承担着跑腿的工作，医护之间存在着心理差距，在人际交往中，医护双方心理处于不平等的上位和下位的关系。由于受传统以疾病为中心的模式影响，使很多护士不自觉的形成一种思维定势，认为自己低医师一等，在医师面前不敢有自己的见解，只知一味的听从，同时，许多医师及其他工作人员（包括病人）对护士工作价值、工作能力等做不到客观评价，认为护士只是简单执行医嘱，没有承担一定风险。

（三）医护关系的改善要素

1. 医护之间相互信任、理解与尊重

医护双方以生物－心理－社会医学模式和"以病人为中心"的基础为出发点，只有思想一致，统一行为，配合默契，向病人提供优质服务。医护合作的第一步就是相互理解、尊重及了解对方的角色。双方的理解与尊重应建立在充分认识对方的作用，承认对方工作的独立性和重要性。医护人员在为病人服务时只有分工不同，没有高低之分，处理好协作与分工的关系。

2. 加强医护沟通，掌握沟通技巧

信息流通是促进医护关系的重要手段，医护双方均要掌握一定的沟通方法和技巧。还要加强书面沟通的规范管理，护理病历应与医疗病历记载一致。在沟通过程中，要注意信息的准确性和可靠性。

3. 提高医护人员的自身素质

医护人员要培养自身积极向上的人格和稳定的情绪，养成良好的行为模式，保持良好的心态，使自己能经常设身处地替对方着想。医护人员对自己的不良情绪及时发现，随时进行矫正。对医护关系的协调和健康发展、病人的康复起到积极的作用。

二、护际关系

护际关系是指护士与护士之间的关系。良好的护际关系有助于护士之间创设融洽、和谐的工作氛围，是保障医院和谐发展的重要部分。

（一）护际关系模式

1. 优势互补型

2. 指导与被指导型

3. 合作竞争型

（二）护际关系影响因素

1. 社会因素

由于传统世俗的影响，无论在医院内部还是在社会上，仍有轻视护理工作和瞧不起护士的现象。护士的自我价值得不到医院内部和社会的充分肯定与尊重，导致护士工作情绪低落，心情郁闷，工作怠慢。

2. 工作因素

随着护理模式和健康观念的转变，人们对护士提出了更高的要求，使原本缺编的护理人员更加忙碌和疲惫，"三班倒"的轮换工作制打破了护理人员的生物钟节律，护理职业病日益增多。再加上护理工作中有大量平凡、琐碎、繁重的基础护理内容，还有专业发展、知识更新、培训考试等带来的紧迫感，让护士往往力不从心，相互抱怨。

3. 生理和心理状况的影响

护士的生理周期变化、年龄的增大、婚恋等生活事件压力，以及生理心理疾病、子女上学、老人照顾、房价的上涨等问题都会影响护士的情绪，导致矛盾发生。

4. 沟通技巧缺乏

因为生活环境和境遇的不同，会造成人的性格、习惯、个性上的差异。有的人认真负责，有的人得过且过；有的人胸怀宽广，有的人心胸狭隘；有人勤奋，有人懒惰。不同个性的人说话方式、语气，对事情的看法、态度都不一样，表达的效果也不一样。缺乏有效的沟通就会导致误解产生，矛盾出现。

5. 地位和资历因素

有的护士长不注意自己说话的方式，以权压人，对年轻护士居高临下，对各种规章制度不以身作则，往往宽以待己，严于待人。护士稍有不慎，轻则批评，重则罚款，方式粗暴。使护士对其产生厌恶和不信任感。一些资历深的护士被委以重任，分担科室传帮带、质检工作，但不注意自身素质的培养提高，没有在护士长和低年资护士之间起到纽带作用，只注重与护士长的关系，对年轻护士则指使其干这干那，不时挑毛病，态度生硬，更使护士与护士长、业务骨干关系恶化。

6. 待遇问题

受相关制约，招聘护士存在不能转正问题。招聘护士、有编制护士在待遇上同工不同酬，有许多招聘护士已经成长为护理骨干，各方面表现比在编护士更优秀，但其福利待遇却比在编护士差，职称晋升也无法进行。这种结果也导致护士之间不可调和的矛盾。

（三）护际关系改善要素

1. 相互理解与尊重

护士长要多关心理解护士，充分调动她们工作积极性。作为护士要多理解护士长，多帮助护士长。护士与护士之间要相互合作、公平竞争、相互谅解、相互支持。

2. 换位思考、团结协作

所谓换位，就是要善于从对方的角度和处境认知对方的观念，体会对方的感情，发现对方处理问题的个性方式。只有设身处地地多为别人着想，才能够最大限度地理解别人，从而找到相处的最佳途径，解决问题的恰当方法。孔子有言：你希望别人怎么对待你，你就先怎么对待别人。因此，交际中只要少一点自以为是，多一点换位思考，就会少一些误解和摩擦，多一些理解和和谐。合作是人际交往的基本准则，一个善于交际的人必定是善于合作的人。在合作的基础上竞争，在竞争的基础上合作，是人际交往的基本态势。

3. 管理情绪，加强沟通

学会管理好自己的情绪，达到心平气和，以理服人的境界。有矛盾及时沟通，疏导负性情绪，及时解决问题和矛盾，努力建立信任与合作关系。

4. 不断学习，提升自身素质

加强业务学习和能力提高，提升自己的竞争能力与工作能力，减轻自己的工作压力。通过学习增强自信心，积极主动地与人交往，以积极的心态处理可能产生的人际矛盾。

练习题：

一、名词解释

1.人际关系：是指社会活动中，人与人之间通过交往形成的一种包括认知和情感的心理关系及相应的行为。

2.能力：是直接影响活动效率，使活动顺利完成的个性心理特征。

3.气质：是指个性心理过程的速度、强度、稳定性和倾向性。

4.性格：是个人对客观现实稳定的态度和与之相应的习惯化了的行为方式。

5.需要：是有机体内部的一种不平衡状态，并力求平衡的心理倾向。

6.首因效应：又称第一印象，是指交往双方在首次接触时，根据交往对象的外显行为等做出的综合判断与评价而形成的最初印象。

7.近因效应：指新近获得的信息比以往获得的信息对人的社会认知具有更重要的影响。

8.晕轮效应：指交往对象的某种人格特征形成印象后，以此来推断此人其他方面的特征。实际上是对交往对象的部分特征印象深刻，并且将这种印象泛化为全襄阳印象，这种强烈的知觉特征，就象月亮的光环一样，向四周扩散，从而掩盖了其他特征，所以又称为光环效应。

9.投射效应：是指以自身的需要和情绪化倾向，把自己的特性投射到他人身上的现象。如疑心重的人，认为别人不怀好意，心胸坦然的人，认为对方一定是君子。

10.社会刻板印象：指人们对某一社会群体或事物所形成的笼统的、固定的印象和看法，往往以习惯性思维为基础，使群体之间达成某种共识，形成固定的看法，如商人精明、军人英武。其积极作用是降低了社会认知的复杂性，但影响对个性和新事物属性正确和及时认知。

11.预言自动实现效应：又称皮格马利翁效应，指人们基于对某种情境的知觉而形成的期望或预言，会使该情境产生适应这一期望或预言的效应。皮格马利翁效应告诉我们，对一个人传递积极的期望，会使他进步更快，发展更好。相反，向一个人传递消极的期望则会使人自暴自弃，放弃努力。

二、简答题

1.建立良好人际关系策略有哪些？

(1)道德文化修养；

(2)主动交往；

(3)帮助别人；

(4)关注对方；

(5)肯定对方的自我价值。

2.简述影响人际关系的心理因素有哪些？

(1)能力；

(2)气质；

(3)性格；

(4)需要。

第六章 人际沟通

一、学习目的与要求

通过本章的学习，了解人际沟通的相关概念、构成要素、影响因素及特点，掌握人际沟通中的非语言沟通中的特点、作用和技巧，深刻认识到护士语言修养的意义和方法并重点掌握特殊医疗情境下沟通的技巧。

二、考核知识点与考核目标

（一）护士的语言沟通：良言一句三冬暖

护士的沟通技巧：天使也需通达时变（重点）

理解：护士语言修养的意义；

护士语言修养的内容；

护士在不同的谈话阶段运用的技巧和沟通策略。

应用：掌握并能熟练运用提升护士语言修养的方法；

能掌握护理工作中常用的沟通技巧；

能掌握特殊情境下的沟通技巧。

（二）护士的非语言沟通：**此时无声胜有声（次重点）**

识记：非语言沟通的概念。

理解：非语言沟通的特点、作用和主要形式。

应用：在人际沟通中妥善运用非语言沟通，避免不恰当的非语言动作，协调好各种非语言信息，关注对方的反馈，注意沟通中将非语言沟通与语言沟通进行结合。

（三）人际沟通概述：**通向心灵彼岸的桥梁（一般）**

识记：人际沟通的概念；

治疗性沟通的概念。

理解：人际沟通的特征、基本要素、种类和层次；

治疗性沟通的特征、目的与作用；

治疗性沟通和人际沟通的影响因素。

第一节 人际沟通概述

在人类社会发展过程中，沟通在人们生活中发挥着举足轻重的作用。现代社会资讯高度发达，社会分工愈发精细，对人的沟通能力、沟通渠道、沟通技巧都提出了更高的要求。具有较强的沟通能力，拥有良好的人际关系，不但是快乐生活的源泉，更是取得成功的关键。

人际沟通是有规律的，同时沟通技巧的应用又需要因地制宜地改变。因此，人际沟通是一门技术，必须认真研修、身体力行方能应付自如；人际沟通又是一门艺术，必须千锤百炼方能精益求精。

中国是文明古国，素有礼仪之邦的美称。一个真正有教养、有礼貌的人，必定是举止温文，谈吐尔雅。春秋战国时，人们甚至言必称"诗"，否则，就会被人视为粗俗，难以入流，这也是孔子所编的"诗三百"被列为"经书"的理由之一。晋朝的殷仲堪每日必读《道德经》，他说，三日不读，其言也无味。宋时的黄庭坚也说：一日不读书，便觉面目可憎。

人际沟通是建立人际关系的基础，是维系人际关系的手段。沟通无处不在，沟通无时不有。据研究表明，一个普通人每天花在"说、听、读、写"等沟通活动上的时间占60%～80%。

《大英百科全书》认为，沟通就是"用任何办法，彼此交换信息。即指一个人与另一个人用视觉、符号、电话、电报、收音机、电视或其他工具为媒介，所从事的交换消息的办法"。《韦氏大辞典》关于"沟通"的定义：沟通就是"文字、字句或消息之交流，思想或意见之交换"。拉斯韦尔（Harold Lasswell）认为，沟通就是"什么人说什么，由什么路传至什么人，达至什么结果"。西蒙（H. A. Simon）则认为，沟通"可视为任何一种程序，借此程序，组织中的一个成员，将其所决定的意见或前提，传递给其他有关成员"。

一、沟通的定义

沟通"communication"是人与人之间、人与群体之间思想与感情的传递和反馈的过程，以求思想达成一致和感情的通畅。

沟通的根本目的是传递信息，信息的传递过程就是沟通，沟通的内容就是信息。广义的"沟通"是指一切信息沟通的过程；狭义的"沟通"是指人际沟通和群体沟通。沟通的作用：传递和获得信息和改善人际关系。

沟通定义包含以下三个要素：

（1）要有一个明确的目标：沟通是一个双向、互动的反馈和理解的过程。

（2）达成共同的协议：沟通不仅要被传递，更要被充分理解。

（3）沟通信息、思想和情感。

二、沟通的形式和作用

沟通活动一般分为四个形式：

（1）自己和自己的对话称为自我沟通；

（2）在少数人之间的沟通称为人际沟通；

（3）组织和其成员、组织和其所处的社会环境之间的沟通称为组织沟通；

（4）职业传播者通过大众传播媒介将大量信息传递给众多的人称为大众传播。

三、沟通的要素

1. 信息源

信息源主要指拥有信息并试图进行沟通的人沟通的过程通常由他们发动，沟通的对象和沟通的目的通常也由他们决定。一般说来，信息源的权威性和经验、可值得信赖的特征、信息源的吸引力等都会影响整个沟通过程。比如，我们通常更愿意相信有关领域的专家传递的信息，也更愿意相信具有公正品质的信息传递者所传递的信息，而且，当信息源具有外表吸引力的时候，我们也倾向于喜爱他们，从而听从于他们。

2. 信息

信息主要指信息源试图传递给目标靶的观念和情感它们必须被转化为各种可以被别人觉察的信号，这些信号包括语词的和非语词的。语词信号既可以是声音的，也可以是形象（文字）的，运用语词进行沟通时，沟通的双方必须具有共同的理解经验。非语词信号包括身段姿态、表情动作、语调等等。一般情况下，中等程度的信息差异量较容易引起目标靶的态度改变，差异量如果过大或过小，都不能导致有效的态度改变。当将持某种态度所可能导致的危险作为劝说的理由进行沟通时，也容易引起目标靶的态度改变。劝说的技巧也很重要，当采用两面性劝说时，目标靶就会认为信息较为公正，更少偏见，于是会减少对抗和防卫，容易被说服。

3. 通道

通道主要指沟通信息的传送方式。面对面的沟通与大众传播各有自己的特点。面对面的沟通除了具有语词或非语词本身的信号以外，沟通者的心理状态信息、背景信息以及及时的反馈信息等，都容易使沟通双方的情绪被感染，从而发生更好的沟通效果。我们接受的信息绝大多数都是通过视听途径获得的，所以日常发生的沟通也主要是视听沟通。

4. 目标靶

目标靶主要指沟通过程中的信息接受者。目标靶总是带有自己的经验、情感、观念，所以，信息源发出的信息是否能够产生影响，还取决于目标靶是否注意、知觉这些信息，是否将这些信息进行编码和转译，并储存在自己的知识系统中。

5. 反馈

沟通过程是一个交互作用的过程。沟通双方不断地将自己对接受到的信息的反应提供给对方，使对方了解自己所发送的信息引起的作用，了解对方是否接受了信息，是否理解了信息，他们接受信息后的心理状态是怎样的，从而根据对方的反应调整自己的信息发送过程，以便达到预期的沟通目的。

6. 障碍

在沟通过程中，障碍可能会发生在任何一个环节，比如信息源可能是不明确的、不可靠的，发送的信息没有被有效和准确地编码，发送信息时选错了信道，目标靶没有能够对信息做出信息源所期望的反应等。另外，沟通双方之间缺乏共同的经验，比如语言不通，也可能很难建立有效的沟通。

7. 背景

沟通背景主要指沟通发生的情境。它是影响沟通过程的重要因素。在沟通过程中，背景可以提供许多信息，也可以改变或强化语词、非语词本身的意义，所以，在不同的沟通背景下，即使是完全相同的沟通信息，也有可能获得截然不同的沟通效果。

四、人际沟通的含义

人际沟通是重要的能力。所谓人际沟通（interpersonal communication）是指人们运用语言或非语言符号系统进行信息（思想、观念、动作等）交流沟通的过程。在人们沟通的过程中，不仅仅是单纯的信息交流，也是思想和情感的渗透。其本质是信息沟通的过程。

（一）人际沟通的要素

有效的人际沟通是在恰当的时候、适宜的场合、用得体的方式表达思想和感情，并能被别人正确理解和执行的过程。这个定义包含了六个要素：时机、场合、方式、内容（思想和感情）、结果（理解和执行）和反馈。每个要点都会影响沟通的有效性。

（二）人际沟通的特征

人际沟通具有明确的社会普遍性、目的性、互动性、关系性、象征性、习得性和不可逆性等特征，与我们的学习、工作和生活密切相关。

1. 社会普遍性

沟通具有社会普遍性，沟通存在于我们的日常生活和工作中，我们的所有活动几乎都与沟通有关。如打电话、看电视，交谈等。通常，一个人除去睡觉，必须花费70%的时间在人际沟通方面；在这些沟通时间中，书写方式占9%，阅读方式占16%，口头沟通占30%，其余45%的时间花费在倾听上。

2. 目的性

沟通都是有目的的，或传递信息或表达感情。人们总是希望自己发出的信息能正确地被对方理解，并得到回应。不管接收信息者是否能正确理解，不管最后信息发出者是否得到满意的回应，沟通的目的是客观存在的。

3. 互动性

人际沟通是双向、互为主客体的反馈和理解过程。英国作家萧伯纳有一个很好的比喻：假如你有一个苹果，我有一个苹果，彼此交换后，我们每个人都只有一个苹果。但是，如果你有一种思想，我有一种思想，那么，彼此交换后，我们每个人都有两种思想。甚至，两种思想发生碰撞，还可以产生两种思想之外的思想。信息发出者期待接收方的回应，并在信息交流过程中不断进行角色的互换，并相应调整沟通的内容和形式，这充分体现了人际沟通的互动性。

4. 关系性

人际沟通是建立和改善人际关系的重要途径，这是人际沟通目的性的重要指向目标。沟通的内容和方式选择，一方面出于不同人际关系的类型，如病人病情发生了变化，护理人员对病人、家属、医生的描述可能有很大的不同；另一方面，人际沟通常常促进人际关系的发展和改善，当然，不良的沟通也会造成人际关系的恶化。

5. 象征性

人际沟通总是借助一些社会约定俗成的语言、动作、表情、习俗等语言和非语言沟通两种方式来完成，信号系统作为沟通的工具，在一定的社会环境中，均具有一定的象征意义。如用书信、文章等方式表达喜好厌恶，传达出沟通者要表达的意思，表现出一种象征性的作用；而非语言通过姿势、面部表情表达喜怒哀乐等，都有象征性作用。因此，理解并正确运用于所处社会、环境通用的信号系统的意义，对有效沟通至关重要。

6. 习得性

许多人认为沟通能力其实是先天性格决定的，认为人际沟通是与生俱来的本领，"江山易改，本性难移"。实际上，沟通能力是一种技能，是可以通过后天学习和不断操练得到不同程度发展的。沟通技巧的学习过程就像学弹钢琴、打篮球一样，必须边学边练，活学活用。

7. 不可逆性

俗语说"说出去的话，泼出去的水"，沟通的信息一旦发出就无法回收，事后的弥补往往事倍功半。因此，沟通过程既要积极主动，更要谨言慎行，充分考虑后果。

五、人际沟通的类型

根据不同的标准，可以把沟通划分为不同的类型。一般常用的分类有以下几种。

(一)按沟通符号分类

1.语言沟通

语言沟通(language communication)是指以语词符号实现的沟通，是最常见、最准确、最有效的沟通形式。语言是人类沟通思想、交流情感的交际工具，是各种交际工具中最重要的一种。人与人之间的联系靠语言来维持，人们通过语言表达思想、交流情感、沟通心理、传达信息，没有语言人与人之间的联系就会中断，社会就会解体。同时语言也是人类思维的工具，思维的时候需要使用语言，思维必须在语言材料的基础上进行，因此，语言是思维的外壳，是人类文明的重要标志。根据《中国大百科全书·语言文字卷》的解释："语言是人类特有的一种符号体系，当作用于人与人的关系的时候，它是表达相互反应的中介；当作用于人和客观世界的关系的时候，它是认知的工具；当作用于文化的时候，它是文化信息的载体。"一个社会可以没有文字，但是不能没有语言；没有语言社会就不能生存和发展。在经济高速发展，进入信息社会的时代，语言的运用、语言的交际，更具有重要的价值。而一个人的语言水平、言语行为和言语交际能力更是其社会德行、人格教养、文化素养的真实反映。马克思说："语言是思想的直接体现。"

在社会的交往中，语言是信息的第一载体，语言的力量能征服人的心灵。在信息社会中，人们的社会交往以及社会交往能力的高低，主要体现在语言艺术的水平高低。有的人在与人交往中，其语言的艺术性很强，常给人以深邃精辟、风趣、高雅之感，从而受到他人的尊敬和支持，成为交际的成功者而取得事业上的成就，得到他人的承认。因此，但丁说过："语言作为工具，对于我们之重要，正如骏马对于骑士的重要。"在一般情况下，能言善辩者，就会胸有成竹、如鱼得水、事半功倍。

语言沟通一般分为口头语言沟通和书面语言沟通。口头语言沟通是日常生活中最普遍的沟通形式。其特点是快速传递、即时反馈、灵活性大、适应面广等。书面语言沟通是借助于书面文字材料实现的信息交流，比口头语言更周密、逻辑性更强、便于保存。随着人类进入信息时代，借助电子信息技术进行语言的编码、解码和传递，如手机短信、网络传输等，在人们生活和工作中占据越来越重要的位置，它也是语言沟通的一种形式。

中国的一句古话：对牛弹琴。也是我们管理者经常挂在嘴上的一句话，意思是讥笑接受讯息的人弄不懂发送信息的人说的是什么意思。认为这个人太笨了，与他说这些是白费口舌。

当然我们知道这是一个典故：战国时代，有一个叫公明仪的音乐家，他能作曲也能演奏，七弦琴弹得非常好，弹的曲子优美动听，很多人都喜欢听他弹琴，人们很敬重他。公明仪不但在室内弹琴，遇上好天气，还喜欢带琴到郊外弹奏。有一天，他来到郊外，春风徐徐地吹着，垂柳轻轻地动着，一头黄牛正在草地上低头吃草。公明仪一时兴致来了，摆上琴，拨动琴弦，就给这头牛弹起了最高雅乐曲——"清角之操"来。老黄牛在那里却无动于衷，仍然低头一个劲地吃草。公明仪想，这支曲子可能太高雅了，该换个曲调，弹弹小曲。老黄牛仍然毫无反应，继续悠闲地吃草。公明仪拿出自己的全部本领，弹奏最拿手的曲子。这回呢，老黄牛偶尔甩甩尾巴，赶着牛虻，仍然低头啊不吱声地吃草。最后，老黄牛慢悠悠地走了。换个地方去吃草。公明仪见老黄牛始终无动于衷，很是失望。人们对他说："你不要生气了!

不是你弹的曲子不好听，是你弹的曲子不对牛的耳朵啊!"最后，公明仪也只好叹口气，抱琴回去了。

我们再看一则故事：从前有位秀才，夜晚被蚊子咬醒，于是对睡在旁边的夫人说："尔夫被毒虫所吸也。"秀才看到夫人没有反应，又大声地说了一遍："尔夫被毒虫所吸也。"夫人还是没有反应。此时，秀才大怒："老婆子! 赶快起来，你老公被蚊子咬死了。"妻子闻声，赶快起来，赶走了蚊子。

2. 非语言沟通

非语言沟通(nonverbal communication)是借助非语词符号实现的沟通。非语词符号通常包括：服饰装扮、表情动作、身体语言、语音声调等副语言以及对空间位置摆设、物品选择等。非语言沟通常常与语言沟通一起进行，相辅相成。

语言是人类最重要的交际工具，但不是唯一的工具。人们在沟通交流时除了运用语言手段传播信息外，还要调动表情、动作、语调、气候、颜色、气味、器物、服饰、时间、空间等多种手段来进行沟通。这些除语言之外的交际手段，我们称之为非语言手段。主要形式有以下3种：

(1)体态语：即通过人体及其姿态发出的无声信息，包括人的表情、动作、姿态、服饰等。

(2)沉默语：沉默是一种超越语言力量的高超传播方式，它以语言形式的最小值换来了最大意义上的交流。沉默语所表达的，既可以是赞许也可以是抗议；既可以是欣然默许也可以是保留己见；既可以是毫无己见附和众意，也可以是决心一定不达目的绝不罢休的意志表现等。

(3)实物语言：是以实物形式传递信息的符号系统，它以静态的或动态的形式向人们展示出其特有的含义，如建筑物、花卉、工艺品、招牌、商标、样品等。

(二)按沟通渠道分类

1. 正式沟通

正式沟通(formal communication)是指通过正式的组织程序和渠道，按组织规定的线路和渠道进行的信息传递和交流，如会议制度、汇报制度、文件的传达与呈送、组织间的公函来往等。其优点是信息具有权威性和约束力较强，沟通效果好；缺点是沟通速度慢，互动性不足。

2. 非正式沟通

非正式沟通(informal communication)是指在正式的规章制度和沟通渠道外进行的信息传递交流。例如同学间的私下交谈、朋友聚会、小道消息的传播等。非正式沟通的沟通对象、时间和内容等各方面是随机的，应双方的感受和动机的需要形成，是正式沟通的有效补充。这种沟通的优点是沟通方便、速度快、更能体现感情交流；缺点是信息容易失真。

(三)按沟通反馈分类

1. 单向沟通

单向沟通(unilateral communication)是指信息发出者发出信息，信息接收者只接收信息，但不做反馈的沟通形式，如下指示、作报告、公众演讲、看电视等。实际上，严格意义的单向沟通是罕见的。单向沟通的特点是信息传递速度快，传播面广，但由于得不到信息接收者的反馈，沟通效果不确切。

(2)双向沟通：双向沟通(bilateral communication)指信息发送者和信息接收者的角色不

断变换，信息沟通和反馈多次循环进行，共同以讨论和协商的姿态进行信息的交换。双向沟通的特点是信息传递较为准确，但信息传递速度相对较慢，有利于双方联络感情。医护人员与病人的交谈就是双向沟通。这种形式让双方能对信息进行充分的反馈，有助于增进理解和人际关系的和谐。

（四）按沟通流向分类

1. 纵向沟通

在组织内部，上下级之间的信息传递称为纵向沟通。其中，下级向上级汇报工作、反映情况，是属于上行沟通，具有非命令性、主动性、积极性、民主性、广泛性等特点；而上级向下级发布指令、布置任务是下行沟通，具有指令性、法定性、权威性等特点。上行沟通，主要表现形式有工作汇报、问题反映、请求支持、建议书等。下行沟通存在的主要问题在于：过长的沟通链导致信息的扭曲，容易失真。

2. 横向沟通

在组织内部，同阶层人员之间、各平行部门之间的信息传递和交流，就是横向沟通。横向沟通有非命令性、协商性和互动性等特点，这有利于组织间的任务协调、信息共享、问题的解决和矛盾的化解。横向沟通有个人接触、电子邮件、备忘录等形式。

六、人际沟通的层次

根据人际交往中双方信任的程度、信息沟通过程中的参与程度，以及个人希望与别人分享感觉的程度不同等方面，鲍威尔（Powel）提出将人际沟通分为五个层次，随着相互信任程度的增加，层次逐渐升高。

1. 一般性沟通

一般性沟通是指一般的、社交应酬的开始语，处于沟通中的最低层次。如"你好""你最近好吗?""吃饭了吗?"以及用非语言的动作来沟通，如以微笑、点头等肢体语言给予对方问候示意等。这类比较浅层的沟通，能使双方很快打开尴尬的局面并建立友好关系。但对已有一定良好关系的双方来说，应注意不宜千篇一律地问候，而应根据具体情况适时进入深一层次的沟通交流。

2. 陈述事实性沟通

陈述事实性沟通也是一般的事务性沟通，只报告客观的事实，不参与个人意见，强调客观性。在这一层次交流时，只要是鼓励对方尽可能地叙述和表达，其间，尽量不要用语言或非语言行为影响对方。

3. 相互交流分享性沟通

相互交流分享性沟通是指沟通双方已建立了一定的信任，可以彼此谈论看法、交流意见的沟通。如在护患沟通中，鼓励护士应多用心、同情、语言或非语言动作来鼓励病人说出自己的看法和建议，这不失为一种有利的工作方式。

4. 情感交流性沟通

当沟通双方建立了彼此信任后，除了交换相互的看法和判断，还会表达及分享彼此的感受、情感及愿望。在相互信任的基础上，有了安全感，双方自然会愿意表达自己的想法和对各种事件的反应。在护理工作中，护士应做到坦率、热情和正确地理解病人，并帮助病人建立信任感和安全感，从而为病人创造一个适宜交流情感的环境。

5.达到共鸣高峰性沟通

达到共鸣高峰性沟通这是人际沟通中达到的最高层次。它是一种短暂的、完全一致的感觉，沟通的双方很少能达到这一层次，只有在情感交流层次时，会偶尔自发地达到一致的共鸣高峰，但其持续的时间不会太长。

七、沟通的影响因素

（一）一个人因素

1.生理因素

影响沟通的生理因素包括：永久性生理缺陷，如色盲、色弱、聋哑、弱智等残疾因素；短暂性的生理阻碍，如身体的疼痛、疲惫、饥饿、寒冷以及女性在月经期间情绪上的波动等；年龄增长因素，如年少时桀骜不驯，经过岁月磨砺变成谨慎稳重之人等。这些生理因素不同程度地影响沟通效果。我们沟通时要注意评估生理的影响因素，并主动寻找对策。

2.心理因素

（1）个性特质

人的性格、气质、能力、兴趣等不同，会造成人们对同一信息的不同理解，并对沟通方式产生直接影响。一般来说，热情、直爽、健谈、开朗大方、善解人意的人易于与人沟通；相反，淡漠、拘谨、苛刻、性格孤僻、自我中心的人则容易产生沟通障碍。护士作为一个主动的沟通者，应对性格类别有一定的认识，并尽可能做到知己知彼、扬长避短，不断纠正不利沟通的个性心理，逐步成长为沟通高手。

（2）情绪体验

喜、怒、哀、乐等各种情绪渗透于人们的一切活动中。积极的情绪可以为你开启成功交往的大门，而不良情绪只能成为交往过程的拦路虎。所谓的不良情绪主要有两种：一是过度的情绪反应；二是持久性的消极情绪。把握情绪是成功沟通的要素。主要表现为：清楚了解自我情绪，适当表达自我情绪，合理调控自我情绪。

（3）认知程度

个人的经历、受教育的背景和生活环境等因素的差异，使每个人的认知深度、广度和类型都不尽相同。因而信息在传递过程中的编码和解码可能不对称，会对沟通效果产生负迁移。一般而言，生活阅历相当、知识层次相近的人，沟通时容易互相理解；认知面广、知识水高的人，容易与不同认知范围和水平的人进行沟通。护患沟通中，护理人员要充分考虑服务对象对医学知识的认知水平，避免使用生涩难懂的医学术语，同时避免表现出居高临下的态度。

3.价值观念

价值观是人们对事物重要性的判断，并用以评价现实生活中的各种事物、指导自己行动的根本观点。价值观念是人们在一定的意识形态社会中，通过生活经验和知识积累而形成。价值观念的不同，可能使人们对问题的判断产生重大差异，从而成为沟通的障碍因素。节俭或铺张、开放或封闭、崇尚权威或客观务实、个人主义与集体主义这些不同的价值取向，必将带来不同的价值判断和行为模式。充分理解对方的价值观，是消除人际沟通障碍的重要方法。

4.文化习俗

人们总是受到所处群体形成的文化习俗影响和制约。如东西方文化的差异，使人们在沟通方式的选择上大相径庭：东方文化喜欢婉转的表达方式，模糊暧昧，并以此表示对对方的尊重；美国人最珍视的品格是真诚，在他们看来"婉转"与"虚伪"有相似之处。不同民族、地域的习俗生动多彩，但处理不当，则容易成为沟通障碍。作为护理人员，一方面需要提供正确的健康教育，另一方面也要注意尊重习俗，不要轻易全盘否定。

5. 沟通技巧

如前所述，沟通作为一种技术，是可以通过后天学习获得和提高的，如交谈、如何发问、如何倾听、如何排除干扰因素等。

(二)环境因素

1. 物理环境

物理环境指沟通的场所，包括环境的安静程度、光线、温度、湿度、布局、装饰、氛围等。沟通场所的选择对沟通效果的影响很大，一个通风不良、光线不足的教室会让听讲者昏昏欲睡；同样道理，一个彩灯闪烁、乐韵悠扬的场所也不适合进行课堂教学。

噪音是影响沟通的重要因素。沟通环境中的噪音，如汽车喇叭声、孩子的哭闹声、电话铃声都会影响沟通效果，造成信息传输过程的失真，或沟通者心情烦躁，护理人员与病人沟通时，应注意选择适宜的场所和时机，避免噪音干扰，增强沟通效果。

室内的光线明暗、是否通风、温度是否舒适、摆设的风格如何、座位的距离等都会对沟通双方产生影响。医护人员在与病人交谈涉及病人隐私时，应尤其注意选择隐秘性较好的沟通场所。

2. 心理环境

心理环境是指沟通双方在信息交换过程中是否存在心理压力。如有缺乏保护隐私的条件，或因人际关系紧张导致的焦虑、恐惧情绪等，都不利于沟通的进行。相反，如果沟通双方能够在轻松愉快、彼此尊重、相互理解的民主氛围中进行沟通，则有利于沟通双方的发散性和创新性思维，也有益于双方观点的直接表达，有助于沟通效果的增值。

3. 社会背景

社会背景一方面指沟通双方的社会角色关系。不同的社会角色关系沟通模式也不同，只有符合社会所认可的沟通模式，才能得到人们的接纳。护理人员在与儿童、老年病人沟通时，可以适当运用抚摸的方法，但与异性病人沟通时则需慎重，以免产生不必要的误会。

社会背景另一方面是指沟通时在场，但不参与沟通的人与沟通者的社会角色关系。比如，据研究发现，自己的配偶在场与否，人们与异性的沟通方式是不一样的；同样道理，严厉的老师、强劲的竞争对手在场都可能会使我们的措辞、言谈举止与平常大不相同。

4. 历史因素

由于参与者之间受有无过去相同的经历、是否认识、是否已达成共识等因素的影响。我们在与好友沟通时，常常不需要完整地表达出信息，对方就可了解我们所说的话，因为过去的沟通信息已成为现在的沟通的历史背景。

八、治疗性沟通

(一)治疗性沟通的概念

治疗性沟通是一般性沟通在护理工作中的具体运用。治疗性沟通是以病人为中心，护士帮助病人进行身心调适，使病人从疾病状态向健康方向发展，能应对应激、调整适应，并与他人和睦相处的技巧。在治疗性沟通中，信息的发出者是护理人员，信息的接收者是病人，要沟通的信息是护理专业范畴的事物,其目的是为了满足病人的各种需要,对病人的身心起到治疗作用。治疗性沟通的三个要素:真挚、尊重、同感心。

(二)治疗性沟通目的

(1)建立良好的护患关系。

(2)收集资料。

(3)促使病人参与治疗护理,积极合作。

(4)向病人宣教健康知识,提高其自我护理能力。

(5)为病人提供心理社会支持,促进身心健康。

(三)治疗性沟通特点

护患双方围绕与健康有关的内容进行有目的的、以病人为中心的沟通。

(四)治疗性沟通的实施过程

1. 准备与计划阶段

准备与计划阶段包括了解病人的基本情况,明确交流目的和内容,制定交流的提纲,提供适于交流的环境。

2. 沟通开始阶段

开始沟通时应尊重病人,有礼貌地称呼病人,主动介绍自己,并说明交谈的目的及所需时间,协助病人取舒适的体位。

3. 沟通进行阶段

沟通进行时应以病人为中心,鼓励病人交谈。交流时除采用一般性沟通技巧外,还可采用其他沟通技巧,如:

①指导性交流技巧:病人向护士寻求指导,护士给予病人专业知识、经验的指导及帮助等。

②非指导性交流技巧:病人在护士的支持和促进下,运用自身潜能找出、面对并解决问题。

③提出问题:护士应多使用开放式提问。但应注意一次只提一个问题,并尽量使用病人能理解的语言,问题应简单、明确。

4. 沟通结束阶段

在沟通结束时应注意:

①根据实际情况和预期计划控制结束时间,结束时不提新问题。

②简单总结交流内容,核实记录的准确性。

③预约下次交流的时间和内容。

④对病人表示感谢。

(五)治疗性沟通的的影响因素

护士方面:护士同情心不够,准备不足或不善沟通。护士应避免产生以下情况:①急躁;②改换话题或打断病人谈话;③主观武断。

病人方面:对自己的疾病、健康状况、治疗措施不了解或记不住医嘱;或者由于理解能力有限,与医护人员缺乏共同的认识,使双方发生沟通障碍。

(六)特殊情况下的沟通技巧

1. 在病人发怒时

在病人发怒时,护士应首先证实病人是否发怒,然后以语言或非语言行为表示对他的理解，再帮助病人分析发怒的原因，并规劝他做些其他的活动，有效地对待病人的意见、要求和重视满足他的需要是较好的解决办法。

2. 在病人哭泣时

在病人哭泣时，护士最好能陪他呆一会（除非他愿意独自呆着），可以轻轻地安抚他，在哭泣停止后，用倾听的技巧鼓励病人说出流泪的原因。

3. 与抑郁的病人交流

抑郁的病人通常说话比较慢，反应少和不自然，护士应以亲切友好的态度提出一些简短的问题，并以实际行动使他感到有人关心照顾他。

4. 与病情严重的病人交流

护士与病情严重的病人交流应尽量简短，不要超过 10～15 分钟，可持续用同样的声音说话，或用触摸等方法加强沟通的效果。

第二节　护士的语言沟通

语言是一种约定俗成的符号系统，是人类交流思想、表达情感的心理过程。语言是维系人际关系的纽带，是人际交往的工具。孔子曰："言不顺，则事不成。"希波克拉底认为："医学有两件东西可以治病，一是语言，一是药物。"语言沟通是指以语言符号为载体实现的沟通。主要包括有声语言沟通、书面沟通和电子信息沟通等。语言沟通是护理工作中最重要的沟通方式。护理人员在护理工作过程中，经常需要运用语言沟通来采集病史、收集资料、核对信息，进行心理护理、健康教育等。可以说，语言沟通贯穿于护理工作的始终。

一、护士语言沟通的内容

（一）语言的规范性

1. 语义要准确

语义的基本功能在于表达人们的思维活动。言能达意，要让人听懂，才能交流思想与情感。语义正确才能准确传递信息。护理人员在语言沟通中应注意语义准确、不含糊，对于病人的病情既不夸大，也不缩小。同时，语言要朴实，不要附加太多定语与形容词，讲话尽量口语化，避免文章化、专业化。一般要求护士用医学术语外加通俗解释来交谈。不然，病人会听得很费劲，甚至出现歧义，影响交流。

2. 语音要清晰

语音本身是声音的组合。因此，要让人听得清、听得懂，才能交流信息，沟通思想感情。在护理工作过程中，护士沟通交流时应尽量讲普通话，了解掌握地方话或方言，有利于护患沟通顺利进行。护士说话发音标准，不读错字、白字，声音清晰可辨，勿口齿不清或含糊不清。音量大小适中，以对方能听清楚为标准。用不同的语音朗读相同的文字，会有迥然不同的效果，甚至产生误会或笑话。

3. 语法要规范

语言交流应符合语法要求，而且具有系统性与逻辑性。护士向医生或上级汇报工作，反映病情，向病人做告知说明、健康教育，向病者家者交代病情与沟通协调时，应当把人物称谓、时间概念、空间关系及其间的联系说清，把一件事情的起始、经过、变化与结局讲明。例如某位护士发现一位病人静脉输液的液体输完了，就在病房走廊喊另一护士："快点，××床没了。"她所想要表示的意思是"××病人的液体输完了，需要快点续上"。但这句话却引起病人及家属的不满，因为他们将这句话理解为"××病人死了"的意思，觉得给他们造成了不良的心理影响，最后该护士诚恳地向病人及家属道歉。

4. 语调要适宜

副语言的应用要合适。关于副语言，语言学术上有狭义广义之分。狭义的副语言是指有声现象，如说话时气喘，嗓子沙哑或者整句话带鼻音，某个字音拉得很长，结结巴巴说话不连贯等等。这些是伴随话语而发生或对话语有影响的。有某种意义，但是那意义并非来自词汇、语法或一般语音规则。广义的"副语言"指无声而有形的现象，即与话语同时或单独使用的手势、身势、面部表情、对话时的位置和距离等等，这些也能表示某种意义，一般有配合语言加强表达能力的作用。心理学家认为非语词的声音信号为副语言。心理学的最新研究结果表明，副语言在沟通过程中起着十分重要的作用。一句话的含义不仅取决于其字面意思，还取决于它的弦外之音。语音表达方式的变化，尤其是语调的变化，可以使字面相同的一句话具有完全不同的含义。1959 年美国 E. T. 霍尔指出下面这些常见现象：一个人倾听别人说话时，会望着那人的脸，尤其是他的眼睛。为了表示注意，听话人会轻轻地点头，或者说 hmm。如果哪一句话他很同意，点头就点得很深。感到怀疑，他会扬起眉来，或者两个嘴角往下搭拉。要是不想再听下去了，他会把身子挪一挪，把腿伸一伸，或者移开视线，不再注视说话人。身势语、手势语能加强有声语言的意义，例如一边说"不对"，一边使劲摆手。但是副语言也能改变有声语言的意义，例如用正常语调说"佩服"，那是赞赏；如果"佩"字起点特别高，终点特别低，中间又拉得很长很长，那就分明有讽刺之意了。我们说话内容的表达在一定程度上借助于说话的感情色彩，即语调的强弱、轻重和高低。采用不同的副语言会有不同的含义。如轻声细语说"该吃药了。"和高声重喊"该吃药了！"效果会截然不同。语言有真有假，副语言如语调、面容等作为思想感情的表现却较为真实，因为往往是不自觉的。

5. 语速要适当

谈话的速度会影响护患间沟通交流的满意程度。护士在与病人交谈时，说话不能太快，太快会影响语言的清晰度和有效性。

(二) 语言的治疗性

语言具有治疗性作用，是进行心理护理、治疗的主要工具，充满爱心、关心的语言使病人感到亲切、安慰，安定情绪，受到鼓励，树立战胜疾病的信心，有利于康复。护士的语言与病人病情、健康问题和护理方面的问题有关，而不应涉及与此无关的问题。如果护士的语言能够使病人心理上得到安慰，在治疗过程中保持愉快的心情，则对病人的健康有积极促进作用；相反，如果护士的语言对病人形成不良的刺激，则会引起病人的愤怒、恐惧和忧郁，从而使病情加重。语言的暗示性具有双重作用，即治病性和致病性，它不仅影响人的心理和行为而且能引起人的生理、病理变化，鼓励语言、表扬语言起到治疗疾病的暗示性作用，应多使用。而暗示性语言不仅能治病，也能致病。例如一位伤员，因为邻居打架时一块玻璃砸在他的背上而致伤。送往医院处理时，一位医生对另一医生说："这么多的碎片，取不干净怎么办？"病人听到"取不干净"，便一直认为背上有玻璃碎片，而且觉得全身都有玻璃碎片，最后发展到不敢吃饭，说饭里也有玻璃。想排除这种思想也总是排不掉，而成了"强迫性思维"，使他的身体变得瘦弱，精神上恐惧不安，失去了工作能力，不得不请教精神科医生进行治疗。可见，医务人员一句不经心的话，在病人心目中却种下了一粒恶种，结出了一粒恶果。所谓"医源性疾病"，其病因之一就是医务人员的不良话语所引起的暗示作用。护士在日常工作中,须随时注意自己的语言对病人所起的作用,充分使用好的暗示性语言。有时可有意识地去暗示病人,例如表扬一个病人,对另一病人的不足就会起暗示作用。"您看,昨天用了这个药,今天就好多了!"而另一个病人恰好在使用此药。

(三)语言的通俗性

在沟通交流的过程中,只有当接受的信息和发出的信息相同时,沟通才是有效的,如护士说"张阿姨,明天你要做 B 超了,晚饭后要禁食"。病人不明白禁食具体的含义,结果第二天早上喝了米汤。所以说护士与病人交谈时应坚持通俗性原则,即根据病人的认知水平和接受能力,选择病人易懂、形象生动的语言和文字与其进行交流,用浅显贴切的比喻,循序渐进地向病人传授健康保健知识。忌用医学专业术语或医院内常用的缩略语。例如外科手术后病人需要恢复肠蠕动才能进食,护士常要问病人是否"排气",可是病人不知何谓"排气",别的病人就会笑着告诉他就是看你"放屁"了没有。

(四)语言的科学性

科学性原则包含两方面含义:其一,护理人员在交谈中引用的例证或资料都应有可靠的科学依据。不要把民间传闻或效果不确定的内容纳入健康指导。其二,护理人员在交谈中不要歪曲事实,不能把治疗效果扩大,也不要为了引起病人的高度重视而危言耸听。

(五)语言的情感性

情感是连接护士与病人的纽带,护理人员在工作中应充分表现出人道主义精神,救死扶伤精神,语言温柔、态度诚恳、心胸宽容,充分表现出对病人的同情与爱护之情,赢得病人的信任。避免将自己生活中的不良情绪、情感带入工作中,并发泄或迁怒于病人。"感人心者,莫先乎情",语言始终伴随着情感。如对胆小的病人,可用儿童语言与他交谈,要避免用诸如"不听话,就给你打针"之类的语言来吓唬他;对经常指责医疗护理工作的病人,不要厌恶他们;对出现焦急、忧虑的病人,不要嫌弃他们。护士一进入工作状态应自觉调整自己的情绪,处于愉快而冷静的状态中,这样才能油然产生同情病人、信任病人、尊重病人的情感与情绪。

(六)语言的委婉性

委婉是指人们为了使对方更容易接受自己的意见,以婉转的方式表达语义的一种语言表达方式。护理人员对病人不是任何情况下都应该实话实说的,尤其是在病人的诊断结果、治疗方案与疾病预后等问题上,措辞更要注意谨慎、委婉。谈及病人的死亡,护理人员应尽量避免应用病人或病人家属忌讳的语言。选择运用什么语气,采用哪一种句式,使用什么言词,以及修辞方法等,才能减少病人的心理负担,减少和防止护患纠纷的发生都需要考虑周全。

(七)语言的幽默性

幽默可以改善血液循环,增强免疫功能,增强机体抵抗力。许多接受过幽默治疗的病人一致认为,幽默是一剂良方,可以使人从痛苦的经验和情绪当中挣脱出来。护理人员根据环境气氛,病人的病情、性格,适当运用幽默,可以有效地表达护理人员的意见,调动病人的愉悦情绪,取得事半功倍的效果。

案例

消化内科病房23床的李大爷是位急性子的退休老干部,69岁,患有冠心病,又因为食管癌不能进食,须静脉补充营养,一躺就是十几个小时。这可急坏了老人家,经常听到他的抱怨。到了周六的下午,护士小刘去换输液瓶,老人对他说:"已经是下午3点了,护士啊!还有几瓶?"小刘笑着说:"不好意思,老人家,还有 2 瓶。"老人显得极不耐烦:"不打了,不打了，我说过不打这么多的。再说，周末了，医生护士大都休息了，也不让我休息?"小刘灵机一动："李老，我们把它喝了吧!"顿时，病房一片笑声，老人也开心地笑了。这时，小刘笑着对老人说："老人家，您别急，您的营养都来自这些瓶子，静脉供给是最好的途径了，经治疗后，好转了，就可以吃些东西了，这些瓶子自然就少了，是不是睡久了，累了，我扶您坐一会儿好吗?"

（八）语言的严肃性

语言的严肃性是指护理人员语言的情感表达应具有一定的严肃性。护士与病人交谈时，双脚平肩宽，双手前握或自然下垂，固定站立而不要来回走动，面部表情平和一些，温柔的语态中要带几分维护自尊的肃穆，这样的护士给人的印象是稳重、端庄、大方、高雅的。如果说话声调过于抑扬顿挫或者很随便，或肢体语言过多且矫揉造作，面部表情过于丰富，手势过多，动作过大，都会给人不严肃的感觉，使病人产生不信任感。此外，在听病人讲话时，不要随意发笑，也不要频频点头，因为这些行为是轻浮与虚伪的表现。当然，表达赞同与附和病人的说话内容时，微微点头表示同意也是可以的。

（九）语言的保密性

护士同病人谈话时要注意保密性，具体如下:

（1）注意保护病人的隐私，不主动打听与治疗、护理无关的病人隐私。对已了解的病人隐私不擅自泄露给无关人员。

（2）要注意保守医疗秘密，不要向无关的人透露。不该告知病人的事情切不可好心多嘴转告。如诊断、化验结果，重大诊治措施的决定等，不要随便向无关人员透露。护士都应守口如瓶。

（3）保护工作人员的隐私，不要与病人谈论医护人员的私生活，包括婚姻、家庭及亲友等。

保密不等于欺骗。主要从有利于疾病治疗方面考虑该不该和病人讲真话。如一般疾病，不管急性还是慢性的，都应把真实情况告知，目的是让病人充分了解他所患疾病的病因、症状、转归及预后，进一步配合医疗;对一些目前尚不能治愈的疾病，如癌症和系统性红斑狼疮等，尤其是疾病晚期是否告知病人应进一步斟酌。目的是让病人怀着希望，延长存活时间。这是一种人道主义的关怀。

例如，病人男，53岁，诊断:肺癌，该病人有一定文化程度，住院后经常看一些医学书，根据自己半年来咳嗽，痰中少量带血，怀疑是癌症，多次向医护人员打听。护士遵照保护性医疗制度和病人讲话时声、情、形一致，并用保护性语言诱导、解释，使病人消除疑虑，愉快地接受治疗;病人男，61岁，诊断:肺癌，该病人是农民，经济困难，癌症已到晚期。但精神状态还不错。某护士出于对病人经济上的同情，对他儿子说:"你父亲确诊是晚期癌症，治疗也无效了，不如回家想吃什么就吃点什么吧"。这话不料被病人得知，痛不欲生，从此不吃不喝，坚决要求出院，回家等死。从以上两例可看出护士注意语言的保密性是非常重要的。

二、护士语言沟通的基本类型

（一）依据交谈的目的分类

1.发现问题式交谈

这种交谈的目的旨在收集资料、发现问题。强调将话题聚集在如何找到问题上，为解决问题确立目标，评估与评价时常用。

2. 解决问题式交谈

这种交谈的目的侧重于针对已发现的问题，探讨解决问题的策略、办法和举措，护理措施实施时常用。

（二）依据交谈的方式分类

1. 封闭式交谈

交谈双方的地位是发问者主动，被问者被动。提出问题具有明确的目的性。

2. 开放式交谈

发出者只提供主题和引导交谈而成为被动角色，被问者因所答内容广泛、开放，而处于主动地位。

（三）依据交谈的职业特性分类

1. 评估性交谈

评估性交谈的主要目的是获取或提供信息。交谈双方关注的是信息的内容，较少强调关系和情感。护患之间的评估性交谈是护理人员收集病人健康信息的过程，包括病人的既往健康问题和目前的健康状况，病人的遗传史、家族史、精神与心理状况、住院的主要原因、护理要求及日常生活方式、自理能力等。这些信息可以为确定护理诊断、制订护理计划提供依据。

2. 治疗性交谈

治疗性交谈的目的是为病人解决健康问题，是护士为病人提供健康服务的重要手段。其侧重于帮助病人明确自己的问题，克服个人的身心障碍，从而达到减轻痛苦、促进康复的治疗性目的。治疗性交谈有两种基本形式，即指导性交谈和非指导性交谈。

①指导性交谈：指导性交谈是指由护士向病人指出问题发生的原因、实质，针对病人存在的问题，提出解决问题的方法等，让病人执行。因此，运用指导性交谈时，护士对病人的基本情况（如心理状况、文化背景和习惯爱好等）要非常了解。

指导性交谈的优点：交谈进程快，相对节省时间。

指导性交谈的缺点：病人主动参与较少，只能处于被支配的地位。

②非指导性交谈：非指导性交谈是一种商讨性的交谈。护士承认病人有认识和解决自己健康问题的潜能，鼓励病人积极参与治疗和护理过程，改变自己过去不健康的生活方式和行为。

非指导性交谈优点：护患双方处于较平等的地位，病人有较多的自主权，主动改变自己的行为方式以利健康。

非指导性交谈缺点：比较费时，在工作繁忙的情况下比较难实行。

在临床护理工作中，评估性交谈与治疗性交谈是互相渗透、密不可分的。

（四）依据交谈的内容要求

1. 信息沟通

（1）环境信息。病人入院以后对医院的环境是陌生的，易产生恐惧、焦虑等心理，护理人员可以帮助病人尽快熟悉病区环境，将相关信息告知病人。如：住院的规章制度、介绍医院及病区的环境以及适当介绍病友的相关情况。

（2）病情信息。病人知道自己患病后，希望得到更详细的病情信息，会进一步向护理人员询问与治疗有关的问题，如主管医生的水平、用药情况以及同类疾病的治愈率和复发率等。护理人员应该站在病人的立场上尽量满足对方的要求。但是，也要谨慎行事，掌握保密原则，切忌乱说，以免加重病人心理负担。

（3）知识信息。护理人员是普及医学知识的宣传员，在与病人交往时，可以宣传疾病的预防措施和治疗方法，并对病人进行有计划的健康教育，使病人重视身心健康，提高生命质量。

2.情感沟通

马斯洛需要层次理论说明，病人的需要是多层次的。要想满足病人情感沟通的需要，调动病人的内在积极因素配合治疗，达到较为理想的治疗效果，可以从以下几个方面与病人进行情感沟通。

（1）尊重。若要形成良好的护患关系，必须首先尊重病人，恭而敬之，才会得到病人的尊重。尤其是做检查的时候，若需要暴露病人的身体，应该预先做好解释工作，不可忽略病人的存在。如做妇科检查时，病人要求护理人员把窗帘关好，如果护理人员不予理睬，病人会感到被轻视。

（2）激励。激励要从与病人建立护患关系开始。当病人表现出有利于治疗的言行举止时，护理人员应给予鼓励和认同。

（3）宽容。主要从宽厚、忍让、大度几个方面来体现。病人因身患疾病，会呈现以自我为中心、过度依赖、兴趣狭窄、苛求于人、过于敏感等心理、行为退化表现。期待医护人员给予更多的照顾和关心。护理人员应该遵循《训俗遗规》中说的"待己者，当于无过中求有过；待人者，当于有过中求无过"。充分理解病人的生理、心理和精神方面的改变，满足病人的需要。

3.观念沟通

（1）科学健康观：护理人员在治疗和护理中介绍疾病知识等环节，实际上是向病人推广科学和健康观念的过程。目的是提高病人自我保健意识，增加防病知识，了解新的健康观念，提高生命质量。

（2）维护权利观：护士与病人都拥有自己合理和必要的权利。护患双方应该换位思考，护理人员应该对病人的维权行为给予配合，同时病人也应理解医护人员的工作。

（3）医疗风险观：指在诊疗过程中医务人员与病人双方对医疗风险的认识和态度。尽管目前医疗水平迅速发展，但是，现代医学对人类疾病仍然有不易攻克的难关，要治愈病症，医务人员的职业风险是不言自明的。医生与护理人员共同肩负着与病人沟通、解释风险存在的义务，一旦出现意外，病人能宽容地对待医院和医务工作者。

三、护士语言修养的意义

护士语言不仅是与病人交往的工具，也是治疗疾病的一种手段。护士使用美好得体的语言，可有效改善护患关系，使病人感觉到安全与温暖，增强病人战胜疾病的勇气和信心，促进护患之间的支持与理解，进一步提高护理治疗效果。礼貌、诚恳、自然、友好的交谈，可帮助病人正确认识和对待自己的疾病，并减轻或解除心理上的负担。反之，语言应用不当也可成为心因性疾病的因素。有句俗话"良言一句三冬暖，恶语伤人六月寒"，十分形象地说明了语言在人际交往中的作用。古希腊名医希波克拉底曾说过："什么样的人得了病，比了解一个人得了什么病更为重要。"因此，护士应根据不同性格、气质、性别、年龄、职业、文化和修养的病人，采取不同的交流方式。充分发挥语言的治疗功能，以提高护理质量，达到某种治疗和护理的目的。

(一)有利于护患沟通

护士与病人的沟通首先是用语言进行的，新病人入院一声亲切的问候："您好!"立即缩小了护患之间的距离。语言是护患沟通中最重要、最准确、最有效、运用最广泛的沟通方式。无论在病人的入院介绍、健康教育、治疗与护理操作中都必须要使用语言与病人沟通，了解病人的身心状况。若只是单纯的、机械的执行医嘱、落实治疗护理措施，而无语言沟通，则不能满足病人心理需要，更谈不上建立良好的护患关系了。

(二)有利于建立良好的护患关系

语言是人心灵的窗口，透过护士的语言可看到护士对护理的执着追求、对病人的高度的责任心和团结同事的良好的职业道德美，而护理优良的职业道德素质是取得病人信任，建立良好护患关系的基础。

(三)有利于收集信息

了解病人心理是建立有效护患沟通的前提。护理人员应用语言、通过护理程序的方法收集到病人生理、心理、社会等各方面的信息，掌握病人存在的心理问题，并给予指导、疏导、安慰、鼓励、解除心理问题，满足病人心理所需，取得病人的信任，方可建立良好的护患沟通。

(四)展示个人魅力，增进人际吸引性

语言是个人魅力的组成部分，护士文明礼貌、亲切坦诚、机智诙谐的语言是护士外在美和内在美具体表现，反映了护理的知识水平、文化素养和精神风貌，增加了护士人际吸引性，是建立良好人际关系的重要保证。

四、不同谈话阶段运用的技巧

(一)准备礼仪阶段

无论是语言沟通中的评估性交谈还是治疗性交谈，都是一种有目的性的交谈。为使沟通顺畅，护士在交谈前应做细致周到的准备。具体内容如下。

1. 选择合适的交谈时间

根据交谈的目的和性质，计划时间长短，再根据病情、入院时间、拟谈时间、护士工作安排等，选择交谈双方均感方便的时间进行。最好不要在病人进食、治疗、休息时进行交谈，也不要选择病人情绪波动很大的悲伤、疼痛时进行交谈。护士也要确保自己有足够的时间来与病人交谈，这样才不至于谈话被其他事情打断。护士也不可以表现出很忙的样子，频繁地看手表，或频繁地向外张望，心不在焉的样子，让病人觉得你不是很认真对待与他的谈话。

2. 明确访谈的目的和任务

为什么要进行交谈，要完成哪些任务，必要时列出访谈提纲。使交谈双方都能集中在主要问题方面。尤其是对于新护士十分必要，如果是去做护理评估，你的任务和时间是多少?如果是去进行健康教育，你的重点和要点及方法有哪些?都要事前进行精心准备。

3. 复习已有的相关资料

阅读病人的相关病历，了解病人现在的情况和过去的病史、治疗经过以及相关的诊治情况，必要时向其他医务人员了解病人的有关情况。这样，你才会对病人的文化背景、习惯、心理状态进行了解，才能找到与病人进行良好人际沟通的方法。

4. 病人的准备

考虑病人的身体状况，如有无不适或疼痛，是否需要上厕所等等。此外，应为病人提供

"心理稳定性"。有时还要了解病人是否需要保护隐私。

5. 环境的准备

当进行较为正式的交谈时，首先要保证环境的整洁舒适，清洁安静，减少环境中分散病人注意力的相关因素，如关掉电视。其次要为病人提供环境上的"隐秘性"，如遮蔽好床旁屏风。或请病人到办公室进行一对一的沟通。尽可能为病人提供免打扰的环境。会谈期间应避免进行治疗和护理活动，同时病人也要谢绝会客。

6. 护士的准备

护士在会谈前要做好身体上和心理上的准备，护士应衣帽整洁，衣着得体，举止稳重，端庄大方，让病人产生信任感。除上述谈到护士必须先了解病人基本情况之外，护士自己也要有良好的身体状况，头脑清醒，精力充沛，同时护士的情绪处在良好的状况。

(二)开场

开场白的技巧既可以使病人感受到护士的关心爱护，又可使病人自然轻松，消除紧张戒备的心理。便于自然地转入话题。另外，护士的个人仪表、形象、态度与开场语，都会影响病人对护士的认知，影响沟通的质量。

1. 护士应有礼貌地称呼对方如"大妈，您好!"，护士端庄的仪表，温柔的微笑，诚恳的态度是形成与人沟通良好的第一印象的开始。

2. 护士简单的自我介绍如："我是您的责任护士小王。"护士的自我介绍会让病人感觉受到尊重，为进一步沟通打下了良好的基础。

开场方式举例：

自我介绍式："您好，我是您的责任护士，我叫XXX，您是今天刚入院的吧？刚来会有些不适应，有什么不懂的问题尽管告诉我，我会尽力帮助您解决的。"

问候式："早上好！昨晚睡得好吗？您今天感觉怎样？您觉得饭菜合口味吗？"

关心式："今天气温突然下降，要多加点衣服，别着凉了；您这样坐着，感觉还舒服吗？"

夸赞式："你今天气色不错，看上去比前两天好多了；你的手真巧；您说话的声音真好听。"

言他式："这束花真漂亮，你的朋友真的很关心你呀。"

(三)进入主题

首先要明确话题，今天我们谈话的主要目的是什么，最好让病人能够明白如何配合你。同时也可以告诉病人估计要用多长时间。如果是进行健康评估，就要根据健康评估的程序，有条理进行病情询问，不能颠三倒四，最好一边谈话一边记录，注意引导病人谈话的内容，同时也要尊重病人，不可随意打断或阻止病人谈话。如果是进行治疗前的谈话，则应将治疗的目的、方法、注意事项等向病人一一介绍，必要时还需准备一些资料发放给病人，让他能够在事后自己继续阅读理解。如果是给病人进行疾病健康教育，最好选择满足对方内心需要的话题。如糖尿病病人关心的是如何使血糖控制在正常水平，话题应为病人吃什么样的食物，怎样运动有利于病情好转。

(四)结束语

当谈话接近尾声时，护士可以向病人进行一个小结，总结一下刚刚谈话的主要内容。对病人的配合表示感谢，同时提醒他注意好好休息，礼貌地与病人告别。

以下介绍几种结束的方式：

结束方式特点举例：

道谢式：用客气话作为交谈的结束语和告别语，如："谢谢您的配合（指导、帮助、支持等）。"

关照式：意见已交换，关照注意事项，如："明天要检查肝功能，晚饭后记着不要吃东西。"

道歉式：特殊原因打断谈话或提前结束谈话，如："很抱歉，我现在必须离开，明天我们再谈好吗？"

征询式：给人以谦虚大度、仔细周到的感觉，如："要是没存什么问题，今天就谈到这儿好吗？"

祝颂式：有较强的礼节件和一定的鼓动性，如："与您聊天非常愉快，祝您有好的发展！"

邀请式：向对方发出礼节性邀请或正式邀请，如："今天的谈话很有意义，以后有空常来坐坐。"

友谊式：为建立长久的合作关系奠定基础，如："感谢各位提供的帮助，欢迎您在适合时间来我们单位指导工作。"

五、语言沟通的注意事项

人与人交谈，遇到的问题就是交谈的话题和内容。作为临床工作的护士应该注意哪些话题可以谈，哪些话题应避免，这是一个非常重要的问题。

（一）话题的选择

1. 交往中宜选的话题

①拟谈的话题；

②格调高雅的话题；

③轻松愉快的话题；

④时尚流行的话题；

⑤对方擅长的话题。

2. 忌选的话题

①非议党和政府；

②涉及国家秘密与行业秘密；

③非议交往对象的内部事务；

④背后议论领导、同事与同行；

⑤格调不高的内容；

⑥涉及个人隐私和忌讳的话题。

（二）语言沟通"四不宜"

1. 不宜打断

当对方说话时要等对方把话说完再插话，否则会被认为是没有教养的表现。

2. 不宜补充

每个人都有抒发情感，说出自己意见的权利。当别人发言表达个人看法时，最好的办法就是聆听。你可以发表自己的见解，但补充对方会产生你比别人懂得多、喜欢出风头的误会。所以，一般情况下不宜补充。

3. 不宜质疑

接受对方就不能质疑对方的言语，这是谈话双方相互信任的前提。

4.不宜纠正

对方有简述自己意见的权利,你也有表达观点的权利,除非是原则问题一般情况下不纠正对方。

六、护理工作中常用的沟通技巧

(一)提问

提问(inquiry)是收集信息和核对信息的重要方式,也是使交谈能够围绕主题持续进行的基本方法。有效的提问能使护理人员获得更多、更准确的资料。所以提问是交谈的基本工具。提问的有效性将决定收集资料的有效性。提问的方式有两种:开放式提问和闭合式提问。

1.提问的方式

(1)封闭式提问。这是一种将病人的应答限制在特定范围内的提问,病人回答问题的选择性很小,通常情况下其至只要求回答"是"或"不是"。如:"您今天头痛吗?""您最近是不是腹痛?""您昨晚睡得好吗?"有的问题虽然不是单纯地回答"是"与"否",但答案也是被限制在狭小的特定范围内,也应视为封闭式提问。如:"您今天排便几次?""您今年多大年龄了?""您喜欢喝牛奶吗?""经过这段时间的治疗,疼痛减轻了吧?"

封闭式提问的优点:病人能非常直接地对护士的提问做出回答,医护人员能够在最短的时间内获得病人大量的信息,如病人的年龄、职业、受教育程度、工作单位、婚姻状况以及过去的疾病史,节省时间和精力,效率较高,信息最大。

封闭式提问的缺点:回答问题比较机械死板;缺乏全面性;病人处于被动地位,护士处于主动的角色;病人得不到充分表达自己想法和情感的机会,缺乏自主性。医护人员也难以得到提问范围以外的其他信息。

封闭式提问的适用范围:互通信息交谈,尤其是收集病人资料,采集病史或获取其他诊疗信息等。

(2)开放式提问。开放式提问比封闭式提问能更好地收集可靠、有价值的病情信息,提问的问题非常广,不限制病人的回答,可引导其开阔思路,鼓励其说出自己的观点、意见、想法和感觉。如:"您现在生活上有什么需要帮助的吗?""您对我们的服务有什么建议?""请您谈谈近来饮食情况怎么样?"

开放式提问的优点:没有暗示性,所问问题范围广,允许主动、不受限制地回答,信息多且真实可靠。让答者主动性强,有利于病人开阔思路,同时表达自己压抑的情绪,说出自己更真实的情况;病人自己选择讲话的方式及内容,有较多的自主权;医护人员可获得有关病人较多的信息。

开放式提问的缺点:需要较长的交谈时间,空间大,费时多。

开放式提问的适用范围:在评估式交谈尤其是心理评估中广泛应用。

封闭式提问和开放式提问在访谈中常交换使用。对开放式问题的提出应恰当,如果护士不规定范围而随病人任意发挥,病人会感觉没有头绪无从说起,或者所答非所问,漫无边际随心所欲地回答。如"您对手术有什么看法?"这种提问就不太合适。

(3)代述式提问。病人有时不方便把自己的想法和感受说出来,憋在心里又感觉不痛快。这种情况下,护士可以代为叙述。如护士试探性地问病人:"您是不是觉得您的主治医生太年轻了,对他的医术不放心啊?"如果病人表示同意,这就使病人内心的隐忧或顾虑得到了表达和理解。当然，护士就以此对病人作简单的解释，以消除病人的担忧。这一技巧可以大大促进护患之间的沟通。

（4）鼓励式提问。鼓励病人表达有多种不同的方法：

①用未完成句，意在使病人接着说下去，如："您是不是觉得……"

①用正面的叙述启动病人进一步发挥，意在解除其压抑在内心的情绪，如："您是不是因为住院费而发愁啊？"

②护士用自己的经历引发病人的共鸣，从而继续沟通交流，如："我婆婆住院了，全家现在忙上忙下的。"

只要护理人员能够捕捉病人的各种情绪反应如焦虑、恐惧等，便可以用不同的方式鼓励病人表达。

提问时应遵循的原则：

1. 中心性原则

提问应围绕交谈的主要目的进行。如对一个肠梗阻非手术治疗的病人，护士应围绕禁食、胃肠加压等护理方面进行，同时也要考虑社会心理因素。如果询问太多，杂乱无章，会使人思路混乱，难以应对。

2. 温暖性原则

提问不应是冰冷的，而应是充满关心的。如在护患交往中询问："您还有哪些地方不舒服？""您有什么问题需要我帮忙吗？"相反效果的表达："术后的疼痛是很正常的，我们也没有办法。"这种漠不关心的态度，会影响护患之间的感情交流。

提问引导时的注意"五不宜"：

1. 不宜连续性提问

每次提问一般限于一个问题，回答后再提第二个问题。如一次就提好几个问题，会使病人感到困惑，不知道该回答哪个问题好，甚至感到有压力，不利于交谈的开展。如："您最近一直在咳嗽吗？有痰吗？您的饮食、休息、用药情况如何？""您的心情好吗？需要我帮助吗？"

2. 不宜提双重性的问题

如："您现在是想吃面条，还是米粥？"也许病人都不想吃，而只想喝牛奶。

3. 不宜提对方不懂的问题

如："请您说说您为什么会患糖尿病，您知道这个病的发病机制吗？"

4. 不宜迫问对方难以回答或伤感的问题

如："您哭了，刚才谁来过呀？是谁惹您生气的？"

5. 不宜打破砂锅问到底

如："您可能患的是性病，您怎么会得这个病？您做什么职业？您都去过哪些场所？"

（二）共情

1. 共情的概念

共情（empathy）又叫同理心、移情、换位思考，共情的概念从出现至今，在西方已有近百年历史，涉及哲学、社会学、心理学多个领域。不同的学者对共情的概念有不同的理解，迄今为止没有一个公认的定义，但人本主义心理学创始人罗杰斯1957年提出的概念普遍为人们所接受，他认为共情是指个体体验他人的精神世界，如同体验自身精神世界一样的能力。

同情与共情不同，尽管这两个概念常常被互用，但它们的含义有着根本的区别。同情是对他人的关心和担忧。充满怜悯之心，对他人困境的自我感情的表现，忧别人之忧，喜别人之喜；而共情是从他人的角度去感受和理解他人的感情，分享他人的感情，而不是表达自我感情。

2. 共情在护患沟通中的作用

（1）病人的共情对护士产生积极的影响。护士和其他人一样同样需要被人理解，被人接纳和认同。病人的共情能够帮助护士更好地与病人相处，增加与病人的接触，为更好地完成护理工作提供保证。

（2）护士之间的共情。可加强同行之间的交流，更好地和谐相处，提高工作效率。保持护士健康的情绪与情感，使护士在轻松的心境下快乐工作，快乐成长，提高护士的自身素质。改变陈旧的护理观念，树立起整体护理的理念，从而提高护理的服务质量。

（3）共情对病人的作用。病人来到一个陌生的环境，需要被关怀，护士的热情接待，亲切的问候、关怀，无疑是一剂良药，为病人营造一个温馨和谐的环境，使病人尽快消除陌生感、紧张感、疲惫感，保持良好的身心状态。共情能够充分保障病人各项权益，最大限度地满足病人需求，能够使病人产生被接纳的感觉，体验到被别人理解的释放感。细心周到的护理使病人得以康复。病人对护理工作的肯定又激励护士不断奋进，取得双赢的沟通效果，并形成一个良性循环。

（4）共情对护患关系的作用。护理是为人类健康服务的行业。护患关系不仅是一种照顾性关系，还是一种帮助性关系，而共情在所有形式的帮助性关系中都起着决定性作用。护士与病人之间的相互作用，是在临床护理实践过程中建立起来的人际关系，其本质是人与人之间情感的联系。共情是良好护患关系的切入点，是护患关系的精髓。良好的护患关系能够使病人产生很好的心理效应，共情又是建立和谐护患关系的基础。病人能够理解护士的工作，更好地配合治疗、护理，护士能够设身处地为病人着想，站在病人的角度上思考问题，解决其孤独感，这种共情能够促进护患关系，从而达到使病人更好地恢复健康，减轻痛苦的目的。

3. 共情的表达方式

（1）直接给予确认。对他人传递的信息给予直接肯定，如："你说得对。"

（2）表达理解和支持。

如："生孩子是有点痛，我们理解。您必须学会忍耐，不要哭叫。生孩子需要大量体力，您大哭大叫只会消耗您的体力，而对您生孩子一点都不利，还拖延了生产的时间。不要急，不要慌，按我们的步骤来。相信您一定能够顺利地把孩子生下来。"

（3）给予尊重。马斯洛的层次需要论里强调自尊的需要，如果病人得不到尊重，就会阻碍护患的沟通。例如，"37 床，打针了"。护士应该对病人有称呼，如"张先生、李姐"等，不能直接叫床号。

（4）充分利用非语言沟通。在临床工作中，倾听、微笑等非语言沟通的应用也会增加共情的效果。

（三）阐释与表达

阐释（explain）是叙述并解释的意思。病人来到医院这个陌生的环境，常常心存许多问题或疑虑，如病情的严重程度、用药、疾病的预后、各种注意事项等，这就要求护理人员具有一定的阐述技巧。表达（express）是将思维所得的成果用语言反映出来的一种方式。表达是交往中重要的沟通形式之一。把表达艺术发挥得恰到好处，是展现个人才华和风采，树立自身形象的重要手段。人与人交流时，在真情流露的基础上，还要有出色的表达能力，才能张扬个性,显露才华。

1.阐释的运用

(1)护士解答病人的各种疑问,解除病人心中的顾虑和担忧;

(2)护士在护理操作过程中,阐述并解释该项护理操作的目的及注意事项;

(3)护士根据病人的陈述,提出看法和解释,并提出建议和指导意见。

2.阐释的注意事项

(1)针对性:尽量为对方提供其感兴趣的信息;针对病人的不同情况采用不同的护理措施。

(2)通俗性:将自己的观点、意见用简明扼要,通俗易懂的语言阐释给对方;尽量少用或不用生僻的专业术语。

(3)委婉性:在阐释观点和看法时,应用委婉的口气向对方表明你的观点和想法。如术后病人家属探视人数较多时,护士可以委婉地提醒家属离开,以免家属影响病人休息。

(4)准确性:医疗语言是一种职业语言,有着很强的权威性。医护人员在向病人阐释有关问题时,科学地向病人进行有关健康问题的解释,必须准确无误,避免引起病人的误会。

3.提高表达能力的方法

(1)努力学习和掌握相关的知识:出色的口头表达能力,是由多种内在素质综合决定的,它需要冷静的头脑、敏捷的思维、超人的智慧、渊博的知识及一定的文化修养。因此,应努力学习有关知识和经验。

(2)积极参加各种提高表达能力的活动:如参加演讲会、辩论会、班会、讨论会、文艺晚会、街道宣传、信息咨询等活动,多讲多练。凡课堂上老师讲的或自己在书本中学到的知识都尽可能地用自己的话说出来,这样也有助于提高自己的口头表达能力。

(3)掌握相关信息:表达者应了解信息接受者的文化水平、经验和接受能力,根据对方的具体情况来确定自己表达的方式和表达的程度等。

(4)选择准确的词汇、语言。

(5)注意文字的逻辑性和条理性,对重要的地方要强调性地说明。

(6)表达对他人的关切。在进入正式沟通之前,通常应有一个启动阶段,寒暄客套的话是必不可少的。

(7)借助于手势、表情等来帮助护士与对方在思想和感情上沟通,提高表达效果。

(四)沉默

1.沉默的意义

沉默(silence)是一种特殊的语言交流,常常出现在高信息内容之间,是超越语言力量的一种沟通形式。沉默具有多重表现性,如赞美、默认、同情、震慑、毫无主见、决心已定、抗议、保留意见、心虚、附和等。可见沉默表现的空间之大,寓意之广,在特定的情况下,是语言表达所不能及的。恰如其分地使用沉默技巧,对病人的治疗会产生意想不到的效果。

2.护理工作中沉默的作用

(1)有助于病人宣泄自己的情感,感到自己得到了尊重,感到护士理解他的感受。

(2)病人觉得你在认真专注地听他诉说,内心有一种满足感。

(3)遇到棘手的问题时,通过片刻沉默,护理人员可以整理思绪,进一步地提问和记录资料等,为解答病人提出的问题以及该如何进行交谈做好准备。

(4)病人在沉默中也可以考虑自己的问题,回顾他所需要的信息或资料以及需要进一步咨询的问题。

例如，当病人因得知病情情绪失控而哭泣时，护士保持沉默是很重要的。可以说如果护士打破此时的沉默，可能会影响病人内心强烈情绪的表达，压抑了病人的情感，从而影响身心健康。适时的沉默可以有良好的作用，护士必须学会使用沉默的技巧，适应沉默的气氛。

3. 打破沉默的方法

护理工作中，护患之间不能一直保持沉默，护理人员要学会主动打破沉默。

（1）"如果现在您不愿意回答这个问题就不勉强了。假如您需要我帮助，请一定告诉我好吗？"

（2）"怎么不说话了，能详细说说您对这些问题的看法吗？"

（3）发现病人欲言又止时，护理人员可以说："接着说，您说得很好，还有什么不清楚的也说出来吧。"

（五）安慰

安慰（comfort）是对病人心理上和精神上的支持，具有"雪中送炭"之功。病人容易对自己的病产生很多顾虑和担忧或把疾病想象得过分严重。因此，中医说："导之以其所便，开之以其所苦。"即劝导病人安心调养，消除病人的紧张感，使孤独的病人得到温暖。在安慰病人的同时，仅凭着热情、善良是不够的，应针对不同的病人选用不同的安慰性语言。

（六）应答礼仪

应答（reply）是对病人提出的问题所做的回应或答复。在护理实践中，病人的一些提问往往让护士难以回答，例如："这药怎么这么贵呀？""我这病多长时间能治好呀？"等等。由于不知道如何应答，又担心回答不恰当会引起医患纠纷，许多护士无所适从。

其实，在临床护理工作中，无论病人问什么样的问题，护士都应表现得平和、不慌乱。病人的问题越刁钻，护士越应平静，并且面带微笑注视病人，有条不紊地回答病人的提问。

1. 健康知识类问题

如："护士，我的病应该如何饮食？""这个药对我有什么作用？""这两天我怎么失眠啊？"对于这类问题，可以直接回答，运用相关知识给予病人解释。在回答时注意语言的科学性、通俗性，保证病人能够理解。

2. 病情、诊断、预后类问题

如："护士，我这手术风险有多大？""我这病多长时间能治好？"对这一类问题，护士不能用直接回答法应答，应用模糊回答法进行应对。模糊回答并不是敷衍病人，而是在符合特定要求的前提下，主动应用的一种高级表达技巧。其主要特点是在内涵上有一定的指向性，但在外延上没有明确的界限，语义较为宽泛、含蓄。如"你的病……可能性较大，不排除……的可能性"等。病人咨询护士手术危险的大小时，护士绝不能用具体的百分比来说明，而应告诉病人："手术无论大小都是有风险的，但我们这种手术成功率是很高的。医生的经验也很丰富，对术中的危险性也有预期的估计和相应的对策"。回答此类问题时，注意留有余地，不能给病人"绝对的承诺"。

3. 质疑、不满的问题

如："护士，住院费怎么这么多呢？""做了这么多检查，怎么还不知道是什么病？"等等。当病人对医疗护理服务价格和质量提出异议时，护士应该用移情的方法来解决。先站在病人的角度分析问题，表示同情和理解病人，然后帮助他分析问题出现的最终原因。例如："我也觉得住院费很贵呀，可是您上面的费用我们也是按照医院的各项收费标准收取的呀。您不必担心，不会多收您钱的。""我也希望能尽快查出病因来，但是还有一项结果没有出来，医生不能轻易诊断啊。"这样，病人不满和焦躁的情绪就会得到缓解。

4. 护士也不知道答案的问题

在护理工作中，有时病人所提出的问题会让护士难以回答。对于病人提出的问题，如果自己确实不明白，不敢肯定，可以坦诚地说："这方面我不太了解，现在不能给您准确的答案，不过我可以向这方面的专家请教或回去查找资料，然后再回复您。如果您急需，可以向主任或其他医生咨询，不要耽误了您的事情。"只要护士诚心诚意地对待病人，病人也会真心以对的。

（七）反馈

反馈（feedback）没有反馈的语言活动只能是信息的单向输出，而交际是双向的、互动的。一个人发出了信息，就会等待回应。否则，谁还有兴致再交流呢？

1. 反馈的意义

（1）表达诚意，体现自身涵养，是对说话人应有的礼貌和尊重。

（2）表达接受信息者的积极态度。

（3）是获得准确信息的保障。是控制语言交际活动向着良性循环方向发展的必要条件，是下一轮语言沟通的开始。

2. 反馈的要求

（1）反馈的时间要及时。

（2）反馈的内容要准确。

（3）反馈的方式要得当。

（八）聆听

1. 聆听（listen）

聆听是指集中精力，虔诚而认真地听取，带有尊敬的色彩。聆听是沟通过程中不可或缺的重要组成部分，人际沟通的前提是有效倾听。

2. 聆听的层次

按照影响聆听效率的行为特征，可分为四种层次。

第一个层次：心不在焉地听

倾听者心不在焉，几乎没有注意说话人所说的话，心里想着毫不相干的事情或只是想着辩驳。这种层次上的倾听，是一种极其危险的倾听方式。

第二个层次：被动消极地听

倾听者被动消极地听所说的字词或内容，往往错过了讲话者的表情、动作等体态语言所表达的真实意思。这种层次上的倾听，常常引起误解和错误的举动，失去真正交流的机会。

第三个层次：主动积极地听

倾听者主动积极地听对方所传递的话语，专心注意对方所传达的话语内容和非语言信息。耳眼并用，眼睛注意接收对方传递的思想和情感。这种层次的倾听，常常能够激发对方的注意，但很难引起对方共鸣。

第四个层次：同理心地听

这不是一般意义上的"听"，而是用心去"听"。这种层次上聆听，聆听者会寻找讲话者信息中感兴趣的部分，获取其中有用的信息，然后感受对方的想法。同时注意观察和运用非语言沟通信息，全面权衡所接收的内容并给以加工，产生自己对问题的独有看法，形成良性的反馈。这种积极主动的倾听方式，对形成良好的人际关系起着非常重要的作用。

3.聆听的意义

（1）聆听有助于个人的发展

聆听可以激发创造的灵感，世界上有很多发明创造就是听出来的。例如，第一次世界大战时还没有钢盔。一次，法国的亚德里安将军到医院看望伤员，听到伤员们在闲谈中问："炮弹爆炸时，你的头部怎么保护得好好的，一点儿没受伤？"那个人回答说："当时我急了，赶紧把一个铁锅扣到了头上。"亚德里安将军灵机一动，设计了金属制作的帽子。于是，钢盔诞生了。

（2）聆听能增强沟通效力

聆听让说话者感到自己的话有价值，他们会愿意和你交流，也就能更充分、完整地表达他们的意思。日本松下电器的创始人松下幸之助把自己的全部经营秘诀归结为一句话：首先细心聆听他人的意见。在产品批量生产前，松下先生总要充分聆听各方面人员的设想和建议，在此基础上确定下一个经营目标。由于充分广泛听取了各方面的意见，所以松下先生能够沉稳地处理问题，表现出敏锐的分析能力和判断能力，避免了错误的发生。

（3）善于聆听才能更好地表达

孔子曰："三人行，必有我师焉。择其善者而从之，其不善者而改之。"聆听也是一种学习的能力。通过聆听别人的说话，可以训练自己的说话技巧。善于表达的人同时也是一个善于聆听的人。善于聆听可以增长见识，汲取教训，不断提高自己的表达能力。

（4）聆听能防止主观臆断

理解对方，站在对方的角度去想问题。美国著名的主持人林克莱特在某期节目上访问了一位小朋友，问："你长大了想当什么呀？"小朋友天真地回答："我要当飞机驾驶员！"林克莱特接着问："如果有一天你的飞机飞到太平洋上空，飞机所有的引擎都熄火了，你会怎么办？"小朋友想了想："我先告诉飞机上所有的人绑好安全带，然后我系上降落伞，先跳下去。"当现场的观众笑得东倒西歪时，林克莱特继续注视着孩子。没想到，接着孩子的两行热泪夺眶而出，于是主持人接着问："为什么要这么做？""我要去拿燃料，我还会回来的。"这就是一位优秀的主持人，善于聆听别人说话，获得了更多的信息，避免了主观臆断。

（5）聆听能发现说服对方的关键

适合不同讲话者的风格，尽可能接收对方更多、更全面、更准确的信息。如果沟通的目的是说服对方，那么就更应该先听一听对方的意见，了解对方的看法、解决问题的思路、对方的性格特点，从中发现问题所在，找出说服对方的最佳角度和方式。

（6）聆听能改善人际关系

鼓励对方表达自己，同对方保持目光交流，并且适当地点头示意，表现出有兴趣的聆听。心理学方面研究发现：人们喜欢善听者胜于善说者。聆听体现了对人的尊重与理解，可以让对方更快地接纳自己，这将有助于人际关系的改善。戴尔·卡耐基曾举过一个例子：在一个宴会上，他坐在一位植物学家旁边，专注地听着植物学家跟他谈论各种有关植物的趣事，几乎没有说什么话，但分手时那位植物学家却对别人说，卡耐基先生是一个最有意思的谈话家。

4.影响聆听的因素

有个列队传话的游戏：十个人排成一列，由第一个人领来纸条，记住上面的话，然后低声耳语告诉第二个人；第二个人将听到的句子再耳语给第三个人，如此重复，直到最后一个人，将他听到的话写出来。最后写出来的话与开头纸条上的句子通常都是天壤之别。我们到底能从别人的谈话中获得多少信息呢？沟通的障碍来自环境、发送者和接收者三方面。而对于倾听的障碍主要存在于环境和听话者本身。是否意识到影响聆听的各种因素，并有效地预防和克服，将直接影响聆听的效果和信息的真实性与有效性。

（1）沟通环境与聆听

1）沟通环境。沟通环境指沟通双方所处的环境，包括客观环境因素和主观环境因素。前者包括光线、颜色、空气、声音、空间位置五个方面，后者包括交谈双方的心情、性格、衣着以及谈话人数等。

2）沟通环境的特征。

①封闭性。环境的封闭性指谈话场所的空间大小、光照强度（光线黯淡给人以更强的封闭感）、有无噪声等干扰因素。封闭性决定信息在传递过程中的损失程度。

②氛围。环境的氛围是指环境的主观性特征，它影响人心理接受定势。在沟通过程中，心理接受定势是人是否容易接受信息及如何看待和处理信息的倾向。环境的氛围轻松或紧张，都会直接影响人的情绪，改变沟通的效果。

③对应关系。说话者与聆听者在人数上存在着不同的对应关系，可分为一对一、一对多、多对一、多对多四种关系。人数对应关系，直接影响心理角色定位、心理压力和对事情的注意程度。如果是一对一的关系，聆听者心理压力较大，注意力自然集中，如领导听取下属汇报；一对多的关系，压力较小，容易思维分散，如听报告；如果是多对一的关系，则被提问者一定全神贯注，不敢懈怠。

3）沟通环境的影响。环境主要对聆听的影响：干扰信息传递过程；削减或歪曲信号，影响沟通者的心态。无论客观环境因素还是主观环境因素都会影响聆听的效果。例如把正式会议由会议厅换成餐桌上，会由认真地发言转为随心所欲地畅谈自己的看法。

（2）个体因素与聆听

个体因素指来自聆听者自身的影响。聆听者在整个沟通过程中发挥着重要的作用。沟通环境是影响聆听效果的外因，而聆听者的个体因素则是重要的内因。在了解沟通环境的影响后，还必须清楚聆听者的个体因素与聆听效果的关系，以便提高聆听质量。

1）双方生理和心理的差异。聆听者听觉功能完好是聆听的前提。听力较强的人对信息的接收较为完整和全面。同时人们的心理差异与听觉的反应有一定关系。人们的情感、想象力、理解力是不尽相同的，因而对说话者的感知与反应有较大的差异。对于心理能力的差异，我们可以通过有意识的培养和训练来以提高。

2）对谈话内容不感兴趣。这种主观好恶对聆听的影响是很大的。因为在此状态下聆听者不仅可能拒绝对信息的接收，还可能在行为上表现出来，使对方难以继续下去。在特别需要聆听的情境下，聆听者必须对自己的情绪加以控制，重视对方谈话的内容，主动寻求认同感。

3）非主动聆听。非主动聆听是一个被动的过程，很多人都喜欢边听音乐边忙自己的事。但是我们的注意力并没有放在音乐上，而是集中于手中正在进行的事情上，结果可能在聆听过程中注意到了自己喜欢听的内容，同时也就可能产生信息的遗漏或误解。

4）较强的自我表现欲。在沟通中，当我们内心的表达欲望异常强烈时，即使没有机会，我们也会毫不犹豫地打断谈话者，表达自己的观点。急于表达自己的这种习惯会妨碍聆听所要达到的目的。如果我们是为了建立良好的护理人际关系去聆听的，急于表达也会影响谈话者对你的看法。因为你缺乏对对方诚意，会降低对方对你的好感。为了达到有效的沟通，我们必须抑制自己的表达欲望。

5）消极的身体语言。聆听者的身体语言也会影响聆听的效果。这些消极的身体语言包括：坐立不安，东张西望，不停地摆弄自己的头发、衣服和首饰，经常看手表和敲打桌面、打呵欠，等等。这些都会影响交流的效果，继而影响人际关系的交往。

5. 有效聆听的四部曲

（1）准备聆听

首先，聆听者给讲话者一个信号，给讲话者以充分的注意。准备聆听不同的意见，从讲话者的角度想问题，清楚聆听的目的，知道为什么聆听。

（2）发出准备聆听的信息

通常在聆听之前会和讲话者有一个眼神的交流，告诉对方：我准备好了，你可以说了。要经常保持目光交流，不要东张西望。

（3）采取积极的行动

积极的行动包括频繁地点头，鼓励对方去说。在听的过程中，保持身体略微前倾。

（4）理解对方全部的信息

聆听的目的是理解对方全部的信息。在沟通的过程中没有听清楚、没有理解时，应该及时告诉对方，请对方重复或者是解释。但要注意不要随意打断对方的讲话，可以用身体语言传达信息。

（九）拒绝

在与人沟通的过程中，我们总有被人拒绝或拒绝别人的时候。拒绝是对别人意愿或行为的一种间接的否定，应该考虑不要把话说绝，给别人台阶下。作为护士，每天都会收到他人有关信息、情感支持、帮助等方面的请求，收到的请求在请求者眼中注定是合理的。但是，护士必须考虑对他们自己来说是否合理，如果违背了护理服务的道德观、价值观，这样的请求就是不合理的，应当进行拒绝。

拒绝（refuse）常常是由于我们的原因无法满足他人，可能会使他人自尊心受到伤害，引发矛盾、冲突，甚至可能出现不良后果。例如恋爱男女中的一方因为另一方的拒绝、单位领导因为拒绝员工的某项要求而导致恶性事件发生。之所以会出现这样的后果，是因为拒绝不仅仅可能伤害对方的自尊，同时也可能使对方的某一现实要求不能得到实现，令人难以承受。因此，我们往往在拒绝的事情面前感到左右为难。

1. 难以拒绝对方的原因

其一，担心影响双方的关系。尤其对亲朋好友的请托，推辞的话语更加说不出口，行动上亦不得不努力而为之，一些人犯错误甚至违反法律就是这种心理作祟的结果。

其二，害怕得罪他人。这主要表现在不敢发表不同意见方面，因为害怕对方产生不满或者记恨，索性也不表达自己的不同看法了。

其三，不好意思拒绝。因为对方过于周到、热情等原因，我们感到某种于心不忍。例如在商场购物，因为导购小姐的热情服务我们感到"盛情难却"等。

总之，阻碍我们拒绝的核心因素是怕伤害他人的自尊和情感，但在许多场合说"不"却是必需的。那么，有没有办法使我们既可以顺利地拒绝对方又能维护好原有的关系呢？答案是肯定的。应该说，拒绝并不意味着人际链条的中断，相反，它应该成为进一步交往的契机，至少也保留在原来的沟通水平上而不会后退。要做到这一点，就必须掌握拒绝的方法。

2. 拒绝的方法

（1）含蓄拒绝法

这种拒绝法不是就事论事，直接拒绝，而是通过顾左右而言他的方法间接地、巧妙地、委婉地加以拒绝。表达你对请求者所处困境的理解，考虑到了对方的自尊心。这种拒绝法特别适用于有人为某事向你求情而你在原则上又不能答应的情况。例如在一次新闻发布会上，当外国记者问及中国一些人进入某国驻华使馆，中方将怎样处理这件事时，朱镕基总理回答说："中国的外交部门已经跟有关大使馆进行了协商，达成了协议，将按照法律予以解决。请你稍微等一等，也许很快就解决了。"

（2）先退后进拒绝法

不把自己的反对意见说出来，相反，先退一步，表示同意对方的看法，然后再针对对方所提出的问题摆出自己不同的看法。这种方法特别适宜欲拒绝权威性人士的意见，又使对方不失体面的情况。又如父母教育孩子的延迟满足方法也是这个原理。孩子欲购买某样东西，父母有时不立刻答应，而是定下目标，只有孩子努力并达到目标，他的愿望才能够实现。

（3）强调客观拒绝法

这种理由可以是自身条件的限制，也可以是社会理由的限制，如规章和制度等。这是一种强调说明主观上我是愿意尽力帮忙的，但是客观上却有许多障碍，确实是爱莫能助。以客观的诸多原因来加以拒绝的方法。如在故宫博物院，一批美国人纷纷向导游提出摄像拍照的请求，导游诚恳地说："从感情上说，我非常愿意帮助大家，但在严格的规章制度面前，我又实在无能为力。"游客虽然被拒绝了，但在心理上还是容易接受的。

（4）诱使对方自我否定拒绝法

如果认为对方的要求不合理，又不便向对方提出，不妨玩点小花样，诱使对方自己否定自己。运用此种拒绝法，必须反应灵敏、机智，方能成功。如美国总统罗斯福当年在军界服务时，一位朋友想从他那里打听一项军事机密，罗斯福悄悄地问："你能保守秘密吗？"那位朋友连声说："当然，我一定保守秘密，不告诉任何人！"这时罗斯福说："你能保守秘密，我也能！"对方自然知道这件事情是保密的。罗斯福不能告诉自己，也就不好意思再问了。

（5）附加条件法

附加条件法就是先顺应对方的意思，然后附加一个事实上不可能的或主观无法达到的条件。一天，意大利音乐家帕格尼尼雇了一辆马车赴剧院演出，眼看就要迟到了，他请车夫快点儿赶路。"我要付给你多少钱？"帕格尼尼问道。"10法郎。""你这是开玩笑吧？""我想不是，今天人们去听你用一根琴弦拉琴（指帕格尼尼演奏他创作的一些G弦上的技巧艰深的乐曲）。你可是每人收10法郎！""那好吧，我付给你10法郎，不过，你得用一个轮子把我带到剧院。"对车夫来说，一个轮子的马车根本是不存在的，帕格尼尼的要求实际上起到了拒绝的作用。

3. 拒绝的语言运用

（1）直接拒绝

在一般情况下，直接拒绝别人，语气要温和诚恳，并且要把拒绝的原因讲明白。拒绝不合理的请求就是保护自己的权利，就是尊重作为个体的自己，也是对别人最好的尊重。

（2）婉言拒绝

是指采取某些特殊的语言表达方式来减少话语对听话人的刺激，用温和曲折的语言表达拒绝。和直接拒绝相比，它更大程度上顾及了被拒绝者的尊严，更容易被接受。比如一位男士送内衣给一位护士，不方便接受时不如婉拒："它很漂亮。只不过这种式样的内衣，我男朋友给我买过好几件了，留着送你女朋友吧。"这样既暗示了自己已经"名花有主"，又提醒对方注意分寸。

（3）沉默拒绝

当他人的问题很棘手甚至具有挑衅、侮辱的意味，不妨一言不发，静观其变或运用摇头、摆手、耸肩和皱眉等肢体语言表示自己拒绝的态度。另外，微笑中断也是一种掩体的暗示，当面带笑容的谈话突然中断笑容，便暗示着无法认同和拒绝。这种拒绝所表达出的无可奉告之意，常会产生极强的心理上的威慑力。沉默拒绝法虽然效果显著，但如果运用不当，可能会"伤人"。

（4）幽默拒绝

就是利用幽默的语言表达拒绝的意思。例如启功先生是我国著名的书法家，在20世纪70年代末向他求学、求教的人就已经很多了，以至先生住的小巷终日不断脚步声和敲门声，惹得先生自嘲："我真成了动物园里供人参观的大熊猫了！"有一次先生患了重感冒起不了床，又怕有人敲门，就在一张白纸上写了四句："熊猫病了，谢绝参观；如敲门窗，罚款一元。"幽默的方式既能拒绝对方的要求，又不容易伤害对方的感情。

（十）赞美

莎士比亚曾经说过这样一句话："赞美是照在人心灵上的阳光。没有阳光，我们就不能成长。"心理学家威廉姆·杰尔士也说过："人生最深的需求就是渴望得到别人的欣赏。"而普天之下，孰能无过？许多人常常因为赞美或批评不得法，造成人际交往的困难。所以说赞美和批评是要讲究一定技巧的，如何恰如其分地赞美，如何批评使人容易接受呢？

施瓦步先生曾经这样阐述自己的成功之道："我认为我所拥有的最大财富就是能激起人们极大的热忱，而激起人们极大热忱的方法就是去鼓励和赞美。我从不指责任何人，信奉激励别人去工作，所以我总是急于表扬别人什么，而最恨吹毛求疵。如果说我喜欢什么东西，那就是诚挚地赞美别人。"可见，在激励他人的沟通方式中，赞美（praise）是最为有效的。有些专家把赞美艺术的运用作为衡量现代人素质的重要标准之一。

在现实的工作和生活实践中，并不是所有人都不善于发现别人的优点。有些人不愿意表达出来，有些人担心对方误解自己的诚意，以为自己是出于有求于对方的目的。因此对赞美产生疑问的来源主要有两方面：赞美本身和意识观念。

1. 赞美本身

一方面说出来的赞语本身词不达意，使对方感到不舒服；另一方面也可能是内心的好感找不到合适的词语表达，为了避免引起他人的误解或尴尬，于是就不表达了。

2. 意识观念

因为人们普遍地缺乏赞美的意识，使我们较少沐浴在赞美的阳光下。一旦身边刻薄、挑剔的闲言碎语为动人心弦的赞语所替代，听者反而会不自在起来。

（1）赞美他人会贬低自己。有些人并不担心他人会误解自己为恭维、奉承，但是他们仍然不愿意采用表达赞美的语言。在这种吝啬的背后，是某种自尊的驱使：不愿当面承认他人比自己强。似乎赞美了别人的长处，自己就比别人矮了半头。通常这种"吝啬"赞美的人是人群中比较优秀的一族，拥有较强的自尊心。他们担心在肯定别人优点的同时，会使自己在人前没有面子，丧失自己原有的优越感。他们忘记了自己可能就是在赞美和鼓励中成长起来的。当一个优秀的人仍然能够表达对他人的赞赏和关注时，结果会赢得听者的好感和敬重，丝毫也不会降低人们对他的评价。

（2）赞美可能使他人忘乎所以。在现实生活中，我们的确可以见到有些人在取得一定成绩之后，被一片赞美声冲昏了头脑，随之便开始走下坡路。这种现象的存在不能成为我们不去赞美的借口。上述现象的存在并非是普遍的，比较可能发生于小有成就或有一定知名度的公众人物身上，并且其赞美方式亦表现为舆论、媒体的过度追捧，这与我们日常工作和生活中作为一种沟通交流方式的赞美是完全不同的。

凡事都不会只有一面影响和一种结果，如果我们因为可能的消极作用而放弃赞美的话，那就无异于因噎废食。况且，从总体上看，赞美积极影响远远大于其负面影响。

赞美的意义：

当我们了解到赞美对他人、对自己以及对人与人之间的和谐都具有重大的作用时，我们会由衷地产生一种强烈的欲望：把赞美作为一种生活方式，培养一种全新的视角和交往习惯。

1. 赞美是满足内心需求的精神食粮

心理学家马斯洛的层次需要理论指出：人的需要是无止境的，从最基本的生理需要到自我价值的实现，是一个不断升华的过程。现代人比传统人更注重自我意识和自我实现，因而对于荣誉和成就感的需要也超过了任何时代。一个人取得的成绩、进步，总希望得到社会的认可，在心理上得到满足。赞美就是一种最直接、最有效的肯定方式。如幼儿时期，孩子有礼貌地称呼长辈，得到大人们的称赞后孩子会更热衷于礼貌待人。这是因为他想听到下次因为他礼貌待人而受到大人的表扬。

2. 赞美是激励人成功的动力

卡耐基在《人性的弱点》中把"表现真诚的赞美和欣赏"当作一条重要的处事规则，这并非是他本人的发明创造，而是对许多伟人、成功者实践的总结。他发现：使一个人发挥最大能力的方法是赞美和鼓励，因为每个人都有"实现个人价值的欲望"。

3. 赞美是促进人际关系和谐的润滑剂

赞美在改善人际关系、缓解紧张与对峙状态方面具有神奇的效果。关注对方就是消除摩擦和不愉快的有效办法，发现其优点恰如其分地赞美对方。

4. 学会赞美会使自己更加完整

赞美他人不仅可以激发他人奋发向上，也能够促进自身进一步完善。当我们不善于发现别人的长处或者不善于恰到好处地给予别人赞美时，我们常常是封闭且自满自足的。当我们要提高自己的赞美意识和技巧时，我们就必须打开自己的心灵，用心观察、主动寻找他人身上的优点和长处。当我们说出别人的闪光点时，这种积极影响也会使我们自己更加充实与圆满。

5. 赞美可看作是一种生活态度

沟通专家认为应把赞美作为一种思维方式贯穿于人们生活的各个方面。当人们有了赞美的意识以后，生活状态以及生命的质量都会有所提高。对于现代人来讲，生活的幸福和愉悦并不完全取决于物质水平的高低，甚至在某种意义上说，更为关键的因素是人们对待生活的感受和态度。一个乐观向上的人总是能够从平凡的生活中找到美好与快乐。在改变生活态度方面，赞美的作用是异常突出的。

赞美的方法：

既然赞美别人有助于发扬被赞美者的美德和推动彼此友谊健康地发展，为了搞好人际关系、护患关系，我们就应该充分给予别人真诚的赞美。但是如果赞美之词泛滥，表扬之语滥用，也会适得其反，所以要掌握一定的赞美技巧，否则好事会变坏事。所以，表扬要有方法，赞赏要有度。

1. 注意赞美方式

人的素质有高低之分，年龄有长幼之别。如对性格开朗的病人，赞美可随意、灵活和幽默，可当众表扬；对性格内向、沉默寡言的病人，要单独谈心；同老年病人交谈时，可多称赞他引以为自豪的过去来增强他面对病魔的勇气；对年轻病人可以赞美他的创造才能和开拓精神，帮他树立战胜疾病的信心等，显然这一切要依据事实，切不能虚夸。

2. 赞美要用心

虽然人们都喜欢听赞美的话，但能引起对方好感的只能是那些基于事实、发自内心的赞美。若无根无据、虚情假意地赞美对方，会致他人反感，真诚的赞美才会使被赞美者产生心理上的愉悦。

3. 赞美要具体

赞美要具体，忌说空话、套话。所谓赞美具体是指对被表扬者进行具体事例的赞美，而不是抽象地凭感觉，采用通用的词语泛泛而谈。赞美越具体，说明赞美者对其愈了解，接受者被重视感越强，同时感到赞美者的真挚、亲切和可信，效果越好；赞美越抽象、越笼统越让人感到是随意的。在日常护理工作中，护士应认真观察、细心发现，发掘病人病情的每一点微小变化，并不失时机地予以赞美。如"昨晚疼痛减轻了吧，今天看上去气色红润多了！""你的体温已经降下来了！"等等，会让病人感觉护士是真正关心他，关爱他，他会更加信任护士，积极配合医护人员的治疗和护理工作。

4. 赞美要合时宜

赞美的效果在于相机行事，真正做到"美酒饮到微醉后，好花看到半开时"。最需要赞美的不是那些早已功成名就的人，而是那些因长期患病时产生自感或身处逆境的人，及时赞美对病人病情转归有很大的帮助。尤其对于久病卧床的病人来讲，他们平时很难听到一声赞美的话语，合时宜的表扬胜似一剂良药。一旦被人当众真诚地赞美，便有可能振作精神。护士要抓住病人精神好转、食欲增加和症状减轻的表现，及时表扬，增强病人战胜疾病的信心。因此，有实效的赞美不是"锦上添花"，而是"雪中送炭"。切记不要时过境迁时才表扬，那样收不到应有的效果。

此外，恰到好处地配合体态语言的应用，如向病人投以赞许的目光、做一个夸奖的手势、送一个友好的微笑也能收到意想不到的效果。

（十一）批评

批评（criticize）是一种艺术。如果说赞美像"润物细无声"，在护患关系之间架起了一座心灵相通的桥梁，那么批评像"良药苦口利于病"，医治了病人的身心。在护理工作和生活中，提出批评建议不仅必不可少，而且亦常常是护士与病人沟通的内容之一。必要的批评能够使人认识缺点，改正错误，以利于进步，并能够促进彼此的关系。有技巧的批评对事情的解决有着积极的促进作用。

批评的方式：

1. 一次只能说对方一个缺点，既有利于护患交往，保留对方的自尊，也有利于对方提高自信去改进。

2. 把要求对方改进之处，融入真诚的赞美与鼓励之中。但要尽量克制自己批评人的冲动，克制产生批评他人所带来的优越感与快感。

3. 批评者要抓住问题的实质、要害，不可道听途说、盲目批评。

批评的方法：

1. 因人施教，对症下药

批评别人就如同给人看病一样，必须诊断明确、对症下药，这样才能药到病除。批评者要善于根据人的不同个性、不同气质，采取不同的批评方式和批评方法。人们对他人进行劝导、帮助和批评，并非在任何时候、任何场合都适宜进行。准备批评他人时应考虑对方是否具备接受批评的心境。一般情况下，应该从以下几个方面考虑批评的时机与场合：

(1) 尽量避免当众批评；

(2) 批评要及时；

(3) 在双方情绪冷静时批评。

批评时避免掺杂个人感情，自始至终保持冷静态度，控制好自己的情绪。如对于平日一向工作认真、扎实的护士，由于种种原因，出了点小错误，内心愧疚不已，这种情况只需间接提醒就可以使其认识错误、改正错误；对于平时一向不拘小节的护士，工作出现差错而往往不当回事，批评者则应该给予直接严肃的批评，指出问题的严重性和危害性，使其改正错误，因此，在批评时要特别注意方法，可用暗示、比喻等方式，不可指责与嘲讽，要热情、诚恳、委婉而耐心，态度上要谦虚、尊敬他们，语言要礼貌、委婉。

2. 欲进先退、冷却处理

心理学家研究发现，人们接受批评的一个重要心理障碍是担心被他人批评之后，自己会很丢面子，而打消这种疑虑的最佳方法就是先赞美，后批评。被批评者会感觉批评者并非全盘否定自己，说明批评者是善意的、全面的，自己没有理由不接受。如病人在冒犯医护人员并拒绝治疗后，往往情绪激动、自责、委屈和内疚等，此时，护士除了在密切关注病人的同时，先将事情放一放，让病人有充足的时间自我反省、自我剖析。等时机成熟时，护士再晓之以理、动之以情，收到的效果会更好。

3. 暗示含蓄、表达否定

对待他人出现的错误可谓仁者见仁、智者见智。在很多情况下我们不必直截了当地告诉别人哪里做错了，而可以通过某种暗示使他人意识到自己的问题并且自行矫正。护士在临床护理工作中，应该对他人所犯的错误进行准确的分析研究，在确定病症后暗示错误，既顾全了他人的面子，又启发了他人的自觉行为，是一种非常有效的方法。如某医院外科治疗室，配药的护士边配药边听着mp3，护士长见此情景，面带微笑地说："今天你心情不错啊？"配药的护士立刻意识到自己行为不妥，表示了歉意，并矫正了自己的行为。护士长用暗示的方法使配药护士意识到自己在工作中精力不集中，是不正确的。由于护士长用了含蓄的批评方式，配药护士由衷地感激护士长给她留了个面子。这样的批评方式纠正了不妥行为，使双方的人际关系更加亲密，利于建立良好的护际关系。

4. 激励和教育

很多时候有很多人对自己的缺点、错误是清楚的，他们缺少的不是自知，而是如何才能改进自己的缺点或者使自己能做得更好的方法。对这样的人，我们最好使用激励和教育的方法，帮助其分析错误的根源、危害以及提出纠正、克服的方法。

5. 及时沟通，做好善后

批评后要和他人及时交换意见，询问你的批评是否与事实相符，双方一起分析存在错误和缺点的原因、性质和危害，一起寻求改正的方法与途径，从而使双方的关系更加融洽和谐，也能够让对方心情迅速平静下来，否则会滋生怨恨和隔阂。

七、特殊情境下的沟通技巧

"良言一句三冬暖，恶语伤人六月寒。"美好的语言有益于病人的身心健康，激发病人战胜疾病的信念，使其对未来充满憧憬和向往，尤其是对一些特殊情境下的人更为重要。

1. 身患绝症的病人

对此类病人，如何表达自己的感情常使人犯难。"别担心，一切都会好的。"人们说这话时也知道病人的病已无可救药。事实上应现实一些，可以这样问候病人："您感觉怎么样，我能帮您做些什么？"这样则表达出当他需要你的时候，你就会在他身边，鼓励病人抗病的意志和信念。同时，不要怕与病人身体接触，轻轻拍拍病人的手或主动拥抱一下病人，这都胜于言辞。

2. 危重病人和临终病人

病人已背上了沉重的包袱，护理人员再谈及过多的病情和治疗情况，势必雪上加霜。不妨谈谈病人关心或感兴趣的事，以此来转移病人的注意力，使其精神愉快。

临终就意味着面对死亡，临终病人在生命的最后一段时间里，经历着生理上、心理上的折磨，此时他更需要护士的关心与照顾，临终关怀服务是全方位、多层次的，但护理工作却是最重要的。

护士在开展临终护理活动中，应做好病人一切护理，充分展示护士救死扶伤的高尚职业道德和护理语言和身体语言修养，护士要正确的运用态度、表情、体态、手势显示其良好的职业道德。总之，临终病人需要的是朋友，而不是令人尊敬的医疗"顾问"。如护理临终病人时，护士着装应整洁、素雅、不要过分修饰打扮；态度应和蔼、亲切、温柔、不要冷漠生硬；眼神应柔和、镇静、专注、不慌张、不要四处乱看；表情应自然、真挚、和悦、不过分严肃和呆板；语言要亲切、清晰、规范、不要话多伤人；操作应轻巧、敏捷、稳重等等。这一切都能给临终病人增加安全、信任感，减少恐惧、焦虑、孤独感，使他们感觉处于关怀体贴的慰藉之中，从而促进他们的心境逐步趋于稳定、安静。

护理人员要以真挚、慈爱、亲切的态度和语言对待他们，要宽容大度，尊重临终病人权利。在向晚期癌症及临终病人说明病情时，医生与护士口径保持一致，态度诚恳，语言温和，病人该知道的一定要讲清楚，以使病人放心，暂时还不应该让病人知道的要慎言守密，不随心所欲、乱讲，以既要符合法律法规，又利于病人为标准。

3. 老年病人

对老年病人的安慰不可忽略老龄人的特点，不要谈论死亡，不要提及儿女。尤其是对儿女不孝的老年病人，要特别尊重他们，最好能像儿女一样关心体贴他们，让他们感受到家庭的温暖。老年人喜欢别人与他多交流，护士不能嫌其啰嗦，老年人往往有些耳闭，同他们说话应尽量缓慢表达，声音最好大点或靠近他的耳朵。

4. 残疾人

由于多种原因，残疾人脱离社会，生活单调，多伴有自怨、自卑、自弃、孤独、性情急躁。因此，安慰他们要小心谨慎，避免使其产生护理人员在怜悯他的错觉。多说些积极向上、鼓励的话语，列举残疾人与病痛作斗争的事迹，唤起病人重新生活的信心和勇气。

5. 不幸的人

与不幸的人相处时，要记住自己所扮演的是支持和帮助对方的角色，谈话内容应集中在对方的情感上。可以对病人说："我也曾经有过这种经历，我理解你此时的心情。"尽量多听他的倾诉，表示对他的理解。

6. 病人家属

在病人家属面前需表现得镇静、坚强，他们往往承担着沉重的压力，既痛苦又无助，若安慰不当反而会勾起辛酸。护理人员谈话不宜过于直露，可多谈论平常事，让他们放宽心，或做好精神准备。在这个时候先千万不能对病人有任何微词。

7. 死者家属

失去亲人的人都要经历一段悲痛时间，他们需要向别人倾诉感情和思念。这时不应打断他们，而应该仔细倾听，对他们的感情表示理解，劝慰时，要劝其节哀，往远处想，不能武断地制止其哭泣。眼泪是宣泄痛苦的一种方式，只有把内心的苦闷发泄出来，精神压力才会消除。

八、提升护士语言修养的方法

语言修养是人们经过长期锻炼与培养所达到的语言表达水平，也就是驾驭语言的能力。大家应该都知道《晏子使楚》的故事。晏子名婴，春秋时齐国大夫，此人身体矮小，其貌不扬。一次齐王派他出使楚，楚王骄横傲慢，不可一世，问："你们齐国没有人了吗？"晏婴回答说："挥袂蔽日，呵气成云，怎能说没人呢。"楚王问："那为什么派你出使楚国呢？"晏婴回答说："齐国的规矩是贤者使贤王，不肖者使不肖王。我最不肖，所以使楚。"晏婴运用语言的艺术，维护了国格与人格的尊严。二战期间，英国首相丘吉尔访美，向罗斯福总统请求一批军火援助，罗斯福举棋不定。丘吉尔闷闷不乐地回到宾馆，他刚跳进浴盆里，罗斯福突然不宣而入。丘吉尔赤身裸体，里还叼着他那个须臾难舍的大烟斗。这场面是多么难堪呀。丘吉尔急中生智，耸一耸肩说："我这个大英帝国的首相对你可是没有丝毫的隐瞒呀。"对方听了捧腹大笑。丘吉尔妙语惊人，不仅掩饰了自己一丝不挂的窘态，而且含蓄地表示他在政治立场上开诚布公、毫无隐私、赤胆相见。这不仅恰到好处地打破了僵局，融洽了气氛，而且博得罗斯福的极大同情和好感，使会谈形势发生了戏剧性变化。罗斯福欣然同意了他的请求。这是语言透析出的政治风度与外交技巧。"能言利齿安天下，说退群雄百万兵"。语言功用于此可见。它不只是一种表达技巧，而且是一种思维的艺术，是智慧与情趣的闪光。其谐趣无穷，奥妙无穷。

（一）言语得体

言语是交际心理现象，展现交际心理过程，所以必须做到说话得体，恰如其分。一切夸大其词，或是不看对象，词不达意，都会影响交际心理的展现，妨害相互间的交流。例如怎样称呼别人，这中间就大有文章。两人会晤，第一个词便是称呼，它既是会晤礼，也是进入交际大门的通行证。称呼得体，对方会感到亲切、愉悦。称呼不当，对方就会不快、愠怒。

（二）言语真诚

其实言语得体也是出于真诚。话说得恰到好处，不含虚假成分，能说不真吗？然而真诚还有它另外一面，那就是避免过于客套，过分地掩饰雕刻，失去心理的纯真自然。绕弯过多，礼仪过分，反而给人"见外"的感觉，显得不够坦诚。与人交际，谦和礼让是完全必要的，然而不分对象、不分场合，一味地"请""对不起"未免有虚伪的嫌疑。

（三）言语委婉

语言的表达方式是多种多样，因为谈话的对象、目的和情境不同，语言表达方式也没有固定的模式。说话有时要直率；有时则要委婉；要视对象而定。直时不直，委婉时不委婉，达不到交际效果。自然、言语委婉并不容易做到，它需要有高度的语言修养。如运用什么语气，采用哪一种句式，运用什么言辞等。既要有高度的思想修养，也要有丰富的汉语知识。但用得好时，批评的意见可以使对方听得舒服，同样的内容可以使对方乐意接受。而且在极大程度上，可以激起对方的兴趣和热情，其功能往往超过普通的直言快语。

（四）学会使用敬辞

在人际交往中，你的言谈能否愉悦人的心情，其中一个重要因素就是能否适时、恰当地使用敬辞。所谓敬辞，即是含有恭敬口吻的用语。它既能表示你对对方的友好与敬重，又能使自己的辞色显得高雅、有礼貌。

附：谦语、敬语和雅语

1. 敬语

敬语是指约定俗成的表示礼貌尊敬的专用语，常使用敬语能表现出一个人的良好修养。与人初次交往，与尊者、长者交谈，各种正式场合等更不离敬语。

常用敬语举例：

初次见面说：久仰

请人批评说：请指教

许久不见说：久违

请人指点说：请赐教

客人到来说：欢迎光临

请人帮助说：劳驾

等候来客说：恭候

托人办事说：拜托

探望别人说：拜访

麻烦别人说：打扰

起身告别说：告辞

求人谅解说：包涵

中途先走说：失陪

尊称对方多说：您、尊、贵

请人别送说：留步

2. 谦语

谦语指向人表示自谦的话语。即对人使用敬语时，对己则使用谦语。

常用谦语举例：

尊对方为"贵方"而自谦为"愚方"

称他人家为"朱门"而谦称自己家舍为"寒舍"

称他人学生为"高足"而谦称自己学生为"小徒"

誉他人之子为"虎子"谦称自己的儿子为"犬儿"

尊他们父亲为"令尊"而谦称自己的父亲为"家严"

尊他人之见解为"高见"而谦称自己之说为"拙见"等

3.雅语

雅语为各种文雅的话,与俗语相对,常用以替代一些比较随便、粗俗的话语。

常用的雅语:

请人让路说:对不起,请行个方便

劝人用膳可说:请品尝

谢他人恩德说:不胜感激

向人提问说:冒昧

请人改稿说:斧正

知恩图报说:结草衔环

求人解难说:恳请

九、护士语言的原则

(一)原则性与灵活性相统一的原则

护士与病人交谈的原则,即内容的原则和平等相待的原则。要以体现维护病人的利益为前提,讲求职业道德。不应非议他人,不要掺杂个人的目的。护士有义务为病人保守秘密。应时刻想到护士职业是以病人的需要为前提,对病人心怀真诚,才能对病人平等相待,不以救世主的姿态出现,避免引起病人的不快和反感。此外,要根据沟通对象、情境的差异灵活运用,做到既有原则又为病人所乐意接受。例如:一个刚被确诊为肺癌的病人,家属暂时对他隐瞒了病情,病人对自己的病情不是完全清楚。护士对其进行健康宣教时,当病人问及到疾病的诊断时,虽然"知情同意权"是病人的基本权利,但从病人的利益出发,护士与其交谈时,就应当坚持原则性和灵活性的统一,应该与家属的说法保持一致,暂时向其隐瞒真实的诊断,避免给病人造成巨大的心理伤害。

(二)严肃性与亲切性相统一的原则

护士与病人交谈时,应保持一定的严肃性,同时也要让病人感到温暖亲切。如为病人解除忧烦时,话题应从同情关怀病人的角度谈起,诱导病人将心中的愁闷说出,并给予启发、引导和鼓励。有时可用轻松愉快,幽默诙谐的言语缓解气氛。但在同一般病人交往时,又应注意不要过多地谈论生活琐事,不要用命令的口气同病人讲话,或训斥病人的无理要求。对一些言行不轨的病人,应严肃对待,加以劝阻,以保持护理工作的严肃性和护士自身的尊严。

(三)坦诚性与慎言性相统一的原则

护士与病人之间相互尊重的前提是以诚相见,护士应对病人讲真话,信守诺言,才能得到病人的信任。但在护患交往中,护士不应事事都向病人坦言,特别是对诊断治疗上的一些问题,应谨慎从事,要以维护病人的利益为前提。如对于正在应用安慰剂治疗的病人,护士给予口服安慰剂时,病人向护士了解药物的名称和作用等,如果护士坦诚相告,则会失去安慰治疗的意义,护士应谨慎地与之交谈,以达到治疗的效果。

(四)科学性与通俗性相统一的原则

护士与病人交谈要使用科学的语言,使用有理有据、真实可靠的语言。对于涉及病人的诊断、治疗、病情和预后等方面的问题时,护士必须使用科学严谨、有事实根据的语言,切不可随便乱说或不懂装懂。但还要注意语言的通俗性,使用易为病人理解的语言。语言表述者如果陈述的概念对听者来说完全是新的、不熟悉的,则听者无法把它纳入自己的知识结构中,必将导致迷惑不解。护士要尽量避免使用医学术语,应使用易为病人理解的通俗词语。

护士与病人交谈，当告知病人所应用的药物及其作用时，应该告诉病人药物的商品名，而非拗口的药物化学名称；告知疾病诊断时，"中风"较"脑血管意外"更为合适；出院告知病人出院所带药物的服用方法时，应该说明"一天三次"而不是医学术语"tid"。

（五）针对性与广泛性相统一的原则

护士应注意语言的针对性，使用适合不同具体病人的语言。沟通双方的对话要能顺利协调地进行，最好具备共同的知识背景。但在多数情况下，护士和病人并不具备共同的知识背景。因此，护士要了解对方的知识背景、家庭背景、民族背景，对男、女、老、幼、不同文化和职业的病人，使用繁简不同的适合于谈话对象的语言。但又应注意护士语言的广泛性，即护士语言的内容、交流方式适合于绝大部分病人，具有广泛的指导意义。

（六）法律性与人情性

护士语言的法律性指护士语言应符合国家的法律、法规，护士应具有知法、懂法、守法、不违法的法律观念和法律思想。语言是人法律观念的最好的表达方式，当护士语言与法律条文相冲突时应以法律规范为准绳，无条件的服从，而不能以感情用事，讲违犯法律的言语。法律是无情的，但同时要做到在不违法的情况下，护士语言应充满人情味，正是"法律无情人有情"。

（七）安全性与经济性相统一的原则

护士语言的安全性原则为既对护士个人不造成损害，又对病人生理、心理不产生有伤害的原则，中国有句俗话"言多必失""祸从口出"，安全原则关键不在少说话，而在于说什么话、怎么说。经济性原则指语言简洁性，即用尽可能少的话语表达出足够的意思，常用缩略与省略的形式表达，但应注意不能走极端，应做到话语简洁，意思清楚。

（八）审美性与朴实性相统一的原则

护士与病人沟通时，言语既要传达思想情感，又要符合审美要求。具有美感的言语，可增强其感染力。避免使用华而不实的语言，因其易产生虚伪的印象。

十、护理工作中不良影响语言表现

语言是一把双刃剑，可治病，也可致病。护士良好的语言能抚平病人心灵的创伤，给病人以信心、温暖和力量，而不良语言则会使病情恶化，"良言一句三冬暖，恶言伤人六月寒"。护士在护患沟通中应使用文明礼貌的语言，禁忌不良语言对病人的影响。护理人员不良言语包括：

1. 不文明、不礼貌的语言

有人曾说："生活中最重要的是礼貌，它比最高的智慧，比一切学识都重要""利刃割体伤易合，恶语伤人恨难消"。不文明、不礼貌的语言包括训斥病人、指责病人、讲脏话、粗话、痞话。例如在晨间护理时对病人说："你怎么搞的，刚换的床单又弄脏了，真麻烦！"护士表现出对病人不尊敬、没修养，会引起病人极大的反感，甚至抱怨，不能获得病人尊重，影响护患沟通。

2. 不规范的语言

不规范的语言使病人不能正确理解交谈目的、内容，易产生误会，甚至反作用。不规范的语言有①语言不清晰；②语调不优美、动听；③语义表达不准确；④语法不符合逻辑思维；⑤语速不适当；⑥无针对性。如护士不会讲普通话，言语中带有浓厚的地方口音；说话语调高亢或低沉，让听者觉得刺耳，无法理解、听清、听懂；护士与病人交谈中使用过多的病人不懂的医学术语如"心悸""紫绀""腹膜刺激征"等，不通俗易懂，导致病人迷惑不解，难以达到有效沟通；语言不能准确的表达其意思，词不达意，甚至易引起病人的误会；护士讲话时任意省略、颠倒，引起误会；语言颠三倒四，东一句，西一名，无系统性，层次概念不清；语速过快，病人难以听清谈话的内容等等。例如巡视护士发现病人液体即将输完时说："小李快来，3 床药(要)完了！"护士的话让他人大吃一惊，虚惊一场。同时也给病人带来不良的心理影响。

3. 无情感的语言

情感是语言的纽带，无情感的语言表现在护理人员讲话无表情或表情冷漠，言语生硬、不耐烦、不关心病人。使病人产生失落感，感到不被重视，无人关心，而失望不配合。例如在给病人做注射时，对病人说："5 号，打针！"护士语言冷淡，无任何情感成分，会使病人不会很好的配合治疗，甚至成为医疗纠纷的隐患。

4. 命令式、教训式、封闭式、质问式的语言

命令式语言使对方感到是被驱使，而致使对方产生不平等的心理，进而不愿与之交谈或合作，甚至会远离和逃避这种交流。护士自以为是，说话不平易近人，不以平等的态度对待病人，而自觉高人一等、凌驾于病人之上，以教育者、领导者的口吻教训、病人，使病人反感。质问式语言使对方产生一种被审讯的感觉，从感情上难以接受，而令人不快。例如在做某些妇科检查前，对病人说："把裤子脱了，躺到检查床上去！"护士丝毫不考虑到病人的隐私和自尊，让病人有种人格受辱的感觉。

5. 不符合宗教信仰、民族风俗的语言

由于宗教信仰、民族风俗不同，护理语言中应符合不同宗教信仰和民族风俗要求，尊重他的意愿与要求。

6. 其他

忌讳在交际交谈中涉及疾病、死亡之类的事情，而使人感到扫兴、不吉利。忌讳在喜庆场合说不吉利的话；在丧葬场合讲喜庆的语言。也就是说，语言的内容要与环境和气氛协调，才能达到较好的交际目的。

第三节 护士的非语言沟通

美国的心理学家艾伯特·梅拉比恩是非语言沟通的权威，他对信息不同组成部分的相对重要性做过调查，发现一次口头沟通的全部结构是：语言占7%，声音占38%，面部表情占55%。由此可以看出日常交际中约60%的信息是通过非语言的眼神、表情、动作以及笑声、哭声、叹息声、呻吟声来表达的，它具有语言所不能替代的功能。所以要注意非语言沟通方式。肢体语言如同语言沟通一样，也有自己的语音和语调，也可以像其他方式一样阐述所要表达语言的含义。

一、非语言沟通的概念

非语言沟通(non - verbal communication)是指通过身体动作、体态、语气语调、空间距离等方式交流信息进行沟通的过程。比如一个人痛哭流涕、捶胸顿足，以此来表示自己的难过与悲痛；眉开眼笑、手舞足蹈，表示兴奋和快乐。

非语言沟通的科学研究工作是达尔文最先提出的，他的《人和动物感情的表现》一书，对人和动物的各种表情与动作进行了详细的分析和比较。特别是 20 世纪 30—40 年代，查理·卓别林出色的无声表演和 1970 年叶斯·法斯特《人体语言》一书的出版，更激起人们对非语言沟通的兴趣。早在古罗马时代，卢修就说："人类首先是借用手势和姿态，然后采用音节分明的言语来表达自己的思想感情。"柯林伍德在《艺术原理》中指出："每一种语言或语言体系……都是起源于全身姿势的原始的一个分支；在这种原始语言中，身体各部分的每一个动作和每一个姿态，都与口语具有同样的意义。"这些都说明非语言沟通在时间上早于语言沟通。

二、非语言沟通的特点

非语言沟通包含着极其丰富的内容，一个随意的动作，一个会心的微笑等，都可能蕴含着非常重要的含义。所以非语言沟通在人际沟通中具有不可替代的特殊地位，这是由它自身的特点所决定的。

(一)共同性与民族性

共同性是指无论来自哪个民族、哪个国家，不论年龄大小和性别，人们大多使用相同的非语言来表达某一种情感。相关实验表明，人的面部表情是内在的、有效一致的表达方式。因此面部表情多被人们视为一种"世界语"，如悲伤和高兴等。

民族性是指受种族、地域、历史、文化、风俗习惯等影响，民族之间形成了很大差异，每个国家、不同民族都有自己独特的非语言沟通方式。比如：同样用拇指和食指组成一个圆圈，其他三个指头竖起"ok"的符号，在中国通常表示"0"即"没有"的意思；在法国表示为"零"或"毫无价值"；在美国则表示"同意、顺利、很好"；在日本表示为"钱"；在泰国表示为"没问题"；而在巴西则表示为"肛门"。因此，与不同民族、不同文化背景的人交谈，要充分掌握体态语言表达意思之间的差别，做到入乡随俗，避免引起误会。

(二)广泛性与局限性

广泛性是指运用身体语言进行沟通，是人人具有的能力。非语言沟通具有简便快捷的优越性，人们即使在不说话的时候也能用非语言沟通传达较多信息。心理学家研究发现，几个月的婴儿就具有了发现表情线索的能力，并且能够针对不同的表情做出恰当的反应，当他们发现成人对他们微笑，对其接纳时，他们也会显示出微笑的接纳反应；反之，他们也有不愉快、拒绝或恐惧的表情。

局限性是指一般来说，非语言沟通不能脱离一定的语言环境，它受时间和空间的限制，必须在可视环境下应用。它虽然可以离开语言沟通而单独使用，但在表达某些复杂抽象的意义，表达一些有限意义时，单独使用容易混淆、产生歧义。在特定环境中只能作为语言交际的一种辅助手段。

(三)独立性与伴随性

所谓独立性，是指非语言沟通能够脱离语言沟通，以独立的沟通形式表现出来。

所谓伴随性，是指非语言沟通往往伴随着语言沟通配合使用、相辅相成。有时候仅仅通过语言沟通不能正确或完整地表达出信息，或者无法让信息接收对象全面接收并理解该信息时，配合非语言沟通能够更准确地表达出真正的思想和情感，并且被信息接受对象准确地解析，从而使沟通过程顺利完成。

(四)外在性与内在性

外在性是指人们进行非语言沟通时，以个人或群体的形体动作、表情、空间距离等可视的、直观的外在形式，把所要表达出来的意思表现出来。

内在性是指非语言沟通受到人的个性、气质等内在心理因素的支配和影响。从心理学的角度，非语言信息多数情况下是人内心深处的真实想法，具有强烈的心理刺激效应。例如，心理学家发现，触摸鼻子的手势一般是用手在鼻子的下沿很快地摩擦几下，有时甚至只是略微轻触。和遮住嘴巴一样，说话者触摸鼻子意味着他在掩饰自己的谎话，聆听者做这个手势则说明他对说话者的话语表示怀疑。

三、非语言沟通的作用

(一)传情达意

非语言符号常常成为人们真情实感的流露，人们的喜怒哀乐都可以通过表情、体态和形象等直接地表现。在护患沟通中，由于疾病的影响或在某些特定环境下，病人与护理人员只能通过非语言沟通语言信息来表达意思。同样，医护人员也常常通过微笑、眼神、手势等非语言来传递他们对病人的关心和照护。如一位母亲刚被告知儿子病情恶化正在抢救，此时，护理人员紧紧握住她的双手，这位母亲可收到安慰、支持的讯息；如果是异性病人处于病情正常状态下，护士握其双手，这就不太合适，尤其是年龄相仿者更应慎重。

(二)验证信息

陌生的医院环境和特殊的卫生设施，容易使刚刚入院的病人产生恐惧和不安，他们急切想知道自己的病情等信息，对医护人员的非语言行为特别敏感。特别是当病人不能完全理解复杂的医学术语时，或误以为医务人员掩盖真实病情时，或医护人员工作繁忙没时间对病人详细解释时，他们往往会集中注意力观察医护人员的非语言信息，以此作为推断病情、迅速获得信息的方法。如疑似肿瘤病人对于医护人员说话时的表情和动作会特别关注。

因此，医护人员要重视自己的非语言行为对病人的影响。例如医护人员行为举止、服务态度和娴熟的技能等都比有声语言更有影响力。同理，医护人员也要注意病人非语言信息中所表达的意思。如外伤病人说"我还好"，可表现出烦躁和焦虑不安，护士要注意观察和护理，以免出现意外。

(三)暗示作用

人们通常通过对一个人的穿着、手势、眼神和举止的观察，了解说话人的内心世界，因为非语言信息是内心世界的一种具体而直接的反映。

病情危重的病人常用叹息声传递痛苦、焦虑或恐惧的心理。护理人员必须掌握非语言沟通的基本知识，仔细观察和揣摩病人非语言信息的暗示作用，提供准确的护理。

(四)调节互动

非语言沟通具有调节沟通各方面信息传递互动方式的作用，在医护人员与病人及其家属之间的沟通中，存在着大量的非语言暗示，如皱眉，不看病人，或远离病人说话等。所有这些信息都会传递双方各自的心理状态，调节着双方的互动行为。如在倾听病人诉说时，微笑点头表示鼓励说下去；如频繁看表或向别处张望，则暗示病人停止谈话。

(五)显示关系

由于每个沟通都隐含着内容和关系沟通，每条信息总是由内容含义(说什么)和关系含义(怎样说)相结合而形成。内容含义表示多用语言，关系含义则多用非语言信息。如和善的表情传递着护士和病人之间友好的关系，漠然的表情传递着护士与病人之间疏远的关系。所以，非语言沟通在维系医务人员与病人之间的良好关系中起着至关重要的作用。

四、非语言沟通的形式及应用

非语言沟通往往根据情境，需要不同的非语言符号来表达。而不同的非语言符号能够发挥不同的功能。对非语言沟通的方式，有各种不同的分类法，而各个子系统相互交叉或包容。非语言沟通主要有四种形式：肢体语言、环境语言、客体语言、副语言。

(一)肢体语言

肢体语言(body language)是指人们在沟通过程中，有意识或者无意识地通过身体的外观、姿势、动作传递信息的过程。它包括人们的身体特征、身体装饰，如身高、体态、发型和服装等，是仪表的重要部分，是人际交往中的主要视觉对象之一；包括手势、四肢动作和头面部动作。如一个人在和他人说话时，不自觉地搓衣角，说明他很紧张。

1. 手势语

手势语，又叫手姿，是指用手和手指的动作来传递信息的一种无声语言。其中，双手的动作是核心所在。由于手是人体最灵活自如的一个部分，所以手势语是最丰富、最具有表现力的体语。奥地利作家茨威格说："在泄露感情的隐私上，手的表现是最无顾忌的。"例如在为一些特殊的病人做术前准备时，如术后需要器官切开或呼吸机机械通气者，护理人员教会病人掌握一些基本的手势，代表某些特殊的含义，以便病人术后不能说话时，可以通过手势达到与医护人员交流的目的，满足病人生理和心理的需要。例如在潜水活动前，必须首先学习基本的手语动作，便于在潜水过程中表达自己的需要。

手势语分类：

(1)情意手势。具有更强的象征性，主要表达较为复杂的情感和抽象的概念，有特定所指，也带有普遍性。如用右手握拳举过头部，可表达团结、决心和誓言等多种情感含义。如当病人极度痛苦时，护士紧握病人的手给予安慰和支持，表达了护理人员的人文关怀。双手指尖相合，形成搭尖形，表示充满自信；竖大拇指表示赞评、表扬、鼓励；鼓掌一般表示欢迎或喝彩、赞赏；"O"型手势其意义相当于英语"OK"，即好了，一切妥当等意思；"V"型手势，表示胜利。

(2)指示手势。用以指明谈论的具体对象的作用，即说到什么指点什么，如指明不同的人称、方位、数目和事物等。常见的手势有上举、下压和平移等几类。各类手势中又分双手、单手两种方式。每种又可以作拳式、掌式和屈肘翻腕式等。总体来讲，手向上、向前、向内，表示希望、成功和肯定等积极意义；手向下、向后、向外，表示批判、蔑视和否定等消极意义。

(3)象形手势。有描绘具体形象的作用，通过比画事物的特点，引起听众注意。使其有一个清晰而明确的印象。如用手比画物品的大小、形状等。

运用手势语的注意事项：

(1)自然适度的手势。运用手势语不宜过频、过多；幅度不宜过大或偏小，不僵硬、不刻板。达到流畅自然的效果。

(2)似是而非的手势。不利于表达思想，会产生歧义。

(3)手势语禁忌：不要用大拇指指自己鼻尖和用手指点他人，这是不礼貌的手势；介绍某人，为某人指示方向、请某人做某事时，应掌心向上，手臂伸开，手指自然并拢，以某肘部为轴，朝某方向伸出手臂，上身指向前倾，以示敬意；切忌手势太多，手舞足蹈，让病人眼花缭乱。在公众面前抠鼻、掏耳、剪指甲、抓痒和剔牙等较为私密的动作；用小拇指示意或指示别人；用大拇指指示别人或指自己；用食指或弯曲拇指招他人等；交流过程中不断搓动手指，或折压指关节发出响声等不尊重他人或不雅的动作。

2. 首语

首语是人体头部动作所传递的信息，是用点头、摇头、低头或无法用语言和其他肢体的活动来表达信息的非语言沟通方式。众所周知的点头和摇头是最基本的头部动作。点头：表示赞扬、肯定，摇头则表示否定、拒绝。低头与抬头：低头的动作是一种封闭的表示，人在丧气、失意或屈服时，一般就低下头颅，有畏缩、避让和臣服的意味；昂首在中国语言和中国人心目中的基本含义则是高傲、得意、不爱搭理人。歪头和垂头：歪头，可以表示倾听，儿童在听事故时，常常歪着脑袋；也有表示不服气、反抗或固执的意味，成年人互不服气、激烈争论时，常使用歪头的动作。"垂头"的动作通常与"丧气"连在一起使用，表示的是人在遭遇不愉快时的神态。垂头正好与昂头、仰面朝天的动作形成鲜明对比，后者表示的是得意洋洋、高傲的神情，而前者则表现了一种受到打击或挫折、遭遇不痛快时的了无兴致的神态。

3. 目光

目光即人们通常所说的眼神，"眼睛是心灵的窗户"，是人体传递信息最有效的器官。黑格尔在《美学》中说："不但是身体的形状、面容、姿态和姿势，就是行动和事迹，语言和声音以及它们在不同生活情况中的千变万化，全部要由艺术化成眼光，人们从这眼睛里就可以认识到内在无限的自由的心灵。"研究表明，客观世界信息的80%以上是通过视觉传输的，可见目光是传递信息十分有效的途径和方式。具体作用表现在以下几个方面。目光语主要包括目光投射的方向和目光投射的方式两个方面。

（1）目光投射的方向：目光的投射方向不同，表明双方的关系不同，注入的信息也不同（表6-1）。

表6-1 目光投射的应用

种类	部位	应用及注意事项
公事凝视	注视对方的额头与双眼之间形成的三角区域	表示严肃认真。 常用于谈判、公务洽谈、磋商、手术前与病人谈话等
社交凝视	注视对方双眼到唇之间形成的三角区域	表示亲切温和。 营造一种融洽、和谐的气氛，多用于社交场合
关注凝视	注视对方两眼之间的区域	表示专心致志，聚精会神。 多用于劝导、劝慰对方，但时间不可过长，一般不超过10秒钟
近亲密凝视	注视对方双眼至胸部的区域	表达炽热的情感。 适于关系亲密的异性之间的传情达意。 非亲密关系者不宜使用这种视线
远亲密凝视	注视对方眼睛到腿部区域	表达亲人之间、恋人之间和家庭成员的亲近友好，适于注视相距较远的熟人。但不适于普通关系的异性

续表 6 – 1

种类	部位	应用及注意事项
随意凝视	指对对方任意部位随意一瞥	既表示注意，又可表示敌意，要慎用。多用于公共场所注视陌生人

（2）目光投射的接触方式：

在交流中目光接触的方式有多种，不同的方式可传递不同的信息（表6 – 2）。

表 6 – 2　目光投射方式

种类	应用及注意事项
正视	对对方非常重视或者在谈严肃话题时，尊重对方，坦诚。适用于各种情况
环视	有节奏地注视不同的人员或事物，表示重视、礼貌、一视同仁。适用于同时与多人打交道，如护理人员巡视病房时
虚视	其特点是目光不聚焦于某处，眼神不集中。表示失意、胆怯、疑虑等。护理人员用这种眼神，病人可能会认为护士无能，产生不安全感
凝视	是直视的一种特殊情况，即全神贯注地注视，多表示专注、恭敬

（3）目光投射的时间：

在人际交往中，注视对方的时间长短，往往非常重要。一般交谈时听者视线接触对方脸部的时间，应占全部谈话时间的30% ~60%，超过或低于这一平均值可以反映对方对谈话兴趣的高低。如果对方是异性，双目连续对视不宜超过10 秒钟，否则是失礼的表现。护士在护理过程中，要正确地把握目光交流的时间，正确地传递所要表达的信息。

（4）目光投射角度：

在人际交往中要注意目光接触的角度，最理想的目光交流是双方的目光在同一水平。这样不仅体现了平等关系，而且也表示对对方的尊重。如儿科护理在与孩子交流时，要蹲下与孩子平视或将孩子抱起来，这样孩子在交流时会感觉到一种平等的状态；护士与卧床病人交谈时，可以坐在椅子上，保持自己的目光与病人平视，让病人感觉到被尊重、亲切、温和、关心和负责。切忌向下俯视病人，给人高高在上的感觉。

4. 触摸

人体接触抚摸是非语言沟通的特殊形势，包括抚摸、握手、依偎、搀扶和拥抱等。其所传递的各种信息，是其他沟通形式所不能取代的。触摸（touch）是指人与人之间的一种皮肤接触，包括抚摸、搀扶、依偎、握手、拥抱等。Harlow 有一个著名的恒河猴实验，他的实验发现，与能提供食物的金属母猴相比，幼年恒河猴更喜欢能够提供触摸感觉的绒布母猴，它们会花更多的时间与绒布母猴在一起。Harlow 的实验证明了触摸行为在生物发展过程中的重要性。

触摸意义：

（1）触摸有利于儿童生长发育。心理学家弗尔德对早产儿进行过每45 分钟的抚摸实验。

一般认为，早产儿应该生活在一个隔离的、犹如子宫般的环境中，抚摸只会给他们压力感，会有碍他们的生长。然而他 20 个早产儿每天做 3 次、每次 15 分钟舒缓而有力的抚摸，10 天后，接受抚摸的婴儿比没有得到抚摸的婴儿平均重 47%，而且睡眠和灵敏性也都有很大改善。到第 8 个月末，他们的体质和智力有明显提高。最值得注意的是，接受抚摸的婴儿离开保育箱的时间比其他婴儿平均提前了 6 天。弗尔德说："抚摸能有规律地刺激生长激素的分泌，进而促进消化吸收功能。"

相关研究发现，常在亲人怀抱中的婴幼儿能意识到同亲人紧密相连的安全感，因而哭闹少、睡眠好、体重增长快、抵抗力较强，智力发育也明显提前；相反，如果缺少或者剥夺这种皮肤上的"亲密接触"，孩子会出现食欲下降，智力迟缓等问题。因此说，早期和不断地触摸感受对儿童的智力及人格发展具一定的影响。

（2）触摸对情绪交流的作用。Hertenstein 等分别对美国人和西班牙人作为被试者，发现在这两种文化下，人们能够有效地从他人的触摸中识别出不同的情绪。在他们的实验中，被试者两两配对，并且被不透明的黑色幕帘隔开，被试者只能通过幕帘上的一个小洞去触摸另一个被试者的前臂，一名被试者要尽量通过触摸来表达出实验者所要求的各种情绪，而另一名被试者则要通过感受触摸在 13 个选项中选择自己认为正确的情绪。实验结果发现，被试者仅仅通过触摸就能够有效识别愤怒（anger）、恐惧（fear）、厌恶（disgust）、喜爱（love）、感激（gratitude）和同情（sympathy）等六种情绪，其正确率的范围是 48% ～ 83%。随后，Hertenstein 等改进了上述实验，不再让被试者仅仅触摸前臂，而是可以触摸身体的任何部位（特殊部位除外，如生殖器、女性胸部等）。结果发现，被试者除了能够有效识别以上提到的六种情绪外，还能够识别出悲伤（sadness）和快乐（happiness）两种情绪，识别八种情绪的正确率范围是 50% ～ 80%。这些初步的研究结果表明，即使是单纯的触摸行为，也能依靠触摸方式的不同，传递出不同的情绪信息，并且人们能从这些行为中识别出触摸者想要表达的情绪。

（3）触摸有利于密切人际关系。科学家帕斯曼等人通过严格的实验研究发现，人不仅对舒适的触摸感到愉快，而且会对触摸对象产生情感依恋。触摸不仅会对孩子产生影响，恋爱的人也会从触摸的那一瞬间发生质变。

在人际沟通过程中，双方在身体上触摸相互接受的程度，是情感上相互接纳水平最有力的证明和表示。有关研究发现，如果一种文化对人们在日常生活中身体接触较为容忍，同时人们在日常生活习俗中与别人有较多的身体接触，在这种文化背景下成长的人，在人际沟通中更容易建立对别人的信任感和安全感。他们的性格较开朗、活泼，与他人相处也较为真实、坦率。

（4）触摸可传达信息。

①表示亲近、关系密切。好朋友之间相互拉手，多年未见的亲朋好友再次相见而发生的拥抱，国家元首之间的握手等都表示亲近的关系。

②表示关怀或服务。医护人员为病人检查身体时的接触，属于职业需要，是医源性人体接触。

③表示爱意。母亲抚摸自己的孩子，情侣之间的拉手、亲吻等都是人与人之间爱的传递。

护理工作中触摸的注意事项：

尽管触摸有其积极的作用，但触摸是一种非常个体化的行为，对不同的人有不同的含义。它受性别、年龄和文化的影响。因此，当触摸使用不当时，常常容易被人误解。所以，医护人员在触摸的问题上应保持敏感和谨慎。

（1）依据不同的情景、对象选择不同的触摸形式。只有采取与临床护理工作场合相一致的触摸，才能得到正性的结果。在不适合用语言表达关怀的情况下，可以用轻轻的抚摸来代替。遇到听力或视力不佳的病人，抚摸可引起对方的注意。又如产妇在分娩时，触摸可使产妇神经放松，转移疼痛的注意力，缓解其焦虑恐惧心理，减少致痛物质的产生，有助于保障母婴健康。

（2）依据不同病人文化背景选择不同的触摸形式。护士在面对不同文化背景的病人时，要充分了解和学习他们的触摸方式，选择合适的人际距离进行护理。

5. 微笑（smile）

古希腊哲学家苏格拉底说过："在这个世界上，除了阳光、空气、水和笑容，我们还需要什么呢？"人际关系学家告诉我们："一副微笑的面孔就是一封介绍信"，并提出一条公关的制胜法宝——笑脸相迎。

在人际沟通方面，表情起着重要的作用。表情是优雅风度的重要组成部分，而笑容是构成表情的主要因素。微笑不只在外表上能给人以美感，而且还可以最真实地表达自己的热情与友善之意，甚至还能够打破局僵，产生巨大的感染力，以影响交往对象。微笑应是发自肺腑、发自内心的笑，笑得真诚、适度、合时宜。

微笑在护理中的应用：

护士的表情应该是真诚、亲切、友好的，护士美好的内心世界及护士对病人和蔼的态度是通过面部表情传递给对方的。因此，笑容是护理职业形象美的重要组成部分。卢美秀在《从病人的观点探讨护理专业人员的理想特性》一文中，将护理人员的理想特性归类为十二类四十九项，其中第一类"外观整洁，亲切自然"第一项就是"常面带笑容"。护士的微笑是内在美与外在美在内容与形式上的统一，是护士职业形象美的良好体现，它们之间相辅相成，相互依存，相互影响。

微笑的注意事项：

微笑是"世界通用的语言"，但也不能走到哪里笑到哪里，见谁都笑。微笑要适宜，即微笑也要注意场合、环境和对象。如病人有时会仔细观察护理人员的面部表情，特别是当他们想寻求护理人员帮助时，因此，护理人员应意识到自己展示在病人面前的表情，并尽可能控制自己的厌恶、敌意等表情变化。

（二）环境语言

环境语言（environmental language）是指人们自身因素之外的环境因素传递沟通信息的过程。环境语言包括沟通的物理环境，如沟通场所的设计、布局、布置、室内光线和温度等；空间环境如座位安排、护士与病人的空间距离等；时间环境如沟通的时间安排、长短等，它研究人们对准时、及时、延时、时间的早晚及过去、现在和未来等概念的理解。

1. 人际距离（interpersonal distance）

人际距离指交往双方在空间上的距离，研究人际间如何利用距离进行交际。人际距离的变化可以影响交际。起到加强交际效果，甚至还可以超越语言的作用。人们在交谈时相互间的距离及变化，是整个交际过程中不可分割的重要组成部分。

人际距离的种类：分为亲密距离（又称隐私距离）、私人距离、社交距离、公众距离四种（表6-3）。

表 6 - 3　人际距离的种类

种类	距离	应用范围	注意事项
亲密距离	相互间身体接触或相距不超过 0.5 米	关系亲密者	如果不具备这种条件的人无缘无故地进入这种距离，便会看作个人空间被侵犯。如果环境不允许，不得已进入时，这时应做到：不与他人有目光接触，不左顾右盼，不随意扭动身体。如在拥挤的车厢
私人距离	0.5~1.2 米	这是亲朋好友、医护人员、病人与医护人员之间的交谈距离	谈话声音不宜过高，而且应柔和亲切，户外谈话的音量可提高
社交距离	1.2~3.5 米	这是社交的正常距离，谈话内容一般，非个人事宜、小型会议、交接班、会诊等，多采取这种距离	谈话音量适中，对无关者也不保密
公众距离	3.5 米以上	公众场所保持的距离。一般用于健康教育、演讲、授课、演戏等	这种距离内讲话声音很高，谈话内容不涉及个人隐私

不同国家的人际距离比较：

(1)美国人及多数北欧人的人际距离。人类学家证明，在美国那些来自北欧国家的人的后裔属于非接触文化(non - contact or non - touching cultures)。对于美国人来说，我们可以观察出几种主要距离类别：亲密者之间的距离、私人间的距离、社交距离和公共场所距离。亲密者之间的距离从直接的身体接触到45厘米左右，这是关系最亲密的人，如丈夫与妻子之间的距离；私人间距离，通常在45厘米至80厘米间，这是朋友或亲戚交谈时保持的最为普遍的距离；社交距离是在一起工作或在社交场合中相识的人之间的距离，一般在1.30至2米间；超过它便是公共场所距离，比如一个演讲者与听众之间的距离。实际上，美国人和大多数北欧人随身携带着被称作"流动领域"的私人地盘，即使在排队时，这种私人地盘也会充分表现出来，他们总是与人保持适当的私人距离。这与中国人的行为截然不同，中国人不随身携带私人空间，他们对拥挤习以为常。

(2)阿拉伯人、拉丁美洲人和意大利人的交际距离原则。拉丁美洲人、阿拉伯人和意大利人属于接触文化(touch or contact cultures)。实际上，在拉丁美洲人看来触摸是一种"谈话"的方式。见面时拉丁美洲人可能用触摸表示问候"喂"；或者作为一种请求的方式，如："我能和你谈一谈吗?"或者说表示感谢的话，如"谢谢"。在拉丁美洲国家里，妇女见面要相互触摸、接吻和热烈拥抱，男子也是如此，尽管他们不像法国人和意大利人那样接吻。然而，非拉丁美洲的男性和女性几乎从来不像拉丁美洲人那样相互触摸。初次见面时，他们相互点一点头或者轻轻地握一下手。地中海的阿拉伯人属于一种接触文化。见面时，他们常常相互拥抱，而且相互触碰彼此的鼻子。谈话时，他们握着对方的手，盯着他的眼睛，把他沐浴在自己的呼吸气息之中。阿拉伯人似乎对身体接触情有独钟——他们喜欢"拥挤"在一起。无论在家里还是在公共场合，他们都如此。

（3）中国人的交际距离原则。中国人属于非接触文化，他们相互之间交谈的距离比美国人和拉丁美洲人都远，大约为20～40英寸。中国人除了注意谈话者之间的距离和位置外，还注意性别的不同。例如，亲密的同性朋友长期分离后又重逢时，常给对方一拳或紧紧拥抱，然后拉着手交谈，以此来表示朋友之间的友谊深厚。若是异性朋友，即使友谊再深也只能握一下手而已。中国人常有搂抱或是亲吻他人小孩子的习惯，仅仅表示亲近和爱抚而已；但在西方的文化中，这种动作会被认为是无礼的举动，会引起对方强烈的反感和厌恶。

2.界域语言

界域语言又称空间语，是指沟通双方通过个人空间位置和距离体现出双方关系的一种体态语。人们对位置的选择与彼此间关系及沟通的目的有关。界域语分为位置界域和界域距离。在与人交往和沟通中空间位置的排列问题看似简单，却能从这排列中反映出沟通双方的诚意和相互尊重程度。

因为空间位次的排列不仅能确认主宾关系，而且还可以由此推断出双方各自的地位和作用。如宴会上主人和客人座位所表达的界域语反映人的位置排序问题。

3.人际距离在护理服务中的应用

在护理服务中，要为服务对象营造一个温馨、舒适、安全的环境，并在享受医疗护理服务的过程中保持愉悦的心情，护士必须时刻注意与服务对象之间维持适当的人际距离。通常情况下，分为以下四种情况：

（1）服务距离：指护理人员与服务对象之间所保持的常规距离。主要应用于护理人员为服务对象提供直接服务时，距离为0.5～1.5米为宜。其距离依护理内容而定。如护士向病人收集病史时，以站在1米左右的距离为宜。太近会给病人造成压力，过远则显得不够关心。如给病人进行体格检查时，需要采用亲密距离，太远会让病人感觉医护人员不愿靠近自己。

（2）引导距离：指护理人员在为服务对象带路时彼此之间的距离。在引路时，要行进在服务对象左前方1～1.5米，同时要注意侧面朝向服务对象。

（3）展示距离：指护理人员需要在服务对象面前进行讲解或操作示范时的距离。如对结肠癌病人进行更换人工肛门袋的指导时，护理人员既要保持操作的规范性，又要防止对方对自己的操作示范有所妨碍或误伤自己。因此，展示距离以1～3米为宜。

（4）待命距离：特指护理人员在服务对象尚未提出服务要求时，与服务对象保持的距离。正常情况下，只要服务对象视线所及即可。因此，待命距离应在3米之外。

4.护理工作中注意要点

（1）满足个人空间需要：在公共场合，个人空间要服从公共空间。但是，病人住院期间护士应自觉维护病人的个人空间，即使在特殊情况下需要使用病人的个人空间时，也要有礼貌地打招呼，得到允许后再使用如"您好，我能放一下治疗盘吗？"这样的请示语。如果采取这种文明礼貌的方式，相互理解与尊重，就会避免纠纷。护患之间和睦相处，病人能够保持良好的心态接受治疗，有利于身体康复。

（2）满足个人隐私需要：在特殊情况下，因治疗的需要，即使护理人员可以随时进入病人的个人空间，如体格检查、导尿、换药、灌肠等，操作之前也应向病人说明、解释操作的内容，病房人员较多时必须用屏风遮挡病人，保护病人的隐私。

（3）把握有效的人际距离：在护理工作中，有些时候会遇到一些对护士非常信赖的病人或家属，说话时距离很近，这种超过一般个人距离的举动会让护士感到不适。出现此种情况时，护士可以巧妙地调整交谈的距离，如采用请他坐下交谈等方法。切勿表现出厌恶表情。

(三)客体语言

客体语言(objective language)指通过相貌、穿着、装扮等传递信息，表达情感的非语言沟通。它可向沟通对象显示其社会地位、职业、身体健康状况、文化等信息。有研究发现，84%的人对另一个人的第一印象来自他的外表。

客体语言在护理中的应用：

1. 护理人员的客体语言会令病人产生强烈的知觉反应

护理人员应保持着装整洁，仪表端庄，稳重大方，举止文雅，这样能给病人安全感和信任感。有利于双方的交流与沟通；相反，护士浓妆艳抹，态度生硬，会令病人反感，不仅有损护士的职业形象，而且还不利于护理工作的开展。

2. 病人的客体语言可以为护理人员提供线索

病人的穿着和装扮可以反映其社会地位、健康状况、婚姻状况、职业和宗教信仰等。护理人员可以通过这些线索，选择合适的沟通方式进行护理活动。

(四)副语言

神经学家亨利·鲁宾斯滕发现，开怀大笑 1 分钟就可以使人在接下来的 45 分钟内都处于放松状态。

副语言又称类语言，指有声音但没有具体意义的辅助语言，包括说话者的音调、音质、语速、停顿以及叹词的应用。如笑声、叹息、呻吟声等，还包括说话时的语音、语调。部分副语言是伴随语言而发生的，对语言有一定影响；部分副语言有一定的暗示作用。副语言虽然有声音，但是因为其本身没有实质的意义，所以不能称为语言。但副语言沟通却能传递出非常丰富的意义，如现在非常流行的用语"呵呵"。

副语言在临床护理中的应用：

病人的副语言可以传递病情变化信息，提醒医护人员进行正确的医疗和护理活动。同样医护人员的副语言也暗示某种信息。如护理人员为病人进行护理操作发生意外时，有可能不由自主地发出"啊……"，暗示心理压力。

五、非语言沟通的策略

南丁格尔说，护理是科学和艺术的结合。护理的艺术性在于护士通过自己的形象表现出专业的特点，通过别人的感觉、听觉和想象来反映和体现。护士在与病人沟通过程中，应善于利用非语言沟通的策略，观察病人语言中未包含的病情相关信息或心理状态等。注意提高观察病人非语言行为的能力，学习从病人的面部表情、动作姿势等非语言行为来判断病人的需要，从而不断地丰富、完善自己，增强沟通能力，及时主动地为病人提供服务，促进其早日康复。

(一)通俗准确

眼神、表情、姿态等的含义和感情色彩，有些是人们约定俗成的，有些则是特定情境规定的，所以它的使用有一定的时空范围(同样一个体态动作在不同的民族、不同的国度、不同的时代，有着不同的含义)。护士在运用非语言沟通时，必须要顾及病人的心理感受，根据病人年龄、性别、职业、文化程度、外在性格等灵活运用。

护士准确而娴熟的操作技术就是一种良好的非语言沟通，过硬的技术水平是病人信任的支柱。如：准确的静脉穿刺技术；病人拔针后给病人按压针眼；病人呕吐时为其拍背；病人痛苦时，轻轻地抚摸他的手或拍拍他的肩；病人发高烧时，抚摸他的额部；身体检查后为其整理衣服；等等。这些有益的触摸沟通，传达了护理人员对病人的关怀，使病人感到护理人员的善意，使病人依从性增强，实现了与病人心灵上的沟通。同时要避免一些失礼的表现，如指手画脚、拉拉扯扯、手舞足蹈等，它会令人感到不得体和缺乏教养。另外不要频繁改变姿势，以免让病人觉得漫不经心和不耐烦，从而伤害病人的自尊心。

在人际沟通中，来自面部表情的信息更容易为人们所理解和察觉，它是人们正确理解对方情绪状态极有效的一种途径，是非语言沟通中最丰富的源泉。如护士面对病人时，必须控制惊慌、紧张、厌恶、害怕接触的表情，以避免病人将这些表情与自己病情恶化情况相联系。同样，护士也应注意正确判断病人表情的变化。

（二）协调自然

受口语所制约的体态语言，应该与口语表达配合协调默契，也就是说应该适时，如果体态语言的表达口语表达互相错位，用得太早或太迟，那将会是滑稽可笑的。再有，动作、表情、语调的运用不宜矫揉造作，必须情之所至，才能更好地达到应用效果。护士在与病人和家属的交往中通过优美和谐的体态和手势，能增加语言表达的形象感，对其有极大的暗示性和感染力。

（三）适度优雅

非语言沟通要做到端正、高雅，符合大众的审美心理，就要掌握适度。在护患接触时，病人首先感受的是护理人员的举止、风度等外在的表现，美好的行为举止可使病人产生尊敬、信任的情感，增强战胜疾病的信心，这正是现代医学模式所要求的。优美的举止总是自然适度的。动作夸张、频率太高或动作幅度过大都会使其效果大打折扣。护理人员在护理过程中应讲究仪表整洁端庄，表情和蔼可亲，注意修养，养成良好的举止习惯，给病人一个良好的印象。情绪化的目光如烦躁、抑郁、生气以及鄙视、奉承的眼神都是应当避免的。否则病人会对你产生不信任甚至反感，使其心理负担加重，也有损护理人员形象。

（四）灵机应变

这是在做到上述要求后才能达到的最高境界。要求非言语与言语的内容、节奏、语调相协调，与双方的身份、心态、感情相吻合，与特定的语境相适应，与沟通的目的相统一，最大限度发挥非言语信息的作用。护士与新病人和病情轻的病人打交道时，应注意面带微笑，说话要慢，要轻柔，不要多用手势。与病人说话或听病人说话时要注视病人的眼和面部，以示认真和尊重病人；在紧张病人面前，表情轻松自如；在痛苦不堪的病人面前，表现出温和、慈祥、同情；在抢救重症病人时，话语不宜过多，动作要轻、快、稳，以求尽量减轻病人的痛苦，面部表情要专注。不应微笑，病人痛苦时可皱皱眉头，表示同情，增加对病人的心理安慰。

练习题：

一、名词解释

1.肢体语言：是指人们在沟通过程中，有意识或者无意识地通过身体的外观、姿势、动作传递信息的过程。

2.手势语：是指用手和手指的动作来传递信息的一种无声语言。

3.首语：是人体头部动作所传递的信息，用点头、摇头、低头或无法用语言和其他肢体的活动来表达信息的非语言沟通方式。

4.界域语言：又称空间语，是指沟通双方通过个人空间位置和距离体现出双方关系的一种体态语言。空间位置排列问题可以反映出双方诚意和尊重程度。

5.客体语言：是指通过相貌、穿着、装扮等传递信息，表达情感的非语言沟通。它向沟通对象显示其社会地位、职业、身体健康状况、文化等信息。

6.副语言：又称类语言，是指有声音但没有具体意义的辅助语言，包括说话者的音调、音质、语速、停顿以及叹词的应用。

二、填空题

1.语言沟通时的四不宜具体是(不宜打断)(不宜补充)(不宜质疑)(不宜纠正)。

2.人际距离分为四种，这四种具体是(亲密距离)(私人距离)(社交距离)(公众距离)。

第七章　护理礼仪

一、学习目的与要求

通过本章的学习，能运用基本交往礼仪进行日常交往，在工作和生活中正确地运用见面礼仪、电话礼仪及交通礼仪，熟练运用迎送礼仪，能在护理工作中正确运用交际礼仪，促进良好护患关系的建立。

二、考核知识点与考核目标

（一）护士职业礼仪（重点）
理解：护士职业礼仪的基本要求；
护理操作中的礼仪规范；
护士的职业交往礼仪；
护理服务礼仪。
应用：在护理工作中正确应用护理职业礼仪，提供高质量的护理服务。

（二）社交礼仪：没有规矩，不成方圆（次重点）
理解：会面礼仪；
邀请与约会礼仪；
通信礼仪；
馈赠礼仪；
交通礼仪；
餐饮礼仪。
应用：能正确运用各种社交礼仪，举止得体。

（三）礼仪概述：人类文明的标尺
求职礼仪：亮出你的精彩（一般）
识记：礼仪的基本概念；
护理礼仪概念。
理解：礼仪的起源与发展、基本原则、基本功能；
学习护理礼仪的意义和方法。

中国作为东方文明古国和东方文化的发源地，素有"礼仪之邦"的美誉。在其五千年的历史演变过程中，不仅形成了一整套完整的礼仪思想和礼仪规范，而且知礼懂礼，守礼行礼已内化为一种民众的自觉意识而贯穿于其心理与行为活动之中，成为中华民族的文化特质。

随着时代的发展，医疗模式的转变，医疗卫生服务作为一个特殊的服务行业，已充分意识到职业礼仪的重要性，尤其是对护理工作者加强规范的礼仪修养教育，已成为护理教育中不可缺少的重要部分。其目的是要培养护士的职业礼仪修养和科学的礼仪规范，以提高护士的综合素质，从而进一步提高护理工作的服务质量。

第一节　礼仪的概述

一、礼仪的起源与发展

（一）礼仪的基本概念

礼仪包括"礼"和"仪"两部分。"礼"即礼貌、礼节，"仪"即仪表、仪态、仪式、仪容。礼和仪既有区别又有联系。一方面，"礼"是内在的，是人们对自己、对他人尊重、敬重的态度；而"仪"是外在的，是人们通过一定的动作、形式等表现出来的。礼是仪的本质，仪是礼的现象。另一方面，礼和仪密不可分，即内在的"礼"只有以外在的"仪"的形式表现出来。只有礼和仪的完美形式结合并表现出来，才是完整的礼仪。礼仪的内涵比较丰富，它既可以指为表示敬意和隆重而举行的仪式，也可泛指社会交往中的礼貌、礼节，是人们在长期生活实践中，为了相互尊重，在仪表、仪态、仪式、仪容、言谈举止等方面约定俗成、共同认可的行为规范，是人际交往乃至国际交往中，相互表示尊重、亲善和友好的行为。广义的礼仪泛指人们在社会交往中的行为规范和交际艺术。狭义的礼仪通常是指在较大或较隆重的正式场合，为表示敬意、尊重、重视等所举行的合乎社交规范和道德规范的仪式。

礼仪作为人类文明的表现形式之一，同其他诸如文字、绘画等文明表现形式一样，是人类不断摆脱愚昧、野蛮，逐渐走向开化、文明的标志。揭示礼仪的起源及其发展，有助于护理人员更深入地了解礼仪文化，以更好地指导礼仪实践。

（二）礼仪的起源和形成

中华民族是人类文明的发祥地之一，有着5000年的文明历史，文化传统源远流长。礼仪作为中华民族文明的标志，也有着悠久的历史。礼仪是在人类摆脱愚昧状态后产生的，起源于人类之初的原始社会。在原始社会，人们对日月星辰更替、风雨雷电变幻、灾害瘟疫流行等自然现象不能解释，认为鬼神祖先是唯一能对人类生活进行干预的超自然的力量，因此，以鬼神作为崇拜的偶像，奉神灵意志为至高无上的命令。那时的礼仪也都是与祭鬼神、祭祖先相联系的，其主要形式是用礼器举行祭祀仪式，以表示氏族成员对神灵和祖先的敬献和祀求。因此，有"礼立于敬而源于祭"之说。

进入奴隶社会，大规模的奴隶运动使社会生产力有很大的提高，社会文明也进一步发展，人与自然、人与人之间的关系也更加深入和复杂。在这种情况下，礼仪作为一种祭祀祖先的形式已经不能起到节制人类社会中各种行为关系的作用，于是礼仪便从单纯的事神领域跨入事人的领域，开始了对人们社会生活的全面干预。在这一阶段，奴隶主阶级为了维护本阶级的利益，巩固统治地位，修订了比较完整的国家礼仪和制度，提出了许多重要的礼仪概念，确定了崇古重礼的文化传统。

夏以前的礼仪多无从考证，而夏、商、周三代的礼仪典籍中则有很多记载，同时有大量的出土文物为证。三代所处的奴隶社会，整个礼仪的思想基础都建立在鬼神、天命的迷信上。商代的礼仪主要是祭祀祖先和鬼神，礼制则始于殷而成与周，周人把"礼"与"德"结合起来，成了区分贵贱、尊卑、顺逆、贤愚的人际交往准则。此后，礼仪逐渐扩展为吉礼、凶礼、宾礼、军礼、嘉礼等各种礼制。"五礼"的范围已基本包容了中国古代社会生活的各个领域。

我国素有"礼仪之邦"的美誉，礼仪文化源远流长。礼最早出现在金文里面。在人类发展的最初期，人们对火山、地震、电闪雷鸣等等自然现象无法解释，也无法知道为什么。认为天地间有神的力域，有鬼的存在。出于对天地鬼神的惧怕与敬仰，人们就会举行一些仪式，用物品来祭拜。这从礼字的繁体"禮"可以看出。北京的"天坛""地坛"就是古代国君用来祭天祭地的建筑。这样就诞生了礼的萌芽。

到了周朝，周文王的弟弟周公旦，应是制礼第一人。春秋末年，孔子的出现，奠定了儒家学说在传统礼仪文化中的核心地位。其核心思想"仁爱及人"一直影响至今。《周礼》《礼记》《仪礼》三部典籍的问世，更全面直观地阐述了传统礼仪文化的内容。

到了封建社会，礼渐渐被转为礼制，成为统治阶级用来维护自身利益和地位的工具。叔孙通为汉朝开国皇帝刘邦"朝仪制礼"、董仲舒提出的"三纲五常"等都是为了维护统治阶级的利益。

民国时期，孙中山先生提出的"四维八纲"；以及中华人民共和国的"五讲四美三热爱"，对传统礼仪文化的扬弃。

社会主义社会，劳动人民成为国家的主人，礼仪不再具有阶级性，人与人之间是平等的。"礼"成为避免冲突、维护社会秩序的行为规范，成为精神文明的重要组成部分。在中国的社会主义革命时期和建设初期，礼仪既继承和弘扬了中华民族传统美德，又学习和吸取了其他一些国家和民族的礼仪，如人们之间的诚挚相处、互谅互让、舍己为人、助人为乐、尊敬老人、爱护幼小、路不拾遗、夜不闭户等。改革开放后，随着东西方文化交流增多，西方的一些礼仪规范以更快的速度传入我国，使我国的礼仪规范又增加了许多新的符合国际惯例的因素。

现在，传统的、现代的各种礼仪并存，使我国现阶段礼仪呈现出勃勃生机，但由于封建社会传统根深蒂固，礼仪中的一些糟粕仍在一些地方存在和盛行，影响或阻碍社会交往的进行。因此，我们目前要做的工作，一方面要继承和发扬中华民族在礼仪方面的优良传统，确定具有时代特色的社会主义礼仪规范；另一方面要在一个新的高度上使中华民族的礼仪规范与国际礼仪规范接轨，使我们的行为举止更符合国际通用的礼仪规范。

（三）礼仪的发展

礼仪在其传承沿袭的过程中不断发生着变革。从历史发展的角度来看，其演变过程可以分为五个阶段：

1.礼仪的起源时期：夏朝以前（公元前 21 世纪前）

礼仪起源于原始社会，在原始社会中、晚期（约旧石器时代）出现了早期礼仪的萌芽。

整个原始社会是礼仪的萌芽时期，礼仪较为简单和虔诚，还不具有阶级性。内容包括：制定了明确血缘关系的婚嫁礼仪；区别部落内部尊卑等级的礼制；为祭天敬神而确定的一些祭典仪式；制定了一些在人们的相互交往中表示礼节和表示恭敬的动作。

礼仪的形成时期：夏、商、西周三代（公元前 21 世纪—前 771 年）。

人类进入奴隶社会，统治阶级为了巩固自己的统治地位，把原始的宗教礼仪发展成符合奴隶社会政治需要的礼制，礼被打上了阶级的烙印。在这个阶段，中国第一次形成了比较完整的国家礼仪与制度。例如"五礼"就是一整套涉及社会生活各方面的礼仪规范和行为标准，古代的礼制典籍亦撰修于这一时期，如周代的《周礼》《仪礼》。

《礼记》就是我国最早的礼仪学专著。在汉以后 2000 多年的历史中，它们一直是国家制定礼仪制度的经典著作，被称为礼经。

2.礼仪的变革时期：春秋战国时期(公元前771—前22年)

这一时期，学术界形成了百家争鸣的局面，以孔子、孟子、荀子为代表的诸子百家对礼教给予了研究和发展，对礼仪的起源、本质和功能进行了系统阐述，第一次在理论上全面而深刻地论述了社会等级秩序划分及意义。孔子对礼仪非常重视，把"礼"看成是治国、安邦、平定天下的基础。他认为"不学礼、无以立""质胜文则野，文胜质则史。文质彬彬，然后君子"。他要求人们用礼的规范来约束自己的行为，要做到"非礼勿视，非礼勿听，非礼勿言，非礼勿动"。倡导"仁者爱人"，强调人与人之间要有同情心，要相互关心，彼此尊重。孟子把礼解释为对尊长和宾客严肃而有礼貌，即"恭敬之心，礼也"，并把"礼"看做是人的善性的发端之一。荀子把"礼"作为人生哲学思想的核心，把"礼"看做是做人的根本目的和最高理想，"礼者，人道之极也"。他认为"礼"既是目标、理想，又是行为过程。"人无礼则不生，事无礼则不成，国无礼则不宁"。管仲把"礼"看做是人生的指导思想和维持国家的第一支柱，认为礼关系到国家的生死存亡。

3.强化时期：秦汉到清末(公元前22—1911年)

在我国长达2000多年的封建社会里，尽管在不同的朝代礼仪文化具有不同的社会政治、经济、文化特征，但却有一个共同点，就是一直为统治阶级所利用，礼仪是维护封建社会的等级秩序的工具。这一时期礼仪的主要特点是：尊君抑臣、尊夫抑妇、尊父抑子、尊神抑人。在漫长的历史演变过程中，它逐渐变为妨碍人类自由发展、阻挠人类平等交往的精神枷锁。

4.现代礼仪的发展

辛亥革命以后，受资产阶级"自由、平等、民主、博爱"等思想的影响，中国的传统礼仪规范、制度受到强烈冲击，五四新文化运动对腐朽、落后的礼教进行了清算，符合时代要求的礼仪被继承、完善、流传，那些繁文缛节逐渐被抛弃，国人同时还接受了一些国际上通用的礼仪形式。新的礼仪标准、价值观念得到推广和传播。中华人民共和国成立后，逐渐确立了以平等相处、友好往来、相互帮助、团结友爱为主要原则的具有中国特色的社会关系和人际关系。改革开放以来，随着中国与世界的交往日趋频繁，西方一些先进的礼仪、礼节陆续传入我国，同我国的传统礼仪一道融入社会生活的各个方面，构成了社会主义礼仪的基本框架。现代礼仪的发展进入了全新的发展时期。人们学习礼仪知识的热情空前高涨。讲文明、讲礼貌蔚然成风。今后，随着社会的进步、科技的发展和国际交往的增多，礼仪必将得到新的完善和发展。

二、礼仪的基本概念和内涵

(一)礼仪的概念

礼仪是指人们在相互交往中，为表示相互尊重、敬意、友好而约定俗成的、共同遵守的行为规范和交往程序。礼仪既可以指在较大、较正规的场合隆重举行的各种仪式，也可以泛指人们在社交活动中的礼貌礼节；既是一种外显的行为规范，又是一种内在的修养。

在西方，"礼仪"一词最早源于法语"etiquette"，意思是"法庭上的通行证"，要求进入法庭的人必须遵守一定的规矩，要遵守统一的行为准则。当英文中出现了"etiquette"这个词后，演变成为"人际交往的通行证"。

礼仪美属于行为美的范畴。善良、道德的行为，其外部表现是美好的。礼节是善的行为和美的表现的和谐统一。"礼"是道德行为规范，"仪"指的是仪式、仪表，而"节"强调的是程度与分寸。古往今来，人们最崇尚与追求的礼仪美是心灵与外表的协调统一的美，这种形式与内容的绝对统一是密不可分的，也是我们修养树人的最高标准。

礼仪同礼节、礼貌、仪表，既有所区别又相互联系。礼貌(courtesy)是在人与人的交往中，用语言和行为表示相互尊重和友好的行为规范，它包括礼貌的语言和礼貌的行为两大部分。礼节(etiquette)是指人们在日常生活特别是交际场合中，相互表示问候、致意、祝愿、慰问时惯用的形式。礼节是礼貌的具体表现，具有形式化的特点，主要是指日常生活中的个体礼貌行为。仪表(appearance)是指一个人的外表，主要包括一个人的容貌、姿态、服饰以及个人卫生等方面。

(二)礼仪的内容

1. 一般礼仪

一般礼仪包括礼仪的起源和历史演变、礼仪的功能、原则、特点以及礼仪的本质等。

2. 个人礼仪

个人礼仪是社会个体的行为规范及待人处世的准则，是一个人仪表、言谈、举止、待人、接物等方面的具体规定，是文明行为的道德规范和标准，也是一个人文化素养、教养、良知的外在表现。个人礼仪不仅涉及个人生活中的小节、小事和自我的形象，更可以影响到企业乃至民族、国家的整体形象。个人礼仪的内容包括：个人仪表及仪容礼仪，如语言谈吐的礼仪、举止行为的礼仪等。

3. 家庭礼仪

家庭是构成社会的基本单位，不仅是家庭成员亲密相处的间定场所，也是同社会取得联系进行社会交往的重要场所。家庭同社会的联系十分密切，是社会生活的场所，也是社会的缩影。日常生活中有许多礼节，都是在家庭中举行的，如过生日、节日聚会等。家庭礼仪就是为维持家庭的幸福，各家庭成员在长期的家庭生活中用以沟通思想、传递信息、联络感情的行为准则和礼节、仪节的总称。家庭礼仪是以血缘关系为基础，以相互关心、相互扶持为原则，以建立和谐愉快的家庭关系为目标的。主要用在父母、子女、夫妻、兄妹等亲人之间。包括家庭称呼礼仪、家庭成员间的礼仪、祝贺礼仪、待客礼仪等。

4. 礼仪文书

礼仪文书是指人们在日常生活中用书面文字来表达情感的礼仪方式，是用来调整、改善、发展人与人之间、个体与群体之间、群体与群体之间相互关系的书面材料和文字。常用的有礼仪书信，如邀请信、感谢信、礼仪电报、贺年卡片、讣告等。在社会礼仪日益规范的今天，必须熟悉各种礼仪的书面表达特点及要求，明确书面的语言表达方式及运用，从而增进相互之间的交往。

5. 交际礼仪

交际礼仪是人们从家庭走向社会与他人发生交往时的礼仪，是人们相互沟通时必须遵循和掌握的礼节和礼貌，如握手礼仪、介绍礼仪、宴请礼仪、舞会沙龙礼仪等。社交礼仪的目的是调节和增进人与人之间的关系，保证人际交往和联系的顺利进行。

6. 涉外礼仪

涉外礼仪就是人们在对外交往过程中，为了维护自身和国家形象，向外宾表示尊重、友好的各种礼仪、礼节和习惯做法。包括涉外服饰礼仪规范、会谈礼仪规范、用餐礼仪规范、赠送礼仪规范等内容。

7. 宗教礼仪

宗教礼仪是指宗教信仰者为了表达对崇拜对象的尊敬和崇拜而规定的各种礼节、仪式和活动的总称。

8. 职业礼仪

职业礼仪又叫行业礼仪，是职业人员在职业场所从事一定的职业活动时应该遵循的行为规范。职业礼仪包括服务礼仪、公务礼仪和商务礼仪。

三、礼仪的特点与基本原则

（一）礼仪的特点

1. 继承性

礼仪是将人们在长期生活及交往中的习惯、准则固定并沿袭下来，有着广泛的社会文化基础。在社会生活中，礼仪是在人们相互交往中传播、继承、相沿成习、积淀下来的。在这个过程中，传统礼仪的那些繁琐的、保守的内容不断被摒弃，只有那些体现了人类的精神文明和社会进步，代表中华民族传统文化本质和主流的礼仪，才得以世代相传，并被不断完善和发扬。

我国的现代礼仪是以中华民族的传统文化为核心，在广泛吸收东西方文化的基础上形成的。现代礼仪的继承性在很多方面都有所体现，诸如尊老敬贤、父慈子孝、礼尚往来等一些民族传统美德以及在重大活动中，座次以北为上，以右为尊的规则，就是继承了传统礼仪，成为现今人们仍沿用遵守的礼仪规范。

2. 差异性

礼仪作为一种行为准则和规范是约定俗成的，这是各民族礼仪文化的一个共性。但是对于礼仪的具体运用，则会因现实条件中的不同而呈现出差异性。礼仪的差异性首先表现在民族差异性，各民族的习俗礼仪都凝结了本民族、本地区人民的文化情节，人们严格遵循，苦心维护，难以改变。比如同是见面礼，不同的民族有着不同的表现形式；其次，礼仪的差异性还表现为不同的形式和特点。比如同是出席招待会，男士和女士就有着不同的表现风格，老人和儿童要有不同的行为要求。

比如：中国人见面行鞠躬礼或者是合十礼，或者是抱拳礼。西方人见面行的是拥抱礼和接吻礼。日本人见面时一般都互致问候，脱帽鞠躬，稍微低头，眼睛向下，且见面的鞠躬礼很讲究，给长辈、上司鞠躬弯腰要 45°；同事、同学之间鞠躬弯腰要 15°；营业员、服务员向顾客鞠躬则要躬身 30°。泰国人见面时通常双手合十于胸前，稍稍低头，互致问候。

3. 共同性

礼仪的共同性在许多方面都有体现：问候、打招呼、礼貌用语、各种庆典仪式、签字仪式等。

作为公共道德基础内容的礼仪，由于它是在人类共同生活的基础上产生和形成的，是统一社会中全体社会成员调节相互关系的一种行为，是各党派、各社会团体以及各阶层的各种人都应共同遵守的准则。

4. 时代性

由于礼仪的形成受社会风貌、政治背景、文化习俗的影响，因此，随着社会的进步，时代的发展，礼仪也会随之发生变化，并在实践中逐渐完善，被赋予新的内容，形成具有时代特色的礼仪规范。总的趋势是礼仪活动更加文明、简洁、实用。

在中国古代，由于受封建思想的影响，如果有客人登门造访，家里的女性和客人同桌用餐，甚至和客人见面都是不允许的，被视为有损礼节。而现代，若客人到访，家里女主人避而不见，则视为对客人的极度的不尊敬。说明了待客的礼仪已经随着社会的变迁，有了明显的改变，烙上了时代的印记。

5. 通俗性

礼仪是由风俗习惯逐渐形成的，大多数没有明文规定，同时又被社会生活中大多数成员所认可、遵循。它不需要高深的理论，每个人可通过耳闻目睹来掌握，这便是礼仪的通俗性。

6. 规范性

礼仪是人们在交际场合中待人接物时必须遵守的行为规范。这种规范，不仅约束着人们在一切交际场合中的言谈举止，而且也是人们在一切交际场合中必须采用的"通用语言"，是衡量他人、判断自己是否自律、敬人的惯用形式。因此，任何人要想在交际场合中表现的合乎礼仪、彬彬有礼，都必须遵守约定俗成的礼仪。

（二）礼仪的基本原则

1. 遵守的原则

在社会交往过程中，任何人无论其身分高低、职位大小、财富多寡，都应自觉遵守礼仪，以礼仪去规范自己在交际活动中的一言一行，一举一动。否则，交际就难以成功，就会受到公众的指责。

2. 自律的原则

从总体上看，礼仪规范由个人的要求和对待他人的做法两大部分构成。对待自己的要求是礼仪的基础和出发点。学习、应用礼仪，最重要的就是自我要求、自我约束、自我控制、自我对照、自我反省、自我检点。

3. 尊重的原则

尊重是礼仪的核心和重点。尊重原则就是要求人们在社会交流活动中，交往对象要互相尊敬，互相谦让，友好对待，和睦相处。在人际交往中，每个人无论年龄大小、职务高低都应当受到应有的尊重。一个人要想得到别人的尊重，首先应当尊重别人，人与人之间只有相互尊重，才能建立起一种和谐友好的人际关系。

4. 真诚的原则

爱默生说："诚实的人必须对自己守信，他的最后靠山就是真诚。"真诚是人与人相处的基本态度，真诚的原则就是要求人们在运用礼仪时，务必待人以诚，言行一致，表里如一。"诚于中而形于外"，如果弄虚作假，心口不一，把礼仪当作一种道具和伪装用来骗取信任和好感，是有悖于礼仪的基本宗旨的。即使能讨得别人的一时喜欢，也得不到最终的信任。

5. 宽容的原则

要求人们在交际活动中运用礼仪时，既要严于律己，更要宽以待人。也就是说要更多的容忍他人，体谅他人，多理解他人，千万不要求全责备，斤斤计较，过分苛求，咄咄逼人。宽容是获得友谊、争取朋友、扩大交往的基本条件。

6. 适度的原则

凡事过犹不及，因此在运用礼仪时一定要注意技巧，把握分寸，合乎规范，既到位又合体。如谈吐、举止适度，交往态度自然；热情而又不轻浮；有礼而又不卑贱。只有通过多实践和应用，才能将礼仪真正做到恰到好处，恰如其分。

7. 平等的原则

在具体运用礼仪时，允许因人而异，根据不同的交往对象采取不同的方法。但是不能因为交往对象彼此间在年龄、性别、种族、文化、职业、身份、地位财富以及与自己的关系远近等的差异而有所不同，必须对任何交往对象都一视同仁，给予同等程度的礼遇。但同等是相对的，在某些情况下，会有在平等基础上的差异，如年长者直呼年幼者的名字，是合乎礼仪规范的，但年幼者则不能同样的对待长者。

8. 从俗的原则

由于国情、民族、文化背景的不同，在人际交往中，实际上存在着"十里不同风，百里不同俗"的局面。面对此种情况时，我们必须坚持入乡随俗，与绝大多数人的习惯做法保持一致，切勿目中无人，自以为是，随意批评或否定他人的习惯做法。

四、礼仪的作用

（一）沟通作用

在人际交往中，自觉地执行礼仪规范，可以使交往双方的感情得到沟通，在向对方表示尊重、敬意的过程中，获得对方的理解和尊重。人们在交往时以礼相待，有助于人们之间的互相尊重，建立友好合作的关系，缓和或者避免不必要的矛盾和冲突。

（二）协调作用

作为人们社会交往活动的一种润滑剂和人际关系发展的调节器，礼仪对构建扶持一种新型的人际关系，使之具有友爱、团结、平等及互助等特点起着十分重要的作用。礼仪所传达的主要是尊重。可以使对方在心理上感到满足、愉悦，进而产生好感和信任。通过完备的礼仪，人们可以联络感情、协调关系，使一切不快烟消云散、冰消雪融。

（三）维护作用

礼仪是整个社会文明发展程度的衡量标志和客观反映，对于维护社会秩序、促进文明建设，具有法律所不可替代的作用。礼仪的这种作用可有效地督促人们知书讲理、文明守纪，理性地促成家庭和睦、社会稳定，进而营造和谐安定的社会环境。

（四）教育作用

礼仪蕴含着丰富的文化内涵，是一种高尚、美好的行为方式。它潜移默化地熏陶着人们的心灵。它通过评价、劝阻、示范等教育形式纠正人们不正确的行为习惯，使人们成为通情达理的模范公民。另外遵守礼仪原则的人客观上起着榜样作用，无声地影响着周围的人，人们在耳濡目染中接受教育、净化心灵、陶冶情操、端正品行。

（五）美化作用

礼仪讲究和谐，重视内在美和外在美的统一，强调一个人塑造良好形象时，必须形成美好心灵、优美举止、美丽仪表的有机整体。当个人重视了自身的美化，大家都能以礼相待时，人际关系会更加和谐，生活会变得更加温馨。

第二节　一般社交礼仪

一个人生活在社会中，总要以各种形式与他人交往，这种交往即为人际交往。交往是人类最基本、最永恒的需要之一。交往礼仪是指人们在日常生活、工作和交往中所应遵循的行为规范。表面看来，礼仪大多涉及个人言谈举止的外在"小节"，然而正是这些"小节"，像一扇扇窗口，真实地透视出个体对人、对己、对生活的态度，即所谓"于细微处见精神"。护士，作为护理对象的服务者，在工作中不可避免地要与各种各样的人交往，所以护士学习基本的交往礼仪常识是非常必要的，不仅有助于护士进行社会交往，也有助于在护理工作中建立良好的人际关系。护士是一个多功能角色，因此，护士的礼仪修养不应仅仅满足于护理实际工作中，而更多的依赖于在日常生活中的养成。

一、称呼礼仪

称呼，也叫称谓。指的是人们在日常交往应酬中，所采用的彼此之间的称呼语。在交际之中，交往双方恰当合适地称呼对方，既是对对方的尊重，又反映着自身良好的素养。而且，称呼所表现出来的尊敬、亲切和文雅往往使交往双方更容易缩短彼此间的心理距离，使感情更加融洽。

(一)称呼的使用原则

朋友或熟人见面，选择得体、恰当的称呼，可以拉近两人之间的心理距离，让人倍感亲切。

首先，称呼要遵守常规。所谓遵守常规就是称呼要符合民族、文化传统和风俗习惯。比如，中国人对老人很尊重，对父母或长辈是不能直接称呼其名的，而在欧美国家，崇尚人的平等和个性，所以孩子叫爸妈的名字就很平常。其次，称呼要讲究场合。比如在正式的场合就不适合叫昵称。再次，称呼要考虑入乡随俗。习俗不一样，称呼往往也不一样。最后，称呼要考虑尊重个人习惯，且在使用称呼时，要根据对方的年龄、职业、地位、身份、辈分以及与自己关系的亲疏、感情的深浅选择恰当的称呼。

(二)常用的称呼方式

在一般的社交场合，使用的常规性称呼有五种：

(1)职衔称呼：对国家干部或有明确官衔的人士，交往双方通常都热衷于职衔称呼。如，何院长、李校长、张主任等。

(2)专业技术职称称呼：比如护师、会计师、教授等。

(3)职业称呼：在与一些职业特征比较明确的交往对象交往时，为了表示对对方职业和劳动技能的尊重，应称其职业，如李护士、王医生、田警官等。

(4)泛尊称：就是对社会各界人士在一般的较为广泛的社交中都可以使用的称呼。比如称呼男士为先生，称已婚女士为夫人或太太。泛尊称适用的范围比较广，除了性别的差异外，可以说是一种以不变应万变的称呼。

(5)其他的在人们的日常交往中比较常用的称呼：比如亲属之间的各种爱称或昵称，如老爸，老妈；在关系较为密切的人们之间，使用类似亲属关系的称呼，如年长的女性为阿姨，老者为爷爷、奶奶等，这样可以给人亲切、热情、敬重之感。

(三)不恰当的称呼方式

在交际中不恰当的称呼主要有：

(1)替代性称呼：就是用其他语言符号来替代常规性称呼。比如我国的某些服务性行业，用编号来称呼人，排在第三位的人叫"三号"，医院里睡在第八床的人直接称"八床"来称呼病人等。

(2)容易引起误会的称呼：因为习俗不同，关系不同，文化背景不同，有些称呼是容易引起误会的。比如在我们大陆很常用的一个称呼"同志"，表示的是有共同的革命理想和志愿的人。但"同志"这个称呼在海外的一些地方，有一个特殊的含义，即表示同性恋关系。山东人喜欢称呼"伙计"，但南方人听来"伙计"肯定是"打工仔"。中国人把配偶经常称为"爱人"，在外国人的意识里，"爱人"是"第三者"的意思。对于这类称呼在使用时要谨慎。

（3）不恰当的简称：简称有时是可行的，但如果不恰当就容易引来麻烦。比如王局长称为王局，张总经理称张总，但称马校长为马校就不太合适了。

（4）错误的称呼：包括误读或是误会。误读也就是念错姓名；误会，主要是对被称呼的年纪、辈份、婚否以及与其他人的关系作出了错误判断，如将未婚妇女称为"夫人"。

（5）使用庸俗的称呼：有些称呼在正式场合不适合使用。例如，"兄弟""哥们儿"等一类的称呼，虽然听起来亲切，但显得档次不高。

（6）称呼外号：对于关系一般的，不要自作主张给对方起外号，更不能用道听途说来的外号去称呼对方。也不能随便拿别人的姓名乱开玩笑。

案例：张娟是一个公司的一名行政客服人员。说起职场称呼，她满脸兴奋。"我应聘时就是因为一句称呼转危为安的。"去年刚刚毕业去公司应聘时，由于她在考官面前太过紧张，有些发挥失常，就在她从考官眼中看出拒绝的意思而心灰意冷时，一位中年男士走进了办公室和考官耳语了几句。在他离开时，她听到人事主管小声说了句"经理慢走"。那位男士离开时从张娟身边经过，给了她一个善意鼓励的眼神，张娟说自己当时也不知道哪儿来的灵光一闪，忙起身，毕恭毕敬地对他说："经理您好，您慢走！"她看到了经理眼中些许的诧异，然后他笑着对自己点了点头。等她再坐下时，她从人事主管的眼中看到了笑意。

后来她顺利地得到了这份工作。人事主管后来告诉她，本来根据她那天的表现，是打算刷掉她的。但就是因为她对经理那句礼貌的称呼让人事部门觉得她对行政客服工作还是能够胜任的，所以对她的印象有所改观，给了她这份工作。

二、介绍礼仪

介绍分为：自我介绍、互相介绍、主动介绍、被动介绍。

现代人要生存、发展，就需要与他人进行必要的沟通，以寻求理解、帮助和支持。介绍，就是人际交往中与他人建立联系、进行沟通、增进了解的一种最基本、最常规的方式。介绍一般可分为自我介绍、互相介绍、主动介绍和被动介绍等。在社交场合如能正确地利用介绍，不仅可以扩大自己的交际圈，而且有助于进行必要的自我展示、自我宣传，并且替自己在人际交往中消除误会，减少麻烦。

介绍的礼仪顺序：遵循先将"卑者"介绍给"尊者"的原则。先将身份低者介绍给身份高者，以示对身份高者的尊重；先将年轻者介绍给年长者，以示对年长者的尊重；先将男士介绍给女士，以示对女士的尊重；先将主人介绍给客人，以示对客人的尊重；先将内宾介绍给外宾，以示对外宾的尊重；将晚到者介绍给早到者。

若被介绍者不只1人，应遵循"女士优先"的原则，或遵循先介绍职位、年资较高者，再介绍职位、年资较低者的原则。

（一）自我介绍

自我介绍一般分为应酬式、社交式和公务式三种。不论在什么场合，都应该做到举止端庄大方，态度真诚得体，讲到自己时可将右手放在自己的左胸上，不要慌慌张张，毛手毛脚，不要用手指着自己，表情应坦然、亲切，眼睛应看着对方或大家，不要显得不知所措，面红耳赤，更不能一副随随便便、满不在乎的样子。

自我介绍的注意事项：

（1）抓住时机：在适当的场合进行自我介绍，最好在对方有空闲，情绪较好，且有兴趣时，这样不会打扰对方。

（2）内容真实、准确：介绍时要实事求是，不可自吹自擂、夸大其词，也不用过分谦虚、贬低自己。

（3）态度得体：介绍时态度自然亲切、端庄大方、充满自信。讲到自己时可把右手放在自己的左胸上。既不要唯唯诺诺，也不要轻浮夸张，虚张声势。

（4）控制时间：介绍时言简意赅。一般情况下，介绍时间以30秒为佳，如无特殊情况最好不要超过1分钟。为节约时间，在进行自我介绍时还可递上名片，从而加深印象。

（5）注意方法：进行自我介绍前，应先向对方点头致意，得到回应后再向对方介绍自己。如果有介绍人在场，自我介绍则被视为不礼貌的；如果你想认识某人，最好提前获得一些有关他的资料或情况，诸如性格、特长及兴趣爱好，这样在自我介绍后，很容易融洽交谈。

（二）为他人介绍

为他人介绍，应该把晚辈介绍给长辈，把地位低的人介绍给地位高的人，把男士介绍给女士。介绍人作介绍时应使用敬语，如"王局长，请允许我向您介绍一下……"，较为随便的说法有"张先生，我来介绍一下，这位是……"。为他人作介绍时，一般应站立于被介绍者的旁侧，身体上部稍倾向被介绍者，伸出靠近被介绍者一侧的手臂，胳膊向外微伸，大臂与小臂成弧形平举，摊开手掌，手心向上，拇指与四指略分，四指自然合拢，指向被介绍这一方，并面带微笑，两眼平视接受介绍者。

介绍两个互不熟悉的人时，应将年轻者先介绍给年长者，以示对年长者的尊重。

（三）被他人介绍

作为被介绍者，在他人介绍到自己时，应当表现出结识对方的热情，要正面对着对方，介绍时除了女士和长者外，一般都应该站起来，与对方握手，并说很高兴认识你之类的话语，但若是在会议和宴会等场合，就不必起身，被介绍者只需略欠身、面带微笑点头致意。被介绍时，双目应该注视对方，切不可东张西望、心不在焉或是羞羞答答、不敢抬头。

被人介绍给他人时，应面带微笑，双目平视对方，以示对对方的尊重。

（四）用名片介绍

1. 名片的印制规范

现代名片是一种经过特别设计，能表示自己身份、便于交往和执行任务的卡片，它一般长10 cm，宽6 cm，多用多色纸张，但也不宜太过艳丽繁杂。国外人士一般习惯将姓名印在中间，职务用较小字体印在姓名下面。我国的习惯是将职务连同服务单位用较小的字体印在名片的左上角，姓名印在中间，名片右下方印有办公地址，联系电话，邮编和电子信箱等。

2. 名片的作用

在日常交往过程中，名片的作用一是自我介绍，这是名片最基本的功能。因为名片上通常印有自己的名字，职务和部门；其二是保持联络，名片上所附有的办公地点、通信地址、联系电话等都为对方提供了具体的联系方式。最后是替代性作用，比如逢年过节、结婚生子等情况下，送礼时加一张名片，可以充做礼单；去拜访某人而不遇时，可以留下名片，代替留言，表明自己曾登门拜访而不遇。

3. 名片的递交

（1）交换名片的顺序：一般是"先客后主、先低后高"，比如，男士应该把名片首先递给女士，在与国际交往中，中方人员先把名片递给外方人员。在不了解对方身份地位时，应先把自己的名片递上。当与众多人交换名片时，同样应该按照职位的高低的顺序或由近及远的顺序进行，切忌跳跃式进行，以免让对方有厚此薄彼之感。

（2）递接名片礼仪：通常是在自我介绍或经人介绍后进行。递交名片时要起立，双手持名片左右两端，上身呈 15 度鞠躬状，面带微笑，郑重地将名片正面递给对方，并对对方说"请多关照""请多指教"等以示客气。接受名片时，也应以上述姿势双手接回，并道谢。接过名片，一定要看，一方面表示对对方重视，二是可了解对方身份。对所接受的名片，要认真收藏，一般应该放在上衣口袋或手袋里，实在没地方放，也要捧在手里，直到对方从自己的视线中消失。不应放在钱包或裤子的后兜里，更不能把别人的名片乱丢乱放。

递名片给他人时，需面带笑容并简要的介绍自己；接别人名片时，也需面带笑容，双手接过来。均表示对对方的尊重。

三、握手礼仪

握手是人们在日常生活的社会交往中常见的礼节，是沟通思想、交流感情、增进友谊的重要方式，是现代交际和应酬的礼仪之一。

握手的动作虽然简单，但却蕴含着复杂的礼仪细节，是显示一个人有无礼仪教养的重要标志。在人际交往中，握手不仅是一种会面的礼节，同时又可称之为人类相同的"次语言"，承载着丰富的交际信息。比如，与成功者握手，表示祝贺；与失败者握手，表示理解；与对立者握手，表示和解；与帮助者握手，表示感谢；与悲伤者握手，表示慰问等等。握手已成为世界上通行的人们在日常交际用的礼节。

1. 需要握手的场合

①当你遇见认识或熟识的人；②对别人表示祝贺时；③对对方予以安慰和问候时；④当你与人告别时；⑤在一些公务社交场合必须握手，在公司、家庭迎接客人或告别时需例行握手。

2. 不宜握手的场合

①当对方没有握手的习惯或风俗时；②对方当时不方便握手。如对方一手正吃着开胃菜，而另一手正拿着饮料，这时你最好以点头微笑示意为宜；③自己手部患有疾病或创伤时。

（二）握手的方式

握手时可以用单手相握，即会面双方各自伸出右手，手掌均呈垂直状态，四指并拢，拇指张开，肘关节微屈，抬至腰部，上身向前倾，行至相距约 1 米，与之右手相握。握手应力度适度，上下轻摇三四下，随后松开手，恢复原状。也可以用双手相握，即为了表示对对方加倍的亲切和尊敬时，自己同时伸出双手，先以右手握住对方右手后，再以左手握住对方右手的手背。这种方式适用于亲朋故友之间，用以表达自己的深厚情义，如晚辈对长辈、身份低者对身份高者，以及同性朋友之间握手时使用。

男士和女士握手时，女士伸手后，男士才能伸手相握，力度适中，时间不可过长，以免尴尬。

（三）握手的规则

既然握手是一种公认的会面礼节，那么握手就自有一套握手的规矩。一般而言，伸手的次序是尊者居前，即在上下级之间，上级伸手后，下级才能伸手相握；在长辈与晚辈之间，长辈伸手后，晚辈才能伸手相握；在男女之间，女士伸手后，男士才能伸手相握；在主客之间，主人伸手后，客人才能伸手相握。双方见面后，作为下级、晚辈、男士以及客人应该先问候，等对方伸手后再与之相握。而如果当一个人同时要与许多人握手的时候，他该先与谁相握呢？这时假如有身份地位较高、或非常值得尊敬的人在场，就应该先与其相握，然后再与其他人握手。假如大家身份地位相当的话，那么一般以从右到左或从左到右的顺序握下去即可。

握手的注意事项：

握手时切忌左顾右盼，心不在焉，目光寻找第三者而冷落对方。

与客人见面或告辞时，不能跨门槛握手，要么进屋，要么在门外。

握手双方除非是年老体弱或有残疾的人，否则应站立而不能坐着握手。若施单手相握时，应伸出右手与之相握，左手自然下垂，不能插在口袋里，或拿着东西不放。尤其与阿拉伯人、印度人打交道时，不能用左手与他人相握，因为他们认为左手是不洁的。男士不能戴着帽子和手套与他人握手，军人可以不脱军帽，先行军礼后握手。握手时不能抢握，而应依次而行。

（四）会面的礼仪

在日常交往中，我们也经常需要拜访交往对象，在拜访的过程中我们同样需要遵守一定的礼仪规范。

1. 事先预约

拜访主人一定要先预约时间，这一点很重要，但往往被我们忽略了。如果突然登门造访，会使对方感到措手不及，打乱了别人的安排。先约后访是拜访礼仪中首要的一条。约好了时间、地点就要准时赴约。

2. 准时赴约

约好的时间要准时赴约，或稍稍提前一点。如遇急事或特殊情况不能按时赴约，一定要提前告知被访者，或推迟或改日，另定时间，并向对方致以歉意。

3. 注重场所

不同的场所拜访，有不同的礼仪要求。如在公共场所，办公室等地方拜访主人，要注意不要影响其他人工作，如到主人住宅去拜访，要注意把握好时间，不宜太早或太晚或吃饭时间去，以免打扰主人休息和进餐。如到医院探访病人，则要注意遵守医规、保持安静、敲门而入，不要造成尴尬局面。

4. 服饰整洁

衣装不整对被访人来说是一种不礼貌、不尊重对方的行为。应注意服装整洁，显得端庄、清洁、大方和礼貌。

5. 适时告辞

不论在何处拜访，不论拜访何人，时间都不宜过长，应把握好时间，适时告辞，不致影响主人休息、进餐或工作等。

四、谈话礼仪

在日常交往谈话中，应注意环境、场合、身份、对象、性别、内容、动作、表情、用词、距离等诸多因素的影响，并应注意掌握交谈的时间。在与人交谈时，表情应自然、动作应得体，特别是女性，手势动作不宜太大，上不宜过肩，下不宜低于腰际，左右应在两肩之内。切忌"手舞足蹈""指手画脚"，给人不稳重的感觉。眼神不宜"左顾右盼"，显得心不在焉的样子，这是对对方的不尊重、不礼貌的表现，同时，与谈话对象之间应保持适当的距离，注意谈话内容应避开对方忌讳的话题。如果在谈话时有第三者在场，应注意不要使其冷落。男女之间的谈话，应注意把握时间和分寸，以免引起他人不必要的误解。如果在谈话过程中，对他人的谈话内容有异议,不同意对方的某些观点,大可不必争论不休,应采取较委婉的方式表明自己的不同看法,否则因此而引发正面冲突,会被他人确认为没有教养。另外,还应注意不要戴深色太阳镜与人谈话!否则,会使他人有拒之千里之外的感觉,是对他人的不礼貌,显得没有诚意。最后,还要根据谈话对象的知识层次、职业等,选择适当的语言与人交谈,具体内容在后面有关语言交流艺术中再谈。

五、致意礼仪

致意是一种常用的礼节问候时,应该诚心诚意,表情和蔼可亲。若毫无表情或精神萎靡不振,会给人以敷衍了事的感觉。具体的致意方法有以下几种:

(一)举手致意

举手礼最适合向距离较远的熟人打招呼。正确的做法是:右臂向前方伸直,右手掌心向着对方,其余四指并拢,拇指叉开,轻轻左右摆动一两下,同时面带微笑。不要将手上下摆动,也不要将手指背对着对方进行摆动。

(二)点头致意

头部向下轻轻一点,同时面带微笑,幅度不宜太大,也不宜点头不止。它适用于路遇,在会场、剧院、歌厅、舞厅等不宜与人交谈之处;在同一场合碰上已多次见面者和遇上多人而无法一一问候之时。

(三)欠身致意

行欠身致意时,全身或身体上部微微向前一躬,这种致意方式表示对他人的恭敬,其适合范围很广。

下级遇到上级,晚辈对长辈均可以欠身致意,另某些公共场合如宾馆、餐厅等的服务人员也常用欠身迎送顾客。

(四)脱帽致意

与朋友、熟人见面时,若戴着有檐的帽子,则以脱帽致意最为适宜。行脱帽礼时,应微微欠身,用距对方稍远的一只手脱下帽子,将其置于大约与肩平等的位置,同时与对方交换目光。

(五)微笑致意

注视对方,轻轻一笑,传达出真诚的问候。微笑致意几乎是适用范围最广的一种致意方式,在任何场合,只要给他人一个甜美的微笑,就可以轻松表达问候。

其他的见面礼节:

拱手礼:是我国民族间传统的会面礼,它所适用的情况主要包括:岁末举行团拜活动时,向长辈祝寿时,向友人恭贺新婚、生子、晋升和乔迁之喜时。向亲朋好友表示无比感谢,以及海外华人初次见面表示久仰大名时。行拱手礼时,要求站立,上身挺直,两臂前伸,双手在胸前高举抱拳,自上而下,或者由内向外,有节奏地晃动两三下。

鞠躬礼:鞠躬礼目前在国内主要适用于向他人表示感谢,领奖或讲演之后,演员谢幕,举行婚礼或参加哀悼活动等。行鞠躬礼时应脱帽立正,双目凝视对方,然后上身弯腰前倾。男士双手应贴放于身体两侧裤线处,女士的双手可下垂搭放在腹前。下弯的幅度越大,所表示的敬重程度就越大。鞠躬的次数,可视情况而定,惟有追悼活动才采用三鞠躬。在日本、韩国、朝鲜,鞠躬礼应用十分广泛。

合十礼:即双手十指在胸前相对合,五个手指并拢向上,掌尖与鼻尖基本持平,手掌向外侧倾斜，双腿直立站稳，上身微欠低头。行合十礼时，双手举得越高，越体现出对对方的尊重，但原则上不可高于额头。行合十礼时，可以口颂祝词或问候对方，也可面带微笑，但不准手舞足蹈，反复点头。

拥抱礼：在西方，特别是欧美国家，拥抱礼是常见的见面礼和道别礼。在人们表示慰问、祝贺和欣喜时，拥抱礼也十分常用。正规的拥抱礼，要求两个正面相对站立，各自举起右臂，将右手搭在对方左肩后面，左臂下垂，左手扶住对方右腰后侧。首先各向对方左侧拥抱，然后各向对方右侧拥抱，最后再一次向对方左侧拥抱，一共拥抱三次。在普通的场合行拥抱礼，不必如此讲究，次数也不必要求如此严格。

六、交通礼仪

交通礼仪的基本原则：①遵守社会公德：交通礼仪有具体的行为要求。在公共场所要有公德意识。有意识地约束自己的言行举止，防止自己的行为影响、妨碍他人。②以右为尊：在并排排列的位置上，右侧为上位，左侧为下位。多人并排时，从右往左，尊贵程度依次下降。因此在排定座位的尊卑时，普遍采用以右为尊的原则。为了表示对他人的敬意，应请其居右，为表示自谦时，自己主动居左。

(一)步行礼仪

根据社交礼仪，人们在行路时也要以礼待人。行路时不仅要遵守常规的交通礼仪，且不同的行路条件，也有不同的要求。

步行礼仪：步行时应自觉行走人行道，不要走行车道，并自觉留出盲道，如果没有人行道，尽量走路边，且自觉选走右侧一边，此时不宜并排行走，如果遇到熟人，应热情招呼，对询问的人应尽力相助。

多人行走时注意一定的次序：尤其是与尊者、异性在较为正式的场合，一般以右为尊，以内侧为尊。三人行走时，中间为尊，若有女性，应使女性居中，而当有两名女性一名男性时，女性居右，男性居左；三人以上的多人行走时，居中为尊。

上下楼梯时应单行，靠右行走，不宜多人并排走，即右上右下，左侧留出，方便有紧急事务者通过。当与尊者、异性一起上下楼梯，应主动行走在前，避免身后之人发生意外。上下楼梯时当心脚下，同时注意与身前、身后之人保持一定距离，以防滑倒和碰撞。

(二)电梯礼节

现在随着电梯的广泛使用，良好的电梯礼仪也成为显示一个人内在素养的重要方面。在搭乘电梯时我们需要注意的事项有：

1.在搭乘很拥挤的电梯时，一旦电梯门开启，无论这层楼是不是你的目的地，站在最外面的都应该主动先站出去，使后面的人能够有较宽广的空间走出来。如果大家都是要到同一层楼，则站在前面的人在门打开后，就应该马上步出电梯，让后面的人比较好行动。

2.依照传统，男士通常是要让女士先出电梯的，因此如果男士站在前面，则他有可能需要移动他的身躯，才能让后面的女士先出去。女士出去后再轮到阶层或重要性最高的人出去。在现在的办公室礼中，是谁较接近电梯门口谁就先下电梯，无需故意退后或挤到旁边去，以便让别人先行通过。

3.如果在电梯里不小心推到别人，立即说一句"对不起"或"请原谅"等道歉的话语，将可安抚对方可能被激起的敌意。如果把电梯礼节进一步扩大，那么在电梯里被人面无表情的凝视，是非常令人恼怒的，因为那令人不禁怀疑，是否自己脸上涂到了睫毛膏，还是下巴沾着沙拉。在电梯那么小的空间，凝视他人是非常不礼貌的行为。

4.在电梯礼节中还有一点要注意：尽量少说话。因为里面的每个人都在听你说话，而真正安全的话题就只有天气。

在商场乘用手扶电梯时，自然排队靠右站立，右手扶住扶手，这是国际惯例，也是广大市民文明友好的一种表现。以便让出一条通道，给有急事的人赶出电梯，节约时间。

（三）乘车礼仪

人际往来都免不了使用各种交通工具，以车代步是目前多数人的选择。乘各种车辆时，要注意乘车礼仪，主要包括座次、上下车顺序和举止三个方面。

1.座次

在正规场合乘车时要注意分清座次（图7－1）。汽车上座位的尊卑，主要取决于汽车的驾驶者、轿车类型、轿车上嘉宾的意愿。驾驶汽车的司机有两种，一种为专职司机，一种为汽车主人。当司机驾车时，座位的尊卑顺序是：后排为上座，前排为下座；右侧为尊座，左侧为卑座。由主人亲自驾驶轿车时，一般前排为上座，后排为下座，右侧为尊座，前排座一般不空。乘坐汽车时还要注意安全问题，一般在轿车中，后排座较前排座安全。最不安全的座位是前排右座即副驾驶座，最安全的座位是驾驶座之后或后排中座。当专人驾驶时，副驾驶一般为随员座，通常警卫员、译员坐此位；当为主人驾驶时，副驾驶为上座，因为可以表示对主人的尊重，同时也表示与之同舟共济。

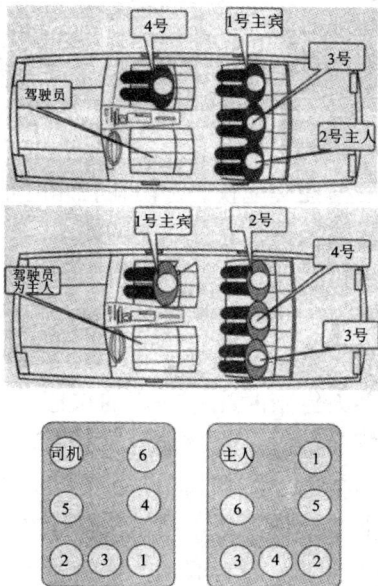

图7－1 座次

公共汽车座次的尊卑一般是前座高于后座，右座高于左座；如果座位在通道两侧，一般以面对车门的一侧为上座，而背对车门的一侧为下座。在火车上，座位的尊卑次序依次是：上下车较为方便的座位或靠近窗口的座位为上座，而上下车不方便或远离窗口的座位为下座，以背对车辆行驶方向或窗口方向为下座。上下车顺序，如果条件允许，尊者、长者、女士和来宾先上车、后下车。当专职司机驾驶时，坐于前排者，大都后上车、先下车，方便照顾坐于后排者。当与他人同坐后排时，应先让尊者、长者、女士从右侧门上车，自己绕到左侧车门上车；下车时自己从左侧先下，再到右侧照顾他人下车。当主人驾车时，如有可能均应后上车、先下车，照顾客人上下车。

2.举止

购票乘车：凡乘坐使用车票的车辆，都需购票上车，乘坐无人售票车时，要自动投币，不要少缴或不缴车费。

排队上下：候车时，应在规定的界限内排队等待，不允许插队，车到后依序上车。下车时也应依次而下，不可拥挤。一般遵守先下后上的原则。为表示自己对他人的礼貌，一般应请尊者、客人、妇女、儿童、残疾人等先上车。

对号入座：乘坐长途车时，一般对号入座；乘坐无须对号入座的车，按先来后到的顺序就座。不允许抢座、占座，对尊长、女士、老人、病人、残疾人、孕妇、抱孩子的人应礼让座位。当他人为自己让座时，应立即道谢。

注意安全：乘坐轿车时在前排系好安全带，不要将易燃易爆危险品带入车上，不要将身体伸出窗外，也不要向窗外乱扔杂物。

(四)乘机礼仪

现代社会生活中，飞机成为非常普遍的交通工具之一，因此也应知道乘飞机的礼仪。乘机礼仪主要包括登机的礼仪、登上飞机后的机舱礼仪、到达目的地的下飞机礼仪。

1. 登机前的礼仪

乘飞机时要求提前到场，一般国内航班要求提前半小时到场，国际航班要提前1小时到达，以便托运行李、检票、确认身份、安全检查等。如果遇到雨、雪天气，应提前与航空公司或机场联系，确认航班的起落时间。如果航班有所延误，听从工作人员安排。登机时应当认真配合例行的安全检查，在进行安全检查时，每位乘客都要通过安全门，而其随身携带的行李则需要通过监测器。如必要对乘客或行李使用探测仪进行检查，此时不应当拒绝合作，或无端进行指责。

2. 乘机时的礼仪

对号入座：登机后乘客根据座位的标号按秩序对号入座。同时把随身携带的手提箱、衣物等整齐地放入行李舱中。

注意安全：飞机起飞前，认真听乘务员讲解氧气面罩和救生工具的使用方法，并牢记在心，以防意外。飞机起飞时系好安全带，禁止使用移动电话、便携式电脑、游戏机等电子设备，以免干扰飞机系统。切勿乱摸、乱动机上的安全用品。在飞机上不要谈论令人不安的劫机、坠机事件。

尊重他人：飞机机舱是封闭的，不要过多使用香水及味道浓烈的化妆品，也不要进食容易产生气味的食物如韭菜等；坐下时应向身旁的乘客点头示意，不要把座椅靠背放得过低，实在需要时，应当先与后面的人打声招呼，不要突然操作，以免误碰后面的乘客。夜间飞行时，注意关闭阅读灯，以免影响其他乘客休息。占用卫生间时间不宜过长，不要在卫生间内没完没了地化妆或梳头。

3. 停机后的礼仪

停机后，等信号灯熄灭后再解开安全带，带好随身物品，按次序下飞机。在飞机未停妥前，不可起立走动或拿取行李，以免摔落伤人。

七、特定公共场所礼仪

(一)图书馆和阅览室

图书馆和阅览室是公共学习场所，来这里或借阅图书资料，或查看报刊杂志，都是要充实自己的精神世界，提高自己的文化修养。所以到这种场合尤其应当注意文明礼貌。要注意衣冠整洁，遵守规则，不能穿背心和拖鞋入内。就座时，不要为别人占座。查阅目录卡片时，不可把卡片乱翻或撕坏，或用笔在卡片上涂抹划线。保持安静和卫生，走动时脚步要轻，不要高声谈话，不吃有声或带有果壳的食物。图书馆和阅览室的图书桌椅等属于公共财产，也应该注意爱护，不要随意刻画和破坏。

(二)影剧院

影剧院和演奏会是人们享受艺术和娱乐的地方，同时也是重要的社交场所，因此要十分注意自己的仪表礼节。在艺术享受的同时，展现良好的礼仪风范。观众应尽早入座，如果自己的座位在中间应当有礼貌地向已就座的同志示意让自己通过。通过让座者时要与之正面相对。注意衣着整洁，即使天气炎热，袒胸露背也是极为不雅观的。在影剧院不可喧哗，大吃大喝。演出结束后观众应有秩序地离开，不要推搡。

（三）校园公共场所礼仪

自觉保持校园整洁，不在教室、楼道、操场乱扔垃圾，不随地吐痰。不在黑板、墙壁和课桌上乱涂、乱画、乱抹、乱刻。爱护学校公共财物，节约用水用电。自觉将自行车存放在指定的车棚或地点，不乱停乱放。在食堂用餐时，要排队礼让，不乱拥挤，爱惜粮食，不乱倒剩菜剩饭。

六、通信礼仪

生活中常用的通信方式有电话、手机、书信、电子信函等。

（一）办公室接听电话礼仪

病区电话畅通与否直接关系到病区工作能否顺利开展。电话是病区与外界各部门信息沟通和保持联络的重要工具。护士在接听电话的过程中应注意：

1. 电话铃响时，应尽量快接，一般不超过三声。

2. 拿起电话后应先问好，再报所在病区的全称或规范简称，让对方明白是否拨对了电话。如："您好！这里是 XX 医院产科一病区，请问我可以帮您吗？"

3. 在接听电话时，如遇重要内容（特别是危重症或急诊病人检查报告数据），应做好详尽笔录，然后及时转达有关人员，以免延误诊治。

4. 对所询问内容不了解或不由自己答复时，应请对方稍等，经了解后或由相应人员答复。

5. 电话是找其他人，若此人就在身边，说完"请稍等"后，将话筒转交他人，但此人如果在离办公室较远的病房时，说完"请稍等"后，可根据实际情况，或自己寻找，或请他人代为告知，不宜在办公室大声呼喊远距离的受话人，否则将破坏病区安静的环境。

6. 如果受话人不在或不便接听电话，可代其询问对方的工作单位、姓名或电话号码等或告知对方何时再打来。

7. 如遇对方打错电话号码时，不要责怪对方，请对方再重拨一次号码。

8. 接听私人电话时应把握通话时间，以免长时间占线影响正常工作的进行。

9. 通话完毕，双方都应说"再见"或"谢谢"等礼貌用语，隔一个呼吸时间再把话筒放下。一般情况下，先挂断电话的是发话人。

（二）手机礼仪

1. 不随便掐断别人的电话，重视交往对象。

2. 安全使用：飞机上、开车时、加油站不使用手机。

3. 不谈隐私或机密。

4. 不借用别人手机，也不要将手机借给别人。

5. 通讯录备份，电话名单存储用全名，不用昵称。

6. 保护个人隐私，常整理个人信息和其他资料（密码锁），谨防手机诈骗。

（三）书信礼仪

1. 书信的重要性：易保存，传递情感。

2. 写信：注意书写格式，各种谦敬语、祝颂语等的使用。

"5c 原则"：用语礼貌、字迹清晰、内容简洁、内容完整、书写正确。

3. 发信：信纸的折叠和信封的粘合，付足邮资，邮票的粘贴。

4. 收信：守法、收到必复、保密内容、妥善保存。

(四) 电子信函

电子信函分三类：传真、电子邮件、手机短信。

总原则：简明扼要、严谨准确、时效性、遵守法律和社会公德。

1. 传真

其他方式无法取代，内容简短。

不要涉及国家机密和行业秘密，收到及时回音。

报、传、处的及时，合理保存。

2. 电子邮件

不要滥用、乱用。内容短小、一页足够。信息真实健康。格式规范。最好不要用公用电脑收发个人邮件。

3. 手机短信

双向使用；适度使用；文明使用。

九、馈赠的礼仪

馈赠作为社交活动的重要手段之一，受到古今中外人士的普遍肯定。馈赠作为一种非语言的重要交际方式，是以物的形式出现，以物表情，礼载于物，起到寄情言意的"无声胜有声"的作用。得体的馈赠，恰似无声的使者，给交际活动锦上添花，给人们之间的感情和友谊注入新的活力。然而送给谁(Who)，为什么送(Why)，如何送(How)，送什么(What)，何时送(When)，在什么场合送(Where)，是一个既老又新的问题，因此，人们只有在明确馈赠目的和遵循馈赠基本原则的前提下，在明确弄清以上"6W"的基础上，才能真正发挥馈赠在交际中的重要作用。

要使交往对象愉快地接受馈赠，并不是件容易的事情。因为即便是你在馈赠原则指导之下选择了礼品，如果不讲究赠礼的艺术和礼仪，也很难使馈赠成为社会交往的手段，甚至会适得其反。那么，馈赠时应注意哪些艺术和礼仪呢？

(一) 送礼的礼仪

1. 注意礼品的包装

精美的包装不仅使礼品的外观更具艺术性和高雅的情调，并显现出赠礼人的文化和艺术品位，而且还可以使礼品产生和保持一种神秘感，既有利于交往，又能引起受礼人的兴趣和探究心理及好奇心理，从而令双方愉快。好的礼品若没有讲究包装，不仅会使礼品逊色，使其内在价值大打折扣，使人产生"人参变萝卜"的缺憾感，而且还易使受礼人轻视礼品的内在价值，而无谓地折损了由礼品所寄托的情谊。

2. 注意赠礼的场合

赠礼场合的选择，是十分重要的。尤其那些出于酬谢、应酬或有特殊目的的馈赠，更应注意赠礼场合的选择：通常情况下，当众只给一群人中的某一个人赠礼是不合适的。因为那会使受礼人有受贿和受愚弄之感，而且会使没有受礼的人有受冷落和受轻视之感。给关系密切的人送礼也不宜在公开场合进行，只有礼轻情重的特殊礼物才适宜在大庭广众面前赠送。既然是关系密切，送礼的场合就应避开公众而在私下进行，以免给公众留下你们关系密切完全是靠物质的东西支撑的感觉。只有那些能表达特殊情感的特殊礼品，方才在公众面前赠予。因为这时公众已变成你们真挚友情的见证人。如一本特别的书，一份特别的纪念品等。最好当着受礼人的面赠礼。赠礼是为巩固和维持双方的关系，赠礼也必须是有针对对象的。因此赠礼时应当着受礼人的面，以便于观察受礼人对礼品的感受，并适时解答和说明礼品的功能、特性等，还可有意识地向受礼人传递你选择礼品时独具匠心的考虑，从而激发受礼人对你一片真情的感激和喜悦之情。

3. 注意赠礼时的态度、动作和言语表达

只有那种平和友善的态度，和落落大方的动作并伴有礼节性的语言表达，才是令赠受礼双方所能共同接受的。那种做贼式的悄悄将礼品置于桌下或房中某个角落的做法，不仅达不到馈赠的目的，甚至会适得其反。

4. 注意赠礼的具体时间

一般说来，应在相见或道别时赠礼。

（二）受礼礼仪

1. 受礼者应在赞美和夸奖声中收下礼品，并表示感谢。一般应赞美礼品的精致、优雅或实用，夸奖赠礼者的周到和细致，并伴有感谢之辞（按中国传统习惯，是伴有谦恭态度的感谢之辞）。

2. 双手接过礼品。视具体情况或拆看或只看外包装，还可伴有请赠礼人介绍礼品功能、特性、使用方法等的邀请，以示对礼品的喜爱。

3. 只要不是贿赂性礼品，一般最好不要拒收，否则会很驳赠礼人面子。可以找机会回礼便可。

（三）礼品的选择

馈赠礼仪，因人因事因地施礼，是社交礼仪的规范之一，对于礼品的选择，也应符合这一规范要求。礼品的选择，要针对不同的受礼对象区别对待。一般说来，对家贫者，以实惠为佳；对富裕者，以精巧为佳；对恋人、爱人、情人，以纪念性为佳；对朋友，以趣味性为佳；对老人，以实用为佳；对孩子，以启智新颖为佳；对外宾，以特色为佳。

十、餐饮礼仪

餐饮，既催生人类文明，又展现人类文明。餐饮礼仪之所以被提倡，之所以受到社会各界的普遍重视，主要是因为它具有多种重要的功能，既有助于个人，又有助于社会。

1. 出席时间

中国人是多样化时间观念的人，西方人是单一时间观念的人，要求做任何事情都要严格遵守日程安排，该干什么就干什么，因此，在参加宴请时，这一差异显得较为突出，一般说来，时间多样化模式的中国人更倾向于"迟到"。往往在规定的时间半小时之后到达，主人似乎也早有思想准备，通常会在这段"等待"的时间里安排些其他节目，如打牌，喝喝茶，聊聊天等，让一些"先到"的客人们消磨时间。对于这种"迟到"现象主客双方都习以为常，并不将之视为对主人邀请的一种轻视或者不礼貌的行为。在西方国家各种活动都按预定的时间开始，迟到是很不礼貌的，正式的宴会要求准时到达，十分钟后不到者，将会被视为不合礼仪，是对主人及其他客人的不尊重。

2. 入座的位置

中国一般是客齐后导客入席，以左为上，视为首席，相对首座为二座，首座之下有三座，二座之下为四座。在西方，一般说来，面对门的离门最远的那个座位是女主人的，与之相对的是男主人的座位。女主人右手边的座位是第一主宾席，一般是位先生，男主人右边的座位是第二主宾席，一般是主宾的夫人。女主人左边的座位是第三主宾席，男主人的左边的座位是第四主宾席。

3. 上菜顺序

在中国第一道菜是汤，紧接着是主食如干饭，再则是餐酒，最后一道菜是水果用来促进消化；在西方国家里上菜顺序一般是菜和汤、水果、餐酒、主食，最后是甜点和咖啡。

4. 餐具

在中国餐具较简单，一般只有杯子、盘子、碗、碟子、筷子、匙羹等几种，而西方分有刀叉匙杯盘等，刀又分为食用刀、鱼刀、肉刀、奶油刀、水果刀，叉又分为食用叉、鱼叉、龙虾叉。茶杯，咖啡杯为瓷器并配有小碟，水杯、酒杯多为玻璃制品。

5. 进餐礼仪

中餐的进餐礼仪体现一个"让"的精神，宴会开始时所有的人都会等待主人，只有当主人请大家用餐时，才表示宴会开始，而主人一般要先给主宾夹菜，请其先用。当有新菜上来，请主人、主宾和年长者先用以示尊敬。西餐进餐礼仪传达的是一种"美"的精神追求，整个进餐过程不但要美味，更要悦目、悦耳。首先，不但要衣着整齐，往往还要求穿礼服并要求坐姿要端正，其次，进餐时不能发出不悦耳的声音，相互间交谈要轻言细语，不能高声喧哗。

6. 餐桌气氛

西方餐桌上静，中国餐桌上动。西方人平日好动，挥手耸肩等形体语言特别丰富。但一坐到餐桌上便专心致志的去静静的切割自家的盘中餐。中国人平日好静，一坐上餐桌，便滔滔不绝，相互让菜，劝酒。中国人餐桌上的闹与西方餐桌上的静反映出了中西饮食文化上的根本差异。中国人以食为人生之至乐，所以餐桌上人们尽情的享受这美味佳肴。餐桌上的热闹反映了食客发自内心的欢快。西方人以饮食为生存的必要条件，他们自然要遵守某些操作规范，以保证机器的正常运转。

7. 表示停餐方法

中方筵席中暂时停餐，可以把筷子直搁在碟子或者调羹上。如果将筷子横搁在碟子上，那是表示酒醉饭饱不再进膳了。在西方略事休息时，刀叉的摆法不同意思不同，刀叉以八字形状摆在盘子中央意味着要略作休息；若刀叉突出到盘子外面，不安全也不好看，边说话边挥舞刀叉是失礼举动。用餐后，将刀叉摆成四点钟方向即可。

8. 用餐的细节

在中国，人们在餐馆用餐的穿着可以随便一些，即使是 T 恤、牛仔裤都可以，只有在重要的宴会上方穿得隆重一些。但在西方去高档的餐厅，男士要穿着整洁的上衣和皮鞋；女士要穿套装和有跟的鞋子。如果指定穿正式服装的话，男士必须打领带。不可穿休闲服到餐馆里用餐。

随着经济全球化及信息交流的加快，中西餐桌礼仪文化将在碰撞中不断融合，在融合中相互补充。所以现在的中餐已开始注重食物的营养性，健康性和烹饪的科学性，餐桌礼仪也趋向文明性，科学性。两种文化间也不存在谁先进谁落后，未来的世界里，两种文化也将不断融合，贯通。

第三节 护理职业礼仪的基本要求

随着社会的进步,以病人为中心的医疗护理模式的运作,医院的功能转向于满足病人对健康的需要,从而对护理人员所提供的服务也提出了更高的要求。护理工作是科学与艺术的结合,护士除了要具备扎实的护理理论知识和掌握过硬的护理操作技能以外,还要学习丰富的人文社会学知识,以便为服务对象提供更为优良的护理服务,融洽护患关系,并进一步促进医院的精神文明建设。

一、护士的服饰礼仪

自 1928 年第九届全国护士代表大会,由毕业于协和高级护士学校的林斯馨女士首先提出统一全国护士服装建议后,全国护士服得到统一,不仅庄重而且更加敏捷。

(一)护士服的着装要求

护士的衣着透视出护士的心灵,她的仪表给病人带来信任、安慰、温暖和生命的希望。"白衣天使"既是对护士内在美的赞美,更是对护士外表美的期待和赞美。如果一个护士衣冠不整,蓬头散发只能使人对她失去信任和好感。目前我国护士服的着装要求包括:

1. 在工作岗位上应着护士服

护士服为护士的职业装,护理人员上岗必须穿护士服,这是护理工作的基本要求,非上班场合不宜穿护士服,以示严谨。护理人员身着醒目的工作服,既是对病人的尊重,也是护士的职业自豪感和责任感在服装上的体现。

2. 佩带工作牌

工作牌是向人表明自己身份的标志,便于服务对象辨认和监督。佩带工作牌要求正面向外,别在左胸上方;表面要保持干净,避免药液水迹沾染;工作牌上不可吊坠或粘贴他物。

3. 注意保持服饰的干净整洁

穿着护士服应以整齐洁净、大方适体和便于各项操作为原则。要求清洁整齐、无污迹和血迹、衣扣扣齐、长短适宜。袖长至腕、衣长刚好过膝为宜,腰带平整,宽松适宜,内衣领边、袖边、裙边不宜暴露在护士服外。男护士服穿着时,注意不着高领及深色内衣。

4. 力求简约端庄

护理人员不留长指甲,工作岗位上不戴墨镜,不涂抹指甲油,不宜佩戴首饰,不宜使用浓烈香水以免影响工作。

(二)护士帽的佩戴

护士帽也是护理人员的职业象征之一,现代的护士帽有两种:燕帽和圆帽。戴燕帽时,如果护士是短发,要求前不遮眉、后不搭肩、侧不掩耳;如果护士是长发,应将头发盘于枕后,盘起后头发不过后衣领,盘发时可先将头发梳成马尾或拧成麻花状,用发卡或头花固定,也可直接戴网套(其色系应与头发同)。燕帽应平整无折并能挺立,戴正戴稳,高低适中。戴圆帽时,头发应全部放在圆帽内,前不露刘海,后不露发际。通常男护士都戴圆帽。

护士燕尾帽佩戴得当,可以凸显出护士的高雅气质,体现护士美的仪表美。

(三)护士戴口罩的职业标准

佩戴口罩应完全遮住口鼻,戴至鼻翼上一寸,四周无空隙。口罩带的松紧度和位置的高低要适宜,否则,不但影响护士形象,且没起到戴口罩的防护作用。口罩应每天清洗更换、保持洁净，不宜将口罩挂于胸前或装入不洁的口袋中。一次性口罩使用后应及时处理，不应反复使用。在一般情况下，与人讲话要注意适时摘下，长时间戴着口罩与人讲话会让人觉得不礼貌。

护士戴口罩时应该将口鼻完全遮住，遮盖不严则失去戴口罩的意义。口罩应保持清洁，干燥。

（四）护士鞋的穿着

工作时应穿白色低跟、软底防滑、大小合适的护士鞋，这样，护士每天在病区不停地行走时，既可以防止发出声响、保持速度，又可以使脚步舒适、减轻疲劳。工作鞋应经常刷洗，保持洁白干净。无论下身配穿工作裤或工作裙，袜子均以浅色、肉色为宜，以与白鞋协调一致。穿工作裙时，长袜口一定不能露在裙摆外。

二、护士的体态礼仪

体态礼仪又称举止礼仪，指人们的动作姿态及由动作姿态表现出来的人们的内在的素养。体态礼仪在护患间思想和情感的交流过程中，起着重要的作用。南丁格尔说过："一个护士就是一只没有翅膀的天使"，护士走路的艺术，谈话的艺术，操作的艺术，都给人们带来幸福、安宁和健康。

护士体态礼仪的基本要求是：尊重病人，尊重习俗，遵循礼仪，尊重自我。做到：站立有相、落座有姿、行走有态、举手有礼。其具体介绍详述于护士外在形象美一章中。

三、护士的言语礼仪

言为心声，透过言语这个窗口，可以窥见人心灵的美与丑。言语是人类交流的重要工具，是人们传递信息和情感，彼此增进了解和友谊的重要手段。对护理人员来说，尤其需要加强语言艺术修养以提高言语交流技巧，这是由护理工作的职业特点所决定的。护士诚恳体贴的语言，犹如一剂良药，可以医治病人的心理疾病，因此，护理人员应重视对语言的学习，利用科学的、文明的言谈去愉悦病人的身心，帮助病人康复。

（一）护理专业性交谈中语言沟通的技巧

交谈是医护工作中最常用的沟通方式，是护士为服务对象解决健康问题的重要手段。护士在运用护理程序、实施整体护理的全过程中，都必须随时与病人及其家属进行交谈。例如：通过交谈收集病人资料，进行护理诊断；通过交谈征求病人对护理目标、护理措施的意见；通过交谈取得病人对护理干预的理解与合作；通过交谈解决病人的健康问题并与病人共同评价护理效果；通过交谈对病人进行健康教育等，这些交谈具有明确的专业目的性，故称之为"护理专业性交谈"。

在其具体的交谈过程中，护士要有意识地应用一些有效的沟通技巧，这样，才能使护患双方得到一个较好的沟通效果。

1.礼貌的语言是满意沟通的前提

交谈中使用礼貌性语言，如"您好""谢谢""请""对不起""劳驾""打搅了""别客气"等等，都能令人感到亲切、融洽、无拘束。护患交谈应以讲求文明礼貌为原则。护士与病人的礼貌交往，使护患关系进入良性循环，是护士进行语言交际的基础。

对病人不能以床号代称呼，而应使用病人的名字，并注意使用病人喜欢听的名字，以消除病人对我们的陌生感；为病人进行治疗护理时，要采取商量的口吻，避免用命令式的语气强加于人，使病人反感、不予以良好的配合；为病人进行静脉穿刺护理时不能一针见血，进行二次穿刺时应向病人表示歉意；对病人因受疾病折磨而吵闹或不易配合，应耐心地安慰并给予正面的诱导而应绝对避免训斥、顶撞。

2. 针对病人的具体问题，予以安抚性语言

护士与病人交谈时，应多用安慰、解释、鼓励的语言，切忌采取简单、生硬的语言。应针对谈话的不同对象、不同问题，确定适当的谈话内容和方式。当病人提出各种问题时，应用婉转的语调，耐心解释。若发现病人有心理压力，对自己的疾病患得患失，又不肯主动开口时，护士应主动帮助病人找出问题的原因，用讨论的方式共同找出解决的方法，使其从迷惑、疑虑等精神困扰中解脱出来。

3. 灵活多变的语言交际方式，有利于良好的护患沟通

1）启发诱导病人谈出有价值的问题。护士应善于发现问题，才能解决问题并防患于未然。有时病人出于主观原因或对护士缺乏信任，不愿谈出自己的真实想法，此时护士应多多启发病人说话，使问题及时解决，不至于激化到不可救药的地步。

2）应用疏导性语言，使病人倾吐心中的苦闷和忧虑，一般用于心理性疾病的病人。这样的病人大都病史长，有较多的哀怨，谈到伤心事往往会痛哭流涕，护士应予以理解和同情，不要制止，使其畅所欲言，然后再用疏导式语言慢慢使其平静下来。

3）应用开放式语言交流方式。如"您感觉怎样？""有什么不舒服吗？""您认为如何……"等等这样的问题，就可以给病人讲话的机会，拓宽交谈的范围。

4. 护士应把握与病人交谈的艺术性技巧，以保证顺利达到谈话的预期效果

1）开场白的艺术。在与病人交谈时，能否选择恰当的话题，是交谈的技巧之一，护士应因时、因地、因人来确定适当的交谈内容。护士讲话的内容和方式应科学可信，不要使病人感觉是应付式的回答。

在晨护时，可向病人问好、询问病人的睡眠情况，这样与病人形成感情交流，缩短了彼此之间的距离，话虽不多，但让病人感到温暖和关怀。或对病人进行一些生活上的嘱咐如"天气转凉了，请注意添件衣服"等等；或告知病人好的检验结果，很快可以出院等消息，使病人感到身心愉悦、感到护士对自己的诚意，这样就可以对护士敞开心扉，畅所欲言了。

对新病人进行入院介绍时，应首先向病人简单介绍一下自己和责任医生的情况，然后根据病人是否住过院、病情、感觉等具体状况，询问是有否需要帮助解决问题，再有选择性的介绍一些病区环境、必要的作息时间及住院规则等等，使病人在愉悦的心境中接受护士的介绍。

2）掌握聆听的技巧。在交谈过程中，应注意倾听病人的谈话，全神贯注，并面带关怀、亲切的微笑，坐姿要端正，礼貌平等待人，使用正确的态势语言以达到良好的沟通目的。不要打断病人谈他自己，并注意让病人把话讲完，不要随便插话，应将内容仔细听清，抓住关键予以耐心的解释，使病人感到愉快满意。

3）纠正话题和结束谈话的方法。当感到病人的谈话不得要领，离题较远时，转移话题要委婉，应顺其自然，不要让病人因护士突然打断自己而颇为不快。需要终止谈话时，也要在病人的谈话告一段落时，劝告病人"你先休息吧""我明天再和你谈"。或设法巧妙的将话题转移再结束谈话。

护士安慰性的言语加上运用得当的肢体语言，能稳定病人的情绪，起到非药物性治疗的作用。

护士提高语言修养的途径：①加强道德品质修养，努力树立全心全意为病人服务的思想感情；②努力学习，健全知识结构，提高语言的辅助治疗作用；③学习并掌握语言学习及逻辑学知识，使语言更加科学规范；④理论与实践相结合，注意将所学知识运用于护理实践中，在实践中增长才干。

四、护士的职业交往礼仪

护士的人际交往主要是指医疗护理工作中同护理有直接联系的人与人之间的交往，主要包括护患、医护、护护以及护士与医院内其他工作人员的交际和沟通。处理好护士与各方面人员的关系，对于提高护理质量、改善服务态度、更好的发挥医院的功能以及增强护理队伍内部的凝聚力都有着积极的作用。因此，要求护士在自身心理健康的同时，学习并运用所学的心理学知识、增强自身的修养程度，在与病人及其他人员接触交往中，能起到中介、调整、沟通和润滑的作用，护士之间相互尊重，互相关心，互相帮助，形成一种新型的人际关系。

(一)护患关系礼仪

护患关系是护理人员在医疗护理活动中，与病人及其亲属之间建立起来的一种人际关系。护士工作中接触最多的就是病人，因此护患关系是护士人际交往中的主要内容，和谐的护患关系是良好的护士人际关系的核心并影响其他的人际关系。因此，学习并掌握与病人交流的技巧是护士的必修课。只有通过我们的不懈努力，用自身良好的情绪去影响病人，创造最佳的心理健康水平，才能帮助病人提高战胜疾病的勇气，并协助护士共同完成治疗和护理，早日康复。

1. 护患关系的类型

技术关系是指护患沟通交流中有关技术方面的关系，是指在实际的护理措施的决定和实施中护士和病人的相互关系。从双方在交往中采取主动还是被动的态度，将护患关系分为三种不同的类型：

(1)主动－被动型：护士是主动的，病人是被动的，病人只能服从护士。这种形式在心理上不是一种相互作用，而是建立在一个人对另一个人的作用之上。因此，在病人意识丧失时如昏迷病人、植物人等较为适用。

(2)引导－合作型：护士仍然是主动的，但病人也有一定的主动性。病人是具有自己独立意志和感觉的，他们自己会思考疾病并产生各种疑问，寻求解释，但由于许多病人缺乏医疗护理知识，不能对自己疾病的发生、发展及预后有准确的把握。在治疗护理过程中，只要解释清楚，他们会很愿意配合。这种形式对急性病人和重病人及正在抢救的病人等更适用。

(3)相互参与型：这是一种以病人为中心，以护患关系为平等关系为基础的，护士和病人都有同等的主动性和权利的形式。护患的作用是双向的，护士能够从病人那里得到主诉，听取病人对护士的合理意见，与病人一起商讨治疗护理计划，病人也可从护士那里获得对自己疾病的认识、治疗护理内容及有关的医学护理进程。特别适用于慢性病人，反映了现代整体护理模式的发展趋势。

以上三种关系，在其特定的条件下都是可行的、有效的。但随着现代医学模式的转变，对病人的帮助不仅依靠技术措施，而且更加注重心理、社会及情感因素在治疗护理中的地位。

在新的医学模式下，为了更好的维护好护患关系，美国布朗斯坦教授提出：

★病人比他的疾病重要得多，看一个病人不能只看到他的疾病；

★病人是一个完整的人，比他的躯体要大得多，要重视病人的心理方面和社会方面；

★每一个人都有能力来确定自己并对自己负责，要尊重和发挥病人积极参与治疗护理主动权；

★每个人的身心健康状态和他的过去、现在和将来有着错综复杂的关系；

★疾病、灾害、创伤、疼痛、老化、频死等种种情况，是对于人们有很大意义的事件，对不同人所具有的价值和影响也可能有很大的差别；

★对病人的帮助不仅仅依靠技术措施，而且依靠医生、护士的同情心、关切和负责态度。

需注意的是，护士要尊重病人，倾听病人的想法和意见，但又不能在治疗和护理上轻易放弃自己的正确观点，任由病人摆布。在认真听取病人的意见后仍要给以正确的指导，指出所采取的治疗护理措施对诊治疾病的必要性，这样，充分发挥护士和病人的双向积极性，才能达到治疗护理高效化。

2. 护患关系中的情感沟通

情感是人的需要是否得到满足时的一种内心体验，是人们对客观事物的喜、怒、哀、乐的态度。

对正常人而言，情绪变化与各种心理过程相伴随，在人的一切活动中起到十分重要的作用，某些时候更是致病的原因。人在生病之时其情绪和情感的波动的确要大于常人，故非常需要医护人员予以更多精神上的安慰和关怀，医护人员应用自己良好的精神面貌和乐观豁达的情绪去感染病人，使之摆脱不良心绪的困扰，以积极的情绪、正常的态度对待疾病以及由于疾病所带来的一切不幸，勇敢地面对现实，加速疾病的愈合过程。

护士与病人的沟通主要通过语言和非语言两种方式进行。非语言交流即通过表情、动作等来达到沟通的目的。在护士与病人进行言语沟通的过程中，应配合以相应的动作、表情及手势等非语言沟通形式，以强化语言沟通的效果，达到预期的目的。这里需要特别指出的是，微笑的表情十分必要，因为它能给病人带去温暖、安慰和希望。有的护士与病人沟通时，总是板着一副冰冷冷的面孔，他们觉得自己与病人的关系始终就是工作人员与工作对象的关系，把两者孤立起来。但这样，虽然为病人做了许多，却往往达不到最佳的沟通效果，得不到病人的尊重和理解。所以，在护理过程中我们应提倡"微笑服务"。而对病人予以同情心，乃是护士与病人沟通中最基本的道德准则。最后，护士应树立良好的职业情感、理智和道德观念，要善于把握控制自己的情感，做到"忧在心而不形于色，悲在内而不形于声"，体现出护理人员的情操美。

护士的微笑让病人如沐春风，可以激发病人的正性情感，为病人带去温暖与安慰。护患关系中，还包括与病人家属和陪人的关系。护士在处理病人家属的关系时，应做到和气、耐心、主动。应用启发和引导的语言，而不能驱使、斥责，以表现出护士良好的修养并体现出护理工作的艺术性，力求减轻家属的心理负担，使之对护士产生信任感，从而得到家属对护士工作的支持和帮助，共同为病人解除思想负担，做好治疗和护理，使护理工作起到事半功倍的作用。

3. 护患关系中护士道德修养要求

（1）热爱本职工作，献身护理事业：护理工作是一项崇高的职业，其服务对象是有血有肉的生命，护士应该热爱本职工作，对病人充满爱心，从通过自己护理而一天天走向康复的病人身上体会和实现自身的价值。

（2）不断进取，精益求精：护士要履行好自己的职责，帮助病人恢复健康，减轻痛苦。除了应具备良好的医德修养外，还要有扎实的理论基础和精湛的技术，二者结合方能为病人提供高质量的护理。

（3）尊重病人，一视同仁：在护患交流中，护士应该尊重病人的人格，尊重病人的生命价值，尊重病人的权利，并不管服务对象的性别、年龄、身份地位的高低和贫富的差距，一律予以平等的服务。

（4）认真负责，任劳任怨：护理在工作中要认真负责、一丝不苟，并培养"慎独"精神。同时，应不怕吃苦，不怕脏累，以满腔热情投入到繁琐的护理工作中。

（5）言语谨慎、文明亲切：护士必须加强语言修养，在与病人接触中，特别重视使用礼貌性语言、安慰性语言、鼓励性语言和保护性语言，并积极主动做好健康教育。

（二）医护交往礼仪

医生和护士是工作上良好的合作伙伴，既相互独立又相互补充，共同组成了医疗护理集体，虽然职责分工不同，但服务对象和性质是一样的，都是救死扶伤，治病救人。因此护士与医生在工作中犹如左手和右手的关系，相辅相成，不可偏废。

融洽、团结的合作型医护关系是医疗护理工作顺利进行的基本条件，是病人得到有效救治的根本保证。

医护交往中要注意：

1. 主动做好医生的合作伙伴。树立自身良好的工作形象，取得医生对护理工作的支持和配合，虚心向医生请教，了解医疗新进展，熟悉治疗方案等以便更好的为病人提供护理服务。虽然护士在工作中要遵从医嘱，但不要盲目依赖医生，要以审慎的态度对待医嘱，如有疑问要及时沟通，并掌握好态度和场合，不要质问或指责。医护工作过程中，要始终把病人的利益放在首位，在合作中步调一致，做到相互理解，密切配合，形成融洽的医护关系。

2. 医护之间应互帮互学，以使医疗护理理论和技术上升到更新的领域。

3. 医护沟通过程中，要相互尊重，互相支持。医护之间的工作关系最为密切，接触最多最广，因此，在沟通交往中，要相互尊重，以诚相待。护士在与医生接触中，应用礼貌客气、诚恳的语气和适当的语调，配合端庄的表情、文雅大方的举止，只有这样，才能得到对方的尊重和配合。

（三）护际交往礼仪

护际交往是指护理人员之间的交往和沟通。护士之间交往的状况不仅影响相互的理解和感情，而且对各项护理工作的顺利进行有直接影响。

护理集体内部的沟通是以相互的理解、尊重、友爱、帮助和协作为基本前提。

1. 在护士长与护士的沟通中，应注意相互的交流与信息的传递。作为护士长，首先要严于律己，以身作则，平等待人，一视同仁，平易近人，耐心热情，对待下级护士要"多用情，少用权"；而作为普通护士，也要体谅护士长的难处，尊重领导，主动配合护士长的各项管理工作。

2. 在新老护士的交往中，新护士要虚心向老师多请教学习，接受他（她）们的指导和分配的工作，遇事多征求她们的意见；而年长的老护士要帮助年轻护士掌握正确的护理方法和操作技能，在实践中耐心地传、帮、带，以形成彼此尊重、和谐民主的人际关系。

3. 由于护理集团内部大多为女性，故应注意在思考问题和言语沟通中要以大局为重，从大处着眼，遇人遇事不要只考虑个人和眼前利益而置整个护理集体的团结和荣辱于不顾，要做到不利于团结的话不说，不利于团结的事不做。

五、护理服务礼仪

每一位工作者都置身于一定的工作场所，个人与工作环境的协调就只有以"礼"做桥梁，相互影响。护士在特定的护理工作环境下，同样需遵循一定的礼仪准则，并体现护理工作的专业特点。

（一）迎送病人的礼仪

1.迎接门诊病人

门诊是医院对外的窗口，门诊护士特别是分诊、接诊、导诊和咨询护士更是医院的形象使者，肩负着沟通医患关系，展现医院形象的重任。因此，必须有适当得体的外在形象、良好的交际礼仪修养。

（1）接待工作：门诊工作首先要突出一个"情"字，为病人提供温暖人心，体贴入微的服务。对病人而言，无论是急性病还是慢性病，无论是男是女，是老是少，对医院都有一种陌生的感觉。因此他们都有一个共同的心理需求，那就是希望能够得到重视、同情和理解；希望医护人员能主动与他们交流；希望了解医院的环境、医疗技术等相关问题；希望能马上见到接诊医生。尤其是在候诊室等候期间，容易情绪焦躁。此时，医护人员应懂得病人的心情，理解病人的心理，在接待每一位病人时应该主动热情的与病人打招呼，询问是否需要帮助，合理安排和维持就诊秩序。如时间允许可以根据病人关心的问题向病人介绍一些医院专科特色，专家诊疗特色及出诊时间，以及宣传相关疾病预防的常识和基础知识等，营造一个温馨、友善、互助有序的就诊环境。使病人感受到医护人员对他的关心和重视，从而增加与病人之间的信任感，消除陌生感。

（2）做好就医指引：病人从挂号开始，到就诊、取药、做各种检查等，都需要经过几个不同的环节及场所，需要我们的医护人员耐心详细的给病人做好就医指引，以方便病人和减少病人不必要的麻烦。

对挂号人员的要求：当病人挂号时，挂号人员应主动与病人打招呼："您好！您挂哪个科？普通挂号费 x 元，专家挂号费 x 元，请问您挂哪种号？谢谢！"并根据病人所挂号的科室，详细告诉病人诊室的位置。如：病人挂的是耳鼻喉科，挂号人员应主动告诉病人"请您上二楼东侧耳鼻喉科就诊"等类似提示语。

对接诊医生的要求：当病人走进诊室时，接诊医生应主动与病人打招呼："您好，请坐，您哪里不舒服？"接诊医生应认真听取病人叙述病情，并根据病人叙述的具体部位给予认真的检查。之后，根据所开的相关检查化验单，详细告诉病人检查科室的位置及行走路线。如：病人需要抽血化验，接诊医生应告诉病人"您先去大厅窗口划价，然后再顺着东侧一楼往前走，左拐上二楼，再左拐就到化验科了"等类似提示语。

对导医人员的要求：当见到病人前来咨询时，负责导医人员应主动与病人打招呼，"您好，请问有什么需要帮助的？"如遇行走不便的高龄病人或病情较重等病人时，导医人员应酌情简化就医程序给以关照。如：主动协助病人挂号并护送病人到诊室等候，必要时协调轮椅或平车护送，或主动向其他待诊病人做好解释，征得同意和理解后，协助病人提前就诊或做相关检查等。

2.接待急诊病人

当急、危、重病人进入门诊，护士不仅要沉着、冷静、迅速、果断地进行处理，表现出护士的应急能力，还要做好病人家属的安慰工作。如当危重症病人被推入门诊，护士应立即上前迎接，迅速而镇静地将病人推入抢救室，果断采取措施，尽快向家属询问有关情况，通知医生，抢救病人的同时务必做好家属的解释安慰工作。

3. 迎接入院病人

当入院病人来到病室，护士要立即起立，面带微笑，热情地安排病人就座，同时亲切地问候并自我介绍："您好，我是办公室护士，今天由我来接待您，请您先把门诊病历交给我。"用双手接过病历以示尊重。如果同时还有其他护士在场，也应抬起头来，面带微笑，点头致意。护士应立即安排好床位，将病人引至床旁，并将责任护士和管床医生介绍给病人，如有同室病友，也应将其相互介绍。如果此时主管医生还未到达病房，应请病人稍等，并及时通知主管医生尽早为病人检查。

病人入院后，热情、详细地病人向病人介绍住院规章制度及相关疾病的知识，是护士的礼仪修养的要求，同时也满足病人的信息渴求，稳定他们的情绪。

4. 对出院病人的礼仪

病人痊愈出院时，向病人交代回家的应注意的事项，如果有药物带回家继续服用，需告知病人服药的相关知识，同时，予以真诚的祝贺，如："XX 先生，祝贺您康复出院，脱去病员服，您气色显得更好了，真为您高兴，再一次祝贺您。""出院后请按时复诊并坚持康复锻炼，如果您能按照我教您的方法去做，一定会恢复得更快！"当病人离开病室时，可热忱地送上一段距离，并握手道别："请慢走""请多保重"等。

六、护理操作中的礼仪规范

（一）操作前的礼仪

1. 得体的举止

在给病人进行护理操作前，注意衣冠整洁、步履轻盈、持治疗用物动作美观规范。行至病房门口先轻声敲门，再推门进入。进门后，与病人微笑点头、亲切礼貌问好，然后再开始操作前的各项工作。

2. 礼貌的言谈

操作之前，核对无误之后，给病人解释此次操作的目的、病人需要做的准备、操作的方法等，以取得病人的配合。可以说，操作前的解释工作成功与否，取决于护士言谈的礼貌程度，所以，礼貌的言谈是护理操作中必不可少的重要条件。

3. 和蔼的态度

在操作过程中，护士对待病人的态度要和蔼亲切，表情举止的流露都必须是发自内心的。在治疗操作中，注意随时与病人沟通，解释操作的方法和意义，询问病人的感受，给予病人适当的安慰，消除病人对治疗的恐惧和疑虑，争取得到病人的最积极的合作。

（二）操作中的礼仪

熟练的操作技能、扎实的基础知识，是一名护士最基本的职业要求，也是对病人的尊重和礼貌。熟练的操作技术、温和的态度、轻柔稳重的动作，能使病人感受到尊重和满足。在操作过程中注意指导病人配合操作，提高护士的工作效率。如果在操作中需要暴露病人的隐私部位，护士应予以遮挡。操作中如果给病人造成痛苦，护士应主动表示歉意，以取得谅解。

（三）操作后的礼仪

1. 操作完毕后对病人安抚：护理操作结束后，应根据病人的病情及所实施的操作项目对病人给予亲切的嘱咐和安慰。这样做，一方面是对病人的礼貌和关心，另一方面也是护理操作实施中必要的程序。通过嘱咐、安慰和询问，可以了解病人接受操作后的感觉、操作后的预期效果有无达到，并交代操作后的相关注意事项等，减轻病人的顾虑。

2.诚恳的致谢：当病人配合完成操作之后，护士应当对病人的配合表示诚恳的致谢。感谢病人对护理工作的配合，并让病人知道他的配合对健康的恢复是非常重要的。诚恳地致谢反映了护理人员良好的礼仪素养和高尚的职业道德。

七、护理不同年龄、性别病人的礼仪

（一）护理患儿时的礼仪

由于病痛的折磨，以及各种治疗、检查和护理给患儿带来痛苦，使患儿对医院产生恐惧感。无论在门诊还是在住院期间，护士的任何言谈举止都将对患儿今后的为人处事产生很大的影响。因此，作为一名儿科护士，应针对儿童的生理及心理特点，注意自己的言行举止。

首先，护士要为患儿树立良好的形象，如服装得体、清洁、美观，言谈亲切、和蔼，保持精神饱满，面带微笑，发音清晰，语音柔和，并多用文明语，如：请、谢谢、你好、对不起、别客气等，少用命令式语句，如：不许、不行、不要等。

其次，要尽快与患儿沟通。如："小朋友，咱俩互相认识一下好吗？我是XX护士阿姨，你叫什么名字啊？""XX小朋友，和阿姨交个朋友吧，来，我们拉拉手！很高兴认识你。"

其次，儿科病区环境的布置要尽可能合适儿童的特点，如墙壁用卡通画进行装饰，病室内可摆放一些儿童喜爱的玩具供患儿玩耍，在色彩上也应符合儿童的心理特色，以鲜艳的色调为主，既能美化环境，又可以增加轻松的气氛，减少患儿对医院的恐惧。

护士亲切的语言、和蔼的态度可以稳定患儿的情绪，减少患儿的恐惧心理，更好的配合治疗和护理。

（二）护理老年病人的礼仪

随着人们生活水平和医疗水平的不断提高，人的寿命也不断延长，老年人占社会总人口的比例越来越大，因此，医院内的老年病人也越来越多。老年人虽然年事已高，在家安享晚年，但他们内心仍希望自己的地位和威望得到社会的承认，表现出自尊心理特别强。因此，护士对门诊就诊及住院的老年病人要表示出特别的尊重。

1.对老年病人要说话和气

在与老年人交谈时要注意语气、语速和音量，要使用尊称，多用敬语。如"刘大爷，您昨晚睡得好吗？""您看这样行吗？""您觉得哪儿不舒服？"等，在对老年人问话、答话和解释时，应注意语气要耐心亲切、语速要放慢，吐字要清晰、音量要大些。

2.诚恳与老年病人对话

在老年病人的护理中，诚恳耐心的倾听是取得信任的钥匙。倾听是与老人沟通交流的重要步骤，老年人常将诚恳耐心的倾听看作是尊重。护士要懂得耐心的倾听对老年人可以起到重要的鼓励作用，倾听也常常成为护士取得病人信任，引导病人宣泄情感，打开老年病人紧闭的内心世界的钥匙。

3.耐心、热情对待老年病人

护理老年病人，要有"不怕多说话，不怕多辛苦"的工作意识。护士以加倍的主动、热情和责任心为老年病人解决困难，细致耐心地做好生活护理，对老人提出的要求一定要上心，尽力给予满足，实在做不到的要做耐心的解释，用理解和亲情去抚慰和护理老年病人。

4.热情与老年病人进行健康教育

老年病人健康教育要有针对性。老年病人的健康教育要求重点突出,有针对性地帮助病人解决急需的问题。健康教育的内容要根据病人及家属的文化素质、心理状态而定,语言要通俗易懂容易接受。

针对老年病人的特点,护士应动作轻柔、缓慢,说话时语速稍慢,语调稍高,语气平和。

（三）护理孕妇、产妇的礼仪

怀孕、生产对妇女来说,是一生中的大事,对孕妇而言,心怀很多想法和疑惑,特别是初产妇,她们的幸福感和担心感并存,虽然她们在怀孕期间多少接受了一些相关知识,但毕竟缺乏系统的理论和实践经验,因此在待产、分娩过程中,她们担心是否能顺利分娩？是否疼痛难忍？孩子是否正常？等,免不了产生紧张、恐惧之感。

护士在孕妇待产、分娩过程中,在语言和举止上都应表现出对孕产妇的极大关怀。如,经常观察产程的进展,随时通报情况,在孕产妇出现宫缩时,应尽可能陪同在其身旁,轻抚孕妇的腹部,并指导其减轻疼痛的方法,同时多鼓励孕产妇,予以技术和情感上的大力支持。当胎儿顺利娩出,擦净后应抱给产妇看,并表示祝贺:"祝贺您做了母亲了,是个男孩（女孩）,宝宝现在很健康,您也辛苦了,安心休息一下吧!"

注意不要在孕产妇出现剧烈疼痛时,全然不顾产妇的感受,仍津津乐道与此无关的事情;不要在接生过程中出现一些不良征兆就随口说出,应及时予以恰当的处理后,再告知病人;不要对未婚产妇或超生产妇表现出冷嘲热讽、态度生硬,以及轻视、不屑一顾的态度。

（四）护理年轻异性病人时的礼仪

目前医院在临床第一线从事护理工作的人员中,以年轻女性居多,她们与年轻的异性病人容易沟通,且愿意与他们多交往。但如果在护理活动中不注意掌握分寸,很容易招致意想不到的麻烦。因此,在给年轻异性病人护理时,应做到不卑不亢,即在给年轻异性病人进行治疗和护理时,应避免过度的热情,同时以礼相待,做好该做的事情。如果有病人向你表示亲近,"拒绝"是你最得体的方式,但要注意拒绝的口气与方式,千万不能责骂病人,否则不仅给病人带来难堪,还有可能加重病人的病情。

另外,在年轻的异性病人面前应避免谈论个人的事情,特别是感情方面的话题。始终把两者之间的关系定位在"病人和护士"。在交流时也要注意语气应平缓,使病人感到你没有凌驾于他人之上,交待事情应以协商的口气进行,让他感受到你对他的尊重。

（五）护理危重和临终病人的礼仪

临终就意味着面对死亡,临终病人在生命的最后一段时间里,经历着生理上、心理上的折磨,此时他更需要护士的关心与照顾,临终关怀服务是全方位、多层次的,但护理工作却是最重要的。

护士在开展临终护理活动中,应做好病人一切护理,充分展示护士救死扶伤的高尚职业道德和身体语言修养,护士要正确的运用态度、表情、体态、手势显示其良好的职业道德。总之,临终病人需要的是朋友,而不是令人尊敬的医疗"顾问"。如护理临终病人时,护士着装应整洁、素雅、不要过分修饰打扮;态度应和蔼、亲切、温柔、不要冷漠生硬;眼神应柔和、镇静、专注、不慌张,不要四处乱看;表情应自然、真挚、和悦,不过分严肃和呆板;语言要亲切、清晰、规范,不要话多伤人;操作应轻巧、敏捷、稳重等等。这一切都能给临终病人增加安全、信任感,减少恐惧、焦虑、孤独感,使他们感觉处于关怀体贴的慰藉之中,从而促进他们的心境逐步趋于稳定、安静。

护理人员要以真挚、慈爱、亲切的态度和语言对待他们,要宽容大度,尊重临终病人权利。在向晚期癌症及临终病人说明病情时,医生与护士口径保持一致,态度诚恳,语言温和,病人该知道的一定要讲清楚,以使病人放心,暂时还不应该让病人知道的要慎言守密,不随心所欲、乱讲,以既要符合法律法规,又有利于病人为标准。

根据临终病人不同时期的心理反应不同,采用不同护理语言:

否认期:知道自己患了致命性疾病之后,心理上受到强烈的冲击。病人不承认自己病情恶化,认为可能是别人搞错了,但是又总想在医务人员那里得到证实,并在护士面前打听医生对自己疾病的预后判断。因此,护士在与这类病人交谈中一定要注意言谈仪表行为,注意保护性医疗的要求,不要轻易说:"你来晚了""你的病太重了""没什么好办法了"。护士始终要好言相劝,"听医生的意见""不要多考虑""我们会有办法的"。

愤怒期:敌视周围的人,不配合医护人员的工作。对为其服务的医护人员也发脾气,或无故训斥其家属。护士对此要体谅、自制、宽容;要热情相劝,微笑相待,绝不可同病人争吵;也要劝说家属,不要与病人计较,而要给予更多的关怀,不责怪、静静地陪伴。

协议期:病人由愤怒转入协议期,表现为部分承认疾病的事实状态,内心显得平静、安祥,并期待医务人员设法治疗,以延长其生命时间。护士对此要尽量给予安慰,劝说其不要懊悔。"你觉得这样行吗""我现在为你做治疗,好吗?""你有什么要我帮忙的?"等话语,是护士应该常对病人讲的。

忧抑期:病人一旦知道自己垂危无望,在心理上作好了死的准备,表现为极度的伤感心情。此时病人可能有一种安排后事的考虑,或留遗言、遗嘱,或有急切会见自己亲友的愿望。护士要同情他们的这些要求,并尽量给予满足,允许较多的、较长时间的探视,创造条件让他们度过不能再多得的宝贵时间。要劝导家属在病人面前不要过分的悲伤,以免诱发加重病人内心的痛苦。可辅以音乐疗法,做好休养环境的布置和饮食调配。

接受期:病人多为既虚弱又衰竭,处于平静、安然的状态。护士此时除了给病人以常规的治疗护理外,主要是安慰好家属。对待病人要轻言轻语,避免大声喧哗。要让病人在极大的关怀和爱抚中,增加精神上的快乐,在尽可能少的痛苦情境中死去。

八、护理工作中的公共礼仪

(一)护士交接班

护士交接班是临床护理工作中的一个重要环节,是加强护理工作连续性,保证病人治疗、护理不间断的必要措施。完整的交接班礼仪与流程在保证护理工作质量中起着关键的作用。交接班时要求参与人员保持正确的站姿和坐姿,着装整洁,仪表端庄。

1. 晨间集体交接班

晨间集体交接班是值班人员向当日在岗人员做出口头及书面的本班次工作情况报告。

交接班前,护士应注意自己的仪容仪表形象和言谈举止,按时到会。交班期间交班护士应精神饱满、姿态端正注意力集中,熟悉交班内容,详细报告病人病情并突出重点,注意与参与人员的眼神交流,不允许接私人电话或做其他工作(抢救或急诊除外)。与会人员要认真倾听,适当点头,表达自己对事件观点的认同和理解,不宜交头接耳、搞小动作、吃早餐、玩手机等,这些行为均不符合礼仪要求,是对他人的不尊重。

2. 床头交接班

床头交接班是值班护士向下一班护士在病人床前进行的重点交班,常用于危重、新入院、术后、病情有特殊变化、特殊检查前后的病人。床头交接班一般由护士长带领,夜班护士和全体日班护士参加。床旁交接重点查看:神志、生命体征、体位、伤口、引流管、液体、皮肤易受压部位、饮食、服药情况、晨间护理完成情况。护士在床头进行交接时,对病人做到"一人一交接",不要在另一个病人前继续讨论前一个病人病情,特别是在普通病人面前讨论危重病人,容易引起病人误会。另外注意自己的姿态语言,不可在病人面前交头接耳、闪烁其词或表现出惊讶、怀疑、打击的语气,以免增加病人心理负担。在查看病人时动作要轻柔,检查要细致。对病人的隐私、家属要求对病人保密的诊断和病情及工作人员之间的问题等,要注意回避。

(二)护理查房礼仪

护理查房是组织护理人员对护理工作进行检查和指导,提高护理质量和技术水平的有效措施。护理查房应在报告病例的基础上,针对病人和病例的特点,进行有针对性的分析讨论,提高业务水平。

1.查房要求

(1)资料准备:一般由护士长指导责任护士选所在病房疑难、危重病人,大手术病人或典型病例为查房对象,提前2~3天将查房题目及对象告知病区护士和实习护士,使其认真准备,查阅有关文献。

(2)环境准备:责任护士在查房前做好病室、床单位的清洁工作,告知陪护和探视人员离开病室。备齐查房用物。

(3)查房人员:查房人员包括护士长、病区护士、实习护士和进修护士。护理部查房要有护理部人员参加。

(4)查房人员站位

①在病人身边查房:护理人员的位置安排按患者卧位的左侧依次为责任护士、高级职称护师、主管护师、护师及护士、进修护士、实习护士等;右侧依次为主查人、护士长、总护士长或护理部主任;床尾为配合护士。

②在办公室查房:主查人应位于会议桌一端的正中;如为总护士长或护理部主任查房,总护士长或护理部主任应就座在主查人左侧,高年资护士应就座于前排。

(5)查房时限:查房时间控制在40分钟左右,一般不超过60分钟。

2.查房程序

(1)主查人介绍情况:主查人说明本次查房的目的及需要讨论、解决的问题。主查人可以是护理部主任、护士长,也可是高、中级职称的业务骨干。

(2)责任护士报告病史:责任护士重点介绍病人目前存在的问题、护理措施及效果。

(3)护理评估:主查人根据责任护士的报告和病历记录,问病人病史并进行护理查体,评价护理效果。

(4)讨论:根据病人病情决定是在病人床旁或在办公室进行讨论。主查人根据所搜集到的资料,从病人的生理、心理和社会三方面进行分析,结合其他人员提出的问题,有导向地组织病区护士和实习护士进行讨论,提出目前的护理诊断、措施及下一步重点解决的问题。

(5)总结:主查人简要评价本次查房效果,并给予护理指导。

3.查房时礼仪

查房时各参会人员应准时到场,最好提前5~10分钟,熟悉查房内容,注意保持衣帽整洁。报告者要语句清晰、语速适中、重点突出、对病人亲切,注意倾听病人主诉,注意给参与者提供参与的机会和时间；参会者思想集中，注意倾听，不得交头接耳或随意进出，不得倚靠或坐病人的床铺，不要随意打断他人谈话；及时做好查房记录。

（三）竞聘演讲礼仪

演讲（speech）是在公众场所，以有声语言为主要手段，以体态语言为辅助手段，针对某个具体问题，鲜明、完整地发表自己的见解和主张，阐明事理，抒发情感，以达到感染、说服群众并影响其行为的一种信息交流活动。演讲选题有很强的现实性和时代性，内容则注重典型性和鲜明性。对于护理人员竞聘任职、竞聘上岗，应有很鲜明的针对性，特别是业务方面。如护士管理、护士技术、护士理念、护理目标等都要精心备讲，做好充分竞聘前准备。

1. 演讲的特点

（1）目的性：演说者采用各种艺术性的方法，以达到说服、感召听众的目的，从而使听众同意自己的观点、看法等。因此，目的性是演讲的基本属性。

（2）针对性：演说是演说者与听众共同完成的活动，因此演说主题应该针对听众关心的问题或感兴趣的问题。此外，演说的内容要注意听众的年龄、身份、文化程度等，为不同的听众设计不同的演说内容。

（3）艺术性：演说源于生活，高于生活。演说的艺术美感来自丰富多彩的词汇，形式多样的修辞和句式表达，富有文采的情感宣泄等。同时，演说者可通过妥善地运用仪态和表情等多种非语言方式艺术地表现主题思想，给人以美的享受。

（4）鼓动性：演说是进行宣传教育的有力形式，以其特有的抒发情感的方式，引起观众的共鸣，表现出对观众强烈的鼓动性。演说要以理服人，就必须以情动人，调动各种手段去说服、鼓动听众。演说者可通过有利的时空环境，掌握听众的内心需求，运用自身的情感激发听众产生共鸣。

（5）社会性：演说是一种社会实践活动，它的听众是社会成员。演说者的观点和材料来源于社会生活，演说的效果也要由社会去检验。因此演说具有鲜明的社会性。

2. 竞聘演讲稿的准备

竞聘演讲：指竞聘者通过演讲展示个人才华，表达个人意愿，谋求实现个人理想与抱负的机会，向听众推销自己，得到听众赞赏和认同的演讲。多是竞选者为了实现竞聘目的而发表的演说。随着我国民主政治进程的发展，这种演讲形式将会被广泛采用，发挥它的积极作用。

竞聘演讲词用于竞聘演说，发表自己的施政纲领。将它写好，并获得大家的认同，并不容易。演说词要体现对工作的热爱、情况熟悉和业务精通，以及干好工作的办法和决心。因此在撰写竞聘演说词前，应有一个思考和准备的工作。竞聘演讲稿的一般结构：

（1）用诚挚的心情表达自己的感谢：例如"我非常感谢各位领导、同志们给我这次竞聘的机会"。

（2）简要介绍自己的相关情况：简述自己的专业、学历、工作经历、特长等个人情况。例如：我叫 XX，XX 年毕业于 XX 护理学院，现任 XX 职务。

（3）概述竞聘主要内容：开篇点名主旨。例如：我今天的演讲内容主要分为两部分，一是我竞聘 XX 护理管理岗位的优势；二是谈谈做好 XX 护理管理岗位工作的思路。

（4）竞聘的主题内容：首先介绍自己应聘的基本条件，即表明自己的业务能力和工作态度。说明自己为什么应聘，凭什么应聘等问题。介绍自己时一定要有针对性，针对竞聘的岗位有所取舍地介绍自己的经历、业务能力和已有业绩等，而不是面面俱到。其次简要介绍自己的不足之处，介绍自己时尽可能地展示优点长处，但不是对自己的不足闭口不言。第三表明自己任职后的打算。演讲时一定要用简明扼要的语言亮明自己的观点。紧紧围绕听众关心的热点问题，提出明确的工作目标和切实可行的措施。工作思路要层次分明，条理清楚。此部分内容是重点，可展开详细描写，但不能啰唆。

⑤结尾：结尾首先表明自己对竞聘成败的态度。例如，"作为这次竞聘上岗的积极参与者，我希望在竞争中取胜，但是我绝不会回避失败。不管结果如何，我都将堂堂正正做人，兢兢业业做事"。其次表达自己对竞聘上岗的信心。例如，"今天的演讲只是向各位领导展示真实的自己，我相信凭着我的爱岗敬业、脚踏实地的工作精神、我的工作经验肯定能把护理管理岗位的工作做好。如果各位有疑虑，那就请给我一次机会，我将用我的实力向大家证明。最后希望得到评选者的支持"。

3. 撰写竞聘讲演稿的注意事项

(1)在撰写演讲稿之前，了解竞聘岗位：了解要参与竞争的岗位职务的基本情况，包括职能、职权、工作范围、业务技能等。这样才能写出具有针对性的设想和打算。可通过调查摸底、群众访谈等方式进行，切实弄清单位的历史、现状，尤其对当前存在的焦点、难点问题及其存在的根本原因弄透查清，力争找到解决问题的最佳途径。

(2)语言简练：竞聘演讲是宣传自己，但不可长篇累牍，应用简练的语言将自己的思想表达出来，简短有力。

(3)文风朴实：要用大众化的朴实语言、诚恳的态度打动评审人，不要为了自荐而说谎话、大话、空话等。

(4)内容的竞争性：竞聘演讲的过程，其实就是对候选人之间就未来的施政目标、施政构思、施政方案进行比较和选择的过程。如果你的演说词跟别人差不多，甚至不如别人，将难以与人竞争。除了竞聘者的基本素质，需要的是施政目标和具体措施。自己独特的见解在竞聘演说中非常重要。因此，演说时阐明具有独特见解的目标和措施保证，才会取得竞争的成功。

4. 演说能力训练

学习演说都有一个过程，这个过程就是由学舌到用舌的过程，演说训练有仿讲、试讲、自讲三个步骤，又称引导演说的三部曲。

(1)仿讲：仿讲就是讲现成的故事、历史、笑话、趣谈，复述课文或他人的演讲等。仿讲可提高口语表达能力，为过渡到下一演说阶段创造条件。

(2)试讲：试讲就是将现成的东西进行改编，用自己的话去表述见闻等。试讲可进一步培养语言表达能力，使表述口语化，表达自如、清楚、富含感情。

(3)自讲：自讲是演说的高级阶段，自己搜集、组织材料，自己编写演说稿，进行演说。

5. 演讲过程中的礼仪

(1)仪表端庄：即根据自己的年龄、身份、体型、肤色和竞选的职位选择合适的服装。例如中年女性，要参加竞选护理较高的职位时，应选择一些面料、质地较好，款式正统、简单的衣服，颜色艳丽、时髦、紧身的衣服尽量不要选择。遵循端庄、整洁、稳重、美观、和谐的原则。

(2)微笑自信：进入演讲会场时，应面带微笑，雍容大方，态度谦和，不可左顾右盼、躲闪扭捏，更不能孤芳自赏，清高傲慢。

(3)介绍有礼：就座前，应向陪同人员或组织者致意，就座时不要多作推让，给人假的感觉。入座后切忌交头接耳，应静坐给人以沉稳谦和的印象。当被介绍给听众时，要起身向听众微笑致意，而不要扭捏畏缩，也不能得意忘形。

（4）态度诚恳：以诚恳谦虚的态度向听众行礼，稳定神态后开始演说。

（5）下台有礼：演讲完毕后，向观众行礼，向主持人和主席台致敬。下台时，不要紧张慌乱，应像上台时一样气定神闲。

第四节　求职礼仪

在护理职业招聘和应聘过程中面试是最重要的环节。想面试取得成功要注意求职礼仪和技巧。西班牙女王伊莎贝尔曾经说过"礼仪和礼貌是一封通叫四方的推荐信"。这是护理专业毕业生应聘时必须掌握的技巧。

一、求职前的准备

就业是一个渐进的过程。学生毕业后是就业、考研或是出国深造，不是在毕业前才决定的，往往是大学生在校几年准备和努力的结果。对就业者来说，早作准备，明确目标，是获得理想就业机会的基本保障。对于应届毕业生，求职前需要做的准备工作包括：一是正确评估自己；二是了解就业环境；三是求职前的初步决定。

（一）准确评估自己

客观、公正地评估自己，是为了让应届毕业生全面地认识自我，从而在求职时摆正自己的位置，客观、冷静地进入求职状态，以自身的实力，积极主动地去适应岗位的需求。在选择职业的同时，也接受社会的选择，正确地迈出人生这关键的一步。

评估自己的学习成绩。大学考验的是自学能力和自我约束的能力。所以，学习成绩不仅是护理专业毕业生理论专业知识学习好坏的评定，同时还是对学生学习态度和能力的一种评定。对于没有实际工作经验的应届毕业生来说，学习成绩不仅是招聘者优先考虑的因素，同时也是学生在平淡的经历中可供谈论的素材。成绩优良者，会在招聘中得到优先的考虑和推荐；单科成绩优良者，或许是预示着兴趣和爱好。

实习阶段的自我评估。实习期不仅是学生将理论知识转化为实践经验的重要阶段，向学生提供一个更深入了解本专业的机会，同时也是评定一个学生职业综合能力的特设时段。在实习期间，学生需要在同一个医院或不同医院的不同科室中轮转。一方面，通过实习了解自己能力的大小，明确自己的优势和劣势，选择未来可能的工作方向；另一方面，了解职业，包括职业的工作内容、知识要求、技能要求、性格要求、工作环境、工作角色等，要尽快地融入实践中，不仅需要良好的理论知识，更需要良好的观察、思考、学习、沟通能力及批判性思维的能力。

能力、特长的评估。准确地评估自己的能力和特长，以便自己在求职时扬长避短，有的放矢。能力是求职择业以及事业成功的重要保证。能力包括的内容很多，主要有两个方面：一是思维能力；二是工作能力。思维能力主要包括思维的独立性、抽象性、敏锐性、广阔性、批判性、创造性、灵活性等诸方面；工作能力主要包括言语表达（包括外语）的能力、写作能力、计算的能力、学习能力、劳动能力、专业能力、发明创造能力等等。

个性的评估。个性是个体的心理特点，是指人的心理活动中那些稳定的、具有个人特质的心理特征与心理倾向。它以个体稳定的行为模式与态度体系表现出来。个性特征包括气质、性格。由于个性特征左右着个体的行为表现，具体表现出来对事务认真负责还是轻浮，是活泼热情还是好静羞涩，是机智敏捷还是呆板迟钝，是沉着冷静还是冒失鲁莽，是勇敢爽朗还是怯懦沉默，是镇定自信还是疑虑自卑，是温柔细致还是暴躁粗心，全面了解自己的心理特点是选择职业的重要前提。

（二）了解就业环境

了解就业环境，即就业市场的需求。最重要的一点是了解自己在就业市场上所处的地位，设法使自己成为就业市场所需要的一分子。可通过新闻媒介如报纸、各种供需见面会、学校等途径了解就业方面信息。

充分了解应聘单位，包括：医院所属行业的基本知识、医院的历史及发展前景、医院的人员构成、用人计划、福利待遇等。或许你曾经在该单位实习，或许没有，无论如何，应该充分地了解该单位的历史、现状、强项和名人，如果主试人问"你了解我们医院吗"这样的问题，那你就可以自如回答。这会让主试人高兴，认为你很重视这所医院，对医院充满信心。

（三）形象准备

古希腊哲学家亚里斯多德说过："美观是最好的自荐。"在交往中个人的形象往往比简历更能直接左右主考官的判断。因此面试中要注意：

整洁：女性头发梳理整齐，男性头发长短合适，修剪指甲，适合护理工作。规范：女性化淡妆，尽量不戴饰品和喷香水，着裙装或套装，不穿超短的上衣或选用透明材质的面料做成的衣服，不穿拖鞋式凉鞋。男性若选西装，应选深蓝色或灰色系列，无花纹，选择与西装相配的领带，脚穿黑色皮鞋和深色袜子。

（四）材料准备

为了获得理想的求职效果，不同的应聘者会提供不同风格的履历。一份完整的履历一般包括：个人简历、学校和专业、学习工作经历、各种证书，例如英语、计算机、心理咨询等。

1. 简历的基本要素

简历是对求职者能力、受教育情况、经历、技能等的简要总结。它的主要目的是争取面试的机会。一份合格的简历应包括下列基本要素。

（1）个人基本信息：姓名、性别、出生年月、毕业院校、学历、联系方法等。

（2）主体内容

①求职意向：求职者希望谋求的工作岗位。可用一两句简洁、清晰的话说明，尽量具体、有针对性。

②求职资格和工作能力：个人简历的重要组成部分，包括教育背景（就读学校、院系、专业、学习情况）、在校获奖情况、资格证书、社会实践情况等。可详细举例，不要让人产生怀疑。

③附加参考资料：为增加简历真实性，在结尾附上正文中各种资料的证明材料。例如毕业证、成绩单、获奖证书、英语等级证书、计算机等级证书、社会实践证明等。

2. 简历制作要求

一份简历，犹如产品的广告和说明书，既要在简短的文字中把求职者的形象和其他竞争者区分开来，又要切实地把求职者的优势和特点令人信服地表现出来。一份好的简历无疑是获得新工作的敲门砖。

（1）格式规范、内容简洁。一般可采用表格式或文字叙述式。篇幅不要过长，一般一张纸为宜。如果你有很长的职业经历，一张纸写不下，试着写出近几年的经历或组织出一张最有说服力的简历，删除无用的东西。如果使用两页纸，就要注意将重要信息放在第一页。条理清晰，布局合理。简历要求表述清楚，层次分明。注意将重要信息放在前面，随后是次重要细节，使简历上的重要内容有效突出。

要学会精心设计，扬长避短。在教育背景中，如果你的成绩还不错，那么可以列出来，顺便附带一些文字说明，例如专业前五名、第一名等，用数字来强化别人对你的记忆。

（2）字迹工整、措辞得体。书写是一门艺术，能使求职更具吸引力，不要因一字之差而失去工作机会。有关的调查显示，许多面试官都谈到了求职信书写的问题，他们非常反感求职信中出现错别字。许多人说："当我发现错别字时我就会停止阅读。"所以，自己的简历一定要认真书写，不要出现错别字，标点使用正确。用精练的语言阐述你的背景、能力、经验，要尽可能全面准确，但不夸大其词。描述内容与你的实际能力及工作水平相同，有必要写上过去工作的时间和单位。表达时措辞得体适度，避免抽象、空洞的语言，应用具体的事实和数据说话。

文面美观、外表新颖。白纸较好，精致的浅灰色和棕色也可。印刷应选择黑色，便于阅读。打印清洁，不要有任何明显修正和涂改的印记。版面精心设计，排版合理。标题之间及内容之间的空行及每行的间距合适，版面周围留出足够的空间，不要过于拥挤，影响阅读。

二、面试礼仪

1. 着装得体，仪表端庄大方

无论男女求职者，装饰必须追求庄重适度，可做简单修饰，但不可浓妆艳抹。求职者的饰品要衬托出青春朝气又不失之于浮华浅薄。

2. 准时到达面试现场

守时是职业道德的基本要求，提前 10～15 分钟到达面试地点效果最佳。提前半小时以上到达会被视为没有时间观念，但在面试时迟到或是匆匆忙忙赶到却是致命的。不管有什么理由，迟到也会被视为缺乏自我管理和约束能力。如果路程较远，宁可早点出门，但早到后不宜立刻进入面试场所，可在附近的咖啡厅、茶室等候。面试时不应由亲友陪同，以免给人留下不成熟的感觉。利用空余的时间，调整心态，修饰仪表。

3. 进入面试场地应注意的礼节

（1）有礼等候：等候期间应注意自己的言行举止，保持良好的坐姿，切忌问东问西、东张西望，关闭手机，最好冷静地培养面试时的情景气氛。

（2）进入敲门：进入面试场所，无论门开或关着，都必须敲门，动作不急不缓，一般敲二至三下即可。得到允许后方可进入。进入后不要忘了关门，除非工作人员阻止你。开、关门的动作要轻，以从容、自然为好。

（3）主动致意：见面时向考官主动打招呼问好致意，称呼得体，如果有多位考官，应环视一下，面带微笑，向所有人致意。不要主动和对方握手，除非对方主动伸出手来，握手应该坚实有力，双眼要直视对方。不要太使劲，不要使劲摇晃，也不要用两只手。在招聘者未请你坐下时，切勿急于落座。请你坐下时，勿忘礼貌地道声"谢谢"。坐下后要保持良好的坐姿，不要紧贴着椅背坐，不要坐满，坐下后身体要略向前倾。一般以坐满椅子的三分之二为宜，这既可以让你腾出精力轻松应对考官的提问，也不至让你过于放松。注意不要跷腿、左右摇摆、双手交叠胸前等，切忌一些缺乏自信的小动作，如摆弄衣襟、拨弄头发等。

（4）应答得体：应答中掌握相应的原则和注重礼节规范，谨慎言行。注意谈吐文雅、言辞标准、语言内容连贯简洁。忌夸夸其谈、抢答、唠叨、争辩、提幼稚问题等。

（5）认真有礼：认真倾听主考竹的问题，目光注视对方，必要时点头应和，切不可分散注意力，左顾右盼，看手表、抖腿。回答问题前先思考，回答可以慢但不可乱答。

（6）文雅大方：应答时从容不迫、有问必答。如果有些问题不好回答或不会回答，可先缓冲一下"这个问题我以前没有思考过，目前认为……"此时脑子迅速归纳回答内容，如果确实想不出可直接承认这个问题没有认真考虑过。如果可以尽可能地说出自己的想法，虽不完善或不成熟，但也表达了自己的看法。

（7）善于思考：回答问题前先在头脑中梳理一下层次，想好了再说。不可信口开河、夸夸其谈。要以事实说话，少用虚词、感叹词。

（8）把握发问的适宜时间：谈话中切忌打断他人讲话，在非说不可的情况下应取得对方的同意，如"老师，对不起，可以请教个问题吗？"对方同意后再阐述自己的观点。结束阐述后要致意请对方继续，切记不可滔滔不绝，喧宾夺主，这都是不礼貌的态度。

（9）在面试快要结束、双方的意愿都表达得差不多时，若听到面试官说"你的情况我们已经了解了""今天就到这里吧""谢谢你对我们工作的支持"等时，可以面带微笑主动告辞，告辞时要注意礼貌。离开前可使用鞠躬礼、点头礼或微笑向招聘方致谢。同时注意细节，例如将自己坐过的椅子归到原位，走出房门时轻轻关门。如果门口有其他工作人员，也应友善道谢后再离开。

实例练习

病人入院礼仪

一名名叫李莉的中年女性，因患子宫肌瘤由其家属陪同来妇科护理站办理入院手续，值班的许玲护士立即起立面对病友，微笑相迎。

许护士："您好！请坐，我是值班护士许玲，现在由我来接待您，请您把门诊病历和住院证交给我。"（一边接过病人手中的行李，安排她们落座，一边亲切的予以问候和自我介绍。许护士双手接过病历以示尊重。同时，在场的陈护士和刘护士也抬起头来，面对病人，点头微笑以示欢迎。）

李莉："谢谢，麻烦你啦！"

许护士："您别客气，这是我们应该做的。请问您想住什么样的病房？我们有单间、双人间以及多人间可供选择。"（微笑，征得病人意愿后，立即安排好床位，建好病历。）

许护士："李大姐，现在病床已经帮您安排好了，我带您去病房吧。"（边走边向病人介绍病区环境，护理站，医生办公室，换药室等。）来到病床前，"您住的是8床，就是这个床位，来，您到床上休息吧，我扶您。"

许护士："王老师，您好！这是李大姐。"

王老师："你好！"（病友间互相打招呼，问好）

许护士："李大姐，王老师也是刚做完子宫肌瘤摘除术，您看她恢复得挺好的，所以您也不要紧张，只要好好配合治疗和护理，您也很快就康复了。我再跟您介绍下，您的主管医生是陈医生，她是一名经验很丰富的医生，她会为您做详细的检查和治疗。我是您的责任护士，有什么需要您随时可以找我，我会尽力帮助您的。"（再向病人详细介绍病室环境，如热水装置，床头呼叫装置以及住院的规章制度等。）

李莉："好的，谢谢你，我会好好配合的！"

许护士（面向家属）："每天下午4点到6点是探视时间，请您在规定时间来探视，一会儿请您到护士站留下您的联系方式，有什么问题我们会及时与您联系的。请放心，我们会尽力照顾好病人的。"

家属："谢谢,就请你们多费心啦。"

许护士："李大姐,您在这儿不要紧张,就像在家里一样,安心休息,我们都会照顾您的。请问您现在还有什么需要吗?"

李莉："暂时没有啦,谢谢你们!"

许护士："那您先休息一下,我去通知陈医生为您检查,您稍等!"

李莉："好的。"

许护士离开病房,轻轻的关上门。

实例练习

怎样穿西装

随着社会的发展,仪表的重要性越来越受到人们的关注,在这个竞争激烈的时代,第一印象关乎我们的成败,女士的服饰早已成为焦点,而男士的服饰也逐渐有了更多的考究。西装成为大多数男性的首选,它更能体现男性的成熟和稳重。

1. 衬衫

黑色西服,配以白色为主的衬衫或浅色衬衫,配灰、蓝、绿等与衬衫色彩协调的领带;灰西服可配灰、绿、黄或砖色领带,淡色衬衫;暗蓝色西服,可以配蓝、胭脂红或橙黄色领带,白色或明亮蓝色的衬衫;蓝色西服,可以配暗蓝、灰、胭脂、黄或砖色领带,粉红、乳黄、银灰或明亮蓝色的衬衫;褐色西服,可以配暗褐、灰、绿或黄色领带,白、灰、银色或明亮的褐色衬衫。

2. 领带

一般来说素色、斜纹、圆点和几何图案的领带都能够与任何款式的西服或衬衫搭配。

3. 细节

皮带:皮带应看上去简洁干练;皮带在系好后尾端应该介于第一和第二个裤绊之间,即不要太短也不要太长;皮带太窄会使男人失去阳刚之气,太宽的皮带只适合于休闲、牛仔风格,一般皮带宽窄应该保持在3厘米。在系皮带的时候要使皮带扣与拉链在一条线上。

裤腰:裤腰是西裤的灵魂,在穿好裤子后,在自然呼吸的情况下不松不紧地刚好放的下一只手,这就说明裤腰是合适的。如果伸不进去一个手掌那就是裤子瘦了。如果你的裤腰能伸进一个拳头就说明裤腰肥了。西裤的裤腰可修改的幅度是有讲究的,往小里改只能在5厘米之内,往大里改不能超过3.8厘米。如果超出这个范围就会改变裤子原来的形状。

裤管:裤管的中折线一定要不偏不倚地、笔直而自然地垂到鞋面,只有这样中折线才能撑出裤管英挺的质感。裤子的长度从后面看应该刚好到鞋跟和鞋帮的接缝处。如果想让腿看起来更修长,那么裤管的长度也可以延伸到鞋后跟的1/2处。另外,在买皮带的时候皮带一定要比裤子长5厘米。也就是说如果你穿35号的裤子,那么皮带就应该买36号的。

袜子:袜子也重要,一般来说男袜的颜色应该是基本的中性色,而且要比长裤的颜色深。袜子的颜色与西服的颜色相配是最时髦最简洁的。另外袜子的长度也要注意。太长的袜子会显得土气,太短的袜子会在你坐下时或一条腿搭在另一条腿上露出腿上部分皮肤。所以一般袜子的长度大约是在小腿以下的位置。

4. 男士西服着装十戒

(1)通常一件西服的外袋是合了缝的(即暗袋),千万不要随意拆开,它可保持西装的形状,使之不易变形。

(2)衬衫一定要干净、挺括,不能出现脏领口、脏袖口。

（3）系好领带后，领带尖千万不要触到皮带上。

（4）如果系了领带，绝不可以穿平底便鞋。

（5）西服袖口商标一定要剪掉。

（6）腰部不能别 BP 机、手机、打火机等。

（7）在品味尚未修到家之前，穿西装时不要穿白色袜子，尤其是深色西装。

（8）衬衫领开口、皮带裆和裤子前开口外侧线不能歪斜，应在一条线上。

（9）黑皮鞋能配任何一种颜色的深色西装，棕色皮鞋除同色系西装外，不能配其他颜色的西服。

（10）如想保持西装完美的原形，一季不可干洗两次以上且尽量找专业干洗店干洗。

练习题：

填空题

1.在人际交往中，一般人与人之间的距离中的亲密距离为（<0.5）米，私人距离为（0.5~1.2）米，社交距离为（1.2~3.5）米，公共距离为（3.5）米以上。

2.交通礼仪的基本原则遵守社会公德以（右）为尊。

3.如果主人亲自驾驶汽车时首位应当是（前排右侧）。

4.如果是驾驶员驾驶汽车时首位应当是（后排右侧）。

5.进出电梯的礼仪要求是，注意安全，不可争先恐后。与长辈一起乘电梯时，若无人管理电梯，应（先）进（后）出。与长辈一起乘电梯时，若有人管理电梯，应（后）进（后）出。

全国高等教育自学考试护理学专业
《护理礼仪与人际沟通》模拟试卷

一、模拟试卷（一）及参考答案

二、模拟试卷（二）及参考答案

三、模拟试卷（三）及参考答案

四、模拟试卷（四）及参考答案

五、模拟试卷（五）及参考答案

六、模拟试卷(六)及参考答案

七、模拟试卷(七)及参考答案

八、模拟试卷(八)及参考答案

九、模拟试卷(九)及参考答案

十、模拟试卷(十)及参考答案

十一、模拟试卷(十一)及参考答案

十二、模拟试卷(十二)及参考答案

十三、模拟试卷(十三)及参考答案

十四、模拟试卷(十四)及参考答案

十五、模拟试卷(十五)及参考答案

参考文献

[1] 李继平.护士礼仪与行为规范[M].北京：人民卫生出版社,2005.

[2] 刘桂英.护理礼仪[M].北京：人民卫生出版社,2004.

[3] 刘莹.实用护士礼仪学[M].北京：科学技术文献出版社,2005.

[4] 刘宇.护理礼仪[M].北京：人民卫生出版社,2006.

[5] 任小红.护理美学[M].北京：中国医药科技出版社,2005.

[6] 史瑞芬.护士人文修养[M].北京：高等教育出版社,2004.

[7] 曹月华.触摸护理在分娩中的应用及效果.齐鲁护理杂志[J].2011,17(32)：24-25.

[8] 寸红彬.人际距离行为的文化差异——近体学初探.昆明理工大学学报(社会科学版)[D].2004,4(2)：104-106.

[9] 湛永毅.护患沟通技巧[M].长沙：湖南科学技术出版社,2004.

[10] 史瑞芬,史宝欣.护士人文修养[M].北京：人民卫生出版社,2012.

[11] 任小红,实用护理美学[M].长沙：中南大学出版社,2014.

图书在版编目(CIP)数据

护理礼仪与人际沟通 / 任小红，黄伶智，许景灿
主编. —长沙：中南大学出版社，2019.9(2020.9 重印)
高等医药院校护理学"十三五"规划教材
ISBN 978 - 7 - 5487 - 3699 - 8

Ⅰ.①护… Ⅱ.①任… ②黄… ③许… Ⅲ.护理—
礼仪—医学院校—教材②护理学—人际关系学—医学
院校—教材 Ⅳ.R47

中国版本图书馆 CIP 数据核字(2019)第 171540 号

护理礼仪与人际沟通
HULI LIYI YU RENJI GOUTONG

主编　任小红　黄伶智　许景灿
主审　唐四元

□**责任编辑**　李　娴
□**责任印制**　易红卫
□**出版发行**　中南大学出版社
　　　　　　　社址：长沙市麓山南路　　　　　邮编：410083
　　　　　　　发行科电话：0731 - 88876770　　传真：0731 - 88710482
□**印　　装**　长沙市宏发印刷有限公司

□**开　　本**　787 mm×1092 mm　1/16　□**印张** 20.25　□**字数** 531 千字
□**互联网＋图书**　二维码内容　字数 195.36 千字
□**版　　次**　2019 年 9 月第 1 版　　□2020 年 9 月第 2 次印刷
□**书　　号**　ISBN 978 - 7 - 5487 - 3699 - 8
□**定　　价**　65.00 元